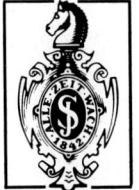

Ch. Gebhardt (Hrsg.)

Fibrinklebung

in der Allgemein-
und Unfallchirurgie, Orthopädie,
Kinder- und Thoraxchirurgie

Mit 141 Abbildungen

Springer-Verlag

Berlin Heidelberg New York
London Paris Tokyo
Hong Kong Barcelona
Budapest

Professor Dr. Ch. Gebhardt
Chirurgische Klinik
Flurstraße 17, W-8500 Nürnberg
Bundesrepublik Deutschland

ISBN 3-540-55302-9 Springer-Verlag Berlin Heidelberg New York

CIP-Titelaufnahme der Deutschen Bibliothek

Fibrinklebung in der Allgemein- und Unfallchirurgie, Orthopädie, Kinder- und Thoraxchirurgie / Ch. Gebhardt
(Hrsg.). – Berlin ; Heidelberg ; New York ; London ; Paris ; Tokyo ; Hong Kong ; Barcelona ; Budapest :
Springer, 1992
  ISBN 3-540-55302-9
NE: Gebhardt, Christoph [Hrsg.]

© Springer-Verlag Berlin Heidelberg 1992
Printed in Germany

Die Wiedergabe von Gebrauchsnamen, Handelsnamen, Warenbezeichnungen usw. in diesem Werk berechtigt
auch ohne besondere Kennzeichnung nicht zu der Annahme, daß solche Namen im Sinne der Warenzeichen- und
Markenschutz-Gesetzgebung als frei zu betrachten wären und daher von jedermann benutzt werden dürften.

Produkthaftung: Für Angaben über Dosierungsanweisungen und Applikationsformen kann vom Verlag keine
Gewähr übernommen werden. Derartige Angaben müssen vom jeweiligen Anwender im Einzelfall anhand anderer Literaturstellen auf ihre Richtigkeit überprüft werden.

Satz: Zechnersche Buchdruckerei, Speyer/Rh.

Binden: J. Schäffer OHG, Grünstadt

27/3145-5 4 3 2 1 0 – Gedruckt auf säurefreiem Papier

Vorwort

Seit der ersten Anwendung von Fibrin zur Nachahmung von Wundheilungsvorgängen durch Bergel (1909) sind beinahe 100 Jahre vergangen, in denen das Anwendungsspektrum des „Fibrinklebers" auf praktisch alle Gebiete der Chirurgie ausgedehnt wurde.

In neuerer Zeit waren es Matras u. Mitarb. (1972), die die Idee der biologischen Gewebeklebung aufgegriffen und erfolgreich zur Nervenklebung angewandt haben.

Praktikabel und für den Patienten sicher wurde der Einsatz des Fibrinklebers dadurch, daß es gelang, die aus humanem Plasma gewonnenen Einzelkomponenten Fibrinogen, Faktor XIII und Thrombin zu reinigen und zu sterilisieren, wodurch das Infektionsrisiko auf ein Minimum gesenkt wurde. Zudem konnte durch Zugabe eines Fibrinolyse-Inhibitors (Aprotinin) eine Verzögerung der natürlichen Fibrinolyse erreicht werden.

Durch den inzwischen seit über 15 Jahren erfolgreichen klinischen Einsatz dieses physiologischen Prinzips konnten konventionelle Operationsmethoden ergänzt und sicherer gemacht werden. Postoperative Komplikationen werden in vielen Bereichen reduziert oder verhindert.

Mit der Konfektionierung des Fibrinklebers ist es zu einer zunehmenden Ausdehnung des Indikationsspektrums gekommen, so daß es notwendig erscheint, in regelmäßigen Abständen eine Bestandsaufnahme durchzuführen. Hierbei muß Sinnvolles von Überflüssigem getrennt werden. In der vorliegenden Monographie werden deshalb die häufigsten Anwendungsgebiete in der Allgemein- und Unfallchirurgie, Orthopädie, Kinder- und auch Thoraxchirurgie unter aktuellen Gesichtspunkten dargestellt. Dies bietet dem Leser die Möglichkeit, die Idee des biologischen Wundverschlusses für sein spezifisches Arbeitsgebiet zu analysieren.

Nürnberg, im März 1992   CH. GEBHARDT

Inhaltsverzeichnis

Mitarbeiterverzeichnis

ASCHERL, R.; Orthopädische Klinik und Poliklinik der Technischen
Universität München, Ismaninger Straße 22, W-8000 München 80

BAER, U.; Städtisches Wenckebach-Krankenhaus, Abteilung Gefäßchirurgie, Wenckebachstraße 22, W-1000 Berlin 42

BECKER, H.D.; Thoraxklinik Heidelberg, Abteilung Innere Medizin/
Onkologie und Endoskopie, Amalienstraße 5, W-6900 Heidelberg 1

BECKURTS, T.; Chirurgische Klinik der TU München,
Ismaninger Straße 22, W-8000 München 80

BLÜMEL, G.; Institut für Experimentelle Chirurgie, Technische
Universität München, Ismaninger Straße 22, W-8000 München 80

BÖCKLER, D.; Chirurgische Universitätsklinik, Universität Erlangen-
Nürnberg, Maximiliansplatz, W-8520 Erlangen

BOECKL, O.; I. Chirurgische Abteilung, Landeskrankenanstalten
Salzburg, Müllner Hauptstraße 48, A-5020 Salzburg

BÖLCSKEI, P.L.; Klinikum Nürnberg, Abteilung für Pneumologie,
Flurstraße 17, W-8500 Nürnberg 90

BRANDS, W.; Kinderchirurgische Klinik, Klinikum Karlsruhe,
Karl-Wilhelm-Str. 1, W-7500 Karlsruhe 1

BRUNS, J.; Universitätsklinik Eppendorf, Abteilung Orthopädie/Sport-
medizin, Martinistraße 52, W-2000 Hamburg 20

DAUM, R.; Universitätsklinikum, Zentrum Chirurgie, Abteilung
Kinderchirurgie, Im Neuenheimer Feld 110, W-6900 Heidelberg

DESPANG, F.; Chirurgische Universitätsklinik, Abteilung Endoskopie,
Josef-Schneider-Straße 2, W-8700 Würzburg

DUGONITSCH, J.; Klinikum Nürnberg, Abteilung für Pneumologie,
Flurstraße 17, W-8500 Nürnberg 90

DUM, N.; Immuno GmbH Heidelberg, Im Breitspiel 13,
W-6900 Heidelberg

EICH, F.; Medizinische Universitätsklinik und Poliklinik V,
W-6650 Homburg/Saar

ELFELDT, R.J.; Chirurgische Universitätsklinik, Abteilung für Chirurgie
und Thoraxchirurgie, Arnold-Heller-Straße 7, W-2300 Kiel

FABEL, H.; Medizinische Hochschule Hannover, Abteilung Pneumologie,
Konstanty-Gutschow-Straße 8, W-3000 Hannover 51

FREY, D.J.M.; Krankenhaus Zehlendorf, Abteilung für Thoraxchirurgie,
Klinik Heckeshorn, Zum Heckeshorn 33, W-1000 Berlin 39

FRIEDL, P. G.; Chirurgische Universitätsklinik Heidelberg,
Im Neuenheimer Feld 110, W-6900 Heidelberg

GALL, F. P.; Chirurgische Klinik mit Poliklinik der Universität Erlangen-
Nürnberg, Maximiliansplatz, W-8520 Erlangen

GDANIETZ, K.; Kinderchirurgische Klinik, Klinikum Berlin-Buch,
Karower Straße 11, O-1115 Berlin-Buch

GENTSCH, H.-H.; Abteilung für Chirurgie, Krankenhaus Martha Maria,
Stadenstr. 58, W-8500 Nürnberg

GIEBEL, G.; Unfallchirurgische Klinik, Universität Homburg,
Oscar-Orth-Straße, W-6650 Homburg/Saar

GRABOSCH, A.; Abteilung für Plastische Chirurgie, Zentrum für Brandverletzte, Krankenhaus am Urban, W-1000 Berlin

GRASSHOFF, H.; Medizinische Akademie Magdeburg, Klinik für Orthopädie, Leipziger Straße 44, O-3090 Magdeburg

GUTSCHE, I.; Kinderchirurgische Klinik, Klinikum Berlin-Buch,
Karower Straße 11, O-1115 Berlin-Buch

HAKIM-MEIBODI, K.; Abteilung für Thorax- und kardiovaskuläre
Chirurgie, Zentrum für Chirurgie, Universitätsklinikum Essen,
Hufelandstraße 55, W-4300 Essen 1

HAMM, K.-D.; Abteilung Neurochirurgie der Klinik und Poliklinik für
Chirurgie, Medizinische Akademie, Nordhäuser Straße 74, O-5010 Erfurt

HAVASI, G.; Klinikum Nürnberg, Abteilung für Pneumologie,
Flurstraße 17, W-8500 Nürnberg 90

HOFFMEYER, B.; Medizinische Akademie Magdeburg,
Klinik für Orthopädie, Leipziger Straße 44, O-3090 Magdeburg

JAHN, S.; Institut für Medizinische Immunologie, Humboldt-Universität
Charité, Schumannstraße 20/21, O-1040 Berlin

KAESER, A.; Immuno GmbH Heidelberg, Im Breitspiel 13,
W-6900 Heidelberg

KAUFER, CH.; Institut für Experimentelle Chirurgie, Technische
Universität München, Ismaninger Straße 22, W-8000 München 80

KETTERL, R.; Krankenhaus Traunstein, Unfallchirurgie,
Cuno-Niggl-Straße 3, W-8220 Traunstein

KLINGER, M.; Unfallklinik am Hauptbahnhof,
Auguste-Viktoria-Straße 18, W-2300 Kiel 1

KLÜPFEL, P.; Klinikum Nürnberg, Abteilung für Pneumologie,
Flurstraße 17, W-8500 Nürnberg 90

KÖCKERLING, F.; Chirurgische Klinik mit Poliklinik der Universität
Erlangen-Nürnberg, Maximiliansplatz, W-8520 Erlangen

KÖNIG, M.; Kinderchirurgische Klinik, Klinikum Mannheim, Theodor-
Kutzer-Ufer, W-6800 Mannheim

LAMBRECHT, J. TH.; Unfallklinik am Hauptbahnhof, Auguste-Viktoria-
Straße 18, W-2300 Kiel 1

LANGE, V.; Chirurgische Klinik, Klinikum Großhadern,
Marchioninistraße 15, W-8000 München 70

LORENZ, D.; Ernst-Moritz-Arndt-Universität, Bereich Medizin/Chirurgie,
Friedrich-Loeffler-Straße 23, O-2200 Greifswald

MAIER, W. A.; Städtisches Klinikum Karlsruhe, Abteilung Kinderchirurgie, Karl-Wilhelm-Straße 1, W-7500 Karlsruhe

MAU, H.; Humboldt-Universität Charité, Kinderchirurgische Klinik, Schumannstraße 20/21, O-1040 Berlin

MEISSNER, E.; Medizinische Hochschule Hannover, Abteilung Pneumologie, Konstanty-Gutschow-Straße 8, W-3000 Hannover 51

MEWES, A.; Chirurgische Klinik, Klinikum Großhadern, Marchioninistraße 15, W-8000 München 70

MEYER, G.; Chirurgische Klinik, Klinikum Großhadern, Marchioninistraße 15, W-8000 München 70

MOAZAMI-GOUDARZI, Y.; Abteilung Unfall- und Wiederherstellungschirurgie, Universitätsklinikum Rudolf Virchow, Augustenburger Platz 1, W-1000 Berlin 65

NAGELSCHMIDT, M.; II. Chirurgischer Lehrstuhl der Universität zu Köln, Ostmerheimer Straße 200, W-5000 Köln 91

NEUKAM, D.; Hautklinik Linden, Dermatologische Poliklinik der Medizinischen Hochschule Hannover, Ricklinger Straße 5, W-3000 Hannover

ODAR, J.; Immuno GmbH Heidelberg, Im Breitspiel 13, W-6900 Heidelberg

OEHLER, G.; Klinik Föhrenkamp der BfA, Postfach 1380, W-2410 Mölln

PAAR, O.; Chirurgische Klinik der RWTH-Aachen, Pauwelstraße, W-5100 Aachen

PFEFFERER, M.; Institut für Experimentelle Chirurgie, Technische Universität München, Ismaninger Straße 22, W-8000 München 80

PIMPL, W.; I. Chirurgische Abteilung, Landeskrankenanstalten Salzburg, Müllner Hauptstraße 48, A-5020 Salzburg

PLOGMEIER, K.; Abteilung für Plastische Chirurgie, Zentrum für Brandverletzte, Krankenhaus am Urban, W-1000 Berlin

POTHE, H.; Abteilung Neurochirurgie der Klinik und Poliklinik für Chirurgie, Medizinische Akademie, Nordhäuser Straße 74, O 5010 Erfurt

RAU, H.; Chirurgische Klinik, Klinikum Großhadern, Marchioninistraße 15, W-8000 München 70

RÖDDECKER, K.; II. Chirurgischer Lehrstuhl der Universität zu Köln, Ostmerheimer Straße 200, W-5000 Köln 91

ROTH, G.; Abteilung für Thorax- und kardiovaskuläre Chirurgie, Zentrum für Chirurgie, Universitätsklinikum Essen, Hufelandstraße 55, W-4300 Essen 1

ROTH, H.; Universitätsklinikum, Zentrum Chirurgie, Abteilung Kinderchirurgie, Im Neuenheimer Feld 110, W-6900 Heidelberg

SCHAPPERT, T.; Abteilung für Thorax-und kardiovaskuläre Chirurgie, Zentrum für Chirurgie, Universitätsklinikum Essen, Hufelandstraße 55, W-4300 Essen 1

SCHEELE, J.; Chirurgische Universitätsklinik, Universität Erlangen-Nürnberg, Maximiliansplatz, W-8520 Erlangen

SCHERER, M. A.; Institut für Experimentelle Chirurgie, Technische
Universität München, Ismaninger Straße 22, W-8000 München 80

SCHLIMMER, P.; Kreiskrankenhaus Merzig, Innere Abteilung,
Torstraße 28, W-6640 Merzig

SCHNABEL, D.; Medizinische Universitätsklinik und Poliklinik V,
W-6650 Homburg/Saar

SCHRÖDER, D.; Chirurgische Universitätsklinik, Abteilung für Chirurgie
und Thoraxchirurgie, Arnold-Heller-Straße 7, W-2300 Kiel

SPECHT, U.; Humboldt-Universität Charité, Kinderchirurgische Klinik,
Schumannstraße 20/21, O-1040 Berlin

SPEHR, CH.; Städtische Kliniken Kassel, Urologische Klinik,
Mönchebergstraße 41–43, W-3500 Kassel

STANGL, R.; Chirurgische Universitätsklinik, Universität Erlangen-
Nürnberg, Maximiliansplatz, W-8520 Erlangen

STEMBERGER, A.; Institut für Experimentelle Chirurgie, Technische
Universität München, Ismaninger Straße 22, W-8000 München 80

STOCK, M.; Kinderchirurgische Klinik, Klinikum Mannheim, Theodor-
Kutzer-Ufer, W-6800 Mannheim

STÜBINGER, B.; Chirurgische Klinik der TU München, Ismaninger Straße 22,
W-8000 München 80

THETTER, O.; Universität München, Chirurgische Klinik Innenstadt,
Nußbaumstraße 20, W-8000 München 2

TRAPP, V.; Klinikum Nürnberg, Abteilung für Pneumologie,
Flurstraße 17, W-8500 Nürnberg 90

WAAG, K.-L.; Kinderchirurgische Klinik, Fakultät für klinische Medizin
Mannheim der Universität Heidelberg, W-6800 Mannheim

WACLAWICZEK, H. W.; I. Chirurgische Abteilung, Landeskrankenanstalten Salzburg, Müllner Haupstraße 48, A-5020 Salzburg

WAGNER, M.; Klinikum Nürnberg, Abteilung für Pneumologie,
Flurstraße 17, W-8500 Nürnberg 90

WALDSCHMIDT, J.; Universitätsklinikum Steglitz, Kinderchirurgische
Abteilung, Hindenburgdamm 30, W-1000 Berlin 45

WELLHÖFER, G.; Klinikum Nürnberg, Abteilung für Pneumologie,
Flurstraße 17, W-8500 Nürnberg 90

WERBER, K.-D.; Chirurgische Klinik der TU München,
Ismaninger Straße 22, W-8000 München 80

WILLITAL, G. H.; Klinik und Poliklinik für Kinder- und Neugeborenenchirurgie, Albert-Schweitzer-Straße 33, 4400 Münster

WIRTH, CH.; Immuno GmbH Heidelberg, Im Breitspiel 13,
W-6900 Heidelberg

WIRTH, H.; Kinderchirurgische Klinik, Klinikum Mannheim, Theodor-
Kutzer-Ufer, W-6800 Mannheim

ZERKOWSKI, H.-R.; Abteilung für Thorax- und kardiovaskuläre
Chirurgie, Zentrum für Chirurgie, Universitätsklinikum Essen,
Hufelandstraße 55, W-4300 Essen 1

ZIRNGIBL, H.; Chirurgische Klinik mit Poliklinik der Universität
Erlangen-Nürnberg, Maximiliansplatz, W-8520 Erlangen

I. Biologischer Wundverschluß – Grundlagen

Die Bedeutung des Fibrins für die Wundheilung

G. OEHLER

Im Hinblick auf die Fibrinklebung ist insbesondere die Anfangsphase der Wundheilung von Interesse. In dieser Phase ist die Wunde mit Schorf ausgefüllt. Dieser besteht aus ausgetretenem Fibrin und Gewebsbestandteilen und ist wichtig für den Schutz gegen Infektion und Austrocknung. Aus der Sicht der Blutgerinnung laufen dabei folgende Mechanismen ab: Die Gewebsschädigung setzt Thromboplastin frei, welches das extrinsische Gerinnungssystem über Faktor VII aktiviert. Außerdem werden Kollagenfasern freigelegt, an denen zum einen das intrinsische Gerinnungssystem aktiviert wird und zum anderen Thrombozyten anhaften. Diese ballen sich zu Thrombozytenaggregaten zusammen. Extrinsische und intrinsische Aktivierungen führen letztlich zur Bildung des Thrombins. Dieses bewirkt die Umwandlung des Fibrinogens in Fibrin, welches dann in einem weiteren Schritt durch Einwirkung des Faktor XIII quervernetzt wird (Abb. 1).

Bei der Fibrinklebung wird die Fibrinbildung lokal hervorgerufen. Es wird gewissermaßen der letzte Schritt der Gerinnungskaskade nachgeahmt (Abb. 2). Fibri-

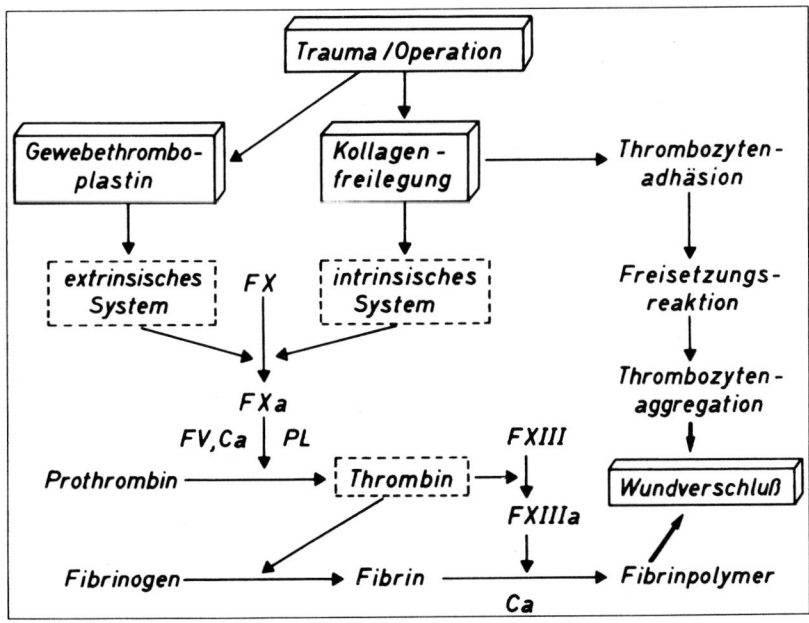

Abb. 1. Die Rolle der Blutgerinnung bei der Wundheilung

Ch. Gebhardt (Hrsg.)
Fibrinklebung in der Allgemein- und Unfallchirurgie,
Orthopädie, Kinder- und Thoraxchirurgie
© Springer-Verlag Berlin Heidelberg 1992

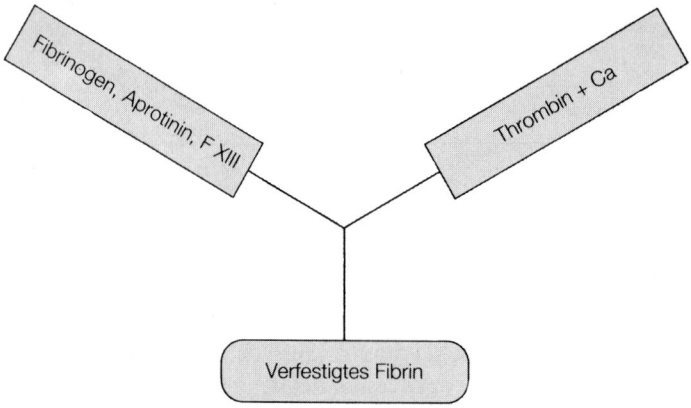

Abb. 2. Schematische Darstellung der Fibrinklebemethode

nogenapplikationen zusammen mit prokoagulatorischen Substanzen zur Verklebung von Nervenverletzungen wurden bereits vor ca. 50 Jahren durchgeführt. Das heutige voll entwickelte Klebersystem ist erst seit etwa 1970 verbreitet. Voraussetzungen sind die Herstellung einer sehr hohen Fibrinogenkonzentration und die Reindarstellung von Faktor XIII.

Im Prinzip wird Humanthrombin mit Kalzium und Humanfibrinogen und Faktor XIII zusammengebracht. Es entsteht ein Fibrinpropf. Durch Variation der Thrombinkonzentration kann die Klebung schnell oder langsam herbeigeführt werden. Die schnelle Klebung ist insbesondere bei der Blutstillung, also bei der Hämo-

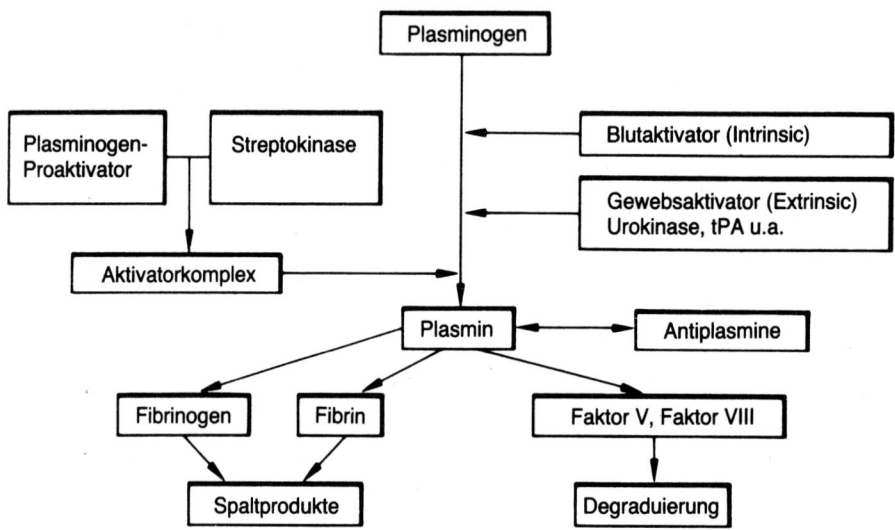

Abb. 3. Die Fibrinolyse als Reaktion auf die Gerinnungsprozesse

stase wichtig, die langsame Klebung dient z.B. der Gewebeanpassung. Wichtig ist die Anwesenheit des Faktor XIII, der die Quervernetzung des Fibrins durch kovalente Bindung und Bildung von yy-Dimeren ermöglicht. Dieser Vorgang ist für die Reißfestigkeit des verklebten Gebietes von großer Bedeutung. Die Qualität eines Fibrinklebers wird ganz entscheidend dadurch bestimmt, daß eine physiologische Netzstruktur des Fibrins gebildet wird.

Durch die körpereigene Fibrinolyse, die in jedem Wundgebiet aktiviert wird, kann das entstandene Fibrin schnell wieder aufgelöst werden (Abb. 3). Es ist daher notwendig, lokal einen Fibrinolyseinhibitor (z.B. Aprotinin) zu dem Klebergemisch zuzusetzen, um die Stabilität des Fibrins zu erhalten.

Das neugebildete Fibrin dient als Leitschiene bzw. als Gerüst für die Epithelialisierung und Fibroblasteneinsprossung. Es ließ sich experimentell zeigen, daß eine gewisse Korrelation besteht zwischen Fibrinkonzentration und Fibroblastenzahl.

Für die Verbindung zwischen Kollagen und Fibrin ist Fibronectin von Bedeutung. Mit Hilfe von Transglutaminasen und Faktor XIII wird Fibronectin an Kollagen und Fibrin gebunden. Es ist denkbar, daß ein Fibronectin-Mangel die Wundheilung erschwert. Aus diesem Grunde enthalten Fibrinkleberzubereitungen auch Fibronectin.

Qualitäts- und Sicherheitsanforderungen an Fibrinkleber

A. Kaeser und N. Dum

Einleitung

Auf die Bedeutung des Fibrins für den primären Wundverschluß und auf die Wundheilung wurde im vorausgegangenen Artikel (Oehler) ausführlich eingegangen.

Unter Berücksichtigung der dort erläuterten physiologischen Grundlagen ergeben sich für Fibrinkleberpräparationen prinzipiell folgende Indikationen:

Blutstillung
Gewebeklebung sowie
die Unterstützung der Wundheilung.

Vor allem für die beiden letztgenannten Anwendungsgebiete ist die Zusammensetzung des verwendeten Fibrinklebers von ausschlaggebender Bedeutung.

Eigenschaften verfestigter Fibrinkleber

Die Bedeutung einer physiologischen Zusammensetzung des Kleberpräparates lassen bereits Ergebnisse von Ferry und Morrison vermuten (1). Sie beschrieben 1947 die Bildung zweier unterschiedlicher Arten von Fibrinclots in Abhängigkeit von der Ionenkonzentration und/oder des pH Wertes. Bei physiologischen Bedingungen kommt es zur Ausbildung weißer, nicht transparenter „coarse clots", während unphysiologisch hohe Ionenkonzentrationen und/oder pH-Werte in einer Bildung undurchsichtiger „fine clots" resultieren. Aufgrund der Unterschiede des äußeren Erscheinungsbildes wurden von einander abweichende Fibrinstrukturen in den gebildeten Fibrinclots postuliert.

Da die Fibroblasteneinsprossung und die Bildung von Kollagenfasern vom Fibrinnetz und der Ionenkonzentration abhängig sind (2–5), war es wünschenswert, neben Untersuchungen mechanischer Parameter auch den Einfluß von Kleberpräparationen unterschiedlicher Zusammensetzung auf die Fibroblasten zu erfassen. Bei den in den letzten Jahren publizierten Studien wurden ein Kleber, der eine physiologische Ionenkonzentration aufwies (A), mit einem Fibrinkleber mit hoher Salzkonzentration (B) verglichen (6). Im folgenden sollen die gewonnenen Erkenntnisse hinsichtlich der mechanischen Eigenschaften, der Morphologie und der Interaktion mit Fibroblasten dargestellt werden.

Ch. Gebhardt (Hrsg.)
Fibrinklebung in der Allgemein- und Unfallchirurgie,
Orthopädie, Kinder- und Thoraxchirurgie
© Springer-Verlag Berlin Heidelberg 1992

Reißfestigkeit und Elastizität

Der zeitliche Ablauf der Fibrinbildung ist abhängig von der eingesetzten Thrombinkonzentration. In der Praxis ist die Vernetzung der Fibrin-Gammaketten nach ca. 3 Minuten abgeschlossen (5). Die Ausbildung der kovalenten Bindung zwischen den Alphaketten erfolgt langsamer. Zwischen der Fibrin-Alphavernetzung und der Reißfestigkeit standardisierter Fibrinclots besteht eine Korrelation. Bei dem Kleberpräparat A wurde nach etwa 10 Minuten ein Vernetzungsgrad von 35% beobachtet, der aber bereits 70% der maximalen Festigkeit entspricht. Ähnliche Kinetiken fanden sich bei der Präparation B, wenn hohe Konzentrationen Faktor XIII zugesetzt wurden.

Hinsichtlich der Reißfestigkeit ergab sich eine 4- bis 5fach höhere Belastbarkeit von Fibrinclots des Präparates A verglichen mit Clots des Präparates B (Tabelle 1, Abb. 1). Redl und Schlag (6) geben weiter an, daß bei dem Kleber B bei ca. 50% der gebildeten Clots aufgrund von Brüchen keine Messungen durchgeführt werden konnten. Die Bestimmung der Elastizität war aus diesem Grund nur für das Präparat A möglich. Wie aus Abb. 2 ersichtlich, ist bei Clots dieses Fibrinklebers eine reversible Verformung bis auf mehr als die doppelte Ausgangslänge möglich.

Morphologie

Die bereits geschilderten makroskopisch erkennbaren Unterschiede von Fibrinclots der Präparationen A und B werden noch deutlicher bei elektronenmikroskopischer

Tabelle 1. Reißfestigkeit (g/cm^2)

Inkubationszeit (min.)	Präparat A	Präparat B
10	616 ± 101 (n = 5)	nicht untersucht
30	899 ± 155 (n = 8)	192 ± 41 (n = 8)

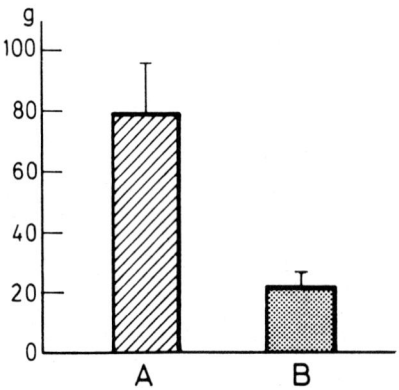

Abb. 1. Reißfestigkeit physiologisch strukturierter (A) und unstrukturierter (B) Fibrinkleberclots

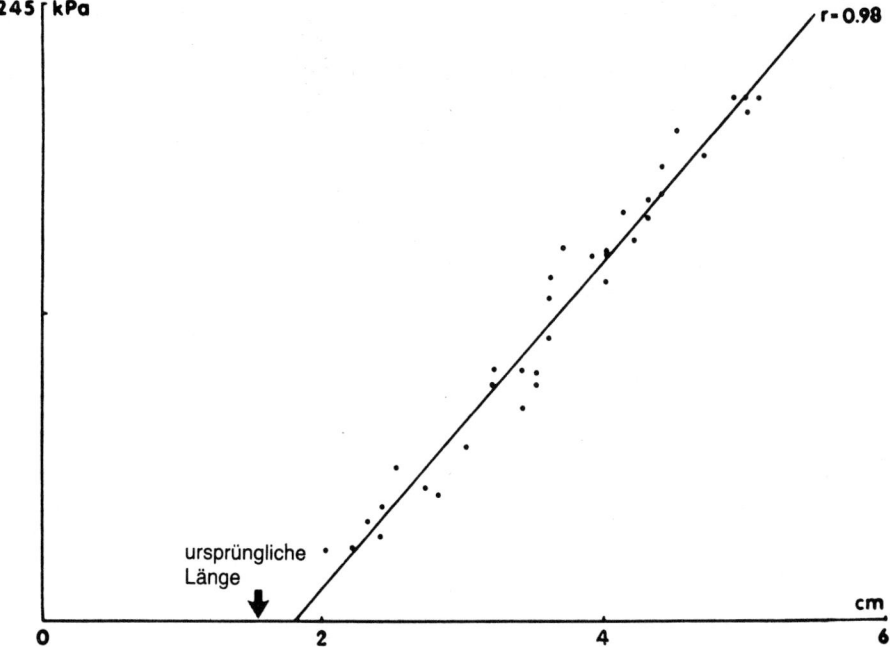

Abb. 2. Elastizität von Fibrinclots des Präparates A

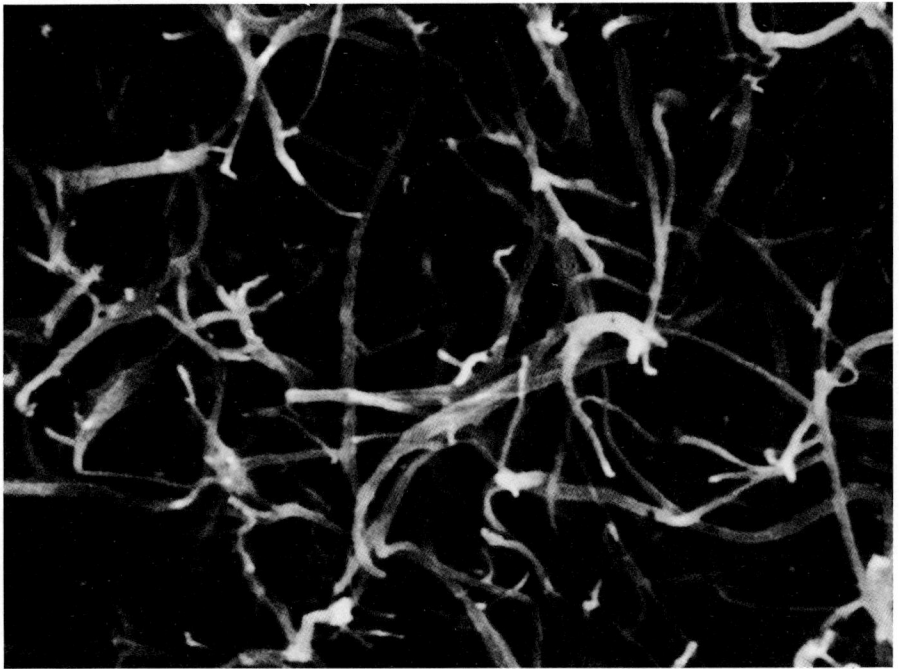

Abb. 3. Elektronenmikroskopische Aufnahme eines Fibrinclots des Präparates A

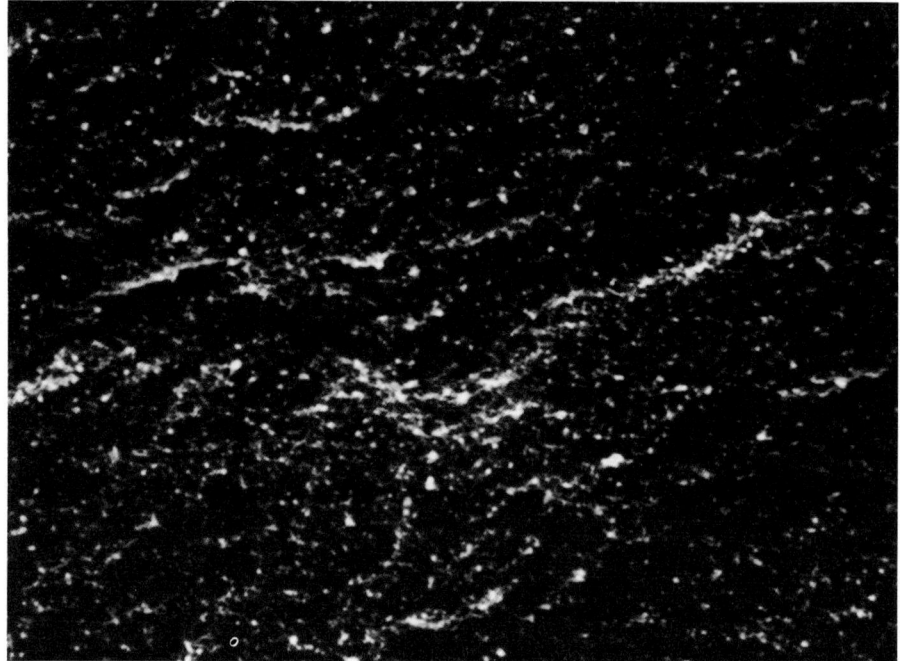

Abb. 4. Elektronenmikroskopische Aufnahme eines Fibrinclots des Präparates B

Betrachtung. Clots des Präparates A bestehen aus verzweigten Fibrinfäden, die in ihrer Struktur von einem Plasmaclot kaum abweichen (Abb. 3). Ein anderes Bild zeigt sich dagegen bei Fibrinclots der Präparation B (Abb. 4). Im Rasterelektronenmikroskop stellt sich eine nahezu amorphe Masse dar, in der trotz gleicher Versuchsbedingungen Fibrinfäden kaum zu erkennen sind (6). Der Kleber B bleibt nach seiner Verfestigung transparent, während die Klebung mit dem physiologischen Kleber A in einem weißlichen, deutlich sichtbaren Fibrinclot resultiert und somit eine Kontrolle der Schichtdicke und des geklebten Areals ermöglicht.

Einfluß auf Fibroblasten

Bei der Wundheilung kommt den Fibroblasten eine entscheidende Bedeutung zu. Voraussetzung für die Fibroblastenproliferation ist dabei die optimale Struktur des im Wundgebiet gebildeten Fibrinnetzes. Neben der Frage, inwieweit die unterschiedliche Strukturierung von Fibrinkleberclots Einfluß auf die Fibroblastenproliferation hat, wurde in kürzlich veröffentlichten Studien auch überprüft, welche Auswirkung hohe Ionenkonzentrationen auf menschliche Fibroblasten in vitro zeigen (6).

Zur Untersuchung dieser Fragestellung erfaßten Redl und Schlag den Einfluß von Clots der Präparationen A und B auf Zellkulturen menschlicher embryonaler diploider Lungenfibroblasten. Nach Überschichten mit A-Fibrinclots beobachteten

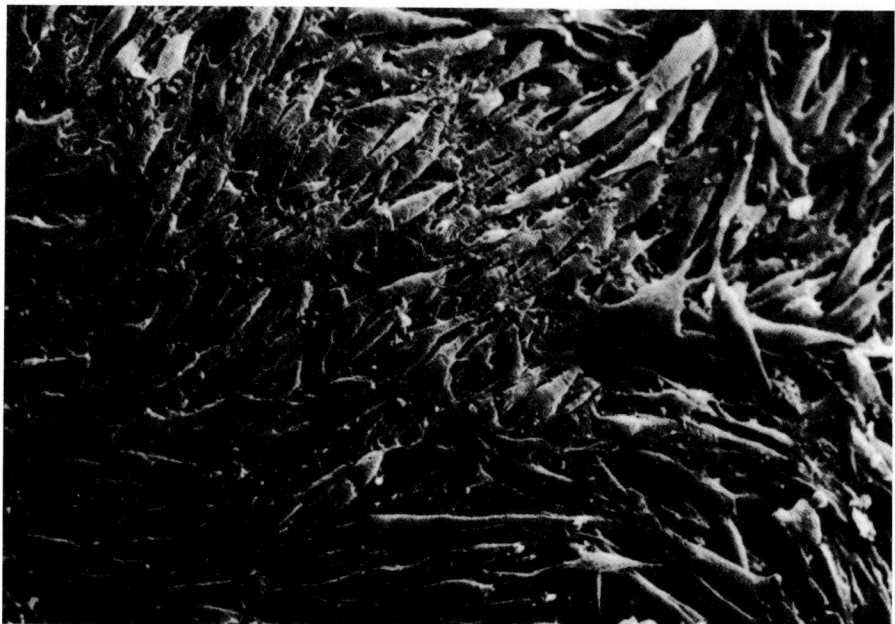

Abb. 5. Normale Fibroblastenproliferation auf Fibrinclots des Präparates A

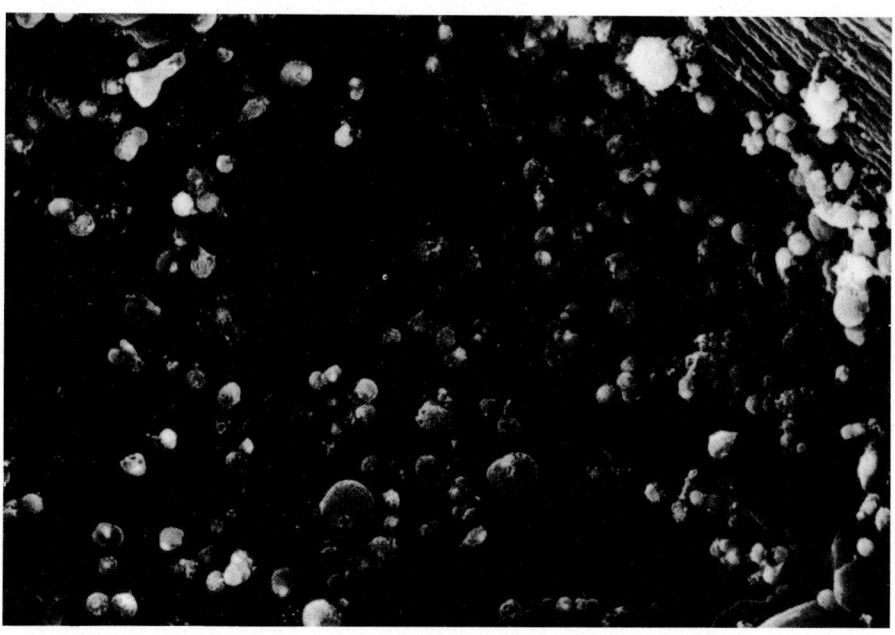

Abb. 6. Deformierte Fibroblasten auf Fibrinclots des Präparates B

sie eine normale Fibroblastenproliferation (Abb. 5). Clots des Präparates mit unphysiologisch hohen Ionenkonzentrationen verursachten eine innerhalb weniger
Minuten auftretende Deformation der Fibroblasten (Abb. 6). Zur Überprüfung der
Frage, ob die fehlende Strukturierung oder die Ionenkonzentration einen negativen
Einfluß auf die Fibroblasten hat, wurden die Clots beider Präparationen in isotonischer Natriumchloridlösung gewaschen. Bei dem Präparat A blieb die Fibroblastenproliferation unverändert, während bei den B-Clots zwar eine Verminderung,
aber kein Ausbleiben der Zelldeformation erreicht wurde. Diese Ergebnisse weisen
darauf hin, daß neben einer unphysiologisch hohen Ionenkonzentration auch die
fehlende Strukturierung des Fibrinclots allein schon das Wachstum von Fibroblasten ungünstig beeinflußt.

Keine Störungen der Wundheilung, Osteoneogenese und Transplantateinheilung

Untersuchungen mit isolierten Zellen und Zellkulturen sind nicht ausreichend, um
den Nachweis zu führen, daß der Fibrinkleber nicht zu einer Störung der Wundheilung, Osteoneogenese und Transplantateinheilung führt. Dies muß durch morphometrische Studien in geeigneten in vivo Modellen erfolgen, wie sie z. B. von Dinges
et al. mittels subcutaner Implantation von fixierter Kalbsknochenspongiosa in Ratten und histologischer Bewertung des eingewachsenen Granulationsgewebes nach
14 Tagen, mit und ohne Zusatz von Fibrinkleber im Spongiosablock, durchgeführt
wurden (7). Die Autoren beobachteten eine signifikante lokale Zunahme von Gra-
nulationsgewebszellen unter dem Einfluß einer bestimmten Fibrinkleberpräparation
und eine leichte, nicht signifikante Verminderung der Masse des Granulationsgewebes gegenüber den Kontrollen. Inwieweit bei vorgeschädigtem Gewebe eine Beein-
flussung der Wundheilung durch Fibrinkleber stattfindet, wurde von Haas et al. (8)
nach standardisierter thermischer Schädigung der Haut narkotisierter Ratten, Aufbringung der Kleberkomponenten in verschiedener Zusammensetzung bzw. Konzentration und mikromorphologischer sowie planimetrischer Bewertung der Heiler-
gebnisse nach 9 Tagen untersucht, wiederum im Vergleich mit Kontrollen. Die Heilung der Verbrennungswunden wurde durch den geprüften Fibrinkleber signifikant
beschleunigt (8). Am Knorpel- und Knochengewebe werden Revaskularisierung von
entsprechenden Transplantaten und Knochenneubildung am standardisierten Korti-
kalis- und Spongiosadefekt durch dasselbe Präparat nicht negativ beeinflußt, wie
die Experimente von Zilch (9) und von Zilch und Noffke (10) nachgewiesen haben.

Da durch die Fibrinklebung zumindest keine Störung der Wundheilung erfolgen
soll, ist somit für eine optimale Fibrinkleber-Präparation eine physiologische Ionenstärke zu fordern.

Tabelle 2. Ergebnisse klinischer Studien zur Infektionssicherheit

Fachbereich		Befund		Quelle
		mit Fibrinkleber	ohne	
Chirurgie	Hep. B	9[a]/139	9[a]/135	Scheele et al. [11]
	Hep. NANB	0/155	0/154	
HNO	Hep. B	0/147	0/132	Panis u. Scheele [12]
	Hep. NANB	0/10	0/10	
Herzchirurgie	Hep. B	0/19	—	Sugg [16]
	Hep. NANB	0/19	—	
Gynäkologie	Hep. B	0/30	0/38	Eder et al. [13]
	Hep. NANB	0/31	0/38	
Herzchirurgie	Hep. B	0/25	0/11	Rousou et al. [15]
	Hep. NANB	1[b]/20	0/13	
	Anti-HIV	0/26	0/12	

[a] zusätzliche Gabe von Blutkonserven;   [b] Der Patient erhielt mehr als 100 Einheiten Blut

Infektionssicherheit

Seit Einführung der Fibrinklebung in die Klinik stellte sich die Frage der Übertragbarkeit von Hepatitisviren der Typen B und NonANonB (NANB), da es sich bei der Hauptkomponente um ein menschliches Plasmaderivat handelt. Erst später wurde auch das potentielle Risiko der Übertragung des AIDS-Virus HIV durch bestimmte Blutprodukte relevant.

Virushepatitis

In den Phasen I bis III der klinischen Forschung ergaben sich weder klinische noch laboranalytische Anzeichen auf eine Übertragung der Hepatitis B oder NANB durch das Präparat. Zur Absicherung dieser empirisch gewonnenen Erkenntnisse veranlaßte der Hersteller (IMMUNO) des ersten auf dem Markt befindlichen Fibrinklebers ab Ende der 70er Jahre systematische und kontrollierte klinische Untersuchungen, noch bevor eine Thermoinaktivierung des Präparates zur Abtötung eventuell vorhandener viraler Erreger durchgeführt wurde (11, 12).

Scheele et al. (11) beobachteten 155 Patienten mit und 154 Patienten ohne Anwendung von TISSUCOL nach allgemeinchirurgischen Operationen klinisch, serologisch und laboranalytisch auf Anzeichen einer Hepatitiserkrankung. Empfänger anderer Blutprodukte, z.B. von Blutkonserven, waren nicht ausgeschlossen, die Gruppen waren jedoch in dieser Hinsicht wie auch bezüglich anderer wesentlicher Parameter vergleichbar. Unterschiede im Hinblick auf das Auftreten von Hepatitis B-Markern oder Transaminasen-Erhöhungen ergaben sich nicht.

Um Infektionsquellen in Form anderer Blutprodukte auszuschließen, wurde eine weitere kontrollierte Studie am operativen Krankengut einer HNO-Klinik durchgeführt, bei dem Bluttransfusionen oder die Anwendung von Hämoderivaten nicht erforderlich waren (12). 147 mit TISSUCOL behandelte und 132 unbehandelte Patienten wurden präoperativ sowie drei, sechs und acht Monate postoperativ umfassend untersucht. Eine Hepatitis B-Infektion wurde in keiner der beiden Gruppen festgestellt. Die Transaminasenwerte, damals einzige Indikatoren einer Hepatitis NANB-Infektion, lagen immer im Normbereich. Da bei Infektionen mit Erregern der Hepatitis NANB auch kurzfristig-passagere Transaminasenerhöhungen beschrieben sind, wurde bei 10 Patienten jeder Gruppe, die sich für das aufwendige Untersuchungsprogramm zur Verfügung stellten, eine Bestimmung von SGOT, SGPT, γ-GT und des Bilirubin in 14tägigen Abständen für die Dauer von 8 Monaten vorgenommen. Pathologische Veränderungen dieser Parameter wurden auch bei diesen engmaschigen Kontrollen nicht festgestellt.

In jüngster Zeit, aber noch vor Einführung der Thermoinaktivierung von TIS-SUCOL, wurde am gynäkologischen Krankengut nochmals der Frage der Übertragungsrisiken von Hepatitisviren nachgegangen (13). Gründe für diese dritte kontrollierte Studie waren, daß eine solche Untersuchung erstmals als randomisierte Studie durchgeführt werden konnte, da gleichzeitig die Wirkungen der Fibrinklebung bei zwei neuen Anwendungsgebieten (Cerclage und Konisation) zu prüfen waren, und um die Anzahl engmaschig nachuntersuchter Patienten auf eine größere Basis zu stellen. Bei allen 31 mit Fibrinkleber behandelten bzw. 38 unbehandelten Patientinnen, die von insgesamt 100 in die Studie Aufgenommenen die Nachuntersuchungskriterien erfüllten, wurden weder Hepatitis B- noch insbesondere NANB-Infektionen beobachtet.

Mit thermoinaktiviertem Fibrinkleber wurde in den Vereinigten Staaten im Rahmen einer Wirksamkeitsstudie am herzchirurgischen Krankengut auch eine Infektionssicherheitsstudie durchgeführt (15). Bei der Bewertung des Hepatitis B-Übertragungsrisikos konnten 24 Patienten der Fibrinklebergruppe und 11 Patienten der Kontrollgruppe berücksichtigt werden, da sie den Kriterien des Studienprotokolls entsprachen. Keiner der insgesamt 35 Patienten entwickelte Anzeichen für eine Hepatitis B-Infektion.

Zur Beurteilung des Hepatitis NonA/NonB-Übertragungsrisikos eigneten sich 20 Patienten in der Fibrinklebergruppe und 13 in der Kontrollgruppe. Wenn man einen Patienten der Fibrinklebergruppe ausnimmt, der mehr als 100 Einheiten an Blutprodukten (alle übrigen Patienten unter 50 Einheiten) erhalten hatte, ergaben sich auch in diesen Kollektiven keine Hinweise auf Hepatitis NonA/NonB-Infektionen.

Erworbenes Immundefekt-Syndrom (AIDS)

Nachdem sich durch die Entdeckung und Identifizierung eines neuen, u.a. durch Blut übertragbaren Virus, zunächst als HTLV-III bzw. LAV bezeichnet, die Möglichkeit des Auftretens neuer bzw. unbekannter Viren in Spenderpopulationen und damit in bestimmten Blutzubereitungen abzeichnete, wurde TISSUCOL im Rahmen der Herstellung einer produktspezifischen Thermoinaktivierung unterzogen.

Vor der Festlegung der Verfahrensbedingungen wurde im Rahmen grundlegender Untersuchungen das Verhalten einer HTLV-III$_B$-Stammlösung bekannten Titers, die verschiedenen Plasmaderivaten zugesetzt wurde, unter definierten Bedingungen (Temperatur, Dampfdruck, Zeitdauer) untersucht. Die Virustitration erfolgte mit H-9-Zellen und durch Bestimmung der Reversen Transkriptase-Aktivität im Zellüberstand. Das Virus und die H-9-Zellviren wurden von R. Gallo, N. I. H., Bethesda, Maryland, USA, zur Verfügung gestellt. Die Untersuchungen erfolgten in den Viruslaboratorien der IMMUNO AG Wien unter der Leitung von F. Dorner.

Verfahrensbedingungen für die Virusinaktivierung eines Präparates können jedoch nicht nur aufgrund der erreichten Titerreduktion, z. B. des HTLV-III$_B$, festgelegt werden. Sie müssen auch folgende Anforderungen erfüllen:

- Die funktionellen Eigenschaften und damit die Wirksamkeit des Präparates dürfen nicht beeinträchtigt sein.
- Neoproteine mit möglicherweise antigenen Eigenschaften (Neoantigene) dürfen nicht entstehen.
- Durch den Inaktivierungsschritt verursachte Verluste an biologischer Aktivität müssen in ökonomisch tragbaren Grenzen gehalten werden.

Die für die Virusinaktivierung von TISSUCOL gewählten Verfahrensbedingungen entsprechen diesen Voraussetzungen und führen zu einer Abnahme des Virustiters von HTLV-III$_B$, das dem Präparat vor Durchführung des Inaktivierungsverfahrens zugesetzt wurde, von mindestens 6 Logstufen. Der Virustiter wurde hierbei als Logarithmus der infektiösen Einheiten pro ml ausgedrückt.

Die Effektivität des angewendeten Verfahrens entspricht den Anforderungen von Prince et al., die von einer Methode mit optimaler Inaktivierungskapazität, die auch zu einem in der Langzeitanwendung absolut sicheren Produkt führt, eine Titerreduktion des Testvirus von 5–6 Logstufen fordern (14).

In der oben erwähnten, in den USA mit thermoinaktiviertem Fibrinkleber durchgeführten Studie (15) wurde auch 4 bzw. 6 Monate postoperativ auf HIV-Serokonversion untersucht. Unter den 26 Patienten der Fibrinkleber- und den 12 Patienten der Kontroll-Gruppe war kein Fall einer HIV-Serokonversion festzustellen.

Die Thermoinaktivierung ist dennoch nur als eines von mehreren Sicherheitskriterien von TISSUCOL zu betrachten, da für die Herstellung ausschließlich Plasmen von Spendern verwendet werden, die u. a. Anti-HIV-negativ sind, und da klinische Studien bereits vor Einführung dieses Inaktivierungsschrittes die Hepatitis-Sicherheit des Präparates gezeigt haben.

Zusammenfassung

Die gerinnungsphysiologischen Grundlagen der Fibrinklebung werden vorgestellt. Untersuchungen des Einflusses der Präparatezusammensetzung einerseits für mechanische Eigenschaften wie Reißfestigkeit und Elastizität als auch physiologisch für die Wundheilung werden ausführlich dargestellt und diskutiert. Weiterhin wird die Infektionssicherheit von TISSUCOL anhand der Ergebnisse von in vitro Untersuchungen sowie von klinischen Prüfungen und randomisierten Studien ausführlich dargestellt.

Literatur

1. Ferry JD, Morrison PR (1947) Preparation and properties of serum and plasma proteins. VIII. The conversion of human fibrinogen to fibrin under various conditions. J Amer Chem Soc 69:388–400
2. Beck E, Duckert F, Vogel A, Ernst M (1961) The influence of fibrin stabilizing factor on the growth of fibroblasts in vitro and wound healing. Thromb Diath Haemorrh 6:485–491
3. Kasai S, Kunimoto T, Nitta J (1983) Cross-linked of fibrin by activated factor XIII stimulated attachment, morphological changes and proliferation of fibroblasts. Biochem Res 4:155–160
4. Ross R (1968) The fibroblasts and wound repair. Biol Rev 43:51–96
5. Seelich T, Redl H (1981) Theoretische Grundlagen des Fibrinklebers. In: Fibrinogen, Fibrin und Fibrinkleber. F. K. Schattauer, Stuttgart New York, S. 199–208
6. Redl H, Schlag G (1986) Properties of Different Tissue Sealants with Special Emphasis on Fibrinogen-Based Preparations. In: Fibrin Sealant in Operative Medicine. Vol. 1–7. G. Schlag, H. Redl (Hrsg.), Springer, Berlin Heidelberg New York Tokyo, S. 27–38
7. Dinges HP, Redl H, Thurner M, Schiesser A, Schlag G (1986) Morphometric Studies on Wound Healing after Systemic Administration of Adriamycin and Local Application of Fibrin Sealant. Application of a new Wound Healing Model Using Spongiosa Implants. Path Res Pract 181:746–754
8. Haas S, Stemberger A, Erhardt W, Weichenmeier J, Duspiva W, Ippisch A, Weidringer JW, Fritsche H-M, Blümel G (1983) Einfluß lokal applizierter Gerinnungsfaktoren (Fibrinkleber) auf die Wundheilung. Experimentelle Untersuchungen über den Zusatz von Fibrinolyseinhibitoren am Modell der Nervenklebung und der thermischen Hautschädigung. Hämostaseologie 1:3–16
9. Zilch H (1981) Der Einfluß des Fibrinklebers auf die Revaskularisierung des Knochentransplantates. Unfallheilkunde 84:353–362
10. Zilch H, Noffke B (1981) Beeinflußt der Fibrinkleber die Knochenneubildung? Unfallheilkunde 84:363–372
11. Scheele J, Schricker Th, Goy RO, Lampe I, Panis R (1981) Hepatitisrisiko der Fibrinklebung in der Allgemeinchirurgie. Med Welt 32:783–788
12. Panis R, Scheele J (1981) Hepatitisrisiko bei der Fibrinklebung in der HNO-Chirurgie. Laryng Rhinol Otol 60:367–368
13. Eder G, Neumann M, Cerwenka R, Baumgarten K (1986) Preliminary Results of a Randomized Controlled Study on the Risk of Hepatitis Transmission of a Two-Component Fibrin Sealant (Tissucol/Tisseel). In: Fibrin Sealant in Operative Medicine. Vol. 1–7. G. Schlag, H. Redl (Hrsg.), Springer, Berlin Heidelberg New York Tokyo, S. 51–59
14. Prince AM, Horowitz B, Brotman B (1986) Sterilisation of Hepatitis and HTLV-III Viruses by Exposure to Tri(n-Butyl)Phosphate and Sodium Cholate. Lancet I:706–710
15. Rousou J, Levitsky S, Gonzalez-Lavin L, Cosgrove D, Magilligan D, Weldon C, Hiebert C, Hess P, Joyce L, Bergsland J (1989) Randomized clinical trial of fibrin sealant in Patients undergoing resternotomy of reoperation after cardiac operations. J Thorac Cardiovasc Surg 97:194–203
16. Sugg U (1985) Risiko der Hepatitisübertragung durch humanen Fibrinkleber. Dtsch med Wschr 110:1161–1162

Applikationstechniken bei der Fibrinklebung

CH. WIRTH und J. ODAR

Grundsätzliche Aspekte

Die Fibrinklebung hat seit ihrer Einführung in den siebziger Jahren in der operativen Medizin einen hohen Stellenwert erreicht. Zu den sogenannten klassischen Indikationen kamen vor allem in jüngerer Zeit Anwendungsbereiche auf dem Gebiet der Endoskopie und laparaskopischen Chirurgie hinzu. Durch die Vielfalt der Einsatzmöglichkeiten der Fibrinklebung ergeben sich zahlreiche unterschiedliche Klebe- und Applikationstechniken.

Für die Fibrinklebung sind zwei Komponenten notwendig: eine hochkonzentrierte, zähflüssige Fibrinogenlösung und eine wässrige Thrombinlösung (Abb. 1). Beide Kleberkomponenten werden zu gleichen Volumenanteilen auf die Klebefläche aufgetragen, und es bildet sich bei Fibrinklebern mit physiologischer Ionenstärke weißliches Fibrin (17). Die Resorption des verfestigten Fibrins entspricht der bei jeder Wundheilung zu beobachtenden Resorption körpereigenen Fibrins.

Mit der Fibrinklebung steht dem Operateur somit nicht nur ein Klebstoff, sondern auch ein biologisches System zur Verfügung. Neben Gewebevereinigung,

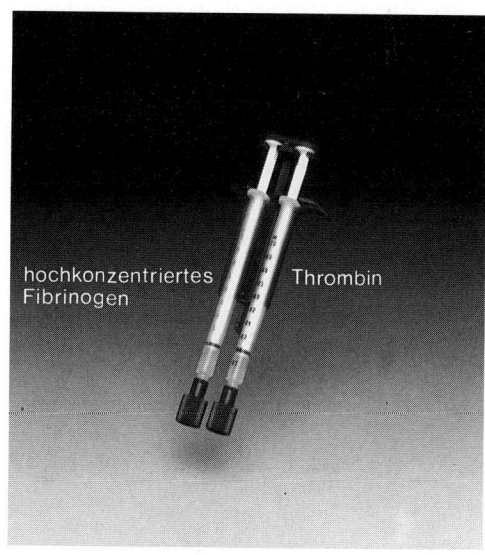

Abb. 1. Die Komponenten der Fibrinklebung mit Doppelspritzensystem Duploject

Ch. Gebhardt (Hrsg.)
Fibrinklebung in der Allgemein- und Unfallchirurgie,
Orthopädie, Kinder- und Thoraxchirurgie
© Springer-Verlag Berlin Heidelberg 1992

Hämostase und Förderung der Wundheilung ist bei einem homologen Fibrinkleber besonders die vollständige Resorbierbarkeit und die sehr gute Verträglichkeit hervorzuheben.

Vorbereitung

Das Fibrinklebesystem existiert als tiefgefrorenes Präparat (z. B. in Fertigspritzen als Tissucol DUO S, Fa. IMMUNO, Heidelberg) oder als lyophilisiertes Material mit Lösungsmittel in einem Kit. Das Lyophilisat wird idealerweise in dem kombinierten Wärme- und Rührgerät „Fibrinotherm" gelöst.

Zum Auftauen des tiefgefrorenen Produktes verwendet man am besten ein steriles Wasserbad von 37 °C, in das das fertige Doppelspritzensystem gelegt wird. Der Auftauvorgang dauert je nach Packungsgröße zwischen 3 und 10 Minuten.

Dosierung

Das nötige Volumen an Fibrinkleber richtet sich nach der Größe der zu klebenden oder zu beschichtenden Oberfläche bzw. nach der Größe des auszufüllenden Defektes. Bei der Klebung von Flächen kann als Anhaltspunkt dienen, daß 0,5 ml Tissucol für eine Fläche von mindestens 5 cm^2 ausreichen. Verwendet man zur Auftragung das Duploject-System mit Sprühkopf, so läßt sich mit 0,5 ml Tissucol je nach Indikation eine Fläche von mindestens 12,5 cm^2 bis zu 50 cm^2 beschichten.

Schichtdicke/Resorptionszeit

Die Schichtdicke ist neben der Aprotininkonzentration im Clot und der fibrinolytischen Aktivität im umgebenden Gewebe für die Resorptionszeit und dem geweblichen Durchbau und damit letztendlich für die Dauer der Wundheilung entscheidend (15, 28).

Die Fibrinschicht sollte daher für einen rascheren Heilungsablauf und eine zartere Narbenbildung möglichst dünn sein (14). Dies gilt besonders dann, wenn die Diffusionsvorgänge, wie z. B. bei Hautklebungen, nicht behindert werden sollen (2, 7, 29).

Durch die weißliche Verfärbung physiologischen Fibrins kann die Schichtdicke des aufgetragenen Fibrinklebers abgeschätzt werden. Überschüssiger Fibrinkleber kann lokalisiert und zur Verhinderung von unerwünschten Verklebungen wieder entfernt werden.

Bei der Versiegelung oberflächlicher Wunden, wie z. B. in der Rhinophymchirurgie, kann Fibrinkleber auch dick aufgetragen werden. Hier stellt das physiologische Fibrin einen „Epithelverband" dar (31).

Bei einigen Indikationen, z. B. bei der Klebung von Nerven (10), Blutgefäßen und Achillessehnen (13, 20) soll zum Schutz des umliegenden Gewebes vor Verklebungen eine sterile Aluminium- oder Plastikfolie unter die Klebestelle geschoben werden.

Durchmischung/Reißfestigkeit

Die höchste Reißfestigkeit wird erzielt, wenn die beiden Komponenten zu gleichen Volumenanteilen gut durchmischt aufgetragen werden (26). Um eine möglichst gute Haftfestigkeit zu erreichen, sollte vor der Applikation überschüssige Flüssigkeit von den Wund- und Gewebeoberflächen entfernt werden.

Ein weiterer wesentlicher Parameter für die Reißfestigkeit ist die Konzentration von Fibrinogen in der einen Komponente des Fibrinklebesystems (11, 25). Eine Verdünnung führt zur Abnahme der Reißfestigkeit. Für eine hohe innere Reißfestigkeit des Fibrinclots ist jedoch die Ausbildung einer physiologischen Fibrinstruktur, wie sie bei Tissucol gebildet wird, notwendig (17).

Verfestigungsgeschwindigkeit/Adaptionsdauer

Durch die Wahl der Thrombinkonzentration ist es möglich, die Verfestigungsgeschwindigkeit des Fibrinklebers zu beeinflussen.

Zur schnellen Verfestigung wird hochkonzentriertes Thrombin (500 IE/ml) verwendet. Schon nach wenigen Sekunden werden erste Fibrinfäden sichtbar, nach etwa drei Minuten sind etwa 70% der endgültigen Reißfestigkeit erreicht.

Die schnelle Verfestigung wird gewählt, wenn an der Klebestelle keine weiteren Manipulationen notwendig sind oder eine schnelle Blutstillung erreicht werden soll.

Bei der langsamen Klebung wird niedrig konzentriertes Thrombin (4 IE/ml) verwendet. Die Verfestigung setzt nach ca. 30–60 Sekunden ein und nach ca. fünf Minuten werden 70% der endgültigen Reißfestigkeit erreicht.

Die langsame Klebung kommt zum Einsatz, wenn weitere Manipulationen, wie z.B. die Adaption eines Hauttransplantates oder eines Knorpel-Knochen-Fragmentes, notwendig sind. Die Klebestelle muß daher bei Verwendung hochkonzentrierten Thrombins mindestens drei Minuten, bei niedrig konzentriertem Thrombin mindestens fünf Minuten belastungs- und spannungsfrei gehalten werden.

Applikationstechniken und Geräte

Schichtweise Applikation

Bei der schichtweisen Applikation werden die beiden Komponenten nacheinander auf die Klebestelle aufgetragen. Bei Verwendung hoher Thrombinkonzentrationen können jedoch infolge der raschen Gerinnung Grenzschichten entstehen, die eine gute Durchmischung der Komponenten behindern. Der entstehende Fibrinclot ist dann inhomogen und von geringerer Festigkeit als bei vollkommener Durchmischung der beiden Komponenten (26). Wenn möglich, sollten daher immer Applikationssysteme, wie z.B. das Doppelspritzensystem Duploject, die eine gute Durchmischung der Komponenten gewährleisten, Verwendung finden.

Klinische Anwendung findet die schichtweise bzw. sequenzielle Applikation der Klebekomponenten z.B. bei der Fibrinpleurodese bei malignem Pleuraerguß (9) oder bei Störungen der primären Wundheilung (38).

Doppelspritze mit Anschlußstück und Mischkanüle

Das Doppelspritzensystem Duploject, Fa. Immuno, Heidelberg, mit Ansatzstück und Kanüle ermöglicht das gleichzeitige Auftragen der Komponenten zu gleichen Anteilen. Die Durchmischung erfolgt automatisch in einer stumpfen Kanüle. Wird jedoch das Auftragen unterbrochen, gerinnen die Komponenten in der Kanüle. Die Kanüle muß entfernt und durch eine neue ersetzt werden. Um das mehrfache Wechseln der Kanüle zu vermeiden, wird bisweilen nur das Anschlußstück zum Auftragen verwendet.

Seelich und Redl (26) haben die Wirksamkeit unterschiedlicher Klebetechniken – schichtweise Applikation versus Applikation mit Duploject – untersucht. Durch Versetzen einer der Komponenten mit einem Farbstoff wird die optimale Vermischung beim Einsatz des Duplojects durch die gleichmäßige Farbstoffverteilung veranschaulicht. Messungen der Reißfestigkeit von Rattenhautklebungen haben gezeigt, daß infolge der guten Durchmischung bei Verwendung des Duplojects deutlich höhere Werte als beim getrennten Auftragen der beiden Komponenten erreicht werden.

Das Duploject mit Ansatzstück und Kanüle wird klinisch von allen Applikationsarten am häufigsten eingesetzt.

Doppelspritze mit Sprühkopf

Bei Verwendung des Duplojects mit aufgesetztem Sprühkopf (Abb. 2) wird dieser durch einen Schlauch mit eingebautem Sterilfilter mit dem Tissomat verbunden. Dieses Gerät, das an eine in Operationsräumen übliche Druckluftquelle angeschlossen werden kann, ermöglicht die Einstellung des gewünschten Drucks (2–3 bar) und hat einen Fußschalter zum Ein- und Ausschalten des Gasstroms.

Durch den austretenden Gasstrom kann zunächst unerwünschte Flüssigkeit, z.B. Blut, von der Wundfläche weggeblasen werden. Erst wenn der Kolben am Duploject gedrückt wird, werden die beiden Komponenten auf die Wundfläche aufgesprüht und bilden dort eine dünne, gleichmäßige Fibrinschicht. Nicht zu klebende Areale sollen vorher abgedeckt werden. Mit dieser Methode können in kurzer Zeit große Flächen versorgt und dabei gleichzeitig Material eingespart werden.

Zu beachten ist dabei prinzipiell, daß jede Druckgasanwendung das potentielle und unter Umständen lebensbedrohliche Risiko eines Gasemphysems, einer Gasembolie oder einer Gewebs- bzw. Organruptur in sich birgt. Das Duploject-System mit Sprühkopf darf deshalb in umschlossenen Körperbereichen oder einem geringeren Abstand als 10 cm von Gewebe nicht eingesetzt werden.

Klinisch wird die Anwendung des Sprühverfahrens z.B. bei Hauttransplantationen (5), zur Blutstillung an parenchymatösen Organen, zur Prophylaxe von Lymphfisteln (35) oder zur Wundversiegelung in der Rhinophymchirurgie verwendet (31).

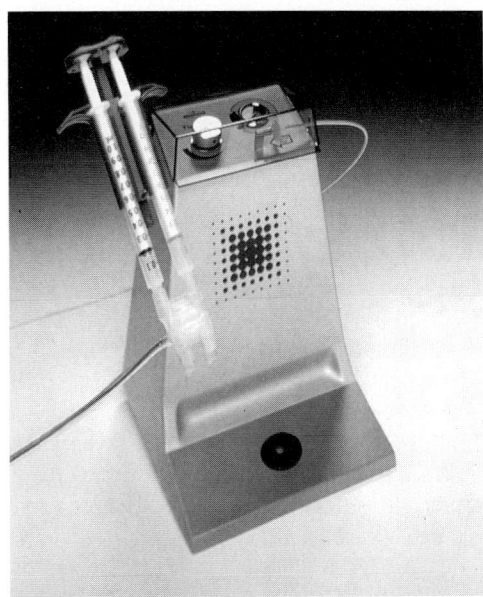

Abb. 2. Tissomat mit Duploject
und Sprühkopf

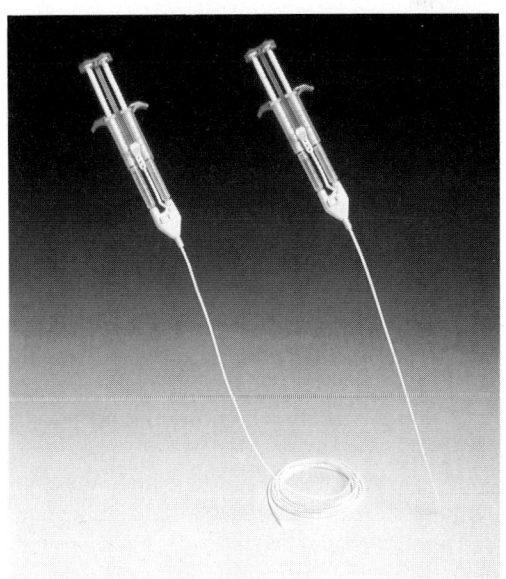

Abb. 3. Zweilumige Applikationskatheter
Duplocath (180 und 25 cm)

Doppelspritze mit Applikationskatheter

Applikationskatheter (Abb. 3) wurden entwickelt, um die Anwendung des Fibrinklebers in schwer zugänglichen Bereichen des Operationsfeldes zu ermöglichen.
Dies gilt insbesondere für die Bereiche Endoskopie und laparoskopische Chirurgie.

Über ein Anschlußstück werden die Kleberproteinlösung Tissucol und die Thrombinlösung in zwei getrennte Kanäle des Katheters befördert. Am Ende des Katheters treten die beiden Kleberkomponenten aus.

Klinisch wird die endoskopische Fibrinklebung mit Applikationskathetern zur Therapie bronchopulmonaler und gastrointestinaler Fisteln (3, 8, 36) und Beschichtung vom Oesophagusulzera (24) verwendet. Auch in der laparoskopischen Chirurgie wird der Fibrinkleber über diese zweilumigen Katheter angewandt.

Injektionskatheter

Neue Injektionskatheter zur endoskopischen Blutstillung werden derzeit unter Studienbedingungen getestet, um das Risiko thromboembolischer Komplikationen bei der Applikation des Fibrinklebers in das Gewebe zu bewerten. Dabei enden die Lumina in spitzen Kanülen, mit deren Hilfe z. B. blutende Ulzera unterspritzt werden. Durch Fibrinkleberanwendung wird, wie erste Ergebnisse zeigen (21, 22), eine dauerhafte Blutstillung in vielen Fällen erreicht, so daß belastende Operationen vermieden werden können.

Kombination des Fibrinklebers mit Trägermaterialien

Bei einigen Indikationen ist die kombinierte Anwendung mit Trägermaterialien, wie Kollagenvlies, Fascie, Dacron-Materialien u. a., sinnvoll.

Besonders zur Blutstillung bei Sickerblutungen empfiehlt sich das flächenhafte Auftragen der Kleberkomponenten mittels Kollagenvlies (19, 23, 33). Es ermöglicht während der Verfestigung eine Tamponade und verhindert ein Wegschwemmen der Komponenten. Beide Komponenten werden auf das Kollagenvlies aufgetragen und dieses sofort auf die möglichst trockene Wundfläche appliziert. Um das Ankleben von Instrumenten oder Handschuhen zu vermeiden, empfiehlt es sich, diese vorher anzufeuchten.

Das Trägermaterial sollte bis zur weitgehenden Verfestigung des Fibrinklebers mindestens 3–5 Minuten angedrückt werden. Unter den Wundauflagen nimmt das Kollagenvlies im Gegensatz zu oxydierter Zellulose und Gelatine eine herausragende Stellung bezüglich hämostyptischer Wirksamkeit und klinischer Verträglichkeit ein (27).

Wichtige Kriterien für die Handhabung und Eignung von Kollagenvlies als Trägermaterial von Fibrinkleber sind außerdem die Formbeständigkeit im trockenen und besonders im feuchten Zustand, sowie die Elastizität. Kollagenvliese sollten deshalb sowohl im trockenen Zustand als auch im feuchten Zustand – z. B. nach Beschichtung mit Fibrinkleber – formstabil, reißfest, hoch flexibel und elastisch sein.

Werden Dacronpatches (6) zur gas- und flüssigkeitsdichten Versiegelung mit Fibrinkleber vorgeclotet, so wird zunächst die zähflüssige, hochkonzentrierte Kleberproteinlösung aufgetragen und einmassiert, anschließend die Thrombinlösung. Nach der Verfestigung sollte der Dacronpatch mit steriler Kochsalzlösung nachgespült werden. Damit wird überschüssiges Thrombin entfernt und denkbare thrombotische Komplikationen werden verhindert.

Kombination des Fibrinklebers mit anderen Substanzen

Der Fibrinkleber wird als physiologische Matrix in Verbindung mit Spongiosa (1, 32), mit Hydroxylapatit (34, 39, 41) und mit Antibiotika (1, 4, 37, 40) verwendet. Der besondere Vorteil beim Fibrinantibiotikumverbund liegt in der verzögerten Freisetzung des Antibiotikums.

Um die genaue Lage des applizierten Fibrinklebers und den Verlauf der Resorption beobachten zu können, kann er mit Kontrastmitteln, wie z.B. Barium (12) oder Metrizamide (18), vermengt werden. Spiegel (30) markierte das Fibrinogen mit ^{99}Tc. Verschiedene Autoren (16, 24) färbten den Fibrinkleber mit Disulphinblau an.

Bei der Kombination des Fibrinklebers mit anderen Substanzen muß allerdings beachtet werden, daß sich Klebereigenschaften, wie z.B. Verfestigungsgeschwindigkeit, Alpha-Ketten-Vernetzung oder Elastizität verändern können. Sehr wichtig in diesem Zusammenhang ist die Abwesenheit von desinfizierenden Substanzen, wie z.B. Jod oder H_2O_2.

Zusammenfassung

Spezielle, den jeweiligen Bedürfnissen angepaßte Applikationstechniken, wie z.B. das Sprühverfahren oder die Anwendung mit dem Applikationskatheter, haben für den Fibrinkleber weitere Anwendungsgebiete erschlossen. Die Kombination mit anderen Materialien, wie z.B. Kollagenvlies, Spongiosa, Antibiotika und Kontrastmittel, ist möglich. Dabei müssen eventuelle Veränderungen der Klebeeigenschaften beachtet werden.

Bei der Applikation des Zweikomponenten-Fibrinklebers Tissucol sind besonders die Verfestigungsgeschwindigkeit, Durchmischung und Schichtdicke zu berücksichtigen. Ein möglichst trockener Wundgrund vor der Klebung und die belastungsfreie Adaption über 3–5 Minuten nach der Applikation sind weitere Voraussetzungen für eine erfolgreiche Klebung und ungestörte Wundheilung.

Literatur

 1. Braun A (1986) Herstellung und Anwendung des Fibrin-Antibiotikum-Verbundes. In: Reiferscheid M (Hrsg) Neue Techniken in der operativen Medizin. Springer, Berlin Heidelberg, pp 98–106
 2. Edinger D, Mühling J, Schröder F, Will CH, Heine WD (1982) Experimentelle Klebung von Vollhauttransplantaten. In: Fibrinklebung in der Orthopädie und Traumatologie. 4. Heidelberger Orthopädie-Symposium. Thieme, Stuttgart New York, pp 210–217
 3. Flicker M, Redl H, Zwick H (1986) Verschluß einer erworbenen ösophagobronchialen Fistel mit Fibrinkleber. Prax Klin Pneumol 40:419–421
 4. Goudarzi YM (1983) Klinische Erfahrungen mit einer Fibrin-Nebacetin-Spongiosaplombe zur Behandlung der chronischen Knocheninfektion und als lokale Infektionsprophylaxe bei nicht infiziertem Knochenherd. Akt Traumatol 13:205–209
 5. Grabosch A, Günnewig M (1991) Die Pflege des Brandverletzten. Springer, Berlin Heidelberg New York London Paris Tokyo Barcelona, pp 67–69

6. Haverich A, Walterbusch G, Oelert H, Borst HG (1984) Anwendung des Fibrinklebers in der kardiovaskulären Chirurgie. In: Scheele J (Hrsg) Fibrinklebung. Springer, Berlin Heidelberg New York Tokyo, pp 143–149

7. Heine WD, Edinger D, Braun A (1982) Wundheilung nach Fibrinklebung – Histopathologische Untersuchungen. In: Fibrinkleber in Orthopädie und Traumatologie. 4. Heidelberger Orthopädie-Symposium. Thieme, Stuttgart New York, pp 27–34

8. Jung M, Schlicker H, Manegold BC (1987) Therapeutische Endoskopie mit Fibrinkleber. Med Welt 38:141–146

9. Kreuser ED, Seifried E, Harsch U, Brass B, Schreml W, Heimpel H (1985) Fibrinpleurodese bei malignen Pleuraergüssen. Dtsch med Wschr 110:1365–1368

10. Kuderna H (1982) Fibrinklebung von Nervenanastomosen. Fibrinkleber in Orthopädie und Traumatologie. 4. Heidelberger Orthopädie-Symposium. Thieme, Stuttgart New York, pp 254–258

11. Lindner F, Elliott M, Holzer F (1980) Die Optimierung des Fibrinogen-Thrombin-Klebesystems. Wien klin Wschr 109 (suppl. 92):1–9

12. McCarthy PM, Frazee RC, Hughes RW, Beart RW (1987) Barium-Impregnated Fibrin Glue: Application to a Bleeding Duodenal Sinus. Mayo Clin Proc 62:317–319

13. Paar O (1986) Vergleichende Untersuchungen zur Naht- und Fibrinkleberversorgung von Achillessehnen-Rupturen. In: Reifferscheid M (Hrsg) Neue Techniken in der operativen Medizin. Springer, Berlin Heidelberg New York Tokyo, pp 95–97

14. Pesch HJ, Scheele J (1984) Lokaler Fibrinkleberabbau im Tierexperiment – Histomorphologische Untersuchungen. In: Scheele J (Hrsg) Fibrinklebung. Springer, Berlin Heidelberg, pp 38–44

15. Pflüger H (1986) Lysis and Absorption of Fibrin Sealant (Tissucol/Tisseel). In: Schlag G, Redl H (Hrsg) Fibrin Sealant in Operative Medicine: General Surgery and Abdominal Surgery, Vol. 6. Springer, Berlin Heidelberg, pp 39–50

16. Redl H, Schlag G (1986) Fibrin Sealant and Its Modes of Application. In: Schlag G, Redl H (Hrsg) Fibrin Sealant in Operative Medicine: General Surgery and Abdominal Surgery, Vol. 6. Springer, Berlin Heidelberg, pp 13–26

17. Redl H, Schlag G (1986) Properties of Different Tissue Sealants with Special Emphasis on Fibrinogen-Based Preparations. In: Schlag G, Redl H (Hrsg) Fibrin Sealant in Operative Medicine: General Surgery and Abdominal Surgery, Vol. 1. Springer, Berlin Heidelberg, pp 27–38

18. Richling B (1982) Homologous controlled-viscosity fibrin for endovascular embolization. Part I: Experimental development of the medium. Acta Neurochir 62:159–170

19. Roth H, Daum R (1991) Fibrinklebung an der Milz. Med Welt 42:557–559

20. Rupp G (1982) Die fibringeklebte Achillessehnenruptur. In: Fibrinkleber in Orthopädie und Traumatologie. 4. Heidelberger Orthopädie-Symposium. Thieme, Stuttgart New York, pp 140–141

21. Salm R, Sontheimer J, Laaff H (1988) Gewebereaktion und Blutstillungseigenschaften von Fibrinkleber versus Polidocanol. In: Manegold BD, Jung M (Hrsg) Fibrinklebung in der Endoskopie. Springer, Berlin Heidelberg New York Paris Tokyo, pp 103–109

22. Salm R, Sontheimer J, Laaff H, Cegla M (1989) Tissue Reaction and Hemostatic. Characteristics – Fibrin Sealant Versus Polidocanol: Experimental and Clinical Results. In: Waclawiczek HW (Hrsg) Progress in Fibrin Sealing. Springer, Berlin Heidelberg New York London Paris Tokyo, pp 122–129

23. Scheele J, Gall FP (1990) Blutstillungstechniken an Milz und Leber. Stellenwert im therapeutischen Gesamtkonzept. In: Jahrbuch der Chirurgie (Hrsg. H. Bünte, Th. Junginger), pp 219–242, Biermann Verlag, Zülpich, FRG

24. Schmitt W, Lux G (1986) Fibrinklebung von Ulcera nach endoskopischer Ösophagusvarizensklerosierung. Z Gastroenterol 24:595

25. Seelich T, Redl H (1980) Theoretische Grundlagen des Fibrinklebers. In: Schimpf K (Hrsg) Fibrinogen, Fibrin und Fibrinkleber. Schattauer, Stuttgart New York, pp 199–208

26. Seelich T, Redl H (1984) Applikationstechniken. In: Scheele J (Hrsg) Fibrinklebung. Springer, Berlin Heidelberg New York Tokyo, pp 11–16
27. Silverstein ME, Keown K, Own JA, Chvapil M (1980) Kollagen Fibers as a Fleece Hemostatic Agent. J Trauma 20:688–694
28. Spängler HP (1976) Gewebeklebung und lokale Blutstillung mit Fibrinogen, Thrombin und Blutgerinnungsfaktor XIII. (Experimentelle Untersuchungen und klinische Erfahrungen) Wien klin Wschr 88 (suppl 49):1–18
29. Spehr CH (1985) Anwendung von Fibrinkleber bei plastisch rekonstruktiven Eingriffen am kindlichen Genitale. In: Melchior H (Hrsg) Fibrinklebung in der Urologie. Springer, Berlin Heidelberg, pp 65–70
30. Spiegel M, Benesch J, Siebenmann R (1986) Thoracoscopic Fibrin Pleurodesis in the Treatment of Spontaneous Pneumothorax. In: Schlag G, Redl H (Hrsg) Fibrin Sealant in Operative Medicine: Thoracic Surgery – Cardiovascular Surgery, Vol. 5. Springer, Heidelberg, pp 95–101
31. Staindl O (1986) The Use of Fibrin Sealant in Patients with Rhinophyma. In: Schlag G, Redl H (Hrsg) Fibrin Sealant in Operative Medicine: Plastic Surgery Maxillofacial and Dental Surgery. Vol. 4. Springer, Berlin Heidelberg, pp 63–70
32. Stübinger B, Fritsche HM, Meyer-Busche G, Rupp N, Proschka GW, Blümel G (1982) Klinische Erfahrungen mit der „Spongiosa-Fibrinkleber-Plombe". In: Fibrinkleber in Orthopädie und Traumatologie. 4. Heidelberger Orthopädie-Symposium. Thieme, Stuttgart New York, pp 86–87
33. Uranüs S (1991) Die Milz und ihre aktuelle Chirurgie. W. Zuckerschwerdt Verlag München Bern Wien San Francisco, pp 42–43
34. Voy ED, Seremet Z (1986) Clinical trial with a mixture of tricalciumphosphate and fibrinous paste as a bone substitute in paradontal defects (Tissucol-Immuno). Materiaux d'origine biologique et biomateriaux, Biomat, pp 95–99
35. Waclawiczek HW, Pimpl W (1986) Lymph Fistulae Following Lymph Node Dissections: Avoidance and Treatment by Use of Fibrin Sealing. In: Schlag G, Redl H (Hrsg) Fibrin Sealant in Operative Medicine: General Surgery and Abdominal Surgery. Vol. 6. Springer, Berlin Heidelberg, pp 180–183
36. Waclawiczek HW, Chemelizek F, Koller I (1987) Endoscopic Sealing of Infected Bronchus Stump Fistulae with Fibrin Following Lung Resections. Experimental and Clinical Experience. Surg Endosc 1:99–102
37. Wahler TH, Haverich A (1986) Die Fibrinklebung und der Fibrinkleberantibiotikumverbund in der Herz- und Gefäßchirurgie. In: Reifferscheid M (Hrsg) Neue Techniken in der operativen Medizin. Springer, Berlin Heidelberg, pp 79–82
38. Wieding JU, Merten HA, Köstering H (1987) Applikation von Fibrinogen und Fibrin bei Störungen der primären Wundheilung. Schattauer, Med Welt 38:581–587
39. Wullstein HL, Wullstein SR, Köster K, Heide J (1981) Human Biologic Tissue Adhesive and Ceramics in Surgical Reconstruction. In: Plastic and Reconstructive Surgery of the Head and Neck. The International Symposium, Vol. 2. Rehabilitative Surgery 2. Grune and Stratton, New York, pp 354–356
40. Zilch H, Lambiris E (1986) The Substained Release of Cefotaxim from a Fibrin-Cefotaxim Compound in Treatment of Osteitis. Arch Orthop Trauma Surg 106:36–41
41. Zöllner C, Beck C, Heimke G (1983) Resorbierbare, poröse Trikalziumphosphat-Keramik in der Mittelohrchirurgie. Erste klinische Ergebnisse. Laryng Rhinol Otol 62:270–275

Hämostyptika in der Chirurgie – in vitro Untersuchungen zur Stimulierung der Blutgerinnung sowie Festigkeit in Kombination mit der Fibrinklebung

A. STEMBERGER, R. ASCHERL, M. A. SCHERER, CH. KAUFER,
M. PFEFFERER und G. BLÜMEL

Einleitung

Seit dem Altertum werden verschiedene Naturstoffe zur Blutstillung angewendet. Dies betrifft Baumschwämme, die unter der Bezeichnung *Fungur chirurgor* bekannt waren, wie Aufschriften von alten Apothekenstandgefäßen belegen, und Ameisennester, die Alexander von Humboldt auf seiner südamerikanischen Reise kennengelernt hat und die er *Ameisenzunder* nannte (14). Aber auch tierische Membranen sind hier zu nennen, wie von Jeger und Wohlgemuth beschrieben (16). Diese Naturstoffe, die im Körper resorbiert werden, sind aufgrund von Überlieferung bekannt und wurden teilweise empirisch durch chemische Veränderungen verbessert. Es handelt sich hier um Makromoleküle, die man heute den Kohlenhydraten oder Proteinen zuordnet. Baumschwämme und Algenpräparate bestehen aus komplexen Strukturen, die sich von Uronsäuren ableiten. Tierische Membranen sind aus Eiweiß wie dem Kollagen aufgebaut: Grundstoffe, die heute zur Herstellung von Hämostyptika, insbesondere von Schwämmen, verwendet werden.

Mit der Entwicklung der Fibrinklebung zur Blutstillung wurden verschiedene Hämostyptika als Trägermaterialien getestet. Diese Materialien, insbesondere die Kollagenpräparate, haben bei der Versorgung flächenhafter Blutungen klinische Bedeutung erlangt. Die Arbeitsgruppe hat sich dieser Thematik angenommen und vor allem Fragen zur Verträglichkeit sowie der blutstillenden Wirkung am lebenden Organismus bearbeitet. Diese Untersuchungen umfaßten aber auch die Wirkungen auf die Mechanismen der Blutgerinnung und die Charakterisierung von Materialeigenschaften nach Kombination mit der Fibrinklebung.

In der vorliegenden Arbeit wird über in vitro Ergebnisse nach Testung verschiedener Hämostyptika auf der Basis von regenerierter, oxidierter Zellulose und Proteinen wie Kollagen bzw. einem Abbauprodukt, der Gelatine, in Form von gewirkten Materialien, Schwämmen und Pulvern berichtet. Dies betrifft auch die Aggregation von menschlichen Blutplättchen in Gegenwart dieser Hämostyptika sowie deren biomechanische Eigenschaften, insbesondere nach Verklebung mit den Komponenten des Fibrinklebesystems.

Material und Methoden

Für die nachfolgenden Untersuchungen wurden die verschiedenen Hämostyptika sowie das Fibrinkleberpräparat über den Fachhandel bezogen, im Ausland angekauft bzw. von einzelnen Firmen zur Verfügung gestellt.

Ch. Gebhardt (Hrsg.)
Fibrinklebung in der Allgemein- und Unfallchirurgie,
Orthopädie, Kinder- und Thoraxchirurgie
© Springer-Verlag Berlin Heidelberg 1992

Kollagenmaterialien wie: Avitene (Med. Chem. Products, Inc.), TissuVlies (Immuno GmbH), Coll. Emostatico (Laboratoires Bruneau), Lyostypt (B. Braun – Dexon GmbH), Novacol (Bioplex Medical B. V.), Pangen (Holphar Arzneimittel), Tachotop (Hormon Chemie) und ein noch nicht im Verkehr befindliches Kollagenvlies (KV).

Gelatinepräparate wie: Gelaspon (VEB Ankerwerke), Gelita Tampon (B. Braun Melsungen), Marbagalan (Behringwerke).

Oxidierte Zellulose und verwandte Materialien wie: Sorbacel (Hartmann), Tabotamp (Johnson u. Johnson).

Fibrinkleber: Es wurde ein tiefgefrorenes Präparat (Tissucol Duo S, in Fertigspritzen, Immuno GmbH) verwendet.

Für die Darstellung der Resultate wurden die Hämostyptika codiert, und zwar mit K1 bis K9 für Kollagenmaterialien sowie mit H1 bis H5 für die übrigen Hämostyptika.

Die Aggregation von Blutplättchen wurde mit dem sogenannten Borntest (5) nach folgendem Testverfahren ermittelt:

Präparierung der Kollagensuspensionen:

Von den oben genannten Materialien werden 12,5 mg in 5 ml Puffer (Kit der Fa. Hormon-Chemie) am Ultraturrax ca. 10 Minuten zerkleinert und anschließend mit einem Potter für 5 Minuten bei 1000 U/Min weiterbehandelt. Diese Suspensionen enthalten in 20 µl entsprechend 50 µg Kollagen, und hiervon werden dann die weiteren Verdünnungen hergestellt.

Zu Referenzuntersuchungen wird die Kollagensuspension wie im Testkit (Fa. Hormon-Chemie) angegeben verwendet und so verdünnt, daß 20 µl der Suspension 1 µg Kollagen enthalten. Insgesamt wurde jedes Präparat an 3 aufeinanderfolgenden Tagen in Doppelbestimmung untersucht und die entsprechenden Suspensionen der Hämostyptikapulver kurz vor Beginn der Untersuchungen jeweils frisch hergestellt.

Aggregationsmessungen

Frischblut (ACD anticoaguliert, gemäß Vorschrift zur Herstellung von Blutkonserven) wurde von ausgewählten freiwilligen Spendern vom Blutplasmazentrum (München) zur Verfügung gestellt. Es mußten mindestens 120000 Thrombozyten pro Milliliter Vollblut enthalten sein (gemessen mit einem TOA Platelet Counter, PL 100). Die Zeitspanne zwischen Blutabnahme, Präparierung von plättchenreichem Plasma (PrP, 15 Min. bei 150 G) und Durchführung der Aggregationsteste durfte 4 Stunden nicht überschreiten. Die Bestimmung der Aggregationen wurden mit einem Laboraggregometer der Firma Labor APACT durchgeführt. Das System ist mit einem Schreiber und einem IBM-kompatiblen Rechner verbunden. Wie in der Geräteanleitung angegeben, werden 0,3 ml PrP in entsprechende Küvetten pipettiert und nach Zugabe von 20 µl der verschiedenen Hämostyptikaverdünnungen (5–50 µg) die Aggregation aufgezeichnet. Die Eichung wird mit 0,3 ml plättchenarmem Plasma (PpP, 10 Min. bei 2500 G) vorgenommen.

Bestimmung der Reißfestigkeit

Diese Prüfungen wurden mit den Hämostyptika in trockenem, feuchtem Zustand sowie nach Verklebung mit den Komponenten des Fibrinklebesystems durchgeführt. Hierzu wurde eine bereits bei früheren Untersuchungen bewährte Geräteordnung verwendet (Schreiber, Brückengerät, Reißfestigkeitsmaschine). Die Kraftaufnehmerdose ist in Newton bzw. Pond geeicht und mit einem Schreiber verbunden. Der konstante Zugantrieb wird durch eine motorgetriebene Zahnstange gewährleistet.

Mit einem geschärften Korkbohrer (d = 10 mm) werden Scheiben der Hämostyptika auf einen entsprechenden Kunststoffträger mit einem technischen Kleber (Locite®) geklebt.

Reißfestigkeit in trockenem Zustand:
Hämostyptika mit technischem Kleber zwischen zwei Kunststoffträger kleben und nach dem Einspannen in die Reißmaschine die Reißkraft bestimmen.

Reißfestigkeit in nassem Zustand:
Wie oben, nach dem Aufkleben der zweiten Kunststoffscheibe mit physiologischer Kochsalzlösung befeuchten und dann nach 5 Minuten die Reißkraft bestimmen.

Reißfestigkeit nach Fibrinklebung:
Je zwei Kunststoffträger nur einseitig mit den entsprechenden Hämostyptika mittels des technischen Klebers fixieren, dann auf jede der Hämostyptikaoberflächen 4 Tropfen der aufgetauten Fibrinogenlösung geben, gleichmäßig verreiben, auf eine der Oberflächen 5 Tropfen der Thrombinlösung mit einer Konzentration von 500 E Thrombin/ml aufbringen unter Benützung der beiliegenden stumpfen Kanülen leicht verreiben, die zweite Hälfte leicht anpressen, 15 Minuten in eine feuchte Kammer legen und dann die Klebefestigkeit bestimmen.

Bestimmung der Zugfestigkeit in trockenem sowie nassem Zustand:
Die geeigneten Hämostyptika werden in Streifen von 1 cm Breite und 8 cm Länge geschnitten und in den Reißkraftprüfer eingespannt.

Versuche zur Bestimmung der Löslichkeit:
Die verschiedenen Materialien (entsprechend einer Fläche von ca. 9 cm^2) für 24 Stunden in isotone Glucoselösung legen (Puffer, in dem die Aggregation der Plättchen durchgeführt wird), gelegentlich umschütteln und die Auflösung beobachten.

Die vorliegenden Ergebnisse wurden mit einem Statistikprogramm (*Sigma Plot*) ausgewertet. Aufgrund der besseren graphischen Übersicht wurden die Ergebnisse der Mittelwerte mit einem Graphikprogramm (*Harvard Graphics*) dargestellt.

Ergebnisse

Hämostyptika werden vom Chirurgen in der Regel im getrockneten Zustand als Pulver, Schwämme oder in gewirkter Form in den Körper eingebracht, saugen Blut auf oder zerfallen und beschleunigen die Gerinnungsvorgänge. Hierbei bleiben eine Reihe dieser Materialien auch nach Kontakt mit Blut im Körper stabil. Wie der Tabelle entnommen werden kann, zerfallen einige der Hämostyptika nach Befeuchtung bzw. lösen sich in der isotonen Glucoselösung komplett auf. Diese Beobachtung gilt für ein Zellulosepräparat sowie für einige der untersuchten Kollagenpräpa-

Kollagen/Kontrolle

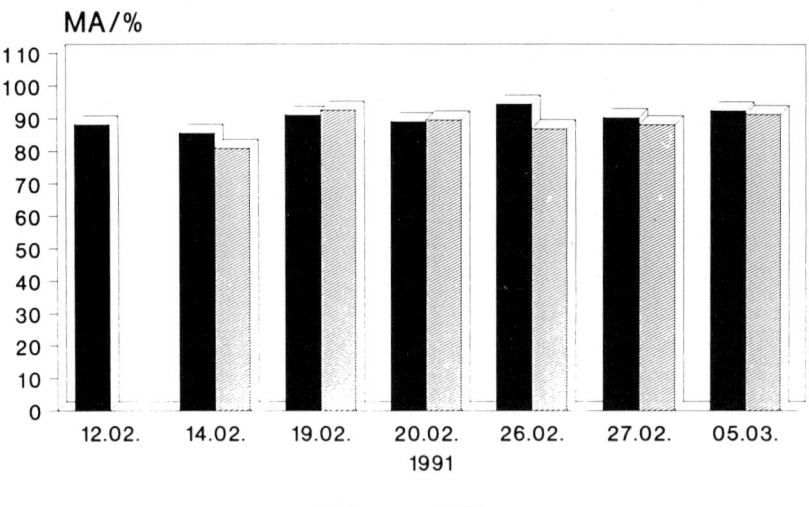

Abb. 1. Reproduzierbarkeit der kollageninduzierten Plättchenaggregation, dargestellt anhand der Maximalamplitude (Aggregation durch 1 µg Testkollagen pro Testansatz). VW Wert bei Beginn der Untersuchung; NW Wert nach Beendigung der Untersuchung

Tabelle 1. Löslichkeit von Hämostyptika in isotoner Glucoselösung

Hämostyptikum	Löslichkeit
Gelatine und oxid. zellulose Präparate	
H 1	− −
H 2	− −
H 4	− − −
H 5	+ +
Kollagen-Präparate	
K 1	− − −
K 2	+
K 4	− −
K 5	− − −
K 6	− − −
K 7	+ + +
K 8	+ + +

+ + +	Löst sich bereits in Lösung auf
+ +	Löst sich bereits in Lösung auf (mit Flocken)
+	Löst sich gut auf
+ −	Relativ gut löslich (vereinzelt Flocken)
−	Löst sich nicht gut auf
− −	Schwer löslich
− − −	Nicht löslich

rate. Als besonders stabil haben sich TissuVlies, Tachotop und KV erwiesen. Die Gelatinematerialien zeigten keine Tendenz zu zerfallen.

Die Untersuchung von Aggregationen der Plättchen nach Stimulierung mit Adrenalin, Serotonin oder Kollagen ist eine Standardtechnik spezialisierter Gerinnungslaboratorien. Die hierfür entwickelten Geräte beruhen im wesentlichen auf der von Born publizierten Methode (5). Bei der sogenannten kollageninduzierten Aggregation werden Suspensionen von nativen Kollagenfibrillen zur Stimulierung eingesetzt und nach Kontakt mit dem plättchenreichen Plasma die Aggregationsvorgänge photometrisch via Schreiber verfolgt bzw. mittels Computer ausgewertet. Charakteristische Größen sind die Anlaufzeit in Sekunden, der Steigungswinkel und die Maximalamplitude.

Im Rahmen der vorliegenden Studie wurden diese Materialien auf die Fähigkeit hin untersucht, menschliche Thrombozyten zu aggregieren. Hier zeigte sich, daß eine volle Aggregation durch 1 µg dieses Testkollagens pro Testansatz erreicht werden konnte. Innerhalb der definierten Zeitspanne von 4 Stunden zwischen Blutabnahme und Testdurchführung wurde keine Abnahme der Aggregierfähigkeit festgestellt; siehe hierzu die in der Abbildung 1 für die Maximalamplitude erhaltenen Daten. Auch die anderen Parameter ergaben innerhalb der definierten Vertrauensbereiche reproduzierbare Ergebnisse. Diese vor Beginn des Testzyklus durchgeführten Untersuchungen dienten auch dem Nachweis, daß die oder der Spender(in) keine die Aggregation der Plättchen beeinträchtigende Medikamente eingenommen haben.

Die Ergebnisse der getesteten Hämostyptika sind in der Abbildung 2 dargestellt. Auffällig ist, daß nur Kollagenmaterialien Thrombozyten aggregieren. Unterschiede der einzelnen Kollagenpräparate sind nicht feststellbar (Abbildung 2a). Diese Aussage gilt auch für die weiteren Parameter die Anlaufzeit und die Steigung. Im Testkollagen liegen hinsichtlich der Größe definierte Fibrillen vor, und die Pipettierbarkeit ist somit gegeben. Reproduzierbare Verdünnung der verschiedenen Hämostyptikasuspensionen sind aufgrund nicht genau standardisierbarer Mahlvorgänge nur für Verdünnungen größer als 10 µg pro Testansatz durchführbar. Einige der Materialien, insbesondere Kollagenschwämme, zeichnen sich durch große Stabilität aus. Aggregation mit Suspensionen, die 5 µg oder weniger enthielten, waren daher nur teilweise reproduzierbar. Bei nicht kollagenen Hämostyptika, also den Gelatine- bzw. oxidierten Zellulosepräparaten, konnte auch nach Zugabe von 100 µg der zerkleinerten Partikel keine Tendenz zur Induktion einer Aggregation festgestellt werden (Abbildung 2b).

Biomechanische Eigenschaften wurden mittels der Zugfestigkeit (pro Streifen) bzw. der Reißfestigkeit (pro Fläche) bestimmt, siehe hierzu die Abbildungen 3 und 4. Die Daten der sogenannten Trockenfestigkeit haben im Hinblick auf die Verwendung im Körper, also in feuchter Umgebung, nur eingeschränkte Aussagekraft. Bei einer Reihe von Materialien waren durch die Instabilität im trockenen oder im nassen Zustand keine oder nur schwer reproduzierbare Messungen durchführbar, was natürlich auch für die Pulver gilt. Die Lücken in der Graphiken der Abbildungen 3 bzw. 4 sind dadurch bedingt. In der Regel wird nach Befeuchtung eine Abnahme der Festigkeit beobachtet. Bei drei Kollagenmaterialien ist nach Befeuchtung die Reißfestigkeit sogar erhöht, jedoch nicht die Zugfestigkeit. Hier zeichnet sich ein Zusammenhang zwischen geringer Löslichkeit und Zugfestigkeit ab, da TissuVlies und KV die höchsten Werte zeigen. Zur Ermittlung der Klebefestigkeit

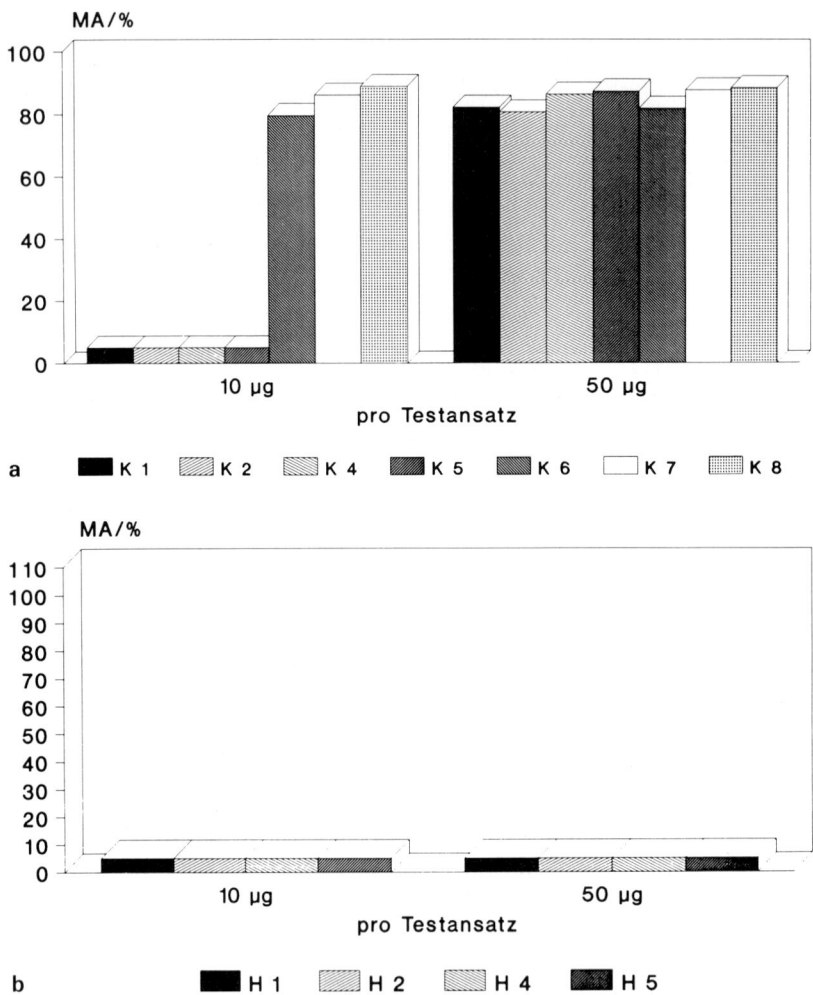

Abb. 2a, b. Aggregation von menschlichen Thrombozyten durch verschiedene Hämostyptika, dargestellt anhand der Maximalamplitude. **a** Hämostyptika auf der Basis von Kollagen, **b** Hämostyptika auf der Basis von Gelatine und oxidierter Zellulose

ist die Reißfestigkeit pro Fläche nur mit strukturstabilen Kollagen- und Gelatinepräparaten durchführbar. Die entsprechenden Resultate der Klebeversuche zeigen, daß Fibrinklebungen bis maximal 0.1 Newton per cm^2 belastbar sind, unabhängig von den verwendeten Materialien.

Diskussion

Hämostyptika waren im Hinblick auf die unterschiedlichen Anwendungsbereiche Gegenstand verschiedenster Untersuchungen (6, 7, 8, 21, 22, 23, 24). Bereits 1953

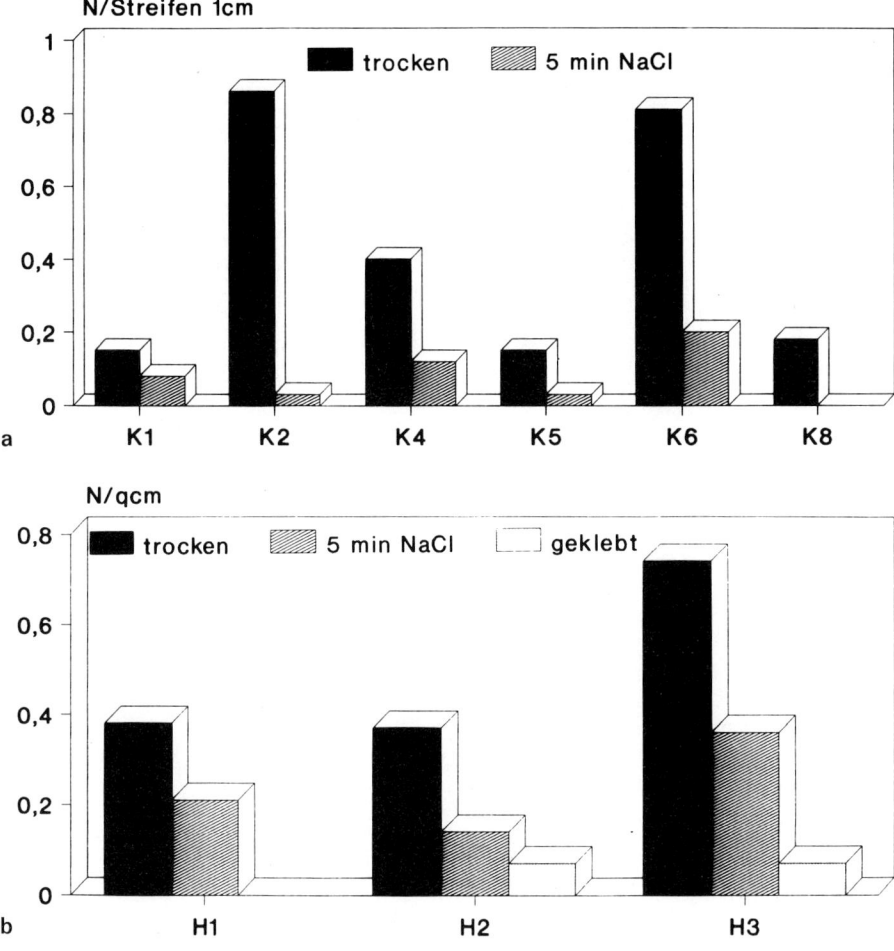

Abb. 3a, b. Zugfestigkeit verschiedener Hämostyptika. **a** Hämostyptika auf der Basis von Kollagen, **b** Hämostyptika auf der Basis von Gelatine und oxidierter Zellulose

hat Ganns Hämostyptika auf der Basis von Kohlenhydraten wie Stärke, oxidierter Zellulose, Algenpräparate sowie eine Reihe von Proteinen wie Casein, Gelatine und Kollagenmaterialien einer kritischen Prüfung unterzogen (12). Es wird die kombinierte Anwendung von Gerinnungsfaktoren wie Fibrinogen mit Thrombin beschrieben, sowie auch über Kombinationen mit Hämostyptika berichtet. Gleichzeitig wurde auf die Möglichkeit hingewiesen, mittels dieser Systeme Medikamente lokal anzuwenden. Diese Ausführungen werden anhand eigener Studien dokumentiert und auch über Erfahrungen der USA im 2. Weltkrieg mit diesen Systemen berichtet. Interessanterweise sind einige der vorgestellten Materialien auch noch heute unter den gleichen Bezeichnungen im Handel erhältlich. Teilweise können diese vor 40 Jahren erhobenen Befunde von der Arbeitsgruppe bestätigt werden.

In einer kürzlich publizierten Arbeit, die sich mit der blutstillenden Eigenschaft von Kollagenpräparaten beschäftigt, wird diese Wirkung angezweifelt (10). Wie

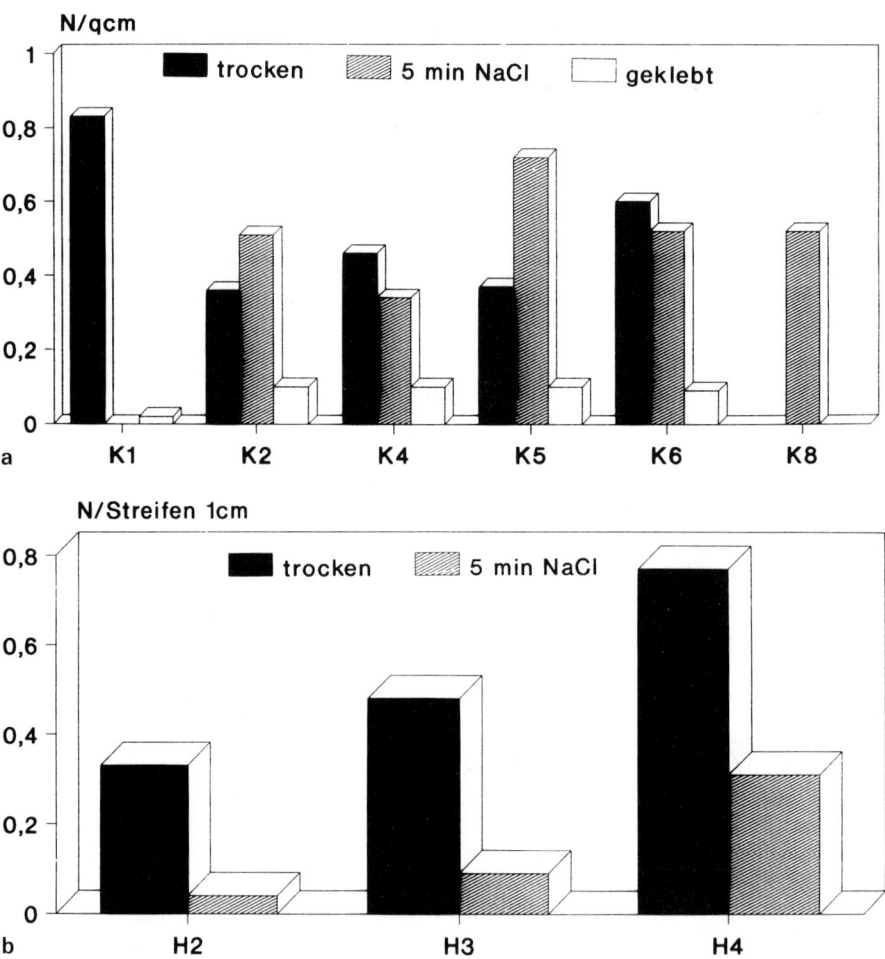

Abb. 4a, b. Reißfestigkeit verschiedener Hämostyptika. **a** Hämostyptika auf der Basis von Kollagen, **b** Hämostyptika auf der Basis von Gelatine und oxidierter Zellulose

durch diese Studie belegt, besitzen die getesteten, sterilen Kollagenpräparate thrombozytenaggregierende Eigenschaften.

Die an der Aggregation beteiligten Rezeptoren auf der Oberfläche der Thrombozyten mit den nach Verletzung freigelegten Gewebestrukturen, insbesondere des Kollagens, sowie Blutfaktoren waren Gegenstand intensiver Forschungen (1, 2, 3, 4, 15, 17, 19, 20).

Die durch Kollagen ausgelöste Adhäsion, Ausbreitung und Aggregation von Blutplättchen wird ausschließlich durch native, unlösliche Kollagenfibrillen induziert. Dies konnte eindrucksvoll für Kollagen vom Typ I und Typ III gezeigt werden. Aufgrund der anatomischen Herkunft des Gewebes, wie Haut oder Sehnen, das laut Angaben der Hersteller zur Isolierung von Kollagenmaterialien verwendet wird, bestehen diese Hämostyptika praktisch nur aus Kollagen vom Typ I. Die an dieser Reaktion beteiligten Rezeptoren der Thrombozyten und die Strukturen des Kollagens sind teilweise aufgeklärt. Im Blut fungieren Plasmaproteine wie der von-Willebrand-Faktor, Faktor VIII, neben den adhäsiven Proteinen Fibrinogen, Fibronektin und Thrombospondin als sogenannte Brückenproteine zwischen Thrombozyt und Kollagen. Eng verbunden sind die Mechanismen der Blutgerinnung und der Aggregation der Blutplättchen, es existieren eine Reihe von Interaktionen. Nachgewiesen ist ebenfalls die Aktivierung des Hagemann-Faktors an nativen, intakten Kollagenfibrillen im Sinne der Fremdoberflächenreaktion, also des sogenannten intrinsischen Systems. Eigene, bereits länger zurückliegende Untersuchungsergebnisse zeigen, daß praktisch alle Hämostyptika einschließlich der Wundgaze via Fremdoberflächekontakt die Gerinnung aktivieren.

Bei Entwicklungen von Hämostyptika ist der Nachweis der blutstillenden Eigenschaften am Tiermodell sinnvoll, wie von Coln und Mitarbeiter an standardisierten Milzverletzungen durchgeführt (9). Blutungsdefekte lassen sich im Zusammenhang mit diesen Modellen durch Gabe von Cumarinpräparaten induzieren. Zur Testung der verschiedenen hier untersuchten Hämostyptika wurde bewußt auf Tierversuche verzichtet. An in vitro Modellen wie der Plättchenaggregation oder mittels Bestimmung von Markern der aktivierten Gerinnung, insbesondere den Fibrinopeptiden, können Aktivierungen dieser Systeme nachgewiesen werden (11).

Neben den hier untersuchten Parametern ist auch die Gewebefreundlichkeit zu beachten, die nicht Gegenstand dieser Untersuchungen war.

Eine Wertung der vorliegenden Ergebnisse unter dem Blickwinkel der kombinierten Anwendung mit der Fibrinklebung läßt folgende Aussagen zu.:

Zur Versorgung von schwer stillbaren Sickerblutungen ist die Anwendung von Fibrinogen und Thrombin, also die gezielte Imitation der plasmatischen Blutgerinnung, angezeigt. Hier sind Kombinationen mit strukturstabilen Hämostyptika, wie TissuVlies und KV gut anwendbar, die selbst in der Lage sind, blutstillend zu wirken.

Idealerweise sollten Trägermaterialien, die mit dem Fibrinklebesystem zur Blutstillung angewendet werden, nicht abgeschwemmt werden, und es ist eine Eigenfestigkeit wünschenswert, die weitgehend der Klebefestigkeit entspricht. Gewirkte Strukturen und Pulver sind daher auch bei nachweisbarer blutstillender Eigenschaft nur eingeschränkt mit der Fibrinklebung anwendbar.

Im Rahmen der Versorgung von profusen, flächenhaften Blutungen hat sich die Kombination der Fibrinklebung mit Hämostyptika bewährt. Diese Thematik wurde in den vergangenen 15 Jahren unter den verschiedensten Gesichtspunkten bearbeitet. Generell ist anzumerken, daß die chirurgischen Prinzipien uneingeschränkt gelten.

Literatur

1. Balleisen L (1990) Interaktion von Thrombozyten und Kollagen: Strukturelle Bedingungen. Hämostaseologie 10:155–158
2. Balleisen L, Marx R, Kühn K (1975) Über die stimulierende Wirkung von Kollagen und Kollagenderivaten auf die Ausbreitung und Folienadhäsion von Thrombozyten in defibrinogeniesiertem Menschenzitratplasma und in tierischen Zitratplasmen. Blut 31:95–106
3. Barnes MJ (1982) The collagen-platelet interaction. In: Weiss JB, Jayson MIV (eds) Collagen in Health and Disease. Churchill Livingstone/Edinburgh 179–197

4. Becker U, Heimburger N (1979) Untersuchungen zur Plättchenaggregation, Plättchenadhäsion und Wechselwirkung mit Gerinnungsfaktoren mit einem Human-Test-Kollagen. In: Schimpf KL (Hrsg) Fibrinogen, Fibrin und Fibrinkleber. Schattauer, Stuttgart New York, S. 499–507
5. Born GVR (1962) Quantitative investigations into the aggregation of blood platelets. J Physiol Lond 162:67–68
6. Chvapil M (1977) Collagen sponge: theory and practice of medical applications. J Biomed Mater Res 11:721–741
7. Chvapil M (1979) Industrial uses of collagen. In: Parry DAO, Craemer LK (eds) Fibrous Proteins, Scientific Industrial and Medical Aspects, Vol. 1. Academic Press, pp 247–269
8. Chvapil M, Richard L, Kronenthal L, Walton v Winkle Jr (1973) Medical and Surgical Applications of Collagen. In: Hall and Jackson (eds) International Review of Connective Tissue Research. Academic Press, New York 6:1–61
9. Coln D, Horton J, Ogden ME, Buja LM (1983) Evaluation of hemostatic agents in experimental lacerations. Am J Surg 145:256–259
10. Dehen H, Niederdellmann H (1989) Kritische Beurteilung der Blutstillung durch Kollagenpräparate. Dtsch Z Mund Kiefer GesichtsChir 13:305–307
11. Eloy R, Baguet J, Christé' G, Rissoan MC, Paul J, Belleville J (1988) An in vitro evaluation of the hemostatic activity of topical agents. J Bio Mat Res 22:149–157
12. Ganns HJ (1953) Resorbierbare Tamponmaterialien. Arzneimittelforschung 3:379–386
13. Hörmann H (1990) Zur Biochemie und Physiologie der Kollagentypen. Hämostaseologie 10:138–146
14. Humboldt AV (1976) Südamerikanische Reise. Safari Verlag im Ullstein Verlag, Berlin, S. 428
15. Jaffe R, Deykin D (1974) Evidence for a structural requirement for the aggregation of platelets by collagen. J Clin Invest 53:857–883
16. Jeger E, Wohlgemuth J (1914) Eine neue Methode zur Stillung parenchymatöser Blutungen. Verh Dtsch Gesell Chir II 43:728–748
17. Kehrel B, Kardoeus-Kehrel J (1990) Isolierte Störungen der Plättchen-Kollagen-Interaktion. Hämostaseologie 10:159–163
18. Miller EJ (1984) Chemistry of the collagens and their distribution. In: Piez KA, Reddi AH (eds) Extracellular Matrix Biochemistry. Amsterdam/Elsevier North Holland, pp 41–82
19. Santoro SA, Cunningham LW (1980) Collagen-mediated platelet aggregation: the role of multiple interactions between the platelet surface and collagen. Thromb Haemost 43:158–162
20. Santoro SA, Staatz WD, Zutter MM (1990) Alpha-2-Beta-1-Integrin. Ein Rezeptor für Kollagen an der Zelloberfläche von Thrombozyten und anderen Zellen. Hämostaseologie 10:147–154
21. Stemberger A, Ascherl R, Blümel G (1990) Kollagen, ein Biomaterial in der Medizin. Hämostaseologie 10:164–176
22. Stemberger A, Fritsche HM, Primbs B, Blümel G (1978) Fibrinogenkonzentrate und Kollagenschwämme zur Gewebeklebung. Med Welt 29:720–724
23. Stemberger A, Fritsche HM, Wriedt-Lübbe I, Haas S, Blümel G (1981) Kollagen als Wundauflage und Hämostyptikum. In: Reissigl H (Hrsg) Parenterale Ernährung in der Onkologie. Bibliomed/Melsungen, S. 127–134
24. Stemberger A, Haas S, Tauber R, Blümel G (1982) Das Prinzip der lokalen Blutstillung mit Fibrinkleber-Physiologie von Gerinnungskonzentraten in Kombination mit resorbierbaren kollagenen Wundauflagen. In: Breddin HK, Siewert JR (Hrsg) Lokale Blutstillung. Bibliomed/Melsungen, S. 9–22

In vitro-Untersuchungen zur Resorption von Biomaterialien

M. Klinger und J. Th. Lambrecht

Einleitung

Zur internen Fixation von Frakturen, Knochenfragmenten und Gelenken werden bis heute fast ausschließlich Metallimplantate verwandt. Nachteile dieser Implantate sind die Notwendigkeit von Zweitoperationen zur Materialentfernung, Unverträglichkeits- und Abstoßungsreaktionen sowie Störungen der Frakturheilung durch fehlenden Belastungsstreß aufgrund zu hoher Materialfestigkeit.

Neue Perspektiven ergeben sich durch Entwicklung und Einsatz von Biomaterialien, die idealerweise nach einer bestimmten Zeit resorbiert und durch körpereigenen Knochen ersetzt werden können. Osteoklasten als knochenresorbierende Zellen waren potentielle Generatoren dieser Resorption. Die Idee, den Mechanismus der Knochenresorption durch Osteoklasten an implantierten Biomaterialien zu untersuchen, wurde erstmals durch Cutright (1971) umgesetzt. Es folgten zahlreiche Versuche an verschiedenen Materialien.

Osborn u. Donath (1983) testeten in vivo die reparative Osteogenese in mit Fibrinkleber aufgefüllten Bohrlöchern in Femurkondylen von Hunden, Förster et al. (1984) untersuchten kohlenstoffaserverstärktes Polysulfon als Implantatmaterial. Freeman et al. (1982) analysierten zelluläre und knöcherne Reaktionen auf implantiertes Polymethylmethacrylat, Ewers u. Förster (1985) beschrieben die Abbaubarkeit von Polydioxanon, das in Schrauben- und Plattenform eingesetzt worden war.

In der vorliegenden Arbeit werden die genannten Biomaterialien bezüglich ihrer Resorbierbarkeit durch Osteoklasten sowie der Induktion spezifischer Zellverhaltens untersucht. Ein Beitrag zur Validierung ihrer Bioverträglichkeit soll geleistet werden.

Material und Methode

Präparation knochenresorbierender Zellen

Femur und Tibia von Legehennen (Lambrecht et al. 1985) wurden mit der Trennscheibe disseziert und das Knochenmark mit dem Endost mit einem scharfen Löffel entnommen.

Das gewonnene Material wurde in NaCl aufgeschwemmt (37 °C), durch ein 100 µm-Nylonnetz filtriert und bei 200 G fünf Minuten lang zentrifugiert. Es folgte die Aufschwemmung des Sediments in NaCl und dessen Überschichtung über eine

Ch. Gebhardt (Hrsg.)
Fibrinklebung in der Allgemein- und Unfallchirurgie,
Orthopädie, Kinder- und Thoraxchirurgie
© Springer-Verlag Berlin Heidelberg 1992

70%ige FCS-Lösung (fötales Kälberserum, Seromed, Berlin). Nach einstündiger Sedimentation wurde die erythrozytenhaltige NaCl-Lösung abgesaugt und die verbliebene Zellsuspension erneut zentrifugiert. Nach Abnahme der FCS-Lösung wurde das verbliebene Sediment erneut in NaCl resuspendiert und der Sedimentationsvorgang wiederholt.

Schließlich wurde das Sediment in Nährmedium resuspendiert (neun Teile Dulbecco's Modified Eagle Medium (DMEM, Gibco, Paisley, Schottland) und ein Teil FCS) und in Acryl-Petrischalen (Heraeus, Hanau) zur Inkubation ausgesät.

Nach 48 Stunden wurde das Nährmedium erstmals ausgetauscht, und die nichtadhärenten Zellen wurden entfernt. Die entstandenen Reinkulturen der anhaftenden Osteoklasten waren jetzt für die Überführung auf die Biomaterialien vorbereitet.

Vorbereitung der Biomaterialien

Die untersuchten Biomaterialien waren kohlenstoffaserverstärktes Polysulfon (Schunk und Ebe GmbH, Gießen), Polydioxanon (Ethicon, Norderstedt/Hamburg), Polymethylmethacrylat (Kulzer, Deutschland), Aluminiumoxidkeramik (Friedrichsfeld, Mannheim) und zwei Fibrinkleber (Tissucol, Immuno, Heidelberg, und Beriplast, Behring, Marburg/Lahn).

Ferner wurden hydrophil beschichtete Teflon-Petrischalen (Heraeus, Hanau) als Kontrollpräparate untersucht.

Die Materialien wurden mit Ausnahme der Fibrinkleber gassterilisiert (Ethylenoxid) und in Acryl-Petrischalen überführt. Die Aussaat der in Nährmedium aufgeschwemmten Osteoklasten in die so präparierten Schalen folgte.

Zur Vorbereitung der Fibrinkleber wurden die beiden Komponenten der Kleber gelöst und unter Verwendung einer sterilen Sprühvorrichtung in die Acryl-Petrischalen eingebracht. Die Überschichtung mit osteoklastenhaltigem Nährmedium folgte.

Die Osteoklasten waren enzymatisch (ein Teil 1% Trypsin auf neun Teile Phosphatpuffer-Lösung) vom Boden der Reinkultur-Schalen abgelöst und nach Spülung in Nährmedium resuspendiert worden. Diese Suspension wurde in die mit biomaterialhaltigen Petrischalen überführt. Eine fünftägige Inkubation folgte.

Untersuchung im Rasterelektronenmikroskop

Nach fünftägiger Inkubation wurden die Präparate (Zellen auf den Biomaterialien) den Petrischalen entnommen, auf Stiftprobenteller aufgeklebt und fixiert.

Nach Kritischpunkttrocknung unter Verwendung flüssiger Kohlensäure und anschließender Goldbedampfung schloß sich die Untersuchung der Präparate im Philips-Rasterelektronenmikroskop (25 kV) an.

Ergebnisse

Rasterelektronenmikroskopisch zeigten die untersuchten Zellen auf hydrophil beschichteter Teflonmembran Anhaftung, Ausbreitung und Ausbildung von Interzellularkontakten. Resorptionszeichen fehlten (Abb. 1).

Auf kohlenstoffaserverstärktem Polysulfon boten die gleichen Zellen eine andere Morphologie. Die Zellkörper, die untereinander Kontakte ausgebildet hatten, zeigten glatte Oberflächen ohne definierte Zellgrenzen. Ihr Kontakt zum Substrat war nur mäßig ausgebildet, Resorptionsphänomene waren nicht zu beobachten (Abb. 2).

Auf Polydioxanon waren die Zellkörper nicht so flächig ausgebreitet wie auf Teflon. Die übrigen Charakteristika der Osteoklasten waren gleichermaßen ausgeprägt. Resorptionszeichen konnten jedoch nicht nachgewiesen werden (Abb. 3).

Eine differente Zellmorphologie boten die Osteoklasten auf Polymethylmethacrylat. Zellgrenzen waren nicht mehr eindeutig erkennbar, Zellkörper und Kernstrukturen ließen sich nicht eindeutig zuordnen. Bei fehlender Resorption präsentierte sich ein netzartiges Gebilde, das der Substratoberfläche locker auflag (Abb. 4).

Auf Aluminiumoxidkeramik zeigten die Zellen eine ähnliche Oberflächenmorphologie wie auf Polysulfon. Intensive Substrathaftung und kleine Zellausläufer waren sichtbar (Abb. 5). Resorptionslakunen waren nicht erkennbar.

Die untersuchten Fibrinkleber wurden rasterelektronenmikroskopisch bereits durch ihre Oberflächenstruktur unterschieden. Tissucol (Immuno) bot eine retiku-

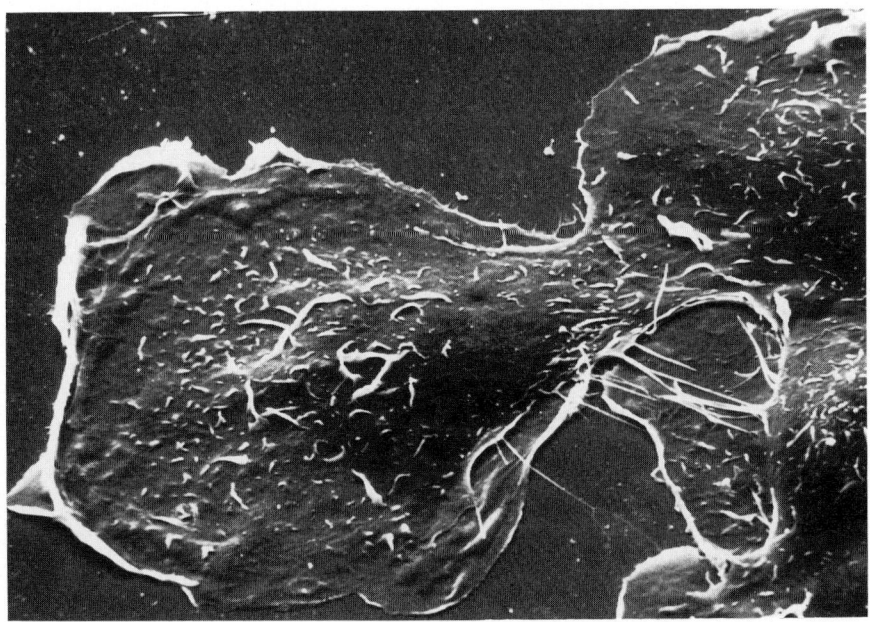

Abb. 1. Osteoklasten auf Teflon, fünf Tage nach Substratkontakt. Zellkörper auf der Oberfläche ausgebreitet, Interzellularkontakte und Mikrovilli mit Substratkontakt. REM x1250

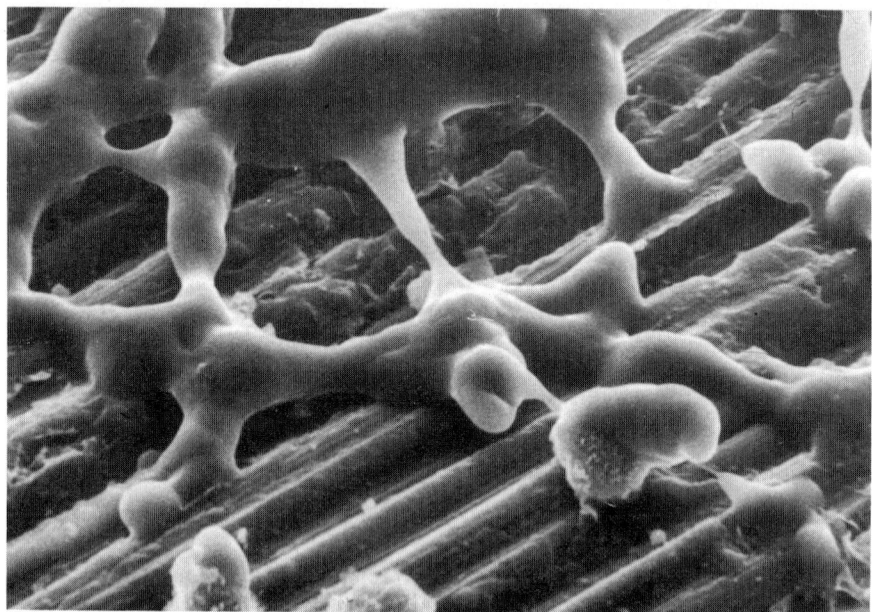

Abb. 2. Osteoklasten auf kohlefaserverstärktem Polysulfon, fünf Tage nach Substratkontakt. Multiple Interzellularkontakte, keine Zellgrenzen erkennbar, spärlicher Substratkontakt. REM x1250

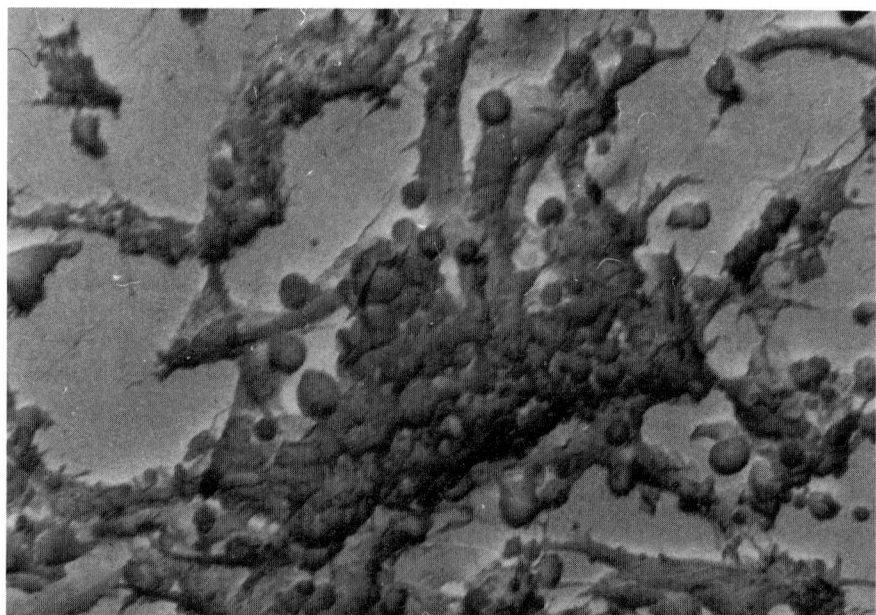

Abb. 3. Osteoklasten auf Polydioxanon, fünf Tage nach Substratkontakt. Netzartige Zellformationen, multiple Interzellularkontakte und Mikrovilli. REM x1250

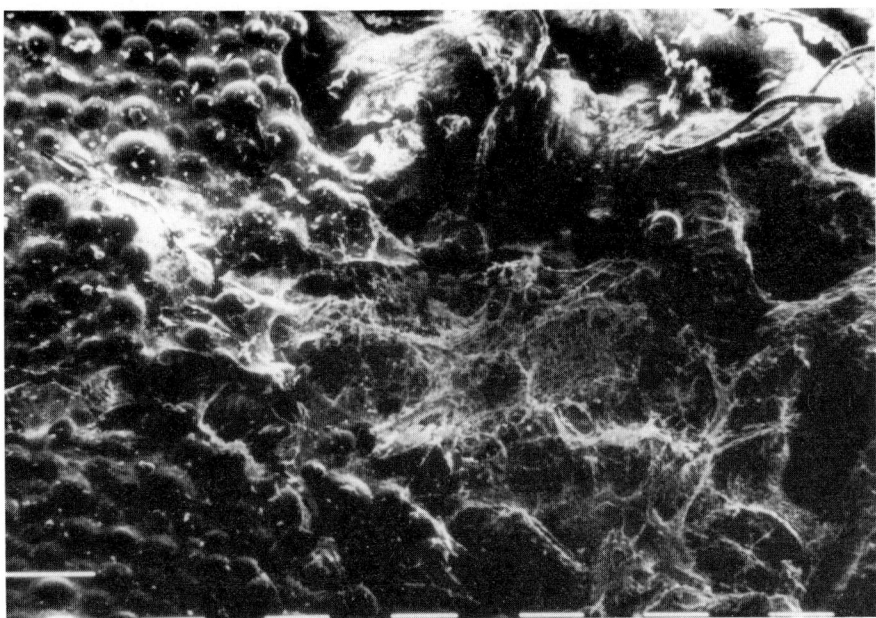

Abb. 4. Osteoklasten auf Polymethylmethacrylat, fünf Tage nach Substratkontakt. Keine intakten Zellkörper erkennbar, netzartige Zellstruktur. REM x1250

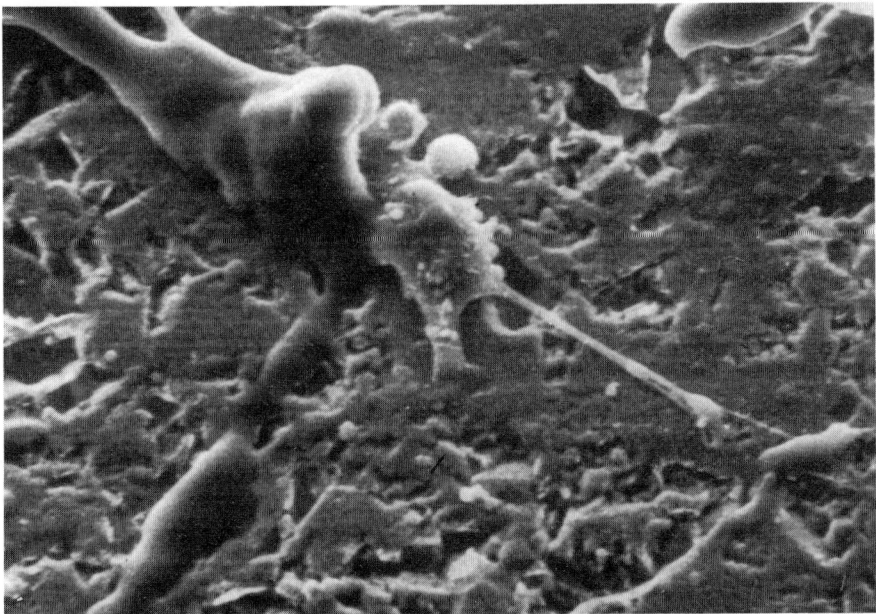

Abb. 5. Osteoklasten auf Aluminiumoxidkeramik, fünf Tage nach Substratkontakt. Kleine Zellausläufer, Zellgrenzen nicht klar abgrenzbar. REM x1250

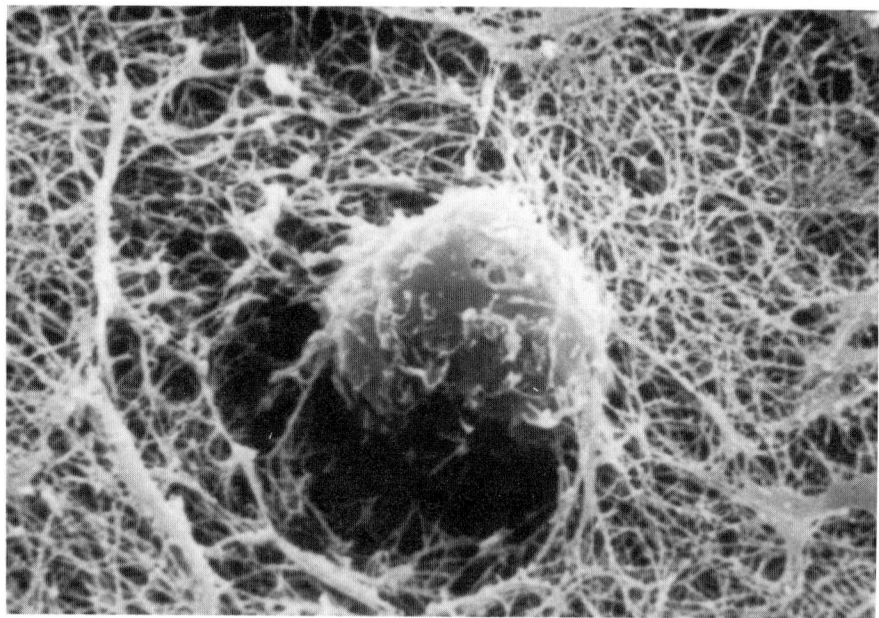

Abb. 6. Osteoklast auf Fibrinkleber Tissucol, fünf Tage nach Substratkontakt. Zelle am Rand einer tiefen Resorptionslakune. REM x1250

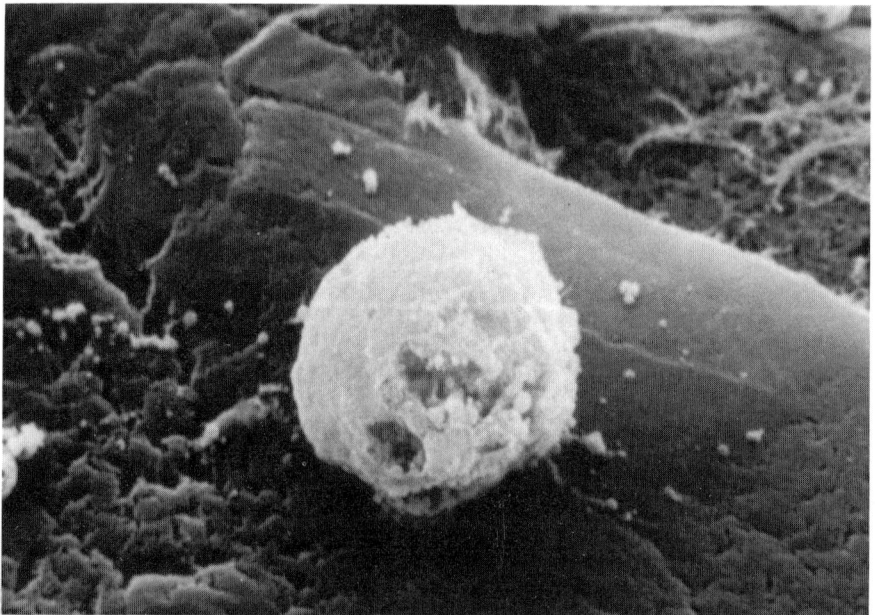

Abb. 7. Osteoklast auf Fibrinkleber Beriplast, fünf Tage nach Substratkontakt. Zelle mit unregelmäßiger Oberfläche, keine Resorption erkennbar, wenig Zelldetritus. REM x1250

läre Fibrinstruktur, die physiologischerweise auch in Gerinnungsthromben auftritt, während Beriplast (Behring) eine homogene Substratoberfläche zeigte. Auf Tissucol waren nach fünftägiger Inkubation zahlreiche, scharf begrenzte Resorptionslakunen sichtbar. Die kugelförmigen Zellen lagen am Rande ausgedehnter Resorptionsstraßen, die jedoch nicht so tief ausgebildet waren wie solitäre Lakunen, die durch stationäre Einzelosteoklasten entstanden waren (Abb. 6). Auf Beriplast fehlten Zeichen der Resorption. Osteoklasten lagen in Kugelform mit nur spärlichem Substratkontakt auf der Kleberoberfläche und waren teilweise von bröckeligem Zelldetritus umgeben (Abb. 7).

Diskussion

Die in vitro-Untersuchungen lassen unterschiedliche funktionelle und morphologische Charakteristika von Osteoklasten erkennen, die sich als spezifische Reaktionen auf verschiedene Biomaterialien präsentieren. In vivo-Untersuchungen zur Morphologie von Osteoklasten auf verschiedenen Knochenimplantatmaterialien waren bereits von Krukowski und Kahn (1982) beschrieben worden.

Boyde et al. (1985) zeigten erstmals Resorptionslakunen, die in vitro entstanden waren. Dieses Phänomen wurde innerhalb der fünftägigen Inkubationszeit ausschließlich auf Tissucol (Immuno) gefunden. Im Gegensatz hierzu traten auf Beriplast (Behring) regressive Zellveränderungen bei fehlender Resorption auf.

Anhaftung der Osteoklasten wurde auf allen Materialien beobachtet. Das Zellverhalten (Ausbreitung, Fusion) variierte allerdings erheblich.

Die für die einzelnen Biomaterialien charakteristischen Zellveränderungen im Vergleich zum Teflon-Präparat ließen sich kontinuierlich reproduzieren. Wie von Roggendorf et al. (1986) festgestellt, lassen sich aus der Morphologie allein jedoch nur mit Vorbehalt Schlußfolgerungen für die Verträglichkeit von Biomaterialien ziehen. Die Einführung eines weiteren Parameters „Resorption" liefert somit ein zusätzliches Kriterium zum Beurteilen von Biokompatibilität sowie zur Abgrenzung der untersuchten Osteoklasten gegen Fremdkörperriesenzellen, die von Glowacki et al. (1986) beschrieben worden waren. In Verbindung mit in vivo-Versuchen kann so insgesamt ein wertvoller Beitrag zur Kompatibilitätsbestimmung von Biomaterialien erbracht werden.

Literatur

Boyde A, Ali NN, Jones SJ (1985) Optical and scanning electron microscopy in the single osteoclast resorption assay. Scan Electr Microsc 3:1259–1271

Cutright DE (1971) Fracture reduction using a biodegradable material, polylactic acid. J Oral Surg 29:393

Ewers R, Förster H (1985) Resorbierbare Osteosynthesematerialien. Dtsch Z Mund Kiefer GesichtsChir 9:196–201

Förster W, Hüttner W, Kirschner H (1984) Kohlenstoffaserverstärktes Polysulfon als Implantatmaterial. Dtsch Z Mund Kiefer GesichtsChir 8:437–440

Freeman MAR, Bradley GW, Revell PA (1982) Observations on the interface between bone and polymethylmethacrylate cement. J Bone Joint Surg (Br) 64:489

Glowacki J, Jasty M, Goldring S (1986) Comparison of multinucleated cells elicited in rats by particulate bone, polyehtylene or polymethylmethacrylate. J Bone Mineral Res 1:327

Krukowski M, Kahn AJ (1982) Inductive specificity of mineralized bone matrix in ectopic osteoclast differentiation. Calcif Tissue Int 34:474–479

Lambrecht JT, Ewers R, Wollesen C (1985) Osteoclasts isolated in primary cell culture – a model to study conditional changes in vitro. Prog Clin Biol Res 187:45

Osborn JF, Donatz K (1983) Fibrinklebesystem und reparative Osteogenese – neueste Ergebnisse tierexperimenteller Untersuchungen. Dtsch Zahnärztl Z 38:499–501

Roggendorf W, Strunz V, Gross UM (1986) Osteoblasten-Zellkulturen. Ein Modell zur Testung von Biomaterialien. Fortschr Zahnärztl Implantol 2:197

II. Fibrinklebung in der Allgemeinchirurgie

Stellenwert der Fibrinklebung in der Therapie traumatischer und intraoperativer Milzverletzungen

J. SCHEELE, D. BÖCKLER und R. STANGL

Einleitung

Das Konzept der Milzerhaltung bei traumatischen oder intraoperativen Verletzungen hat in den vergangenen 20 Jahren zunehmende Bedeutung erfahren. Wichtigstes Argument sind zwar seltene, gelegentlich jedoch schwerwiegende oder gar tödliche septische Komplikationen.

Galt das Hauptaugenmerk anfangs verschiedenen Verfahren einer operativen Blutungskontrolle, so hat im letzten Jahrzehnt zusätzlich die konservative Therapie traumatischer Läsionen Beachtung gefunden.

Nichtoperative Milzerhaltung

Bei Kindern stellt die konservative Behandlung isolierter traumatischer Rupturen ein sicheres Verfahren dar (3, 5, 20). Die hohe Elastizität des Rippenbogens bewirkt eine großflächige Krafteinwirkung auf die Milz. Kompressionsbedingte Einrisse verlaufen daher meist entlang der mechanisch weniger widerstandsfähigen, gefäßarmen intersegmentalen Grenzzonen. Dank des Bindegewebsreichtums von Kapsel und Stroma sowie des im Kindesalter hohen Anteils elastischer Fasern in den Gefäßwänden tritt häufig eine spontane Hämostase ein. Bei kritischer Indikationsstellung und konsequenter klinischer und sonographischer Überwachung wird nur in 5% der Fälle eine spätere Operation wegen nicht kontrollierbarer Blutung erforderlich (Übersicht bei 27). Pearl et al. analysierten jüngst eine konsekutive Serie von 75 Kindern mit traumatischer Milzläsion. 87% waren konservativ behandelt worden. Eine Intervall-Laparotomie wurde in keinem Fall, eine Bluttransfusion nur bei jedem vierten Kind notwendig (22).

Die Milzruptur des Erwachsenen wird in bis zu 60% der Fälle von anderen Abdominalverletzungen begleitet (7, 8). Auch die Wahrscheinlichkeit einer persistierenden Blutung ist höher. In frühen Serien wurden bis zu 73% der zunächst konservativ behandelten Patienten verzögert laparotomiert – und dann meist splenektomiert (16, 17). Durch standardisierte CT-Analysen gelingt die Patientenselektion inzwischen zuverlässiger. Die Rate verzögerter Laparotomien liegt in neueren Serien unter 10% (3, 15, 35).

Wir selbst ziehen beim Erwachsenen eine konservative Therapie bisher nur dann in Betracht, wenn 1) die Milzverletzung infolge völlig stabiler Verhältnisse erst verzögert erkannt wird – etwa im Rahmen einer Kontroll-Sonographie wegen leichter Abdominalschmerzen – und 2) keine radiologischen Zeichen eines größeren peri-

Ch. Gebhardt (Hrsg.)
Fibrinklebung in der Allgemein- und Unfallchirurgie,
Orthopädie, Kinder- und Thoraxchirurgie
© Springer-Verlag Berlin Heidelberg 1992

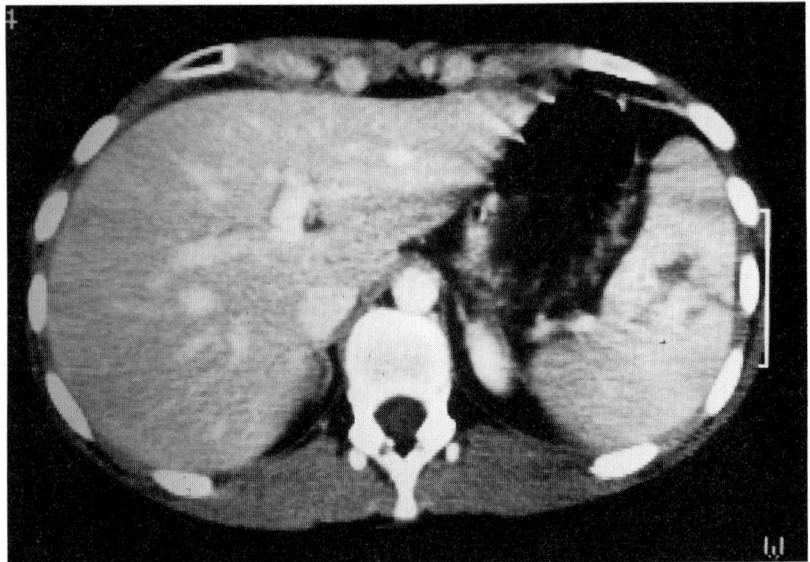

Abb. 1. Computertomographie einer in den Hilus ziehenden Milzruptur, 24 h nach dem Trauma; kein perisplenales Hämatom (23jährige Patientin)

splenalen Hämatoms vorliegen (Abb. 1). Die routinemäßige Anwendung der So-nographie bzw. eine großzügige Indikationsstellung zur Computertomographie in der Initialdiagnostik stumpfer Abdominalverletzungen würde sicher gelegentlich Milzrupturen bei stabiler klinischer Situation aufdecken und daher eine Modifikation dieser Kriterien erfordern.

Operative Techniken

Der operativen Milzerhaltung stehen eine Vielzahl neuer Verfahren und apparativer Hilfsmittel zur Verfügung (Tabelle 1). Hinsichtlich des Wirkprinzips lassen sich drei Gruppen unterscheiden: Koagulationsmethoden, die lokale Applikation von Hämostyptika bzw. Gewebeklebern und chirurgische Maßnahmen im engeren

Tabelle 1. Methoden der operativen Milzerhaltung

Koagulation	Lokale Hämostyptika	Chirurgische Verfahren
Diathermie	Gelatine	Direkte Naht
Infrarot-Kontaktlicht	Oxydierte Zellulose	„Leiter-Naht"
Laser	Mikrokristallines Kollagen	PGS-Kompressions-Netz
Heißluft-Fön	Acrylat-/GRF-Kleber	Milzresektion
Argon-Beam-Koagulator	Fibrinkleber	Ligatur der A. lienalis
		Autotransplantation

Tabelle 2. Operative Milzerhaltung

Autor			Patienten	Definitive Milzerhaltung
Barret	1983	[1]	36	18 = 50%
Morgenstern	1983	[20]	38	13 = 34%
Gall	1986	[8]	140	70 = 50% (Trauma)
			151	116 = 77% (Iatrogen)
Wiig	1987	[35]	44	19 = 43%
Lange	1988	[14]	33	22 = 67%
Pearl	1989	[22]	10	7 = 70%

Sinn. Letztere reichen von der einfachen Naht über verschiedene Kompressionstechniken bis hin zur Milzresektion, der Arterienligatur oder der kompletten Organentfernung mit anschließender Autotransplantation. Die globale Erfolgsrate der operativen Milzerhaltung schwankt um 50% (Tabelle 2).

Die Elektrokoagulation ist allenfalls für kleinere Kapseldefekte geeignet. Da das Gerät mit dem Koagulationsschorf verklebt, besteht besonders bei weichem Parenchym die Gefahr einer häufig verstärkten neuerlichen Blutung. Günstiger schneidet die Infrarot-Kontaktkoagulation ab. Der hier verwendete Saphirkristall haftet bei korrekter Technik nicht am Gewebe. Es entsteht eine sehr gleichmäßige, 2–3 mm tiefe Nekrosezone (Abb. 2). Bei großflächigen Verletzungen ist diese Technik jedoch mit einem erheblichen Zeitaufwand behaftet. Als Alternative könnte sich die zwischenzeitlich von mehreren Firmen angebotene Argon-Beam-Koagulation erweisen. Bei diesem im Prinzip konventionellen Diathermieverfahren wird der elektrische Kontakt über einen gut gebündelten Argon-Gasstrom hergestellt. Durch dieses berührungsfreie Vorgehen ist ein sekundäres Ablösen des Koagulationsschorfes ausgeschlossen. Die Methode ist sehr effektiv, mit einem vergleichsweise geringen Gewebeschaden behaftet und – im Vergleich zur Infrarot-Kontakt-Koagulation – sehr zeitsparend.

In der Gruppe hämostyptischer Substanzen hat sich seit Mitte der 70er Jahre die Fibrinklebung als effektives Verfahren erwiesen. Durch lokale Applikation gerinnungsaktiver Substanzen läßt sich – unabhängig von der systemischen Gerinnungssituation – eine rasche und sichere Blutstillung erreichen. Für die exakte Gewebeadaptation stehen bei der üblichen Thrombinkonzentration von 500 I.E./ml ca. 30 sec. zur Verfügung. Dank der hohen Fibrinogenkonzentration sind hämostyptische Potenz und mechanische Stabilität verstärkt. Das entstehende artifizielle Gerinnsel induziert frühzeitig ein resorptives, später vernarbendes Granulationsgewebe. Infolge der Zugabe eines Fibrinolyse-Inhibitors (Aprotinin) verläuft der Abbau verzögert, ist aber prinzipiell jenem endogenen Fibrins vergleichbar (25).

Bei der Fibrinklebung lassen sich zwei Applikationstechniken unterscheiden: Das Sprayverfahren und die Kompressionsmethode. Bei der inzwischen sehr beliebten Sprühmethode werden die beiden Kleberkomponenten mittels einer modifizierten Mischspritze über getrennte Öffnungen einem permanenten Luftstrom zugeführt und von diesem als feintropfiger Nebel zur Wundfläche befördert. Die ideale

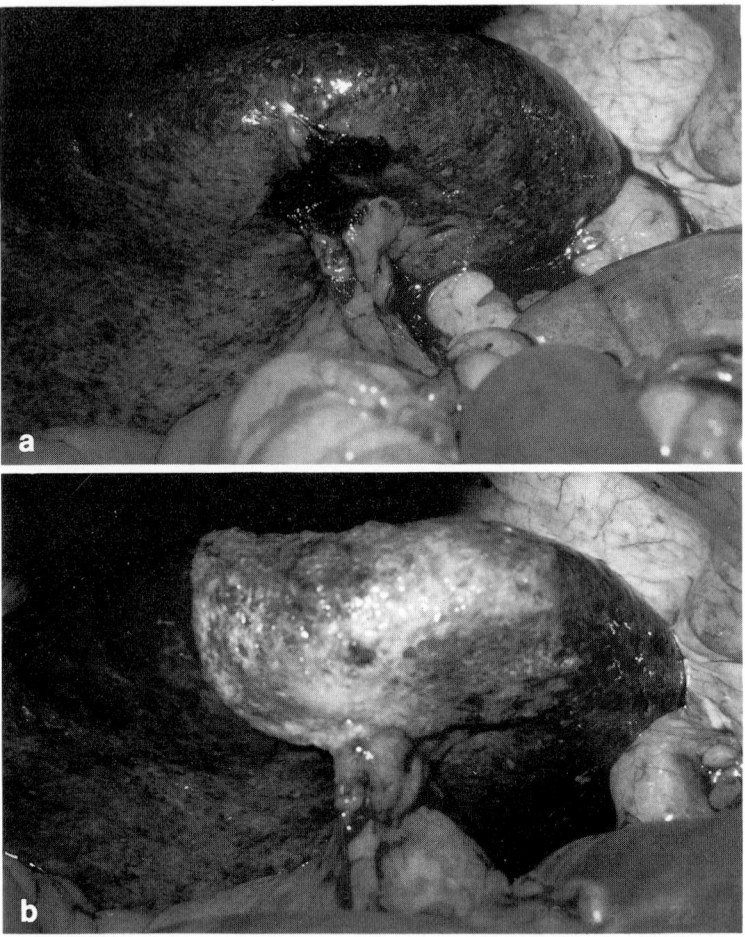

Abb. 2a b. Iatrogene Kapselläsion am unteren Milzpol durch Zug an peritonealen Verwachsungen. **a** Blutstillung mit dem Infrakoagulator; **b** Überkleben mit Kollegenvlies

Durchmischung begünstigt ein besonders homogenes Gerinnsel mit optimaler innerer mechanischer Belastbarkeit (23). Zudem wird durch den Luftstrom – ähnlich wie beim Argon-Beam-Koagulator – die Wundfläche während der Applikation trocken gehalten. Im Falle relevanter Blutungen ist dieses Sprayverfahren jedoch ungeeignet, da die kovalente Vernetzung des Fibrinpolymers etwa 5 Minuten dauert (25). Erst dann ist eine ausreichende innere Stabilität und eine belastbare Verankerung des Fibrins an freiliegenden Kollagenstrukturen des Wundbettes gegeben. Aktive Blutungen schwemmen den Sprühkleber daher ab, bevor er wirksam werden kann.

Beim Kompressionsverfahren werden die Kleberkomponenten sequentiell oder mit der Mischspritze aufgetragen und für die 5-minütige Dauer des Polymerisationsvorganges der blutenden Wundfläche angepreßt (25, 26). Da die Kompression

den Blutaustritt vorübergehend verhindert, ist eine Hiluspräparation mit Gefäßab-
klemmung nicht erforderlich. Bei glattrandig in die Tiefe ziehenden Rupturen können die beiden Wundflächen nach Kleberinstillation gegeneinander gepreßt werden.
Die weit häufigeren oberflächlichen Kapselläsionen bzw. Resektionsflächen erfordern eine Trägersubstanz. Als besonders wirksam hat sich ein Kollagenvlies erwiesen; es sollte jedoch flüssigkeitsabweisend sein, damit die Kleberkomponenten nicht
aufgesogen und so ineffektiv werden. Nach einseitiger Beschichtung mit den Kleberkomponenten wird das Vlies über die Milzwunde gebreitet und manuell oder
mittels Kompressen 5 Minuten lang zart angedrückt (Abb. 3). Bei manueller Kompression müssen die Handschuhe befeuchtet werden, bei Verwendung von Tupfern
sollte eine Plastikfolie zwischengelegt werden.

Von zentraler Bedeutung im Arsenal der operativen Milzerhaltung sind nach
wie vor klassische chirurgische Maßnahmen. Querrupturen im Bereich avaskulärer
Grenzzonen lassen sich durch eine einfache Naht mit resorbierbaren synthetischen

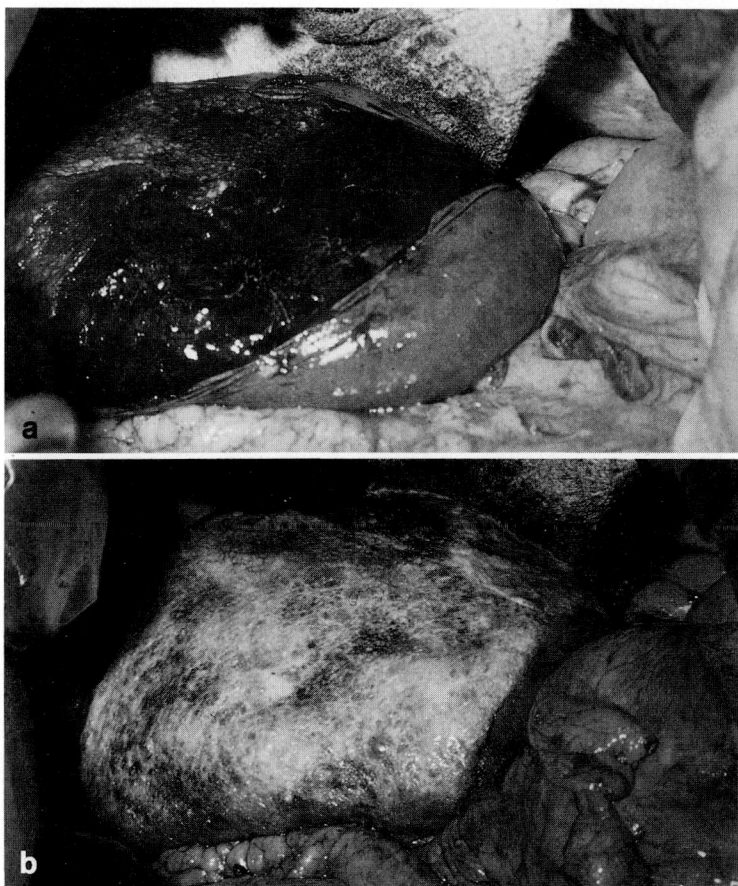

Abb. 3a, b. Ausgedehnter iatrogener Kapseldefekt an der Konvexseite, **a** Milz komplett mobilisiert, posteriore Anteile des Defektes verklebt; **b** Vollständige Abdichtung mittel FK-beschichteter
Kollagenplatten

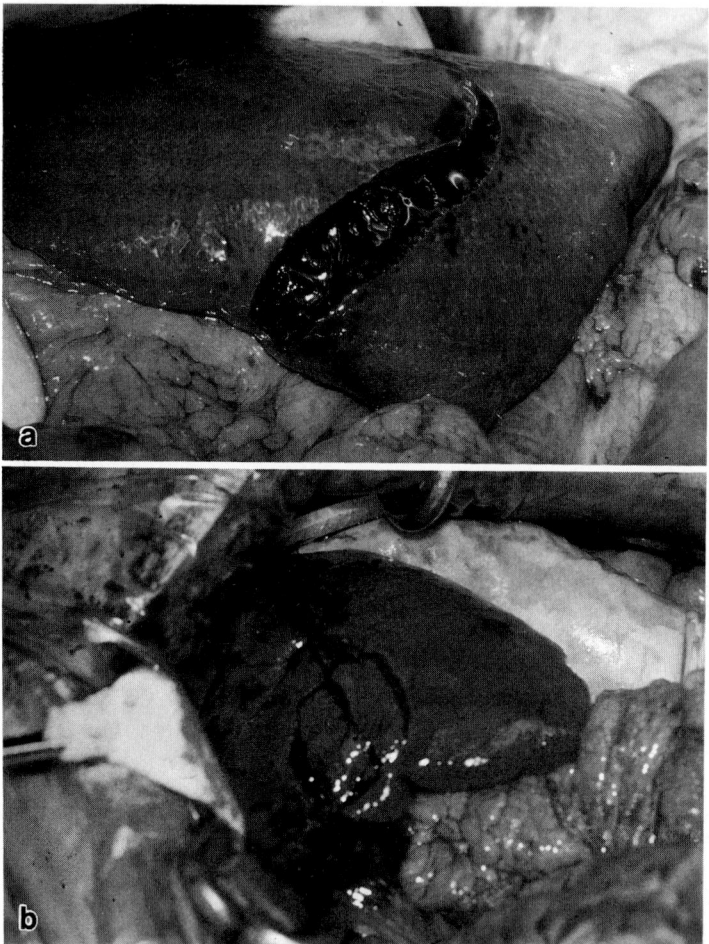

Abb. 4a, b. Nahtverschluß querer Milzrupturen. **a** Kaum blutende Querruptur in avaskulärer Grenzzone bei einem 13jährigen Jungen. **b** Durch Naht und Fibrinklebung verschlossene zentrale Querruptur; anschließend Abdichtung mit Kollagenvlies

Fäden der Stärke 3–0 optimal versorgen (Abb. 4). Während solche Nähte beim Kind dank der festen Organkonsistenz ein ausreichendes Widerlager finden, sollten sie beim Erwachsenen durch Filzstreifen oder Teflonpatches armiert werden. Bei komplexeren Verletzungen bietet sich eine konzentrische Kompression der Milz an. Als Weiterentwicklung der von Buntain angegebenen „Fadenleiter" (2) sind inzwischen feingewebte resorbierbare Netze verfügbar. In ihnen wird die Milz nach kompletter Mobilisation „eingepackt". Die so erzielte Organkompression reduziert die meisten Blutungen erheblich. Ein evtl. perisplenales Hämatom führt über den Mechanismus der Selbsttamponade schließlich zu einer völligen Hämostase. Nach der Originalmethode wird das Netz über die Konvexseite der Milz gelegt und mittels einer den Milzstiel umfahrende Tabaksbeutelnaht „like a shower cap" geschlossen

(4). Günstiger läßt sich die Kompression dosieren, wenn man die Milz durch ein zentral eingeschnittenes Loch zieht und das Netz an der Konvexseite verschließt (14).

Schwere Verletzungen erfordern eine Milzresektion. Sie beseitigt risikoträchtige Kontusionsherde und schafft klare Wundverhältnisse. Stets ist die komplette Mobilisation von Milz und Pankreasschwanz erforderlich. Sie sollte nicht durch stumpfes manuelles Auslösen, sondern nach dorsaler Inzision des lieno-renalen und phrenico-lienalen Bandes unter Sichtkontrolle und möglichst instrumentell erfolgen. So

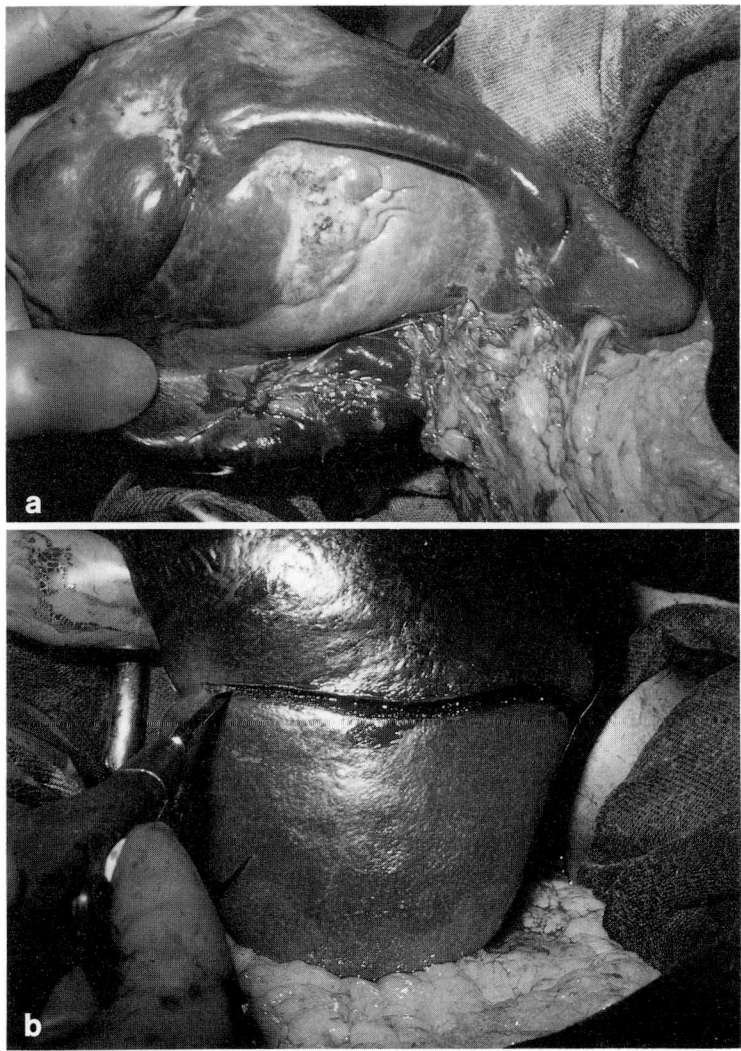

Abb. 5a, b. Elektive Milzresektion bei ausgedehnter kranialer Zyste. **a** Präliminare Hiluspräparation mit Gefäßunterbindung; **b** Einkerben der Milzkapsel mit der Diathermie entlang der Demarkierungslinie (entspricht Einkerbungen des Milzrandes); anschließend Parenchymdurchtrennung mit dem Skalpell

lassen sich präparationsbedingte, gelegentlich irreparable Kapsel- oder Hilusverletzungen vermeiden. Nach Möglichkeit sollten anschließend die Hilusgefäße präpariert werden. Nach selektiver Unterbindung kommt es zu einer Volumenabnahme und lividen Verfärbungen des verletzten Segmentes mit scharfer Demarkierung (Abb. 5). Da sich Venen und Arterien an der Milz (im Gegensatz zur Leber) gleichsinnig teilen, sind die entsprechenden Grenzzonen nahezu gefäßfrei. Die Resektion kann daher scharf mit dem Skalpell, alternativ mit Diathermie, Laser oder Ultraschalldissektor erfolgen. Die Resektionswunde ist häufig bereits nach kurzer Kompressionsdauer trocken. Dennoch haben wir sie stets mit einem Fibrinkleber-beschichteten Kollagenvlies gesichert (Abb. 6). Nach ausgedehnter Mobilisation empfiehlt sich Bettruhe für 2–3 Tage, um eine Dislokation der Restmilz mit Abknickung der Hilusgefäße auszuschließen.

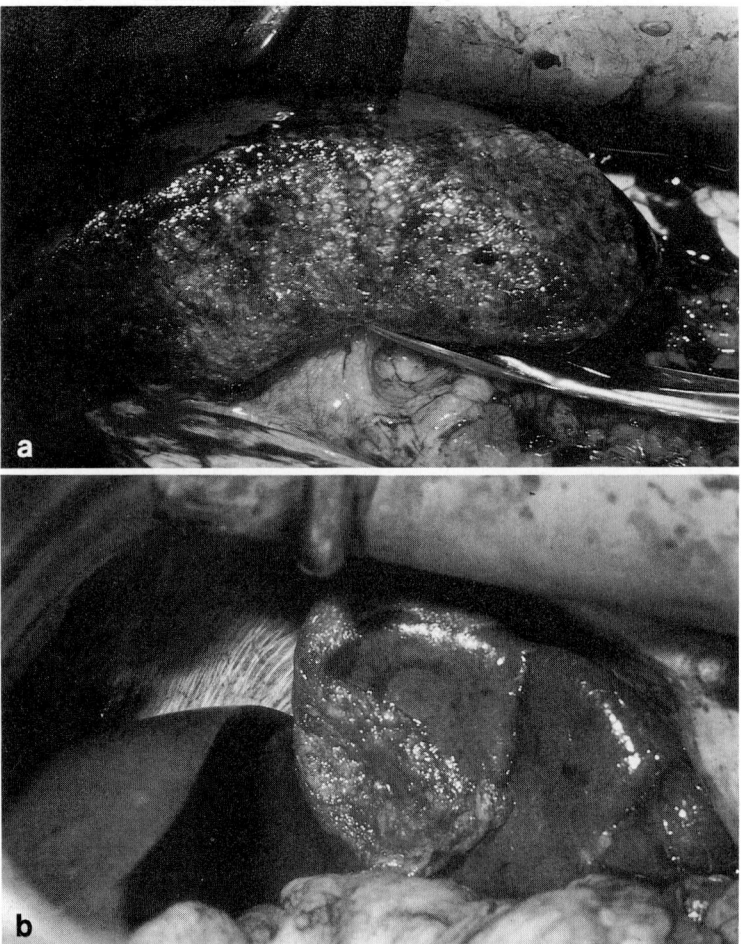

Abb. 6a, b. Durch Fibrinkleber und Kollagenvlies abgedichtete Resektionsflächen an der Milz. **a** Kaudale Hemisplenektomie nach traumatischer Ruptur; **b** kraniale Hemisplenektomie bei posttraumatischer Zyste

In Anlehnung an das Lebertrauma wurde vereinzelt die Ligatur der Milzarterie empfohlen (10). Dieses als Blutstillungsmaßnahme effektive Verfahren kann jedoch zur Milznekrose führen, besonders, wenn bei der Mobilisation auch die Aa. gastricae breves unterbunden wurden (33). Angesichts der erheblichen Perfusionsminderung mit entsprechend eingeschränkter splenaler Clearance stellt die Arterienligatur auch das Hauptziel der operativen Milzerhaltung, die Wahrung immunologischer Kompetenz, in Frage.

Ähnlich unsicher wird der Effekt der Ende der 70-iger Jahre propagierten Autotransplantation homogenisierten Milzparenchyms beurteilt. Neben gelegentlichen Abszedierungen wurden trotz vitaler Transplantate Fälle von letalem OPSI-Syndrom beobachtet (13). Experimentell erreichte der Blutfluß in 6 Monaten alten Regeneraten nur 1% der normalen Milzdurchblutung (20). Auch hinsichtlich der humoralen Funktion verbesserte eine szintigraphisch nachweisbare Splenose die nach Milzentfernung signifikant reduzierte Antikörperbildung gegen Pneumococcen-Polysacharide nicht (12).

Individuelle Verfahrenswahl

Die meist kleinen iatrogenen Kapselrisse lassen sich mit der Infrarot-Kontakt-Koagulation sicher versorgen. Bei älteren Patienten mit weichem Milzparenchym versagt diese Technik allerdings gelegentlich. Hier stellt die Fibrinklebung in Kombination mit Kollagenvlies ein effektives und schonendes Alternativverfahren dar. Wichtig ist es, alle Adhäsionen in der Umgebung der Milzwunde zu durchtrennen, um zirkulär gesunde Kapselbereiche freizulegen.

Konservierende Eingriffe bei traumatischen Milzverletzungen erfordern ein breiteres Spektrum der oben dargestellten Methoden, häufig eine gemeinsame Anwendung mehrerer Techniken. Als sinnvolle Entscheidungsgrundlage haben sich die Klassifikationen des Milztraumas nach Barret (1) bzw. Shackford (29) bewährt. Unter den verschiedenen therapeutischen Alternativen wird an der Erlanger-Klinik die Kombination chirurgischer Naht- und Resektionsmethoden mit der Fibrinklebung favorisiert.

Liegt nur eine minimale Sickerblutung vor, so lassen sich klaffende Parenchymwunden durch alleinige Klebung bzw. eine durchgreifende Naht sicher verschließen. Wichtig ist es, den Wundbereich bis in die Tiefe zu explorieren und freiliegende, aktuell nicht blutende Gefäßstümpfe gezielt zu versorgen. Das alleinige Überkleben einer unübersichtlichen Verletzung ist ebenso abzulehnen wie die alleinige Klebung selbst kleiner arterieller Blutungen. Nach Kreislauferholung könnte sehr leicht eine revisionsbedürftige Nachblutung auftreten.

Ausgedehntere Parenchymeinrisse, größere Kontusionsherde oder eine Beteiligung der Hilusgefäße erfordern vorzugsweise eine Resektion. Umstritten ist das kritische Mindestmilzvolumen, das zur Sicherstellung der immunologischen Kompetenz erhalten werden muß. Publizierte Schätzungen liegen bei einem Drittel des Ausgangsvolumens (34). Zwei eigene Beobachtungen sprechen jedoch dafür, daß auch nach subtotaler Milzresektion eine komplette Funktionsrückkehr möglich ist, wenn die normale arterielle Gefäßversorgung erhalten bleibt. In beiden Fällen mußten wir über 80% der Milz entfernen, konnten jedoch den kleinen Rest in Kontinui-

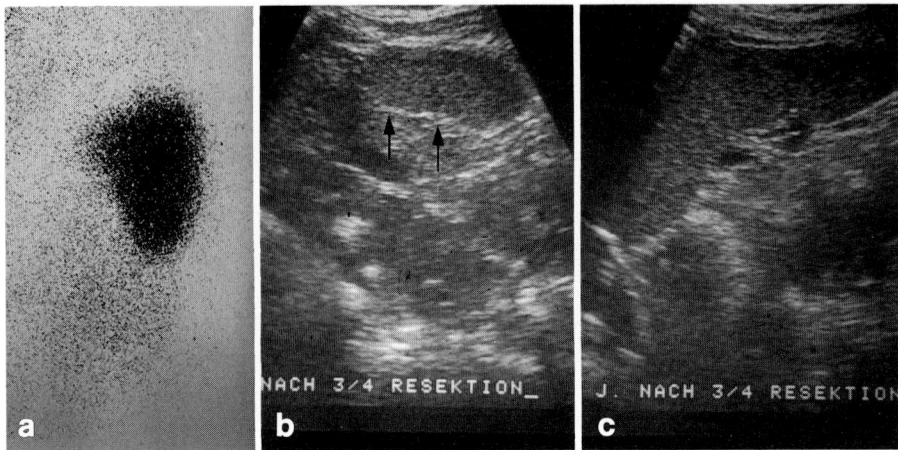

Abb. 7a–c. Bildgebende Verlaufskontrolle nach ca. 80%iger kranialer Milzresektion wegen Traumas. **a** Vier Wochen postoperativ erhebliche Milzregeneration mit zeitgerechter Clearance thermisch geschädigter Erythrozyten; **b** Sonographie mit Resten des Kollagenvlieses (↑); **c** nach Form und Größe „normales" Milzregenerat ein Jahr postoperativ

tät mit einem Ast der A. und V. lienalis erhalten. Eine Patientin zeigte bei sequentiellen sonographischen Kontrollen eine rasch einsetzende, stetige Größenzunahme, szintigraphisch bereits nach 4 Wochen eine zeitgerechte Elimination thermoalterierter Erythrozyten. Nach einem Jahr wies die Milz in beiden Fällen ein normales Volumen und eine nahezu regelrechte Form auf (Abb. 7). Diese enorme Kompensationsfähigkeit wird durch szintigraphische Clearance-Untersuchung von Traub et al. bestätigt; 2–5 Jahre nach Milzresektion ergab sich kein Unterschied gegenüber Kontrollpersonen (32).

Kontraindikationen

Die Kontraindikationen zur Milzerhaltung werden kontrovers diskutiert. Der extrem seltene totale Milzabriß bzw. die völlige Parenchymzerstörung sowie massive Pankreasverletzungen gelten als absolute Gegenanzeigen. Andere Faktoren, etwa abdominale oder extraabdominale Begleitverletzungen, eine Kontamination der Bauchhöhle infolge Darmperforation, oder schwer kontrollierbare Blutungen verlieren mit zunehmender Erfahrung des Operateurs an Gewicht. Zeitaufwand und durchschnittlicher Blutverlust sind bei der Mehrzahl organerhaltender Eingriffe gegenüber der Splenektomie nicht erhöht. Gerade beim schweren Polytrauma entwickeln jedoch 60% der splenektomierten Patienten Frühinfekte, 30–40% eine postoperative Sepsis (18, 28). Diesen Hochrisiko-Patienten verspricht die Milzerhaltung nach experimentellen (9, 34) und klinischen Befunden (11, 29, 31) eine Infektreduzierung um etwa die Hälfte.

Elektive Milzresektion

Benigne Milzläsionen wie Harmatome, Echinococcusbefall oder symptomatische Zysten stellen seltene, jedoch sehr sinnvolle Indikationen zur Milzresektion dar (6, 19, 24). Derartige Veränderungen lassen sich nach preliminärer Hilusdissektion und Gefäßunterbindung mit einem schmalen Sicherheitsabstand entfernen. Da bereits präoperativ meist eine kompensatorische Vergrößerung anderer Milzareale einge-treten ist, bleibt meist genügend Parenchym für die sofortige immunologische Kompetenz übrig. Das technische Vorgehen sollte bei diesen Patienten grundsätz-lich in der initialen Hilusdissektion, der gezielten Unterbindung zum Resektat füh-render Gefäße und der anschließenden anatomie-orientierten Resektion bestehen. Die abschließende Versorgung der Milzwunde mittels eines fibrinkleberbeschichte-ten Kollagenvlieses erscheint uns aus Sicherheitsgründen ratsam.

Resumee

Eine verletzte Milz läßt sich heute – teils durch konservatives Vorgehen unter lük-kenloser Überwachung, teils durch manigfaltige operative Techniken – bei der Mehrzahl aller Patienten risikoarm erhalten. Innerhalb der operativen Methoden hat sich die Fibrinklebung in unserer Erfahrung bei über 300 Patienten als alleinige Versorgungstechnik bzw. als Ergänzung klassischer chirurgischer Maßnahmen (Naht, Resektion) hervorragend bewährt. Sie vermeidet eine zusätzliche Paren-chymschädigung und gewährleistet eine effektive, auch hinsichtlich des postoperati-ven Verlaufes zuverlässige Blutstillung.

Literatur

1. Barret J, C Sheaff, S Abuabara, O Jonasson (1983) Splenic preservation in adults after blunt and penetrating trauma. Am J Surg 145:323
2. Buntain WL, HB Lynn (1979) Splenorrhaphy: changing concepts for the traumatized spleen. Surgery 86:748
3. Buntain WL, HR Gould, KI Mauli (1988) Predictability of splenic salvage by computed to-mography. J Trauma 28:24
4. Delaney HM, AZ Rudavsky, S Lan (1985) Preliminary clinical experience with the use of absorable mesh splenorrhaphy. J Trauma 25:909
5. Douglas GJ, JS Simpson (1971) The conservative management of splenic trauma. J Pediatr Surg 6:565
6. Endeley EM, RV Patel, R Vancheeswaran (1988) Hydatid desease of spleen treated by cyst enucleation and splenic salvage (letter). J Pediatr Surg 23:506
7. Flancbaum L, A Dauterive, EF Cox (1986) Splenic conservation after multiple trauma in adults. Surg Gynecol Obstet 162:469
8. Gall FP, J Scheele (1986) Differentialindikationen der konservativen und operativen Behand-lungsmöglichkeiten der Milzruptur. Langenbecks Arch Chir 369:371
9. Goldthorn JF, BA New, AD Schwartz (1981) The protection of small amounts of splenic tissue against intravenous pneumococcand challenge following subtotal splenectomy. J Surg Oncol 17:145
10. Keramidas DC (1979) The ligation of the splenic artery in the treatment of traumatic rupture of the spleen. Surgery 85:530

11. King DR, TE Long, GM Haase, ET Boles (1981) Selective management of the injured spleen. Surgery 90:677
12. Kiroff GK, AN Hodgen, PA Drew GG Jamieson (1985) Lack of effect of splenic regrowth on the reduced antibody responses to pneumococcal polysaccharides in splenectomized patients. Clin Exp Immunol 62:48
13. Klaue P (1981) Die Behandlung der Milzruptur. Chirurg 56:680
14. Lange DA, P Zaret, GJ Merlotti, AP Robin, C Sheaff, J Barret (1988) The use of absorbable mesh in splenic trauma. J Trauma 28:269
15. Longo WE, CC Baker, MA McMillen, IM Modlin, LC Degutis, KA Zucker (1989) Nonoperative management of adult blunt splenic trauma. Criteria for successful outcome. Ann Surg 210:626
16. Mahon PA, JE Sutton Jr (1985) Nonoperative management of adult splenic injury due to blunt trauma. A warning. Am J Surg 149:716
17. Malangoni MA, AW Levine, EA Droege, CH Aprahamian RE Condon (1984) Management of injury to the spleen in adults. Results of early operation and observation. Ann Surg 200:702
18. Malangoni MA, LD Dillon, TW Klamer, RE Condon (1984) Factors influencing the risk of early and late serious infection in adults after splenectomy for trauma. Surgery 96:775
19. Morgenstern L, SJ Shapiro (1979) Techniques of splenic conservation. Arch Surg 114:449
20. Morgenstern L, RY Uyeda (1983) Non operative management of injuries of the spleen in adults. Surg Gynecol Obstet 157:513
21. Pabst R, D Kamran (1986) Autotransplantation of splenic tissue. J Pediatr Surg 21:120
22. Pearl RH, DE Wesson, LJ Spence et al (1989) Splenic injury: A 5-year update with improved results and changing criteria for conservative managment. J Pediatr Surg 24:428
23. Redl H, G Schlag (1986) Properties of different tissue sealants with special emphasis on fibrinogen based preparations. In: Schlag G, H Redl (ed): Fibrin sealant in operative medicine. Springer: Berlin–Heidelberg–New York–London–Paris–Tokyo
24. Roth H, R Daum, M Bolkenius (1982) Partielle Milzresektion mit Fibrinklebung: eine Alternative zur Splenektomie und Autotransplantation. Z Kinderchir 35:153
25. Scheele J, J Heinz, H-J Pesch (1981) Fibrinklebung an parenchymatösen Oberbauchorganen. Tierexperimentelle Untersuchungen. Langenbecks Arch Chir 354:245
26. Scheele J, HH Gentsch, E Matteson (1984) Splenic repair by fibrin tissue adhesive and collagen fleece. Surgery 95:6
27. Scheele J, FP Gall (1990) Blutstillungstechniken an Milz und Leber – Stellenwert im therapeutischen Gesamtkonzept. In: Bünte H, Junginger Th (Hrsg.) Jahrbuch d. Chirurgie 1990. Zülpich, Biermann, S. 219–242
28. Sekikawa T, CH Shatney (1983) Septic sequelae after splenectomy for trauma in adults. Am J Surg 145:667
29. Shackford SE, MH Sise, RW Virgilio, RM Peters (1981) Evaluation of splenorrhaphy: a grading system for splenic trauma. J Trauma 21:538
30. Touloukian R (1985) Splenic preservation in children. World J Surg 9:214
31. Traub AC, JF Perry (1982) Splenic preservation following splenic trauma. J Trauma 22:496
32. Traub A, GS Giebnik, C Smith, CC Kuni, ML Brekke, D Edlund, JF Perry (1987) Splenic reticuloendothelial function after splenectomy, spleen repair, and spleen autotransplantation. N Engl J Med 317:1559
33. Trunkey DD (1981) Spleen. In: Blaisdell FW, DD Trunkey (eds): Abdominal trauma. Thieme: Stuttgart–New York
34. Van Wyck DB, MH Wite, CL Witte, AC Thies (1980) Critical splenic mass for survival from experimental pneumococcemia. J Surg Res 28:14
35. Wiig JN (The Splenic Injury Study Group, Norway) (1987) Splenic injury: a prospective multicenter study on non-operative and operative treatment. Br J Surg 74:310

Die Infiltration und Embolisation von hochkonzentriertem Fibrin bei Milzrupturen – Klinische und experimentelle Aspekte

W. BRANDS

Bei stark blutenden Milzrupturen gestaltet sich die direkte Fibrinklebung häufig recht schwierig, da das in den Rupturspalt eingebrachte Klebergemisch sofort wieder ausgeschwemmt wird. Daher wurde im Tierexperiment untersucht, ob eine Fibrinembolisation der Milz ohne Organschädigung möglich ist und ob ein venöses Abschwemmen des Fibrinklebergemisches in den Kreislauf stattfindet.

So wurde an Hasen eine Segmentarterie der Milz mit Fibrin embolisiert, nachdem in diesem Parenchymabschnitt eine Ruptur gesetzt wurde. Nach einem kurzfristigen Verschluß im entsprechenden Gefäßabschnitt, d.h. sistierender Blutung im Rupturbereich kann bei der histologischen und szintigraphischen Kontrolle letzlich eine embolie-ischämisch bedingte Gewebsnekrose nicht beobachtet werden. Direkt nach der Embolisation setzt der Abbau des Fremdmaterials durch die fibrinolytischen Aktivatoren im Gewebe ein, so daß nach 3 Tagen histologisch eine ischämisch bedingte Nekrose nicht nachzuweisen ist.

5 Minuten nach Fibrinembolisation kann in der immunhistochemischen Aufarbeitung das Fremdfibrin überall in den Sinusoiden nachgewiesen werden. (s. Abb. 1). Zu diesem Zeitpunkt ist szintigraphisch eine deutliche Minderaktivität über den embolisierten Milzabschnitten zu registrieren. Bereits nach 5 Tagen sind nur noch vereinzelt Fibrinmonomere in den Sinusoiden der Milz nachweisbar (s. Abb. 2), so daß infolge des Fibrinabbaues das Stromgebiet wieder offen sein muß. Im Szintigramm findet sich nach 14 Tagen wieder eine homogene Aktivitätsbelegung insbesondere über den primär embolisierten Milzabschnitten. Dies bedeutet, daß nach Embolisation von Fremdfibrin in die Milz, die entsprechenden Fibrinspaltprodukte nicht venös abgeschwemmt werden, zumal lösliche Fibrinmonomerkomplexe sehr rasch mit einer Halbwertzeit von wenigen Minuten durch das RES der Milz und zirkulierende Granulozyten aus dem Milzkreislauf eliminiert werden. Bleyl konnte 1969 im Experiment zeigen, daß sich bei disseminierten intravasalen Gerinnungsprozessen Fibrinniederschläge in der weißen und roten Milzpulpa nachweisen lassen. Auch nach Thrombininfusionen und gleichzeitiger Antifibrinolytika-Gabe konnte ein erhöhter Fibrinmonomerspiegel im Blut beobachtet werden, wobei sich in der Milz Präzipitate von Fibrin bzw. Fibrinogenderivaten nachweisen lassen. Diese Präzipitate sind einerseits breitflächig an den Sinusendothelien angelagert bzw. ragen in das Lumen der Sinusoide der roten Pulpa vor. Weiterhin finden sich sternförmige Präzipitate in der Umgebung der Retikulumzellen der roten Pulpa. Bei unseren Fibrinembolisationsversuchen ergaben sich ähnliche Befunde (s. Abb. 2). Dies läßt vermuten, daß das RES der Milz die im zirkulierenden Blut auftretenden löslichen Zwischenstufen der Fibrinogen – Fibrin-Transformation primär an der Oberfläche seiner Zellen absorbiert, ehe diese Intermediäre phagozytiert und

Ch. Gebhardt (Hrsg.)
Fibrinklebung in der Allgemein- und Unfallchirurgie,
Orthopädie, Kinder- und Thoraxchirurgie
© Springer-Verlag Berlin Heidelberg 1992

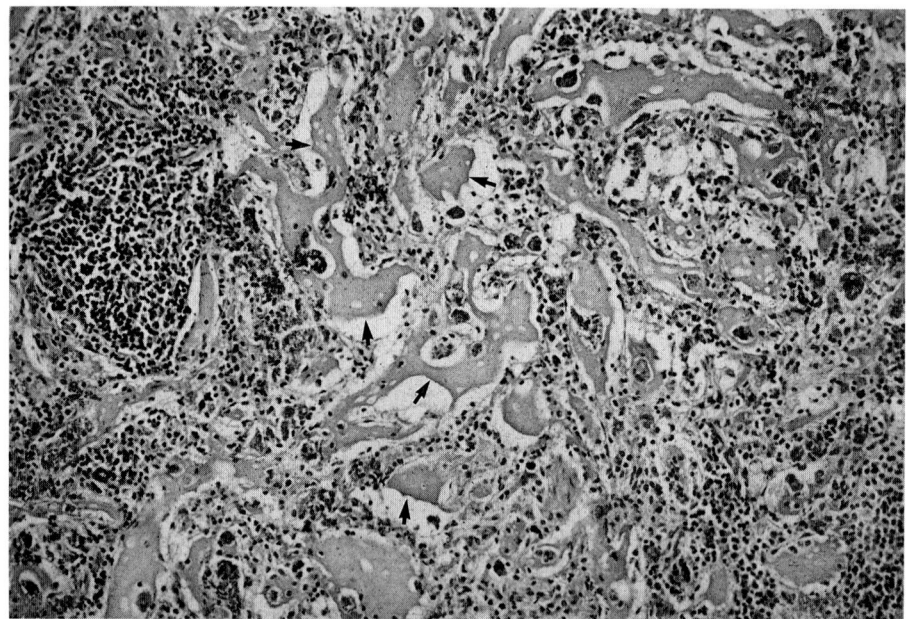

Abb. 1. Fremdfibrin in den Sinusoiden der Hasenmilz (↑↓) wenige Minuten nach Embolisation

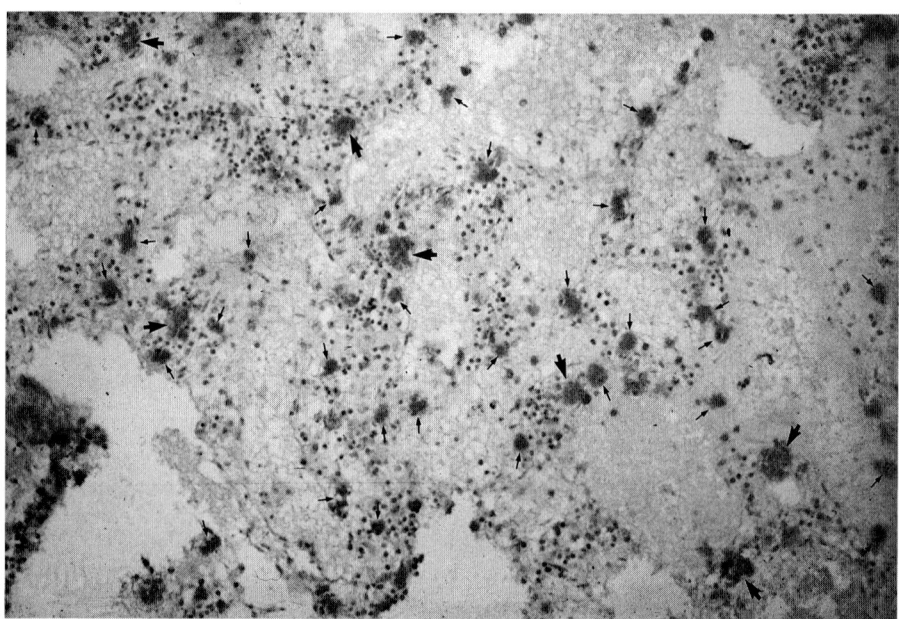

Abb. 2. Fremdfibrin (↑↓) in der Hasenmilz 5 Tage nach Fibrinembolisation (Peroxidasereaktion)

intrazellulär verdaut werden können, d. h. *die Milz kann Gerinnungsprodukte, insbesondere eingeschwemmtes Fibrin aktiv aus der Blutbahn eliminieren.* Die Frage, ob eine Anreicherung von Fibrinmonomeren und Fibrin in den terminalen Gefäßen der Milz zu einer Funktionsstörung im Sinne einer Blockade der Durchblutung führt, ist dahingehend zu beantworten, daß eine Blockade sicherlich für einen kurzen definierten Zeitraum besteht, diese jedoch vollständig nach 2 Tagen aufgehoben ist. Zwei Wochen nach Embolisation ist immunhistochemisch kein Fremdfibrin mehr in den Sinusoiden der Milz nachweisbar.

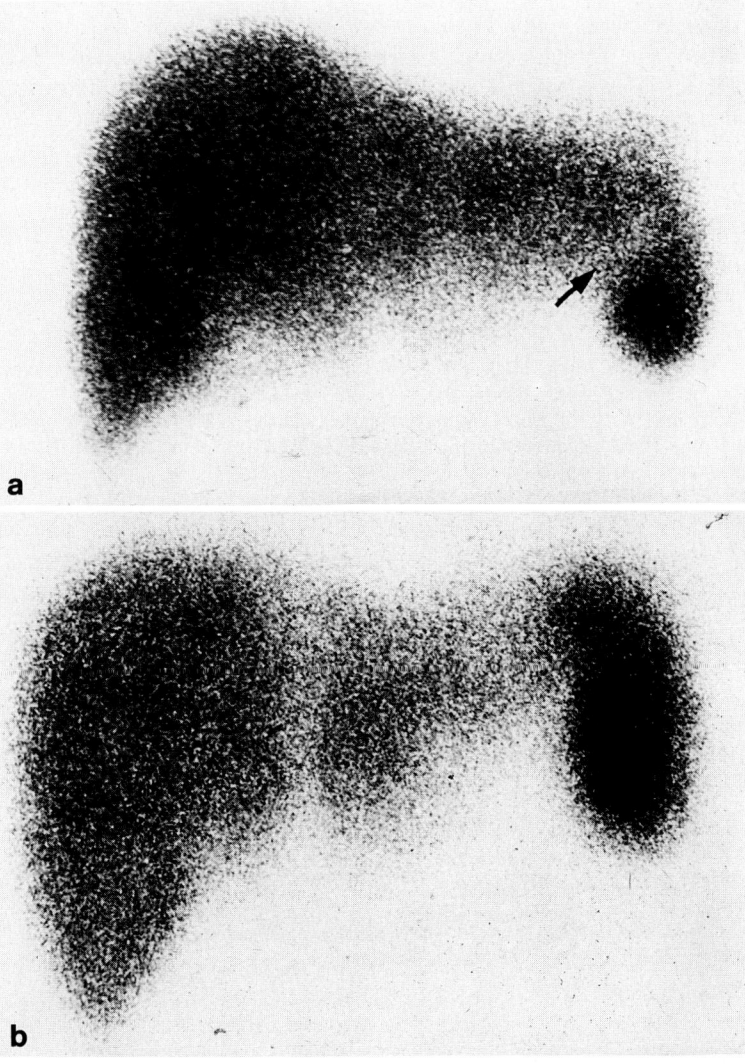

Abb. 3a, b. Szintigramm nach Fibrininfiltration einer ausgedehnten Querruptur in Milzmitte beim Kind. **a** am 2. postoperativen Tag, (s. Pfeil), **b** 2 Wochen postoperativ

Im *klinischen Bereich* haben wir aufgrund dieser Ergebnisse bei schwersten Milzblutungen das Klebergemisch in das den Rupturspalt angrenzende Parenchym infiltriert. Dabei erfüllt das Kleberinfiltrat 2 Aufgaben: Einmal werden durch Erhöhung des Gewebsdruckes die rupturnahen Gefäße komprimiert, wodurch die Blutungen fast immer sistieren und zum anderen führt das zusätzlich in den Rupturspalt austretende Fibrinklebergemisch an den Wundflächen bei gleichzeitiger Adaptation und Kompression zu optimalen Kleberergebnissen (s. Abb. 3 a + b).

Zusammenfassung

Die Embolisation von hochkonzentriertem Fibrin in die Milz bewirkt im Tierexperiment eine zeitlich begrenzte Zirkulationsunterbrechung ohne Abschwemmung des Fibrins in den großen Kreislauf. Da das Fibrin in der Milz aktiv abgebaut wird, ist daher mit keiner sekundären Organschädigung zu rechnen.

Für die Klinik sind diese Befunde insofern von Bedeutung, daß zumindest eine Infiltration des Fibrinklebers in das Milzparenchym bei stark blutenden Rupturen bedenkenlos durchgeführt werden kann.

Literatur

1. Bleyl U, W Kuhn, H Graeff (1969) Retikuloendotheliale Clearance intravasaler Fibrinmonomere in der Milz. Thromb Diathes haemorrh. 22:87–100
2. Brands W, I Joppich, C Mennicken, HW Menges, J Hrstka (1984) Möglichkeiten zur Erhaltung von Milzgewebe. In: Scheele J (Hrsg.) Fibrinklebung Springer, Berlin Heidelberg New York Tokyo pp 70–78

Fibrinklebung an Leber und Milz bei Erwachsenen

H.-H. GENTSCH

Die sogenannte Fibrinklebung hat sich innerhalb weniger Jahre in vielen operativen Disziplinen bei sehr unterschiedlichen Indikationen bewährt. Besondere Bedeutung hat sie bei der Blutstillung an parenchymatösen Organen, vor allem der Milz und Leber, erlangt. Hierbei ist ein sinnvoller Einsatz des Fibrinklebers sowohl bei traumatischen Rupturen als auch im Rahmen resezierender Verfahren möglich. Das Prinzip der Anwendung ist identisch, jedoch ergeben sich einige organspezifische Unterschiede. Die technischen Varianten für verschiedene Verletzungsformen bzw. Resektionsmethoden werden anhand einiger durch Diapositive dokumentierter Beispiele erläutert. Hierbei wird insbesondere auch auf technische Fehler hingewiesen, die zu einem Mißerfolg der Fibrinklebung führen können. In vielen Fällen ist die Kombination des Fibrinklebers mit einem Kollagenvlies sinnvoll, besonders dann, wenn eine stärkere Blutung vorliegt und/oder größere, flächenhafte Parenchymdefekte abgedeckt werden müssen. Bei besonders infektionsgefährdeten Fällen kann eine Kollagenvlies-Gentamicin Kombination (Sulmycin-Implant (®)) verwendet werden.

Bei der Milz steht die Versorgung von traumatischen und intraoperativen Verletzungen ganz im Vordergrund. Bei korrekter Anwendung des Verfahrens können hierbei 60% bzw. 94% aller Milzen erhalten und damit die ungünstigen Auswirkungen der Splenektomie vermieden werden. Die Indikation für die (technisch mögliche) Polresektion oder Hemisplenektomie z.B. im Rahmen des Staging bei M. Hodgkin ist dagegen umstritten.

Auch bei der Leber ergeben sich im Rahmen der operativen Versorgung traumatischer Rupturen sinnvolle Anwendungsmöglichkeiten für den Fibrinkleber. Hier ist aber auch vor allem das prophylaktische „Versiegeln" der Resektionsflächen nach den zunehmend häufiger durchgeführten Leberresektionen von Bedeutung. Hierdurch werden Sickerblutungen (vor allem auch bei Gerinnungsdefekten) zuverlässig gestoppt und kleine Gallefisteln bis zur bindegewebigen Ausheilung provisorisch verschlossen. Dies führt zu einer deutlichen Senkung postoperativer lokaler Komplikationen wie Nachblutungen und perihepatischer Abszesse.

Am Klinikum Nürnberg wurden von Sept. 1984 bis Mai1990 insgesamt 61 große Leberresektionen bei malignen Tumoren in kurativer Absicht durchgeführt. Die häufigste Indikation waren Metastasen kolorektaler Karzinome (43 Fälle), gefolgt von primären hepatozellulären Karzinomen (6 Fälle). Es kamen überwiegend die klassischen, anatomiegerechten Resektionsverfahren wie Hemihepatektomie und Trisegmentektomie zur Anwendung. In allen Fällen wurde die Resektionsfläche mit Fibrinkleber und Kollagenvlies abgedeckt. Bei 18 Patienten handelte es sich dabei

Ch. Gebhardt (Hrsg.)
Fibrinklebung in der Allgemein- und Unfallchirurgie,
Orthopädie, Kinder- und Thoraxchirurgie
© Springer-Verlag Berlin Heidelberg 1992

um den Kollagenvlies-Gentamicin Verbund. An lokalen Komplikationen traten 3 Nachblutungen, 3 perihepatische Abszesse und 2 Gallefisteln auf. Hierbei war auffallend, daß in der Kollagenvlies-Gentamicin Gruppe keinerlei infektiöse Komplikationen zu verzeichnen waren. Die operative Letalität in der Gesamtgruppe betrug 1,6%.

Fibrinklebung in der Pankreaschirurgie

F. KÖCKERLING, H. ZIRNGIBL und F. P. GALL

Die Chirurgie der Bauchspeicheldrüse ist aufgrund der gewebe- und funktionsspezifischen Eigenschaften dieses Organs neben den allgemeinen mit typischen lokalen Komplikationen belastet. Die typischen lokalen Komplikationen nach pankreaschirurgischen Eingriffen sind die Nachblutung, die Pankreatitis und die Pankreasfistel (Tabelle 1) (9). Die tryptische Aktivität des Pankreassekretes mit der Möglichkeit der Selbstverdauung kann zum Auftreten einer postoperativen Pankreatitis bzw. Restpankreatitis führen. Beim nichtentzündlich veränderten, normal weichen und brüchigen Pankreasgewebe treten manchmal große Probleme auf, weil die Nähte in der Bauchspeicheldrüse leicht durchschneiden, was postoperativ zur Nahtinsiffizienz der pankreatikodigestiven Anastomose bzw. zu einer Pankreasfistel führen kann (2). Dementsprechend werden in der Literatur hohe Komplikations- und Letalitätsraten nach Eingriffen an der Bauchspeicheldrüse mitgeteilt (Tabelle 2) (9). Daher werden zahlreiche Techniken und Methoden zur Senkung der hohen postoperativen lokalen Komplikationsrate nach Eingriffen an der Bauchspeicheldrüse angegeben (Tabelle 3). Diese Methoden dienen im wesentlichen dazu, entweder die Pankreassekretion zu reduzieren oder weitestgehend aufzuheben und das Auftreten von Pankreasfisteln zu verhindern.

Die Fibrinklebung eignet sich in der Pankreaschirurgie dazu, die Pankreasresektionsfläche nach Gangokklusion mit Prolamin (Ethiblock®) zusätzlich abzudichten, um das Auftreten von Pankreasfisteln zu verhindern (9). Andererseits wird der Fibrinkleber selbst zur Pankreasgangokklusion eingesetzt, um nach partieller Duode-

Tabelle 1. Typische lokale Komplikationen der Pankreaschirurgie

- Nachblutung
- Pankreatitis
- Pankreasfistel

Tabelle 2. Komplikations- und Letalitätsraten der Pankraschirurgie

	Komplikationsrate	Letalität
Whipple-Operation	16,4–44%	4,5–23%
Linksresektion/ Erweiterte Linksresektion	0–41%	1–11%

Ch. Gebhardt (Hrsg.)
Fibrinklebung in der Allgemein- und Unfallchirurgie,
Orthopädie, Kinder- und Thoraxchirurgie
© Springer-Verlag Berlin Heidelberg 1992

Tabelle 3. Vermeidung lokaler Komplikationen in der Pankreaschirurgie

- Transduodenale Stanzen
- Keine Keilexzisionen
- Vermeidung von Pankreasverletzungen bei Lymphdissektionen
- Sorgfältige Übernähung der Pankreasresektionsfläche
- Fibrinklebung der Pankreasresektionsfläche
- Pankreasgangokklusion mit Prolamin oder Fibrin
- Reduzierung der exokrinen Pankreassekretion (Sandostatin s.c.)
- Drainagen

nopankreatektomie die pankreatikojejunale Anastomose für die Zeitdauer der Heilung zu schützen (Lorenz et al. 1988, Waclawiczek et al. 1989, Lorenz et al. 1990).

Die Fibrinklebung im Konzept der Pankreasgangokklusion mit Prolamin ohne pankreatikojejunale Anastomose

Selbst nach pankreasresezierenden Verfahren treten in 20–30% der Fälle Rezidive der Pankreatitis auf (4, 5). Das Rezidiv der Pankreatitis ist ein Ausdruck der Selbstperpetuation der chronischen Pankreatitis bis zum kompletten Ausbrennen des exokrinen Parenchyms. Dies führte eine Zeit lang zur Durchführung der totalen Duodenopankreatektomie mit einer hohen Rate an Früh- und Spätletalität (4, 5). Die Alternative stellte das von Gebhardt und Stolte (1978) erstmals vorgestellte Konzept der Pankreasgangokklusion mit Prolamin (Ethiblock®) dar. Frühere Untersuchungen von Pawlow (1878), Mering und Minkowski (1890), Banting und Best (1920) hatten gezeigt, daß ein permanenter Verschluß des Pankreasganges zu einer Atrophie und fibrotischen Umwandlung der exokrinen Pankreasdrüsen mit nur unwesentlicher Beeinträchtigung der Langerhans Inseln führt. Im übertragenen Sinne könnte man von einer isolierten Pankreatektomie der exokrinen Drüsen sprechen, was therapeutisch bei der chronischen Pankreatitis zu Schmerz- und Rezidivfreiheit führen müßte (6). Die Unterbrechung der Pankreassekretion stellt einerseits einen Schutz der pankreatikodigestiven Anastomose dar und bietet auf der anderen Seite die Möglichkeit, ganz auf die Anastomose zu verzichten und die Pankreasresektionsfläche blind zu verschließen. Wegen der sehr günstigen Erfahrungen mit der Pankreasgangokklusion mit Prolamin bei der chronischen Pankreatitis wurde diese Technik der Verödung des Pankreasrestes mit Prolamin ohne Anlage einer pankreatikojejunalen Anastomose schließlich auch in die Pankreaskarzinomchirurgie eingeführt. Seit einigen Jahren verzichten wir sowohl in der resezierenden Therapie der chronischen Pankreatitis als auch des Pankreaskarzinoms ganz auf die Anlage von pankreatikojejunalen Anastomosen. Im eigenen Krankengut konnten wir zeigen, daß die Anzahl lokaler chirurgischer Komplikationen sowohl bei der chronischen Pankreatitis als auch beim Pankreaskarzinom im Vergleich zu eigenen Serien als auch Serien aus der Literatur mit Anlage einer Pankreatikojejunostomie nicht höher liegen. Aus der klinischen Erfahrung wissen wir, daß eventuell auftretende

Pankreasfisteln aus der Resektionsfläche einen blanden klinischen Verlauf nehmen, während eine insuffiziente Pankreatikojejunostomie in der Regel mit einer Peritonitis und hohen Letalitätsrate einher geht.

Technik der Pankreasgangokklusion mit Prolamin und Blindverschluß der Resektionsfläche (4, 5, 6, 13)

Zum Blindverschluß ohne Anastomose des Pankreasrestes muß die Resektionsfläche fischmaulförmig zugeschnitten werden. Zunächst wird der Pankreasgang mit einer Tabaksbeutelnaht versehen. Läßt sich der Pankreasgang in der Resektionsfläche nicht adäquat mit einer Tabaksbeutelnaht umstechen, kann durch das Pankreasgewebe eine U-Naht um den Gang gestochen werden. Anschließend wird das hochvisköse Prolamin (Ethiblo®) mit einer weitlumigen Nadel in das Gangsystem eingespritzt (Abb. 1). Es ist dabei wichtig, daß das gesamte Gangsystem unter mäßigem Druck komplett gefüllt wird, da es sonst zu einem Sekretrückstau mit Zysten- und Fistelbildung kommen kann. Deshalb muß vorher der Ductus pancreaticus auf freie Durchgängigkeit geprüft und eventuell vorliegende Gangsteine entfernt werden. Dann wird die Tabaksbeutelnaht geknotet. Anschließend wird die fischmaulartig zugeschnittene Resektionsfläche mit durchgreifenden Einzelnähten blind verschlossen (Abb. 2). Die Pankreasresektionsfläche wird durch eine mit Catgut fixierte Robinson-Drainage drainiert.

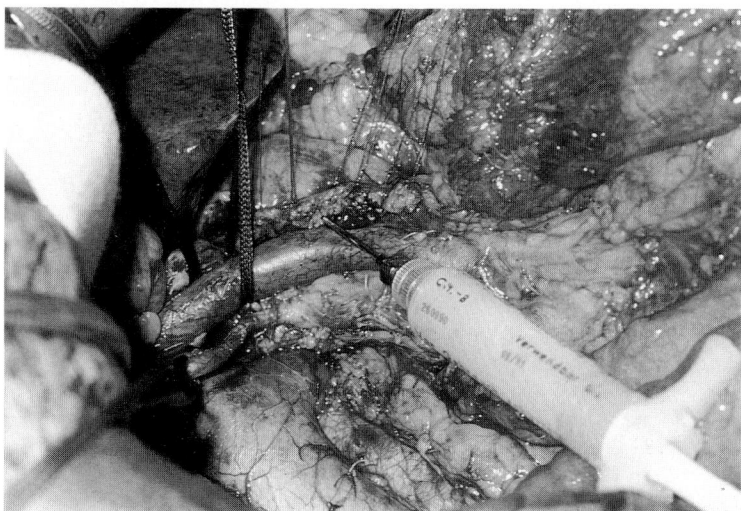

Abb. 1. Verödung des Restpankreas mit Prolamin

Fibrinklebung der blind verschlossenen Pankreasresektionsfläche

Trotz der guten klinischen Erfahrungen mit dem Blindverschluß der Pankreasresektionsfläche nach Pankreasgangokklusion sowohl bei der chronischen Pankreatitis als auch beim Pankreaskarzinom treten selbst nach technisch einwandfreier Durchführung der Pankreasgangokklusion lokale chirurgische Komplikationen (12,2% bzw. 7,4%) auf (Tabelle 4, 5). Hierbei handelt es sich im wesentlichen um Nachblutungen bzw. Pankreasfisteln oder Abszesse. In der Pankreasresektionsfläche kommt es zur Eröffnung von Seitenästen des Ductus pancreaticus sowie von kleineren Blutgefäßen. Auch durch die durchschneidenden Umstechungsnähte im normal weichen Pankreasgewebe können kleinere Pankreasfisteln entstehen. Hierzu kommt, daß die kleineren Pankreasgänge in der Nähe der Resektionsfläche der Verödung mit Prolamin am schwierigsten zugänglich sind. Somit erscheint es sinnvoll, die Pankreasresektionsfläche zusätzlich abzudichten. Dazu eignet sich unserer Meinung nach der auf ein Kollagenvlies aufgebrachte Fibrinkleber. Eine effektive Fibrinklebung der Pankreasresektionsfläche ist jedoch nur möglich, wenn die Resektionsfläche zuvor sorgfältig fischmaulartig mit resorbierbaren Einzelknopfnähten versorgt wurde, die Pankreasresektionsfläche danach bluttrocken ist und keine sichtbare Pankreasfistel besteht. Das Kollagenvlies wird sorgfältig mit Thrombinlösung befeuchtet und anschließend einseitig mit Fibrinogenkonzentrat beschichtet und die Resektionsfläche sorgfältig mit dem Kollagenvlies überzogen. Das Kollagenvlies wird dann mit einem plastiküberzogenen Stieltupfer 5 Minuten lang an die Resektionsfläche antamponiert (Abb. 3). Danach läßt sich die Resektionsfläche

Tabelle 4. Ergebnisse der Pankreasgangokklusion mit Prolamin

Autor	n	Erkrankung	Lokale Kompl.	Letalität
Lorenz und Waclawiczek (1990)	20	CP	5%	0
Lorenz und Waclawiczek (1990)	20	Ca	5%	5%
Gall et al. (1989)	289	CP	12,2%	1%

Tabelle 5. Komplikationen nach Resektion von Pankreaskopfkarzinom/Periampullären Karzinomen
Pankreasgangokklusion vs. Pankreaticojejunostomie 1969–1990

	Pankreasgangokklusion n = 188	Pankreaticojenunostomie n = 137
Keine Komplikationen	68,1%	67,9%
Pankreasspezifische chir. Komplikationen	7,4%	10,9%
Sonstige chirurg. Komplikationen	20,2%	14,6%
Allgemeine Komplikationen	4,3%	6,6%

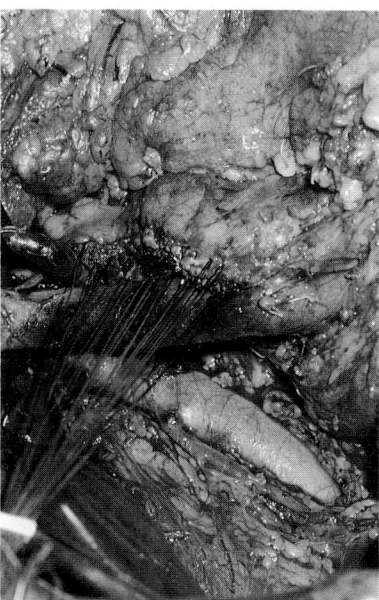

Abb. 2. Fischmaulartige Übernähung der Pankreasresektionsfläche

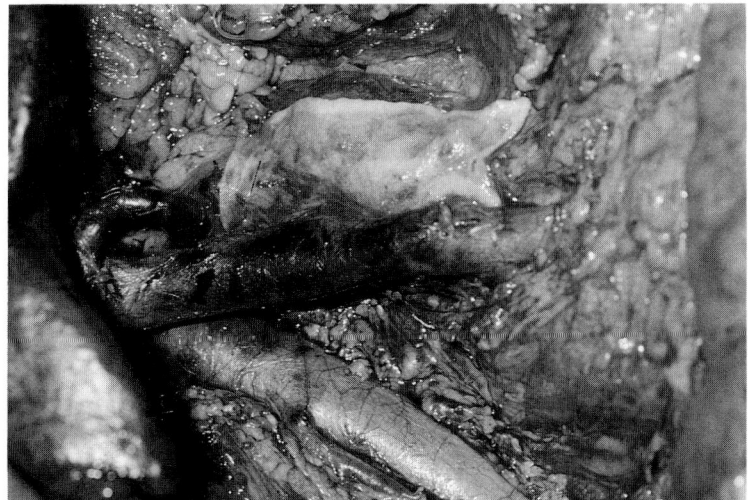

Abb. 3. Abdichten der Pankreasresektionsfläche mit Fibrin-Kollagenvlies

durch das Kollagenvlies hindurch noch beurteilen. Durch das sorgfältige Abkleben der Resektionsfläche nach pankreaschirurgischen Eingriffen mit Fibrin-Kollagen-vlies läßt sich für die Zukunft eventuell eine weitere Reduzierung der lokalen Komplikationen erreichen (9).

Die Pankreasgangokklusion mit Fibrinkleber zum Schutz der pankreatikojejunalen Anastomose (7, 8, 9, 12)

Die Analyse des Kohlenhydratstoffwechsels zeigte bei unseren Patienten mit chronischer Pankreatitis präoperativ bei 53,9% eine normale Funktion. Als Folge der Reduktion der Inselzellen durch die Pankreasresektion reduzierte sich der Anteil der Patienten mit einem normalen Glukosestoffwechsel 1 Monat postoperativ auf 36,1%. Im Laufe eines 36-monatigen Nachbeobachtungszeitraumes verringerte sich der Anteil der Patienten mit normalem Glukosestoffwechsel lediglich auf 34% (Abb. 4). Somit scheint die komplette Pankreasgangokklusion mit Prolamin die postoperative endokrine Pankreasfunktion bei der chronischen Pankreatitis durch eine schnelle Eliminierung der exokrinen Pankreasfunktion und die Beendigung des entzündlichen Prozesses zu schützen. Dennoch bleibt die endokrine Funktionsverschlechterung durch diffuse Narbenbildung um die Inselzellen als Folge der Pankreasgangokklusion mit Prolamin eine kontroverse Frage (7, 8, 12).

Deshalb wurde nach einem Okklusionsmedium gesucht, das die exokrine Sekretion für einige Tage stopt und dann vollständig resorbiert wird, bevor die Fibrosierung des Pankreas ein Ausmaß erreicht hat, das Auswirkungen auf die endokrine Funktion eintritt (12). Nach entsprechenden experimentellen Untersuchungen wurde der Fibrinkleber als Okklusionsmedium nach partieller Duodenopankreatektomie eingesetzt (8, 12). Der Restpankreasgang wird mit 2–3 ml Fibrinkleber unter gleichmäßigem Druck und unter langsamem Zurückziehen des eingebrachten Katheters okkludiert. Dabei beträgt die Thrombinkonzentration 500 I.E./ml und die Aprotininkonzentration 20000 I.E./ml zum Schutz des Fibrins vor zu schnellem Abbau durch die Protease Trypsin, um eine Gangblockade von wenigstens 5 Tagen zu erzielen (Tabelle 6). Da nach Pankreasgangokklusion mit Fibrinkleber eine Rekanalisation des Ganges mit weitestgehend erhaltender exokriner Funktion auftritt, kann das Restpankreas nicht blind verschlossen werden, sondern es muß eine pankreatikojejunale Anastomose angelegt werden. Somit stellt die Pankreasgangokklusion mit Fibrin lediglich eine Methode zur passageren Aufhebung der Pankreassekretion zum Schutz der pankreatikojejunalen Anastomose dar, ohne Einfluß auf

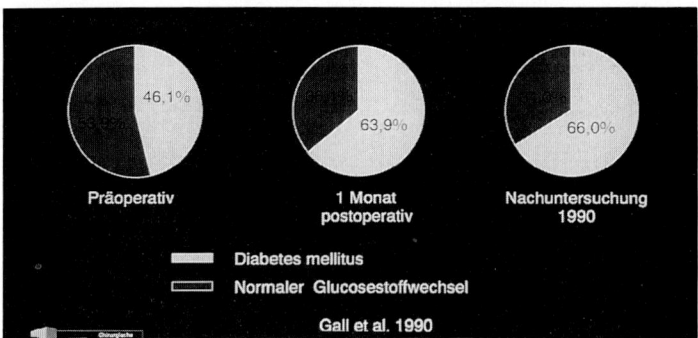

Abb. 4. Prä- und postoperative diabetische Stoffwechsellage. Whipple'sche Operation mit Pankreasgangokklusion (Prolamin) bei chronischer Pankreatitis 1/1978–6/1989

Tabelle 6. Pankreasgangokklusion mit Fibrin (12)

2–3 ml	Fibrinogen
500 IU/ml	Thrombin
20000 IU/ml	Aprotinin

Tabelle 7. Ergebnisse der Pankreasgangokklusion mit Fibrin

Autor	n	Erkrankung	Lokale Kompl.	Letalität
Marczell (1989)	40	Ca	5%	0
Lorenz und Waclawiczek (1990)	36	Ca	13,8%	0
Lorenz und Waclawiczek (1990)	20	CP	5%	0

die dauernde exokrine und endokrine Pankreasfunktion zu nehmen. Die Pankreasgangokklusion mit Fibrinkleber wird zum Schutz der pankreatikodigestiven Anastomose in erster Linie bei resezierenden Eingriffen in der Karzinomchirurgie empfohlen. Die Ergebnisse der Pankreasgangokklusion mit Fibrin zeigen eine vergleichbare Inzidenz lokaler chirurgischer Komplikationen, wie nach Pankreasgangokklusion mit Prolamin (Tabelle 7).

Schlußfolgerung

Die Fibrinklebung in der Pankreaschirurgie stellt eine von zahlreichen Techniken und Methoden zur Reduzierung der spezifischen lokalen Komplikationen dar. Im Konzept der Pankreasgangokklusion mit Prolamin und Blindverschluß des Restpankreas bei der chronischen Pankreatitis und beim Pankreaskarzinom dient die Kombination des Fibrinklebers mit einem Kollagenvlies neben dem fischmaulartigen Übernähen mit resorbierbaren Einzelknopfnähten der Abdichtung der Pankreasresektionsfläche. Hierdurch lassen sich möglicherweise die bereits niedrigen lokalen Komplikationsraten weiter reduzieren. Die Pankreasgangokklusion selbst kann ebenfalls mit dem Fibrinkleber durchgeführt werden. Hierbei handelt es sich um

Tabelle 8. Letalität nach Resektion von ductalen Pankreaskarzinomen 1969–1987

Partielle Duodenopankreatektomie	2/34	(6%)
Subtotale Duodenopankreatektomie	1/41	(2%)
Totale Duodenopankreatektomie	1/11	(9%)
Pankreaslinksresektion	0/9	(0%)
RO	5/91	(5%)
R 1,2	4/47	(9%)

eine reversible Aufhebung der Pankreassekretion über 5 Tage zum Schutz der pankreatikojejunalen Anastomose. Bei dieser Methode der Pankreasgangokklusion kommt es zu keiner andauernden Beeinträchtigung der exokrinen und endokrinen Funktion des Restpankreas. Deshalb ist die Indikation im Schutz der pankreatikojejunalen Anastomose nach Resektion beim Pankreaskarzinom zu sehen. Die Notwendigkeit sowohl der Pankreasgangokklusion mit Prolamin als auch durch Fibrin wird jedoch weiterhin in der Literatur sehr kontrovers diskutiert. Dennoch belegen unserer Meinung nach die niedrigen lokalen Komplikations- und Letalitätsraten sowohl bei der chronischen Pankreatitis (Tabelle 4) als auch beim Pankreaskarzinom (Tabelle 8) auch an großen Serien den Stellenwert dieses Konzeptes. Die weiteren Untersuchungen werden zeigen, ob der konsequente Einsatz der oben beschriebenen Techniken zur Vermeidung lokaler Komplikationen zu einer weiteren Verbesserung der Ergebnisse in der Pankreaschirurgie führen werden.

Literatur

1. Banting FG, Best CH (1922) Internal Secretion of the Pancreas. J Lab Clin Med 7:251–266
2. Gall FP, Zirngibl H (1984) Chirurgische Therapie der Pankreastumoren. In: Gebhardt Ch (Hrsg) Chirurgie des exokrinen Pankreas. Thieme, Stuttgart New York
3. Gall FP (1988) Subtotal duodeno-pancreatectomy for carcinoma of the head of the pancreas. Preliminary report of an alternative operation to total pancreatectomy. Europ J Surg Oncol 14:387–392
4. Gall FP, Gebhardt Ch, Meister R, Zirngibl H, Schneider MU (1989) Severe Chronic Cephalic Pancreatitis: Use of Partial Duodenopancreatectomy with Occlusion of the Pancreatic Duct in 289 Patients. World J Surg 13:809–817
5. Gebhardt Ch, Stolte M (1978) Pankreasgangokklusion durch Injektion einer schnell härtenden Aminosäurelösung. Langenbecks Arch Chir 346:149–166
6. Gebhardt Ch (1984) Chirurgische Therapie der chronischen Pankreatitis. In: Gebhardt Ch (Hrsg) Chirurgie des exokrinen Pankreas. Thieme, Stuttgart New York
7. Lorenz D, Wolff H, Waclawiczek H (1988) Die Pankreasgangokklusion in der Resektionsbehandlung der chronischen Pankreatitis und des Pankreaskopfkarzinoms. Chirurg 59:90–95
8. Lorenz D, Waclawiczek H (1990) Entwicklung und kritische Wertung der Pankreasgangokklusion. Zentralbl Chir 115:1141–1153
9. Marczell A (1989) Indications for Fibrin Sealing in Pancreatic Surgery – with Spezial Regard to Occlusion of the Residual Gland. In: Waclawiczek H-W (ed) Progress in Fibrin Sealing. Springer, Berlin Heidelberg New York London Paris Tokyo
10. Mering J, Minkowski O (1890) Diabetes mellitus nach Pankreasexstirpation. Arch Exp Pathol Pharmak 26:371
11. Pawlow S (1878) Folgen der Unterbindung des Pankreasganges beim Kaninchen. Arch Ges Physiol 16:123–129
12. Waclawiczek HW, Lorenz D (1989) Der Schutz der pancreatico-digestiven Anastomose nach Pankreaskopfresektion durch Pankreasgangocclusion mit Fibrin (-Kleber). Chirurg 60:403–409
13. Zirngibl H, Gall FP (1990) Results of the Whipple Procedure in Combination with Pancreatic Duct Occlusion. In: Beger HG, Büchler M, Ditschuneit H, Malfertheimer P (eds) Chronic Pancreatitis. Springer, Berlin Heidelberg New York London Paris Tokyo

Additive Fibrinklebung bei der Behandlung von Dickdarmanastomosen mit Sulmycin-Implant®

H.-H. GENTSCH

Dickdarmanastomosen haben eine wesentlich höhere Rate an Anastomoseninsuffizienzen und sonstigen septischen Komplikationen als solche in anderen Bereichen des Gastrointestinaltraktes.

Grundvoraussetzung für eine komplikationslose Anastomosenheilung ist eine einwandfreie chirurgische Technik, die Spannungsfreiheit, ausreichende Durchblutung, sicheres Fassen der Submukosa und exakte Adaptation der Darmenden garantiert.

Eine Vielzahl weiterer lokaler und systemischer Faktoren haben einen Einfluß auf die Anastomosenheilung. Die relative Wertigkeit der einzelnen Faktoren ist dabei sehr unterschiedlich und z. T. nur unzureichend dokumentiert. Unter den lokalen Faktoren scheint das Problem der Stuhlkontamination und der perianastomotischen Infektionen eine besondere Rolle zu spielen.

Mehrere Autoren konnten zeigen, daß perianastomotische Infektionen die frühe Heilungsphase von Kolonanastomosen beeinträchtigen und zu einer deutlich erhöhten Insuffizienzquote führen. Ebenso ist aus einer Vielzahl von klinischen Serien bekannt, daß bei Notfalleingriffen mit unvorbereitetem Darm, im Ileus und in der Peritonitis die Insuffizienzrate besonders hoch ist.

Für elektive Eingriffe ist bisher ungeklärt, ob eine perianastomotische Infektion oder der endoluminäre Stuhlkontakt für das Auftreten einer Anastomoseninsuffizienz von größerer Bedeutung ist.

Theoretisch läßt sich erwarten, daß die Rate an septischen Komplikationen und Anastomoseninsuffizienzen verringert werden kann, wenn wirksame Maßnahmen zur Verminderung der Keimzahl und zur Verhinderung der Stuhlkontamination ergriffen werden. Dies hat sich für die präoperative Darmreinigung und für die perioperative Antibiotikaprophylaxe bereits bestätigt.

Uns hat die Frage beschäftigt, ob der lokale Einsatz von antiinfektiösen Substanzen ebenfalls zu einer Verbesserung der Ergebnisse führen könnte.

Interessant erschien in diesem Zusammenhang mit Gentamicin verbundenes Kollagenvlies (Sulmycin-Implant). Dieses läßt sich mit Hilfe von Fibrinkleber relativ problemlos auf der Anastomose fixieren.

Auch Fibrinkleber allein soll nach den Ergebnissen einiger experimenteller und klinischer Studien einen günstigen Effekt auf die Heilung von Kolonanastomosen haben.

Wir haben deshalb eine prospektive klinische Studie durchgeführt, die die Frage klären sollte, ob die Rate von septischen Komplikationen nach Dickdarmanastomosen durch die lokale Anwendung von Sulmycin-Implant plus Fibrinkleber im Vergleich zu Fibrinkleber allein beeinflußt wird. Es handelte sich um eine offene,

Ch. Gebhardt (Hrsg.)
Fibrinklebung in der Allgemein- und Unfallchirurgie,
Orthopädie, Kinder- und Thoraxchirurgie
© Springer-Verlag Berlin Heidelberg 1992

randomisierte Vergleichsstudie bei 150 Patienten mit Colon- und Rektumanastomosen, die im Zeitraum 1987, 1988 und 1989 operiert wurden. In Gruppe A (75 Patienten) wurden die Anastomosen nach Fertigstellung mit Fibrinkleber und Sulmycin-Implant behandelt, während in Gruppe B (75 Patienten) als Vergleichsgruppe Fibrinkleber allein zur Anwendung kam.

Für die Bewertung der Ergebnisse sind die aufgetretenen lokalen Komplikationen von besonderem Interesse. Die Häufigkeit von oberflächlichen Wundinfektionen war in beiden Gruppen ähnlich. Anastomoseninsuffizienzen traten dagegen in der nur mit Fibrinkleber behandelten Gruppe B mit 11,1% mehr als doppelt so häufig auf als in der zusätzlich mit Sulmycin-Implant versorgten Gruppe A mit 5,1%. Wegen der relativ kleinen Fallzahlen ist dieser Unterschied allerdings nicht statistisch signifikant.

Schlüsselt man die Anastomoseninsuffizienzen hinsichtlich der Art des durchgeführten Eingriffs auf, so erkennt man, daß fast ausschließlich tiefe anteriore Rektumresektionen betroffen waren. Nur in einem Fall wurde die Anastomose nach einer rechts-seitigen Hemikolektomie insuffizient. Weiterhin ist bemerkenswert, daß bei den tiefen Rektumresektionen mit einer Ausnahme nur Klammernahtanastomosen betroffen waren. Dies bedeutet kein Werturteil über die Staplertechnik, da in dieser Gruppe maschinelle Anastomosen überrepräsentiert waren und vor allem bei den besonders tiefen und schwierigen Anastomosen zur Anwendung kamen, die von Hand kaum hätten bewerkstelligt werden können.

Bezogen auf die tiefen anterioren Rektumresektionen beträgt die Insuffizienzrate in Gruppe A 11,1% und in Gruppe B 21,0%. Auch dieser Unterschied ist statistisch nicht signifikant.

Die Letalität der Anastomoseninsuffizienz betrug 0 in Gruppe A und mit einem verstorbenen Patienten 1,3% in Gruppe B.

Die Gesamtletalität in Gruppe A betrug 6,6% und in Gruppe B 4,0%. Die Todesursachen waren dabei vorwiegend kardiale und pulmonale Komplikationen bei den z.T. sehr alten und mit multiplen Risikofaktoren vorbelasteten Patienten.

Nebenwirkungen, die auf die Anwendung von Fibrinkleber oder Sulmycin-Implant hätten zurückgeführt werden können, wurden im Verlauf der Studie nicht beobachtet.

Insgesamt ließ sich in vorliegender Studie ein statistisch signifikanter Einfluß von Sulmycin-Implant + Fibrinkleber auf die Komplikationsrate kolorektaler Anastomosen im Vergleich zu Fibrinkleber allein nicht nachweisen. Für die tiefen Rektumanastomosen ergibt sich hinsichtlich der Insuffizienzrate in der Tendenz jedoch ein eher positiver Einfluß der Anwendung von Sulmycin-Implant.

Endoskopischer Fistelverschluß postoperativer Anastomoseninsuffizienzen im Gastrointestinaltrakt durch Fibrinklebung

F. DESPANG

Einleitung

Die klinische Anwendung von Fibrinkleber ist fester Bestandteil der chirurgischen Therapie, denkt man nur an die Milzklebung oder die Abdichtung der Wundflächen parenchymatöser Organe.

Ein neues Indikationsgebiet ist der endoskopische Fistelverschluß postoperativ entstandener Fisteln des Gastrointestinaltraktes durch Fibrinklebung.

Das Instrumentarium besteht in diversen Endoskopen mit verschiedenen Winkeloptiken und durch den Biopsiekanal plazierbaren Schlauchsystemen. Durch diese wird der Fibrinkleber (Tissucol®) appliziert.

Indikationen

- Patienten mit erhöhtem Operations- und Narkoserisiko
- operativ schwer zugängliche Fistelsysteme speziell nach mehrfachen Voroperationen
- erfolglose konservative Fisteltherapie

Vorbereitung

Elnen Tag vor geplanter Endoskopie wird mit totaler parenteraler Ernährung begonnen. Weiterhin wird eine Darmlavage mit ca. 6 l Golythely-Lösung durchgeführt.

Antibiotikaprophylaxe und Substitution von Faktor 13 nach Labor sind obligat.

Die Fistel wird mit Polyvidonjod-Nebacetin-Lösung und einem Streptodornase/-kinase-Gemisch 3 Tage vor geplanter Fibrinklebung zweimal täglich angespült.

Die darmseitige Fistelöffnung wird mechanisch mit Bürsten und durch Elektrokoagulation angefrischt.

Ch. Gebhardt (Hrsg.)
Fibrinklebung in der Allgemein- und Unfallchirurgie,
Orthopädie, Kinder- und Thoraxchirurgie
© Springer-Verlag Berlin Heidelberg 1992

Tabelle 1. Ergebnisse Fibrinklebung (3/88–6/90)

Fistellokalisation	Pat. Anzahl	Anzahl Klebungen	Verlauf
Anastomoseninsuff. nach Gastrektomie	6	5×1 1×2	alle verschlossen
Duodenokut. Fistel	2	1×1 1×3	alle verschlossen
Dünndarmfistel mult.	1	3	$1 \times$ verschl. $2 \times$ Rezidiv
Anastomoseninsuff. n. Dickdarmresekt.	8	5×1 2×2 1×3	alle verschlossen
Hohe Rektumfistel	4	3×2 1×3	$2 \times$ verschl. $1 \times$ Rezidiv $1 \times$ i. Behdl.
rektovaginale Fistel	3	1×1 1×3 1×6	$1 \times$ Rezidiv $1 \times$ verschl. $1 \times$ i. Behdl.
n = 24			$18 \times$ abgeheilt $4 \times$ Rezidiv $2 \times$ i. Behdl.

Erfolgsquote: 75% der behandelten Patienten

Fistelklebung

Die Plazierung des Klebekatheters erfolgt nach Möglichkeit von außen unter endoskopischer Sicht in die innere Fistelöffnung.

Zum Fistelverschluß wird ein Fibrin-Clot mit der schnellen Kleberkomponente von 500 IE Thrombin plaziert, dann der Katheter zurückgezogen und laufend Fibrinkleber mit langsamer Klebung (4 IE) instilliert.

Nach abgeschlossener Klebung werden die Patienten für eine Woche parenteral ernährt, dann erfolgt der Kostaufbau.

Die früheste radiologische Kontrolle der Fistel erfolgt nach 3 Wochen mit Gastrographindarstellung.

Ergebnisse

An unserer Klinik wurden in den letzten 2 Jahren 24 Patienten mit endoskopischer Fibrinklebung behandelt, wobei die Fisteln zuvor teilweise bis zu einem halben Jahr bestanden. Therapieversager waren ausnahmslos auf entzündliche Prozesse wie M. Crohn, ungenügende Vorbereitung oder im Falle der rektovaginalen Fisteln auf Endometriose zurückzuführen.

Zusammenfassung

Probleme der Fistelklebung sehen wir in der teilweisen schwierigen und ungenügenden Deepithelisierung des Fistelkanals sowie der problematischen Sondierung verzweigter Fistelsysteme. Bemerkenswert sind die guten Ergebnisse nach teilweise langbestehender Fistelbildung im Dickdarmbereich, die sämtliche verschlossen werden konnten. Ebenso zeigten sich gute Ergebnisse bei oesophago-jejunalen sowie gastro-jejunalen Anastomoseninsuffizienzen. Problematisch bleibt weiterhin die Rektumfistel sowie die rektovaginale Fistel bei relativ hoher Rezidivquote. Wir glauben jedoch, daß uns mit der endoskopischen Fistelklebung bei den zuvor genannten Indikationen eine vom Trend erfolgversprechende Alternative an die Hand gegeben ist.

Stellt man die Kosten für den vorhergehenden langen Krankenhausaufenthalt in Relation zum Preis des Klebematerials, so liegt der Vorteil eindeutig auf seiten der Fistelklebung.

Ist die Anastomosensicherung mit Fibrinkleber am Gastrointestinaltrakt noch indiziert?

H. W. Waclawiczek und O. Boeckl

Eine Anastomosen- bzw. Nahtinsuffizienz nach resezierenden Eingriffen am Verdauungstrakt stellt immer noch eine schwerwiegende Komplikation dar, die je nach Lokalisation mit einer entsprechend hohen Letalität behaftet ist. Die Ursachen derartiger Dehiszenzen sind mannigfaltig und hängen von vielen lokalen, aber auch systemischen Faktoren ab. Grundsätzliche technische Anforderungen an eine Anastomose sind Spannungsfreiheit, gute Durchblutung und die exakte Naht, wobei die Nahttechnik eine zentrale Stellung einnimmt, da intakte Heilungsvoraussetzungen der Erfahrung des Chirurgen und einer exakten Operationstechnik zuzusprechen sind (2, 8). Dabei hat sich die einreihig-extramuköse, schichtgerechte Naht mit synthetischem, resorbierbarem Nahtmaterial als günstigstes Verfahren bewährt (1, 3, 5, 7). Aber auch die zunehmend in der Abdominalchirurgie verwendeten Nahtgeräte, die entweder eine evertierende oder eine invertierende Wundadaptation erzeugen, erbringen ausgezeichnete Resultate (4).

Beim normalen Heilungsablauf einer gastrointestinalen Anastomose bzw. Naht kommt es im Bereiche der Schnittflächen zunächst zu einem entzündlichen Ödem. Dadurch resultiert eine Erweiterung der Kapillaren, die für Plasmaproteine, granulierte Leukozyten und Makrophagen durchlässig werden. Die Gefäßwanddefekte werden im Zusammenwirken mit Thrombozyten durch Umwandlung von mit dem Blutstrom austretenden Fibrinogen zu Fibrin abgedichtet. Dieses Fibringerinnsel vernetzt sich unter Einwirkung von Faktor XIII mit freiliegenden Kollagenstrukturen des Wundbettes, so daß ein provisorischer Verschluß der Nahtlinie entsteht. Parallel dazu dringen bereits wenige Stunden nach Wundsetzung an den Schnittflächen des Darmes Fibroblasten und neue Kapillaren in das provisorisch verschließende Fibringerüst ein und überbrücken so im Laufe weniger Tage den Wundspalt unter Ausbildung eines resorptiven Granulationsgewebes. Der Faktor XIII fixiert diese Zellen am Fibringerinnsel, wodurch ihr Verbleib im Wundgebiet gesichert und die Voraussetzung für nachfolgende Kollagensynthese geschaffen wird. Während die mechanische Festigkeit der Anastomose in den ersten Tagen einzig und allein durch die Nähte gewährleistet wird, hat sich die Anastomose bis zum Beginn der zweiten postoperativen Woche durch diese reparativen Heilungsvorgänge so weit gefestigt, daß die Nähte ihre Funktion nach und nach verlieren (7, 14).

Dieser physiologische Prozeß kann durch eine unzureichende, primäre Fibrinbildung, der zu einem insuffizienten, provisorischen Verschluß der Anastomose führt, aber auch durch ausgedehnte Gewebsnekrosen oder überschießendes Bakterienwachstum gestört wird, wobei daraus resultierende, perianastomotische Abszesse zu einer Schwächung der für die Verankerung des Nahtmaterials wichtigen, mechanischen Wandstabilität führen.

Ch. Gebhardt (Hrsg.)
Fibrinklebung in der Allgemein- und Unfallchirurgie,
Orthopädie, Kinder- und Thoraxchirurgie
© Springer-Verlag Berlin Heidelberg 1992

Aus diesem Grunde war auch die Abdichtung von Anastomosen des Verdauungstraktes eine der ersten systemisch untersuchten Indikationen des Fibrinklebers (6). Nach wie vor gelten Anastomosen im serosafreien Bereich des Gastrointestinaltraktes (Ösophagus, Rektum) sowie im aggressiven Milieu (Peritonitis, Pankreaseingriffe) als besonders gefährdet. Die additive Versiegelung der genähten Anastomosen bzw. Nähte mit Fibrinkleber bietet bei diesen sogenannten High-risk-Anastomosen folgende Vorteile (7):

1. Ein primärer *gas- und flüssigkeitsdichter Verschluß* bei Anastomosen, die nicht völlig dicht genäht werden können (bilio- bzw. pankreato-digestive Anastomose).
2. Bessere Wundheilung bei *rigider Darmwand* (Peritonitis, Ileus), bei der die Nähte häufig durchschneiden und somit weitere Nahtreihen nur eine zusätzliche Gewebsschädigung mit sich bringen.
3. Verbesserung der Wundheilung bei *massiven Gerinnungsstörungen,* da bei diesen der physiologische Fibrinverschluß der Darmwunde nicht mehr gewährleistet ist und somit die Fibrinklebung eine lokale Substitution von Gerinnungsfaktoren darstellt.

Das Prinzip der Fibrinklebung ist nichts anderes als die Nachahmung der Endphase der plasmatischen Blutgerinnung: Eine hochkonzentrierte Fibrinogenlösung wird mit Thrombin und dem fibrinstabilisierenden Faktor XIII unter Anwesenheit von Calciumionen zur Gerinnung gebracht, wodurch ein unlösliches Fibrinpolymer entsteht, welches eine hohe, mechanische Festigkeit aufweist (9, 10).

Der Fibrinkleber[1] besteht aus zwei Komponenten:
Die *erste* beinhaltet den eigentlichen Klebstoff, das humane Fibrinogenkonzentrat in lyophilisierter Form; dieses wird vor Anwendung in einer Aprotininlösung (antifibrinolytische Substanz, die das Fibringerinnsel vor unerwünscht raschem und vorzeitigem Abbau schützt) aufgelöst. Die *zweite* Komponente, die Thrombinlösung, wird durch Auflösung von lyophilisiertem Thrombin in Calciumchloridlösung hergestellt.

Bei Peritonitis, Ileus und bei Pankreaseingriffen ist wegen der hohen, fibrinolytischen Aktivität des Gewebes eine hohe Aprotininkonzentration bis zu 10 000 I.E./ml erforderlich. Die Wahl der höheren Thrombinkonzentration von 500 I.E./ml dient der raschen Fibrinpolymerisierung.

Nach Auflösung beider Komponenten in getrennten Spritzen werden diese mittels des Doppelspritzensystems DUPLOJECT[2], wodurch erst in der Kanüle eine Vermischung eintritt, auf die zu vereinigenden Wundflächen bei 37 °C aufgetragen (9).

---

[1] TISSUCOL®, Firma Immuno, Wien
[2] DUPLOJECT®, Firma Immuno, Wien

Technik der additiven Nahtversiegelung mit Fibrin

Darmwand

Bei der einschichtig-extramukösen Darmwand wird nach Fertigstellung der Anastomose mit synthetischem, resorbierbarem Nahtmaterial der Fibrinkleber als dünner Film aufgetragen (Abb. 1). Bei der zweireihigen, invertierenden Naht wird zuerst die innere Nahtreihe mit einem fortlaufenden, resorbierbaren Faden verschlossen, dann die sero-seröse Nahtreihe vorgelegt und vor dem Knüpfen derselben der Fibrinkleber zwischen die beiden Nahtreihen appliziert (Abb. 2). Bei maschinellen Anastomosen wird die Klammerreihe zusätzlich versiegelt, wodurch an technisch schwer zugänglichen Stellen eine Trägersubstanz (Kollagenvlies) für den Kleber verwendet werden kann, damit die zunächst flüssigen Komponenten des Klebers nicht von den abfallenden Gewebeflächen abrinnen können, bevor sie zu einem festen Clot auspolymerisiert sind.

Choledochus

Bei zarter Choledochuswand nach Choledochotomie, aber auch bei biliodigestiven Anastomosen kommt es auch bei noch so exakter Nahttechnik oft zu einem Austritt von Galle aus den Stichkanälen. Durch Applikation von Fibrinkleber kann bereits primär ein flüssigkeitsdichter Verschluß erzielt werden.

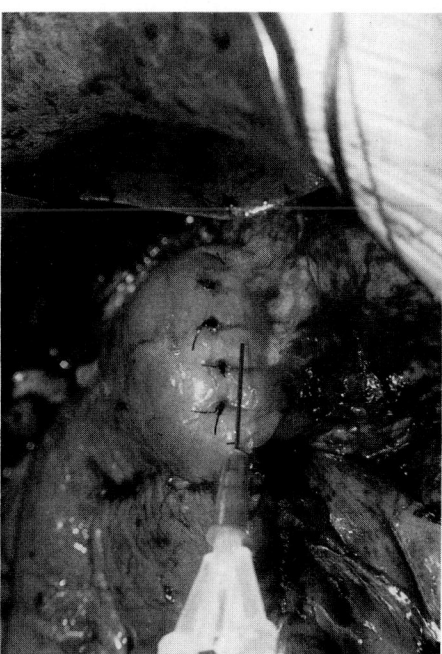

Abb. 1. Additive Fibrinversiegelung einer einreihig genähten pankreatiko-digestiven Anastomose

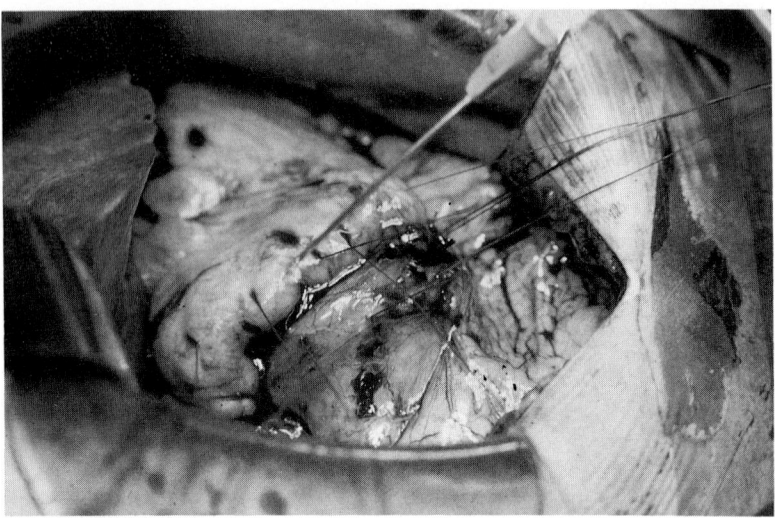

Abb. 2. Additive Fibrinversiegelung der inneren Nahtreihe einer zweireihig genähten Dickdarm-anastomose vor dem Knüpfen der seroserösen Naht

Pankreas

Gewebespezifische Eigenschaften des Pankreasparenchyms (enorme Zerreißlichkeit wie auch tryptische Aktivität bis hin zur Selbstandauung) bedingen nach Resektionen eine hohe Komplikationsrate infolge Nachblutungen und durch Anastomosen-insuffizienzen verursachte Fistelbildungen. Auch hier hat sich der Einsatz der Fibrin-klebung bei den besonders gefährdeten, pankreato-digestiven Anastomosen bewährt.

Nach einer von uns entwickelten Methode wird zunächst der Gang des verbleibenden Pankreasparenchyms mit Fibrinkleber okkludiert, um die exokrine Pankre-assekretion für die Dauer des Heilungsvorganges der Anastomose zu blockieren. Aufgrund der hohen tryptischen und somit fibrinolytischen Aktivität des Pankreas-parenchyms bzw. -saftes ist, wie erwähnt, eine hohe Aprotininkonzentration für den Fibrinkleber erforderlich, da ansonsten der Fibrinclot bereits nach wenigen Stunden aufgelöst ist. Wir fügen deshalb der Fibrinogenkomponente des Klebers hochkonzentriertes Aprotinin bis zu 20000 I.E./ml bei. Zusätzlich wird die fertig-gestellte, einreihige, pankreato-digestive Anastomose mit Fibrinkleber versiegelt (12, 13).

Patientengut

Seit 1979 wurden insgesamt 790 additive Fibrinversiegelungen von Anastomosen (n = 522) bzw. Nähten (n = 268) am Gastrointestinaltrakt bei unseren Patienten nach den oben beschriebenen Techniken durchgeführt. Ausschließlich wurde der lyophilisierte Fibrinkleber TISSUCOL® verwendet; durchschnittlich war eine Men-ge von 1 (±0,5) ml ausreichend.

Ergebnisse (Tabelle 1 und 2)

Als High-risk-Anastomosen bzw. -Nähte werden solche bezeichnet, die wegen zusätzlicher Risikofaktoren besonders gefährdet erscheinen, die generell ein erhöhtes Insuffizienzrisiko beinhalten und/oder bei welchen das Auftreten einer Insuffizienz mit einer besonders hohen Letalität einhergeht: Dies war dann der Fall, wenn die Anastomosen bzw. Nähte nicht völlig dicht genäht werden konnten (Choledochus, Pankreas), wenn die Serosa fehlte (vordere Rektumresektion, Ösophago-Jejunostomie), die eine rigide Darmwand aufwiesen (Peritonitis, Ileus, Perforation), wenn intraoperativ massive Gerinnungsstörungen vorlagen (gastrointestinale Blutungen, traumatische Verletzungen) oder die Darmwand mit einem zarten Parenchym anastomosiert werden mußte (Pankreatiko-Jejunostomie nach Karzinomresektionen).

1. Die Dehiszenzrate betrug bei den mit Fibrinkleber additiv versiegelten *Anastomosen* (n = 522) 3,8% und war bei Akutoperationen mit 7,2% deutlich höher als bei Elektiveingriffen (2,7%). 13mal wurde die Anastomosendehiszenz konservativ und/oder endoskopisch durch Fibrinokklusion der Dehiszenz und 7mal chirurgisch behandelt. 6 der Patienten verstarben an den Folgen der Anastomosendehiszenz (autoptisch verifiziert), dies entspricht einer Letalität von 1,1%. Aufgeschlüsselt nach Hig-risk- bzw. Low-risk-Anastomosen zeigt sich, daß Insuffizienzen nahezu ausschließlich in der Gruppe der High-risk-Anastomosen vorlagen (5,2% gegenüber 0,6%); weiters traten diese bei Akuteingriffen infolge Ileus, Peritonitis oder gastrointestinalen Blutungen in 13,3% signifikant gehäufter auf als bei elektiv operierten Patienten (3,6%). In 12 der 19 Fälle konnte die Insuffizienz durch konservativ-endoskopische Maßnahmen beherrscht werden; mußte aber relaparotomiert werden, verstarben 4 der 7 Patienten.
Bei den Low-risk-Anastomosen trat nur in einem Fall eine konservativ beherrschbare Anastomosendehiszenz auf (Tabelle 1).

2. Bei den additiven *Nahtversiegelungen* (n = 268) betrug die Insuffizienzrate 5,6% und betraf ausschließlich die Gruppe der High-risk-Nähte mit 8,4%. Aufgeschlüsselt nach Akut- und Elektiveingriffen ergab sich kein signifikanter Unterschied der beiden Gruppen (9,4% gegenüber 7,9%). Die Dehiszenzen betrafen vor allem fibrinversiegelte, atypische Duodenalverschlüsse nach Billroth-II-Magenresektionen, Entero-/Kolotomien bei Ileus und Choledochotomien. Erfreulicherweise konnten jedoch 11 der 15 Dehiszenzen konservativ oder endoskopisch durch Gallengangsdrainagen beherrscht werden, 4 der Patienten wurden relaparotomiert. Die Letalität bei diesen High-risk-Nähten betrug 1,1%.
Bei den Low-risk-Nähten (n = 89) wurde in keinem Fall eine Nahtdehiszenz beobachtet (Tabelle 2).

Tabelle 1. Dehiszenzen bei additiv fibrinversiegelten Anastomosen (n = 522)

Indikationen	Anastomosendehiszenzen					
	n	Gesamt	Akutop.	Elektivop.	Therapie	Letalität
High-risk-Anastomosen	369	19/369 (5,2%)	8/60 (13,3%)	11/309 (3,6%)	12× kons./endosk. 7× 1× kons.	6/369 (1,6%)
Low-risk-Anastomosen	153	1/153 (0,6%)	1/64 (1,6%)	0/89 (0%)	—	—
Gesamt	522	20/522 (3,8%)	9/124 (7,2%)	11/398 (2,7%)	13× kons./endosk. 7× chir.	6/522 (1,1%)

Tabelle 2. Dehiszenzen bei additiv fibrinversiegelten Nähten (n = 268)

Indikationen	Nahtdehiszenzen					
	n	Gesamt	Akutop.	Elektivop.	Therapie	Letalität
High-risk-Nähte	179	15/179 (8,4%)	5/53 (9,4%)	10/126 (7,9%)	11× kons./endosk. 4× chir.	2/179 (1,1%)
Low-risk-Nähte	89	0/89 (0%)	0/17 (0%)	0/72 (0%)	—	0/89 (0%)
Gesamt	268	15/268 (5,6%)	5/70 (7,1%)	10/198 (5,0%)	11× kons./endosk. 4× chir.	2/268 (0,7%)

Diskussion

Diese Zahlen erheben keinen Anspruch auf statistische Signifizanz, da eine prospektive, kontrollierte Studie fehlt bzw. diese aufgrund der Vielfalt der Entstehungsursachen einer Anastomoseninsuffizienz nur schwer durchzuführen ist. Trotzdem erlauben unsere Ergebnisse mit der additiven Anastomosen- bzw. Nahtversiegelung die nachstehenden Schlußfolgerungen:

1. Die anfänglich sehr hoch gesteckten Erwartungen in die Fibrinabdichtung von Anastomosen bzw. Nähten wurden nicht ganz erfüllt. Nach wie vor stellt die additive Fibrinversiegelung keine Alternative, sondern nur eine Ergänzung zur exakten Nahttechnik dar, die immer die zentrale Rolle bei der problemlosen Abheilung einer Anastomose spielen wird.
2. Je erfahrener der Chirurg ist, umso weniger wird er auf diese Zusatzmaßnahme zurückgreifen. Dies gilt vor allem für Low-risk-Anastomosen, wie sie zum Beispiel Dünndarm- und Gastroenterostomien bei Elektiveingriffen darstellen. Die additive Fibrinversiegelung dient nicht der Kompensation nahttechnischer Fehler! Allein aus unserem Krankengut kann man ersehen, daß wir in den früheren Jahren (bis 1987) einen Großteil der Anastomosen bzw. Nähte am Gastrointestinaltrakt zusätzlich mit Fibrinkleber versiegelt haben und somit sicherlich über das Ziel schossen (11, 14).
3. Basierend auf unseren Erfahrungen sollte die Fibrinabdichtung von Anastomosen bzw. Nähten nur mehr für folgende Indikationen angewandt werden, die auch Scheele angibt (7):
   a) Anastomosen, die wegen zusätzlicher Risikofaktoren (Hypoproteinämie, Anämie, Gerinnungs-/Durchblutungsstörungen, Peritonitis, Ileus etc.) besonders gefährdet erscheinen; dies gilt vor allem für High-risk-Anastomosen bei Akuteingriffen.
   b) Operationsgruppen, die generell ein erhöhtes Insuffizienzrisiko beinhalten (Ösophagusresektion, Gastrektomie, vordere Rektumresektion, pankreato-digestive Anastomose, atypische Duodenalverschlüsse und z. T. Kolonanastomosen), und hier vor allem dann, wenn diese notfallmäßig durchgeführt werden müssen.
   c) Anastomosen, bei denen das Auftreten der Insuffizienz mit einer hohen Letalität einhergeht (besonders Gastrektomie, Ösophagusresektion).
   d) Im Rahmen der partiellen Duodenopankreatektomie (Whipple'sche Operation) führen wir zum Schutz der pankreato-digestiven Anastomose zusätzlich eine Pankreasgangokklusion mit Fibrinkleber durch. Wie tierexperimentell bewiesen, wird dadurch die störende, exokrine Pankreassekretion während des Heilungsprozesses der Anastomose für 4 bis 6 Tage ausgeschaltet. Im Gegensatz zur Pankreasgangokklusion mit Prolamin (EHTIBLOC®) resultiert daraus nur eine sehr milde, interstitielle Fibrose des linealen Restparenchyms. Nach 5 Tagen ist der Gang rekanalisiert und sowohl die exokrine wie auch endokrine Pankreasfunktion in den allermeisten Fällen intakt. In einer konsekutiven Serie von 64 partiellen Duodenopankreatektomien wegen Karzinomen trat in keinem Fall eine Pankreasfistel bzw. Anastomosendehiszenz auf. Ein 78jähriger Patient verstarb am 21. postoperativen Tag an einer

kardio-respiratorischen Insuffizienz, bei der Obduktion war das Operations-gebiet unauffällig. Nur 3 der 64 Patienten (4,7%) wurden diabetisch, was jedoch nicht auf die Pankreasgangokklusion mit Fibrin, sondern auf die nu-merische Verringerung der endokrinen Zellen durch die ausgedehnte Pankre-askopfresektion zurückzuführen ist. Somit stellt die Fibrinokklusion des Pan-kreasganges zusammen mit der äußeren Fibrinabdichtung der pankreato-di-gestiven Anastomose eine effiziente und rasch durchzuführende Methode zum Schutz dieser Anastomose dar (13).

Abschließend läßt sich die eingangs gestellte Frage „Ist die Fibrinabdichtung von Anastomosen noch indiziert?" nur mit einem bedingten Ja beantworten. Nicht zu-letzt aus Kostengründen verbietet sich eine generelle Fibrinabdichtung von Anasto-mosen des Verdauungstraktes. Die Indikation zur Fibrinklebung muß rationell und individuell gestellt werden und hat sich an den Störmöglichkeiten der Wundheilung von Anastomosen zu orientieren. Nur dadurch gerät diese an sich gute Methode nicht unnötig in Mißkredit.

Literatur

1. Allgöwer M (1973) Fortschritte der Technik in der Colonchirurgie. Langenbecks Arch Chir 334:87
2. Eichfuss HP, Kortmann KB, Kremer B, Schreiber HW (1982) Anatomische und funktionelle Grundlagen für die Wahl von Nahtmitteln und Techniken in der Chirurgie von Magen und Dünndarm. In: Thiede A, Hagelmann H (Hrsg) Springer, Berlin Heidelberg New York, S 267
3. Langer S, Pesendorfer H, Breining H, Cen M (1974) Klinische und tierexperimentelle Studien zur Anastomosentechnik in der Darmchirurgie. Langenbecks Arch Chir 335:309
4. Scheele J, Groitl H (1984) Auto-suture oder Handnaht? Tierexperimentelle Untersuchungen zum Einfluß der Anastomosentechnik auf die Wundheilung am Verdauungstrakt am Beispiel des Hundecolons. Koloproktologie 6:65
5. Scheele J, Husemann B, Pesch H-J (1978) Kolonanastomosen im Tierexperiment. Mechani-sche und morphologische Befunde. Z Exper Chirurg 11:110
6. Scheele J, Herzog J, Mühe E (1978) Anastomosensicherung am Verdauungstrakt mit Fibrin-kleber. Nahttechnische Grundlagen, experimentelle Befunde, klinische Erfahrungen. Zbl Chirurgie 103:1325
7. Scheele J (1984) Grundlagen der Anastomosenheilung. In: Scheele J (Hrsg) Fibrinklebung. Springer, Berlin Heidelberg New York, S 115
8. Schreiber HW (1972) Darmnaht/Nahttechnik. In: Baumgartl F, Kremer K, Schreiber HW (Hrsg) Spezielle Chirurgie für die Praxis. Thieme, Stuttgart, S 102
9. Seelich T, Redl H (1984) Applikationstechniken. In: Scheele J (Hrsg) Fibrinklebung. Sprin-ger, Berlin Heidelberg New York, S 11
10. Stemberger A, Blümel C (1984) Theoretische Aspekte der Fibrinklebetechnik. In: Scheele J (Hrsg) Fibrinklebung. Springer, Berlin Heidelberg New York, S 3
11. Waclawiczek HW, Boeckl O (1986) Klinische Erfahrungen mit der Fibrinklebung (FK) in der Allgemein- und Thoraxchirurgie. Zbl Chirurgie 111:16
12. Waclawiczek HW, Boeckl O (1988) Die Wertigkeit der additiven Anastomosen- bzw. Naht-versiegelung mit Fibrinkleber am Gastrointestinaltrakt. Akt Chir 23:17
13. Waclawiczek HW, Kaindl H (1989) Pancreatic duct occlusion with fibrin sealant for the pro-tection of the pancreatic-digestive anastomosis following resection of the pancreatic head: experimental and clinical study. In: Waclawiczek HW (ed) Progress in fibrin sealing. Sprin-ger, Berlin Heidelberg New York, pp 79
14. Waclawiczek HW, Rieger R, Hasenöhrl G, Boeckl O (1990) Die Wertigkeit der additiven Nahtversiegelung mit Fibrinkleber am Gastrointestinaltrakt. In: Eigler FW, Gross E, Vogt E (Hrsg) Die Anastomose am Gastrointestinaltrakt. TM, Hameln, S 95–102

Die Pankreasgangokklusion unter besonderer Berücksichtigung des Fibrinklebers TISSUCOL®

D. Lorenz und H. Waclawiczek

Als Ergebnis einer Umfrage an mehr als 100 chirurgischen Kliniken im deutschsprachigen Raum deklarierte Schmieden 1927 das Pankreas als ein „operationsfeindliches" Organ. Hat die Bauchspeicheldrüse auch aufgrund verbesserter diagnostischer Methoden, operativer Verfahren und postoperativer Nachsorge seine „Gefährlichkeit" verloren, so bleiben eine Reihe schwer kalkulierbarer Faktoren:

- Jeder operative Eingriff am Pankreas kann zu einer nekrotisierenden Pankreatitis führen.
- Nach kephaler Duodenopankreatektomie ist eine Nahtinsuffizienz an der pankreatikodigestiven Anastomose eine gravierende Komplikation.
- Die Resektion eines Teils der Bauchspeicheldrüse und die sukzessiven Veränderungen am Parenchym des verbliebenen Pankreas können einen schwer zu therapierenden Diabetes mellitus nach sich ziehen.

Sowohl für die immer noch durch Diskussionen behaftete Resektionsbehandlung der chronischen Pankreatitis als auch für die zweifelsfreie Karzinomtherapie wurde seit 1977 eine Idee inauguriert, die eine summarische Lösung der aufgeworfenen Probleme bringen sollte. Es handelte sich um die Ausschaltung der exokrinen Pankreassekretion durch Okklusion des Gangsystems (PGO) mit flüssigen Substanzen, die nach Einbringen in den D. pancreaticus rasch aushärten. Little setzte dieses Verfahren erstmals klinisch bei Patienten mit chronischer Pankreatitis ein, um einen entzündungshemmenden Effekt zu erzielen, und er verwendete Alkyl-alpha-cyanacrylat. 1978 wurde mit Prolamin (Ethibloc®), einer aminosäurehaltigen Alkohollösung, ein Okklusionsmittel in die Resektionsbehandlung der chronischen Pankreatitis eingeführt, das nicht nur die Entzündung günstig beeinflussen, sondern auch durch Unterbrechung der Sekretion einen „Anastomosenschutz" der Pankreatikjejunostomie nach kephaler Duodenpankreatektomie bewirken sollte.

Erweiterung der Indikationsstellung zur PGO folgten für die operative Therapie des Pankreaskarzinoms und für die segmentale Pankreastransplantation. Außerdem kam mit dem Fibrinkleber Tissucol® ein neues Okklusionsmittel mit verbesserten Eigenschaften erfolgreich zum Einsatz.

Die PGO hat in den letzten 10 Jahren die Pankreaschirurgie bereichert, aber sie ist nicht allgemein akzeptiert. Dabei liegt das Kontroverse nicht so sehr im Beweis von Nachteilen als im Zweifel über vorhandene Vorteile.

Nach Erfahrungen in der resezierenden Pankreaschirurgie mit und ohne PGO und in Auswertung der zahlreichen Publikationen und eigener Studien zu dieser Thematik kann heute eine Wertung dieses Verfahrens für die chronische Pankrea-

Ch. Gebhardt (Hrsg.)
Fibrinklebung in der Allgemein- und Unfallchirurgie,
Orthopädie, Kinder- und Thoraxchirurgie
© Springer-Verlag Berlin Heidelberg 1992

titis und das Pankreaskarzinom vorgenommen werden. Ausgehend von den Ergebnissen werden außerdem Erfahrungen zur praktischen Handhabung und zur Indikation der Pankreasokklusion mitgeteilt.

Im einzelnen wollen wir folgende Fragen beantworten:

1. Gibt die PGO unter Berücksichtigung der genannten Indikationen für die frühe postoperative Phase (Komplikationen) und bis 3 Jahre nach dem Eingriff aus morphologischer und funktioneller Sicht (B-Zellfunktion) Vorteile gegenüber nichtokkludierenden Verfahren?
2. Wenn ja, welche Technik der PGO ist zu empfehlen, wobei speziell auf die am häufigsten eingesetzten Substanzen Polamin und Fibrinkleber Bezug genommen wird.

Technik der Gangokklusion

Die PGO stellt eine Blockade des Pankreasgangsystems bis in die Schaltstücke zu den Azini dar und stoppt damit abrupt die Sekretion, ohne daß es, eine korrekte Technik vorausgesetzt, zu Stauungen und Zystenbildungen kommt. Erreicht wird damit eine Separation von Pankreasenzymen, Galle und Jejunalsaft mit dem Ziel, die pankreatikodigestive Anastomose nach Whipple-Operation vor Selbstverdauung zu schützen und ein „Ausbrennen" der chronischen Pankreatitis mit allen Folgen für die B-Zellfunktion durch Einleitung einer „milden" Fibrose zu verhindern. Diesen unterschiedlichen Intentionen müssen Okklusionsmedium und -technik Rechnung tragen.

Plant man eine PGO, dann sind eine präoperative oder intraoperative Pankreasgangdarstellung erforderlich. Gangsteine können somit intraoperativ entfernt werden, und der Zusatz von wäßrigem Kontrastmittel zum Okklusionsmedium gestattet die Kontrolle, ob eine komplette Blockung erfolgt ist.

Nach Durchtrennung des Pankreas über der Pfortader wird ein Polyvinylkatheter durch die Öffnung des D. pancreaticus bis in den Pankreasschwanz eingebracht. Gibt es dabei Schwierigkeiten, hilft stets die gleichzeitige Injektion von Kochsalzlösung, den Weg zu finden. Anschließend umsticht man die Öffnung des D. pancreaticus bei liegendem Katheter großzügig mit einer atraumatischen Tabakbeutelnaht (3 X 0 Vicryl), und diese wird so weit mit einem Knoten zusammengeschnürt, daß der Katheter nur noch mit kräftigem Zug bewegt werden kann. Das ist wichtig, da das unter Druck stehende Okklusionsmedium sonst vor dem Aushärten vorzeitig aus dem Gangsystem austritt. Anschließend werden etwa 3–4 ml Okklusionsmedium über den Katheter injiziert, wobei man vorher stets prüfen sollte, ob die Konnektion zwischen Spritze und Katheter (Luer-Lock) dem Injektionsdruck von etwa 200 Torr (25 kPa) widersteht. Während der Injektion zieht man den Katheter kontinuierlich zurück, und nach endgültiger Entfernung wird die Tabakbeutelnaht geknüpft. Bei Beginn der PGO ist darauf zu achten, daß das Medium nicht aus der Pankreasresektionsfläche austritt. Geschieht das, muß die Injektion unterbrochen und die Austrittstelle atraumatisch umstochen werden. Nach Entfernung des Pankreaskopfes und Naht der Hinterwand der Pankreatikojejunostomie wird die Tabakbeutelnaht am D. pancreaticus wieder entfernt, bevor die Anastomose mit der Vorderwandnaht definitiv beendet wird.

Folgende Besonderheiten sind bei den am häufigsten verwendeten Okklusionsmedien Prolamin und Fibrinkleber zu beachten:

Ethibloc®

Das von der Firma Ethicon/Hamburg angebotene Ethibloc® ist in injektionsfertigen Sets erhältlich. Die Einmalgebrauchsspritze mit Luer-Lock-Ansatz hat einen Inhalt von 7,5 ml Ethibloc®. 1 ml der Emulsion enthalten 210 mg Zein, 162 mg Natriumamidotrizoat-Etrahydrat, 145 mg Oleum Papaveris und 6 mg Propylenglykol. Ethibloc® ist mit einem jodhaltigen Röntgenkontrastmittel versetzt, was bei Jodallergie zu beachten ist. Weiterhin ist für den Operationsverlauf zu kalkulieren, daß die Spritze etwa 20 min per Hand geschüttelt werden muß, bis der Inhalt in flüssigem und damit okklusionsfähigem Zustand ist. Nach Injektion in den Pankreasgang fällt Ethibloc® in wäßrigem Milieu sofort aus und wird nach anfänglich kaugummiartiger Konsistenz zunehmend härter.

Gegenüber früher verwendeten Okklusionsmedien wie Zyanoakrylat und Neoprene wird Ethibloc® innerhalb von 14 Tagen leukozytär abgebaut. Aus der in etwa 50% wieder einsetzenden suffizienten exokrinen Sekretion erklärt sich die bei diesen Patienten nicht auftretende exokrine Pankreasinsuffizienz (Patienten benötigen keine Enzymsubstitution). Das unterstreicht nachdrücklich die Notwendigkeit einer pankreatikodigestiven Anastomose, da sonst Pankreasfisteln resultieren. Morphologisch konnte nachgewiesen werden, daß das Gangsystem nach 11–14 Tagen weitgehend rekanalisiert ist. Es finden sich tubuläre Gangdrüsen, die eine Schleimproduktion erkennen lassen.

Fibrinkleber (Tissucol®)

Für die Anwendung des Fibrinklebers zur PGO eignet sich der von der Firma Immuno/Wien und Heidelberg angebotene humane Fibrinkleber Tissucol®. Entscheidend ist, daß dem Fibrinkleber gegenüber der handelsüblichen Form eine höhere Aprotininkonzentration von 20000 IE/ml beigefügt wird, um einer sofortigen Auflösung durch die tryptische Aktivität des Pankreassaftes vorzubeugen. Die angegebene Aprotininkonzentration haben wir in vitro und in tierexperimentellen Untersuchungen geprüft und gefunden, daß der Fibrinkleber unter diesen Bedingungen eine Verweildauer von 5 ± 1 Tagen im Gangsystem hat.

Tissucol® Kit 1,0 ist ein Zweikomponenten-Fibrinkleber. Eine Komponente besteht aus Tissucol-Lösung (pro ml 70–110 mg Fibrinogen, 2–9 mg Plasmafibronektin, 10–50 E Faktor XIII und 40–120 µg Plasminogen). Für die erforderliche Temperaturregulierung (37 °C) und die Auslösung der Substanzen eignet sich der Fibrotherm (Abb. 1), aber die Verwendung eines Wasserbades ist ebenfalls möglich. Nach Mischung von 1 ml Tissucol-Lösung mit 20000 IE Aprotinin wird die 2. Komponente des Fibrinklebers vorbereitet. Dazu werden 1 ml Thrombin 500 mit 1 ml 40 mmol $CaCl_2$-Lösung bei 37 °C gemischt. Beide Komponenten werden in ge-

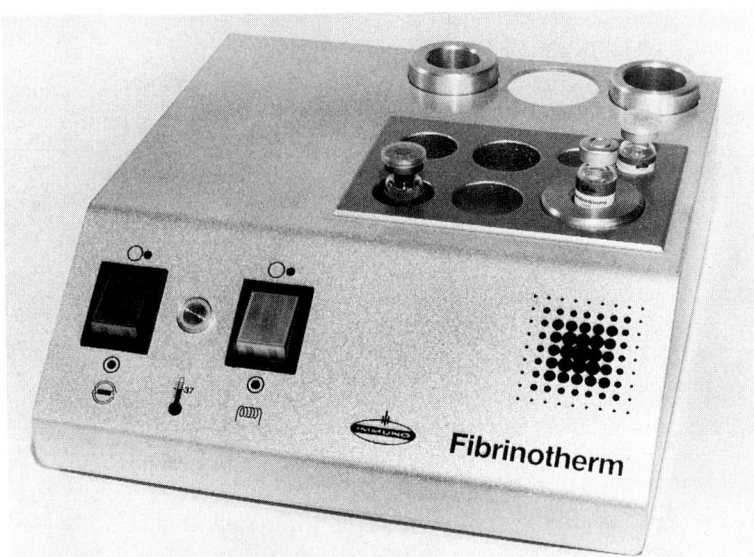

Abb. 1. Fibrinotherm (Fa. Immuno, Wien/Heidelberg) zur Mischung der Fibrinkleberkomponenten Tissucol und Aprotinin sowie Thrombin und $CaCl_2$ bei 37 °C

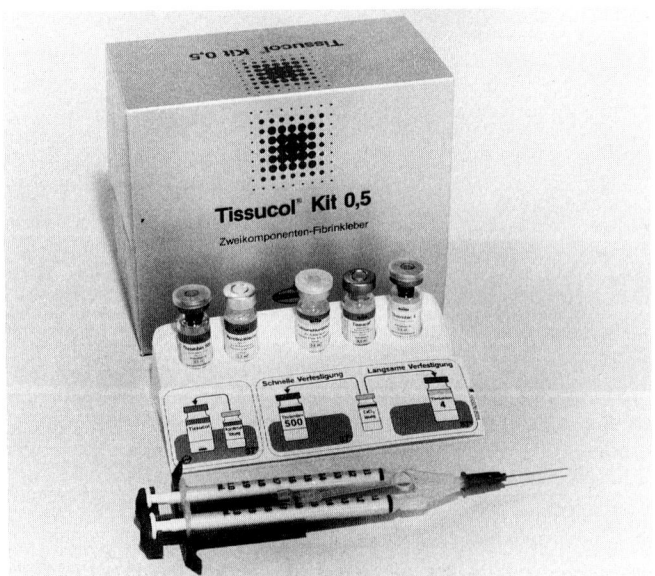

Abb. 2. Das Duploject-System der Fa. Immuno bringt beide Fibrinkleberkomponenten gleichzeitig in den Okklusionskatheter

trennte Spritzen des Dupluject-Systems aspiriert (Abb. 2) und können dann über den Pankreaskatheter injiziert werden, wobei sich Tissucol-Lösung und Thrombin im Konus vor der Injektionsnadel vereinigen. Wie bei der Verwendung von Ethibloc® ist der vorübergehende Verschluß des Pankreasganges mit einer Tabakbeutelnaht erforderlich.

Chronische Pankreatitis

Die PGO wurde in die Therapie der chronischen Pankreatitis eingeführt, um die Komplikationsrate an der pankreatikodigestiven Anastomose nach Whipple-Operation sicherer zu gestalten und um den chronischen Entzündungsprozeß zu beenden. Mit letzterem sollte insbesondere das langsame, über Jahre sich hinziehende „Ausbrennen" des Pankreas mit dem unausbleiblichen Verlust der endokrinen Funktion verhindert werden. Die Arbeitsgruppe um Gebhardt und Gall in Erlangen hat sich seit 1978 diesem Problem gewidmet und zahlreiche Erfahrungsberichte zum Einsatz von Ethibloc® bei chronischer Pankreatitis publiziert.

Eine PGO im lienalen Pankreas nach kephaler Duodenopankreatektomie wegen chronischer Pankreatitis wäre sinnvoll, wenn die PGO technisch gesehen Aussicht auf korrekte Handhabung hat (s.v.), gegenüber nichtokkludierenden Verfahren eine vergleichsweise Senkung der Komplikationen an der Pankreasanastomose erzielt werden kann und in Langzeitbeobachtungen eine Konservierung der B-Zellfunktion der Langerhans-Inseln nachweisbar ist.

In einer 3jährigen Nachbeobachtungsstudie an 60 Patienten mit operationspflichtiger chronischer Pankreatitis haben wir diese Fragen überprüft.

Bei allen Patienten erfolgte eine kephale Duodenopankreatektomie. 20 Patienten erhielten keine PGO, 20mal okkludierten wir mit Ethibloc® und 20mal mit Tissucol®.

Die Frühkomplikationsrate betrug in allen 3 Gruppen 5%, wobei eine Pankreasfistel in der Gruppe ohne PGO und je eine Pankreaspseudozyste in den Gruppen mit PGO auftraten.

Ein von uns eingesetzter Schmerz-Score erbrachte geringfügig bessere Resultate bei den Patienten mit PGO, wobei zwischen den beiden Okklusionsmedien keine Unterschiede beobachtet wurden.

Die Gewichtszunahme betrug bis 3 Jahre nach dem Eingriff in allen Gruppen 6–9 kg. Alle 60 in die Studie aufgenommenen Patienten hatten präoperativ keinen insulinpflichtigen Diabetes mellitus, jedoch fiel eine Kohlenhydratintoleranz in der Bestimmung der glukosestimulierten Serum-C-Peptidkonzentration bei allen Patienten auf. Da 10 Patienten unmittelbar nach Pankreaskopfresektion einen behandlungspflichtigen Diabetes mellitus entwickelten, konnten in der Gruppe ohne PGO 16 Patienten und in den beiden Okklusionsgruppen je 17 Patienten stoffwechselkontrolliert werden.

Die Abb. 3 und 4 zeigen die glukosestimulierten Seruminsulin- und C-Peptidkonzentrationen 4 Wochen und 3 Jahre postoperativ in allen 3 Patientengruppen. Dabei fällt ein verzögerter und reduzierter Anstieg der Seruminsulin- und C-Peptidwerte auf etwa 30% gegenüber den Konzentrationen 4 Wochen nach der Pankreaskopfresektion auf, aber zwischen den 3 Patientengruppen wurden bis 3 Jahre nach

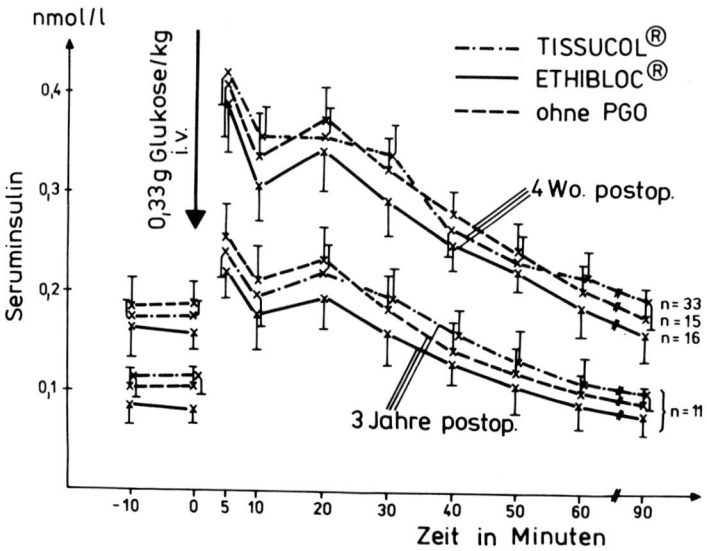

Abb. 3. Basale und stimulierte Seruminsulinkonzentrationen 4 Wochen und 3 Jahre nach Whipple'scher Operation mit und ohne PGO bei Patienten mit chronischer Pankreatitis

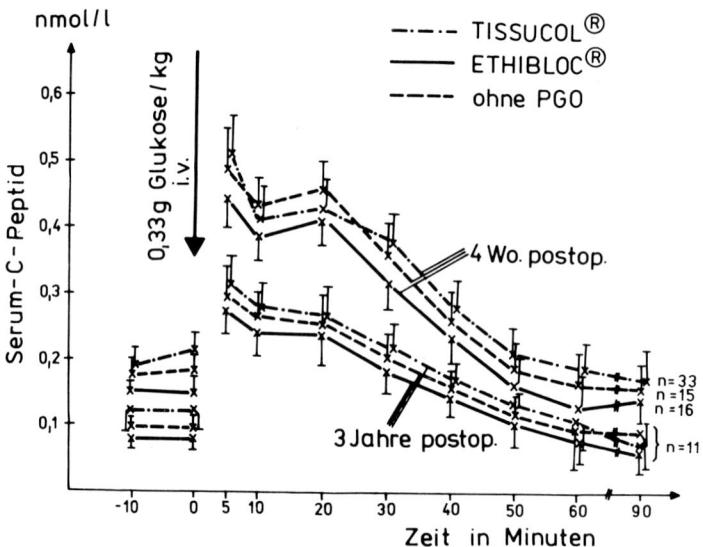

Abb. 4. Basale und stimulierte Serum-C-Peptidkonzentrationen 4 Wochen und 3 Jahre nach Whipple-Operation mit und ohne PGO bei Patienten mit chronischer Pankreatitis

dem Eingriff zu keinem Untersuchungszeitraum signifikante Unterschiede bezüglich der B-Zellfunktion beobachtet.

Kommen wir zu den eingangs an die PGO bei chronischer Pankreatitis gestellten Anforderungen zurück, so muß konstatiert werden, daß der Einsatz der PGO für dieses Krankheitsbild weder Vor- noch Nachteile bringt. Tierexperimentelle Untersuchungen zur Leistungsbilanz der Langerhans-Inseln nach Pankreasgangokklusion unterstreichen diese klinischen Untersuchungen. Komplikationen anhand der pankreatikodigestiven Anastomose können bei exakter Handhabung der Nahttechnik (Durchblutung des Jejunalrandes!) nicht auftreten, da das feste Pankreasparenchym ein sicheres Nahtlager darstellt und die Pankreasenzyme bei einer operationspflichtigen chronischen Pankreatitis stark reduziert sind (bis 90% und mehr). Daß die Fibrose der Azini keinen Einfluß auf die Funktion der Langerhans-Inseln haben soll, widerspricht den physiologischen Gegebenheiten der Pankreasdurchblutung. Da das venöse Blut der Langerhans-Inseln über Vasa efferentia in das Kapillarsystem des exokrinen Pankreas gelangt, resultiert bei fibrösem Umbau der Azini eine Zirkulationsstörung auch im endokrinen Pankreasanteil.

Pankreaskarzinom

Die PGO des lienalen Pankreas nach kephaler Duodenpankreatektomie wegen eines Papillenkarzinoms bzw. eines periampullären Pankreaskopfkarzinoms kam später als bei chronischer Pankreatitis zur Anwendung. Wittrin und Mitarb. berichteten 1981 erstmals über diese Indikationserweiterung.

Gegenüber der Anwendung der PGO bei chronischer Pankreatitis liegt der Akzent beim Pankreaskarzinom absolut auf der Vermeidung von Komplikationen an der pankreatikodigestiven Anastomose, während die Auswirkungen auf die endokrine Funktion eher dahingehend bewertet werden, daß gegenüber dem nichtokkludierten Pankreas keine stärkere Abnahme der B-Zellfunktion erfolgen sollte.

Wir haben diese 2 prinzipiellen Voraussetzungen für die Indikation der PGO mit den Okklusionsmedien Ethibloc® und Tissucol® in kontrollierten Studien überprüft.

Bei 20 Patienten nahmen wir keine PGO vor, bei 20 Patienten erfolgte eine PGO mit Ethibloc® und bei 36 Patienten mit Tissucol®. Tabelle 1 zeigt einen Vergleich der Frühkomplikationsrate und deren Ursachen. In der Gruppe ohne PGO verstarb 1 Patient nach Insuffizienz der pankreatiko-digestiven Anastomose am 5. postoperativen Tag wegen nicht beherrschbarer Peritonitis. Fisteln nach partieller Insuffizienz sahen wir in der Gruppe 3mal, jedoch machte sich in keinem Fall eine Relaparotomie erforderlich. Berücksichtigt man eine Wundinfektion und das Auftreten eines insulinpflichtigen Diabetes mellitus in 4 Fällen nicht, so beträgt der Anteil schwerwiegender Komplikationen bezüglich des Restpankreas in der Patientengruppe ohne PGO 20%. Nach Okklusion des lienalen Pankreas mit Ethibloc® führte eine Nekrose des verbliebenen Restpankreas zu einem letalen Verlauf am 8. postoperativen Tag. Daneben wurde einmal eine konservativ beherrschbare Pankreasfistel beobachtet, so daß die Frühkomplikationsrate in dieser Gruppe 10% beträgt. Bei 36 Patienten erfolgte nach kephaler Duodenopankreatektomie eine PGO mit Tissucol®. An unmittelbaren postoperativen Komplikationen wurden

Tabelle 1. Frühkomplikationen und deren Ursachen nach Pankreaskopfresektion wegen Karzinom mit und ohne PGO

Diagnose	Frühkomplikation	ohne PGO n = 20	ETHIBLOC^R n = 20	TISSUCOL^R n = 36
Karzinom	Letal	1	1	—
	Pankreasfistel	3	1	—
	Gallefistel	—	—	2
	Infektion	1	—	3
	Diabetes	4	3	3

2 Insuffizienzen an der biliodigestiven Anastomose beobachtet, die innerhalb weniger Tage spontan versiegten. Einmal mußte wegen eines Bursaabszesses relaparotomiert werden, ohne daß sich eine Insuffizienz an der pankreatiko-digestiven Anastomose fand. 2mal trat ein Abszeß im Wundbereich auf. Zusammenfassend läßt sich zum Problem der Sicherung der Pankreasanastomose sagen, daß nach PGO mit Tissucol® keine Probleme an der Pankreatikojejunostomie auftraten.

Aufgrund der postoperativen Komplikationen (2mal letal, 10mal insulinpflichtiger Diabetes mellitus) standen für Stoffwechseluntersuchungen 4 Wochen postoperativ in der Gruppe ohne PGO 15 Patienten, in der Gruppe mit Ethibloc-Okklusion 16 Patienten und in der Gruppe mit Tissucol®-Okklusion 33 Patienten zur Verfügung. 3 Jahre nach dem Eingriff konnten 11 Patienten jeder Gruppe bezüglich der B-Zellfunktion nachuntersucht werden.

Die Abb. 5 und 6 zeigen die Ergebnisse der glukosestimulierten Seruminsulin- und C-Peptidkonzentrationen 4 Wochen und 3 Jahre nach dem Eingriff in allen 3 Patientengruppen.

Sowohl die basalen als auch die stimulierten Seruminsulin- und C-Peptidkonzentrationen waren 3 Jahre postoperativ in allen 3 Patientengruppen gegenüber den Untersuchungen nach 4 Wochen signifikant erniedrigt. Allerdings bestanden zu keinem Untersuchungszeitpunkt zwischen den 3 Patientengruppen signifikante Unterschiede in den basalen und stimulierten Hormonkonzentrationen im Serum, so daß ein zusätzlicher schädigender Einfluß der PGO auf die B-Zellfunktion im Restpankreas nach kephaler Duodenopankreatektomie wegen Pankreaskopfkarzinom nicht festgestellt werden konnte.

Die histologische Untersuchung der mit Tissucol® okkludierten Pankreata zeigte bis 1 Jahr postoperativ eine milde Fibrosierung, die sich vorwiegend in den interlobulären Septen lokalisiert, gut erhaltene Azinistrukturen und rekanalisierte mit Endothel ausgekleidete Duktuli. Immunohistochemische Insulin- und Glukagonnachweise 1 Jahr nach Tissucol®-Okklusion demonstrierten gut erhaltene Langerhans-Inseln mit einem hohen Hormongehalt der B- und A_2-Zellen.

Bei gleichen Resultaten in bezug auf die Kohlenhydrattoleranz kann man hinsichtlich der Frühkomplikationsrate konstatieren, daß sich die PGO signifikant reduzierend auf die Komplikationen an der pankreatiko-digestiven Anastomose auswirkt. Die Anwendung des Fibrinklebers Tissucol® bei 36 Patienten mit Pankreaskopfkarzinom brachte keinerlei Komplikationen am Restpankreas, und da sich die B-Zellfunktion gegenüber der Nichtokklusion und der PGO mit Ethibloc im Verlauf von 3 Jahren postoperativ gleich verhielt, favorisieren wir diese Technik.

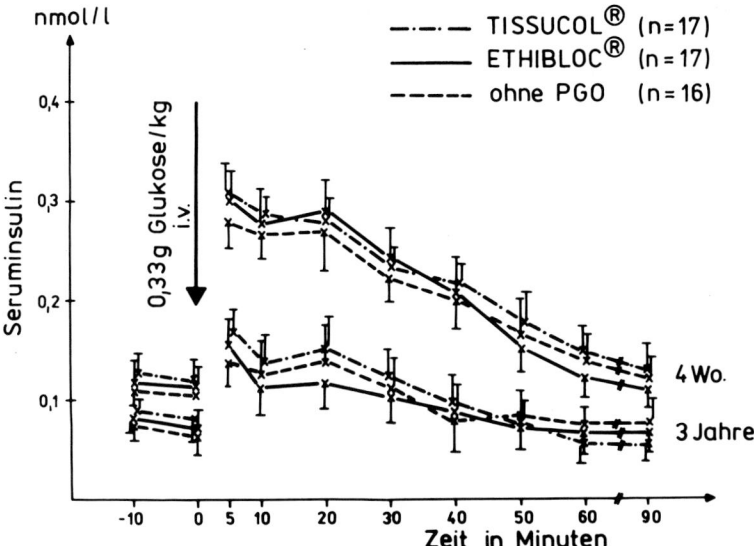

Abb. 5. Basale und stimulierte Seruminsulinkonzentrationen 4 Wochen und 3 Jahre nach Whipple-Operation mit und ohne PGO wegen Pankreaskopfkarzinom

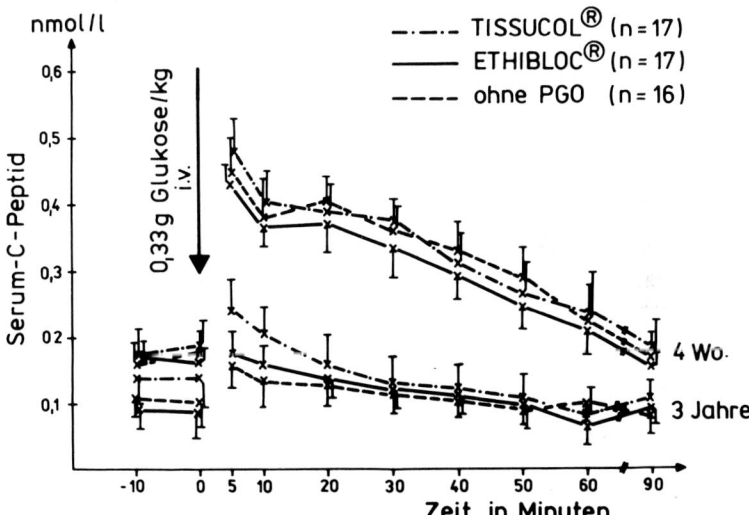

Abb. 6. Basale und stimulierte Serum-C-Peptidkonzentrationen 4 Wochen und 3 Jahre nach Whipple-Operation mit und ohne PGO wegen Pankreaskopfkarzinom

Empfehlung für die PGO

Ausgehend von den in der Einleitung zu dieser Übersicht aufgeworfenen 2 Kardinalfragen zur Indikation und Technik der PGO möchten wir folgende Empfehlungen geben:

Chronische Pankreatitis

Die PGO ist zur Vermeidung von Komplikationen an der pankreatiko-digestiven Anastomose nicht erforderlich. Die B-Zellfunktion ist gegenüber nichtokkludierten Pankreata bis 3 Jahre postoperativ ohne signifikante Unterschiede, so daß wir die PGO im Zusammenhang mit der Whipple-Operation bei chronischer Pankreatitis als nicht erforderlich betrachten.

Pankreaskarzinom

Die PGO, besonders mit dem Fibrinkleber Tissucol®, hat in unserem Patientengut einen gravierenden Einfluß auf die Senkung der Komplikationsrate an der pankreatiko-digestiven Anastomose erbracht. Da sich bis 3 Jahre nach Whipple-Operation wegen Pankreaskopfkarzinom keine signifikanten Unterschiede in der B-Zellfunktion gegenüber nichtokkludierten Pankreata zeigten, möchten wir die PGO für diese Indikation empfehlen.

Literatur

1. Aufschnaiter M, Boder E (1980) Zur Operationswahl bei chronischer Pankreatitis. Zent bl Chir 105:1435–1442
2. Doertenbach JG (1986) Bleibt das endokrine Pankreas nach Gangokklusion auch langfristig erhalten? Inn Med 3:108–109
3. Gall FP, Gebhardt Ch, Zirngibl H (1981) Chronische Pankreatitis. Fortschr Med 99:1967–1972
4. Gall FP, Gebhardt Ch, Zirngibl H (1982) Chronic pancreatitis – results in 116 consecutive, partial duodeno-pancreatectomies combined with pancreatic duct ucclusion. Hepato-gastroenterol. 29:115–119
5. Gall FP, Zirngibl H (1984) Chirurgische Therapie der Pankreastumoren. In: Gebhardt Ch (Hrsg) Chirurgie des endokrinen Pankreas. G. Thieme, Stuttgart New York, S 235–268
6. Gebhardt Ch, Gall FP, Mühe E, Lauterwald A (1979) Ist die totale Pankreatektomie zur Behandlung der chronischen Pankreatitis noch zu verantworten? Langenbecks Arch Chir 350:129–137
7. Gebhardt Ch, Gall FP, Stolte M (1980) Pankreasgangokklusion: Chirurgische Anwendung. In: Gebhardt Ch, Stolte M (Hrsg) Pankreasgangokklusion. Verlag G. Witzstrock, Baden-Baden, S 49–53
8. Gebhard Ch, Stolte M (1982) Pankreasgangokklusion – Mögliche Fehler und Fehlinterpretationen. Chirurg 53:325–327
9. Hollender LF (1985) Die Pankreasgangokklusion aus chirurgischer Sicht. Langenbecks Arch Chir 363:147–148
10. Horn J, Hohenberger P (1987) Chronische Pankreatitis-Drainage und Resektionsverfahren: Standortbestimmung. Chirurg 58:14–24
11. Lippert H, Wolff H, Lorenz D, Wojczik H, Kühn F (1984) Erfahrungen mit der Pankreasokklusion nach kephaler Duodenopankreatektomie. Zent Bl Chir 109:1112–1121
12. Little JM, Lauer C, Hogg J (1977) Pancreatic duct obstruction with an acrylate glue: a new method for producing pancreatic exocrine atrophy. Surgery 81:243–249
13. Lorenz D, Lippert H, Wolff H (1987) Früherkenntnisse nach Whipple'scher Operation mit und ohne Gangokklusion. In: Gall FP, Gebhardt Ch, Groitl H (Hrsg) Fortschritte in der Pankreaschirurgie. W. Zuckschwerdt, München Bern Wien San Francisco, S 104–110
14. Lorenz D, Lippert H, Wolff H (1987) Frühergebnisse nach Whippl'scher Operation mit und ohne Gangokklusion. In: Gall FP, Hermanek P (Hrsg) Fortschritte in der Chirurgie, Bd. 3, München Bern Wien, S 104–110

15. Lorenz D, Waclawiczek H (1988) Die Pankreasgangokklusion in der Resektionsbehandlung der chronischen Pankreatitis und des Pankreaskopfkarzinoms. Chirurg 59:90–95
16. Märklin HM, Steegmüller KW (1983) Maximale Inselzellstimulation nach partieller Duodeno-pankreatektomie und Pankreasgangokklusion. Chirurg 54:592–595
17. Marcell A (1985) Erfahrungen mit dem Fibrinkleber bei Operationen am Pankreas. Aktuelle Chir 20:52–54
18. Schiebler TH (1987) Zur Biologie der Bauchspeicheldrüse. Verh Dtsch Ges Pathol 71:1–10
19. Schmieden V, Sebening W (1927) Chirurgie des Pankreas. Arch klin Chir 148:319
20. Schneider MU, Lux G, Gebhardt Ch, Meister R, Pichl J, Heptner G, Knorr H, Rödle Th, Domschke S, Domschke W (1985) Therapeutische Pankreasgangocclusion bei chronischer Pankreatitis: klinische, exokrine und endokrine Konsequenzen bei 12monatiger Nachbeobachtung. Langenbecks Arch Chir 363:169–173
21. Steegmüller KW, Märklin HM, Fischer R (1982) Die partielle Duodenopankreatektomie mit Pankreasgangokklusion. Vorläufige Ergebnisse. Z Gastroenterol 20:617–622
22. Waclawiczek HW, Lorenz D (1989) Der Schutz der pancreatico-digestiven Anastomose nach Pankreaskopfresektion durch Pankreasgangokklusion mit Fibrin (Kleber). – Tierexperimentelle und klinische Erfahrungen. Chirurg 60:403–408
23. Waclawiczek HW (1987) Vorläufige Ergebnisse der Pankreasgangokklusion mit Fibrinkleber nach Pankreaskopfresektion zum Schutz der pancreaticodigestiven Anastomose. Chirurg 58:487–491
24. Wittrin G, Jost JO, Clemens M, Arndt M (1981) Pankreasgangokklusion nach partieller Duodenopankreatektomie in der Karzinomchirurgie. Chirurg 52:157–159
25. Zühlke HW, Häring R, Watermann UJ, Natzmer E v., Konradt J, Grosse G (1983) Leistungsbilanz der Inselzellen nach Pankreasgangokklusion – ein Langzeitversuch. Langenbecks Arch Chir 360:141–158

Endoskopische Intervention bei postoperativen Fisteln

V. LANGE, G. MEYER, H. RAU und A. MEWES

Einleitung

Die Behandlung von Fisteln gehört zu den alltäglichen Problemen des Chirurgen. Neben seltenen tumorbedingten Fisteln finden sich solche bei spezifischen Entzündungen und noch häufiger als proktologisches Leiden. Ganz überwiegend treten Fisteln im chirurgischen Krankengut jedoch als Komplikation eines resezierenden Eingriffes auf und haben ihre Ursache in der Dehiszenz einer Anastomose. Die Behandlung derartiger Fisteln erfolgt entweder chirurgisch oder konservativ in Abhängigkeit vom Zeitpunkt ihres Auftretens, dem Ausmaß der begleitenden Entzündung bzw. der ausreichenden Ableitung von putriden Sekreten. Die konservative Behandlung bedeutet meist einen erheblich verlängerten Krankenhausaufenthalt. Seit Fibrinkleber über das Endoskop appliziert werden kann, zeichnet sich eine Möglichkeit ab, die konservative Fistelbehandlung drastisch zu verkürzen (2, 4, 9).

Patienten und Methoden

Es wird über 82 Patienten berichtet, die von 1982 bis August 1990 an der Klinik für Chirurgie der Medizinischen Universität zu Lübeck und an der Chirurgischen Klinik Großhadern in München behandelt wurden, wobei während einer 1-jährigen Überschneidung Patienten aus beiden Kliniken in die Auswertung eingingen. Eine Übersicht der Befund und Behandlungsdaten ist in Tabelle 1 wiedergegeben.

Zum Fistelverschluß werden konventionelle Endoskope verwendet, um über diese die intestinale Fistelöffnung einzustellen und mit einem Katheter zu sondieren, über den die zum Fistelverschluß zu verwendende Substanz appliziert werden soll. Technische Einzelheiten zum praktischen Vorgehen sind an anderer Stelle ausgiebig dargestellt (4), so daß hier die wichtigsten Punkte tabellarisch aufgelistet sind (Tabelle 2). Der Fistelverschluß wird als erfolgreich eingestuft, wenn nach der letzten Klebung die Sekretion sofort, vollständig und dauerhaft unterbunden ist.

Entero-cutane Fisteln, deren intestinale Öffnung nicht erreichbar oder nicht suffizient einstellbar ist, waren bisher von diesem endoskopischen Behandlungsverfahren ausgeschlossen. Für diese Patienten wurde eine Technik entwickelt, die wir als Fistuloskopie bezeichnen. Dabei wird das Endoskop percutan durch den Drainagekanal oder den Fistelgang vorgeschoben. Die Behandlung, Diagnostik, Technik der Klebung und Nachbehandlung unterscheiden sich außer in der Art des Zuganges nicht von dem in Tabelle 2 wiedergegebenen Vorgehen. Kleinere Fistelgänge wer-

Ch. Gebhardt (Hrsg.)
Fibrinklebung in der Allgemein- und Unfallchirurgie,
Orthopädie, Kinder- und Thoraxchirurgie
© Springer-Verlag Berlin Heidelberg 1992

Tabelle 1. Patienten und Behandlungsdaten

	Konventioneller Zugang		Fistuloskopie		Gesamt	
	n	Erfolg	n	Erfolg	n	Erfolg
Genese der Fistel						
postoperativ	48	36	29	20	77	56
spontan	4	2	1	—	5	2
Dauer der Fistel						
< 4 Wochen	32	26	16	10	48	36
< 8 Wochen	8	6	7	6	15	12
<26 Wochen	4	3	4	2	8	5
>26 Wochen	8	3	3	2	11	3
Lokalisation der Fistel						
oberer GI-Trakt	23	17	17	11	40	28
unterer GI-Trakt	25	18	3	2	28	20
kombiniert	1	—	2	2	3	2
Abszeß	—	—	8	5	8	5
andere (s.u.)	3	3	—	—	3	5
Fistelverlauf						
entero-cutan	40	28	22	15	62	43
blind	9	7	—	—	9	7
Abszeß	—	—	8	5	8	5
pleuro-spinal	1	1	—	—	1	1
pulmo-cutan	1	1	—	–	1	1
broncho-pleural	1	1	—	—	1	1
Gesamt	52	38 (73%)	30	20 (66%)	82	58 (71%)
Untersuchungen	157		40		197	

Tabelle 2. Praktisches Vorgehen beim endoskopischen Fistelverschluß

1. Bakteriologische Untersuchung des Fistelsekretes
2. Radiologische Darstellung der Fistel
3. Vorbehandlung der Fistel über mindestens 3 Tage mit 2× täglicher Spülung (Kochsalz + Varidase) oder entsprechender Dauerspülung
4. orthograde Colonlavage bei Dickdarmfisteln
5. Körpertemperatur des Patienten über 24 Stunden unter 38°
6. Fistelverschluß in Sedierung, Fistuloskopie in Narkose mit Möglichkeit zur Durchleuchtung
7. antibiotische Abdeckung bei und nach Klebung
8. parenterale Ernährung für 5–7 Tage nach Klebung
9. Gastrografinkontrolle vor Nahrungsaufnahme bei Fisteln im oberen GI-Trakt, im unteren GI-Trakt nach klinischem Befund
10. bei wiederauftretender Sekretion erneuter Versuch der endoskopischen Okklusion

den mit dem Bronchoskop, größere mit dem Kindergastroskop intubiert. Die Luftinsufflation ist dabei nur mit dem Gastroskop möglich, bei bronchoskopischer Untersuchung kann, falls erforderlich, unter Wasser gespiegelt werden, wobei die Übersicht jedoch durch aufgeschwemmtes Blut oder Detritus häufig eingeschränkt ist. Die Injektion von Luft mit Hilfe einer Perfusorspritze vermag jedoch intermittierend die Übersicht zu verbessern. Die Möglichkeit zur Durchleuchtung sollte bei dieser Art der Untersuchung gegeben sein. Die Fistuloskopie sollte nicht vor dem 10. postoperativen Tag durchgeführt werden, um einen stabilen, nicht kolabierenden Fistelgang anzutreffen. Bei schon länger bestehenden Gängen und Höhlen mit spiegelndem Pseudoepithel sollte vor Fibrinapplikation eine Anfrischung der Oberfläche mit Hilfe der Biopsiezange oder einer Reinigungsbürste durchgeführt werden. Genauere Angaben zur Technik der Fistuloskopie finden sich in einer vor kurzem erschienenen Veröffentlichung (5).

Ergebnisse

Der erste Versuch, eine gastrointestinale, entero-cutane Fistel endoskopisch zu verschließen, wurde erfolgreich mit Polidocanol durchgeführt. Hierbei handelte es sich um eine kapilläre Fistel eines B-II-Magens, die allein durch Kompression und nachfolgend narbige Schrumpfung dauerhaft zu verschließen war. Bei größeren Fisteln mußte dieses Vorgehen mangels klebender Eigenschaften der Substanz erfolglos bleiben, so daß wir Polidocanol allein zum Fistelverschluß nicht mehr verwendet haben. Erfolgreiche Mitteilungen über den Verschluß gastrointestinaler Fisteln mit Prolamin (8) veranlaßten uns, diese Substanz in der Folgezeit bei stark selektionierten Patienten zu erproben. In 4 von 7 Fällen konnten wir damit einen Behandlungserfolg erzielen. Nachdem Fibrinkleber für die endoskopische Applikation mit Hilfe eines doppellumigen Katheters möglich war, wurde seit 1987 die Fistelbehandlung mit diesem Wirkstoff durchgeführt. Die Indikation zur Klebung wurde fortan sehr weit gestellt; ausgeschlossen wurden lediglich Fisteln mit einer intestinalen Öffnung von mehr als 2 cm Durchmesser sowie Fisteln mit ausgedehnten Nekrosen, die weder endoskopisch noch durch Fortführung einer Spülbehandlung zu entfernen waren. Von 51 Fisteln, die ausschließlich mit Fibrinkleber therapiert wurden, konnten 43 verschlossen werden (Tabelle 3). Bei 22 Fisteln kamen neben Fibrinkleber zusätzlich Polidocanol und/oder Prolamin zur Anwendung. Die Erfolgsrate lag bei diesem Vorgehen lediglich bei 45%. Die zusätzliche Applikation dieser Substanzen bedeutet allerdings, daß in diesen Fällen sehr ausgedehnte Fistelsysteme oder große Höhlen vorlagen und somit von Anbeginn eine deutlich ungünstigere Situation bestand.

Tabelle 3. Erfolgsrate der unterschiedlichen verwendeten Substanzen

	n	Erfolg
Polidocanol	2	1
Prolamin	7	4
Fibrinkleber	51	43 (84%)
Fibrinkleber mit Polidocanol und/oder Prolamin	22	10 (45%)

Die Dauer der Fistelsekretion ist ohne sicheren Einfluß auf den Erfolg der Behandlung, tendenziell zeigt sich jedoch eine leichte Abnahme der Erfolgsrate bei länger bestehenden Fisteln. Die Lokalisation von Fisteln im oberen oder unteren Gastrointestinaltrakt weist bezüglich der Erfolgsrate keine Unterschiede auf. Als kombiniert haben wir Fisteln bezeichnet, die Verbindungen zwischen zwei Hohlorganen und der Haut aufwiesen. Blinde Fisteln, die als unterschiedlich lange Gänge nach Nahtinsuffizienz vorlagen, wurden nur behandelt, wenn sie symptomatisch waren. In unserem Krankengut waren derartige Symptome Blutung oder Schmerzen. Eine putride Sekretion wiesen 60 von 82 therapierten Patienten auf. In 41 dieser Fälle gelang der Fistelverschluß. Von 22 makroskopisch nicht eitrig sezernierenden Fisteln, die jedoch ganz überwiegend bakteriell kontaminiert waren, konnten 17 okkludiert werden. Insgesamt haben wir 197 Behandlungen durchgeführt, wobei hierin 40 Fistuloskopien enthalten sind. Bei etwa der Hälfte der Patienten wurde ein Therapieversuch unternommen, die Erfolgsrate lag bei 83%. Zwei Klebungen führten wir bei 23 Patienten durch und konnten in 17 Fällen (74%) die Sekretion stoppen. Die Erfolgsrate bei 3 Behandlungen lag bei 66%. Fünf und sechs Klebungen waren nur noch bei der Hälfte der so behandelten Patienten erfolgreich. Mehr als sechs Interventionen haben wir bei 2 Patienten unternommen, in keinem Fall gelang der Fistelverschluß.

Eine erfolglose Behandlung manifestierte sich bei enterocutanen Fisteln meist wenige bis maximal 10 Tage nach der Klebung. Lediglich eine colo-cutane Fistel bei Morbus Crohn brach erst 4 Wochen nach dem Fistelverschluß wieder auf, wobei zu diesem Zeitpunkt eine floride Entzündung des fisteltragenden Darmabschnittes nachweisbar war. Die frustrane Okklusion von Abszessen machte sich innerhalb von 3–4 Wochen durch erneute eitrige Sekretion bemerkbar. Die Nachbeobachtungszeit für alle Patienten beträgt minimal 6 Monate. Als prognostisch ungünstig hat sich neben dem floriden Morbus Crohn eine Fistellänge von unter 1 cm erwiesen (Tabelle 4). Fisteln von mehr als 1 cm Länge zeigten in bezug auf den Heilungserfolg keine eindeutigen Unterschiede.

Komplikationen (n = 3) haben wir lediglich bei fistuloskopischer Intervention beobachtet. Hierbei handelte es sich ausschließlich um Störungen, die auf die mit Hilfe von Überdruck durchgeführte Fibrinapplikation zurückzuführen waren (persistierendes Pneumoperitoneum, Aufbrechen einer preformierten Fistel vom Abdomen zum Bronchialbaum, Luftembolie bei Intubation eines kleinen Restfistelganges und Fibrinzufuhr ohne Sicht). Vor der Überdruckapplikation mittels Sprühkatheter möchten wir daher warnen, wenn nicht absolut sichergestellt ist, daß im Fistelsystem kein Überdruck entstehen kann.

Tabelle 4. Länge des Fistelganges

Länge (cm)	n	Erfolg
<1	8	1
1–5	21	17
6–10	26	21
>10	24	16
keine GI Fistel	3	3

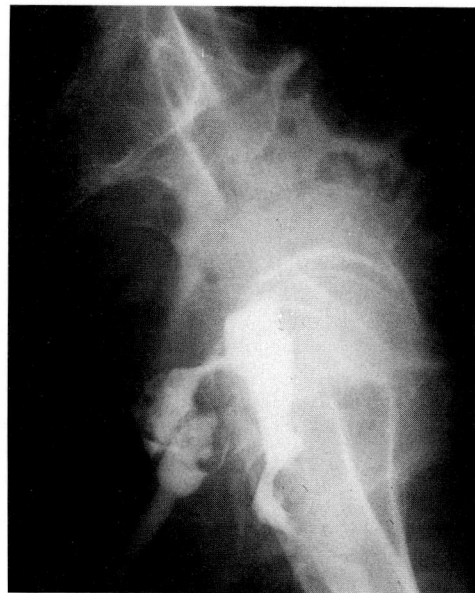

Abb. 1. Rektovaginale Fistel 6 Monate nach tiefer anteriorer Resektion. Die Fistel stellt sich längerstreckig dar, als dies tatsächlich der Fall war wegen der nicht vollständigen Auffüllung des Rektums

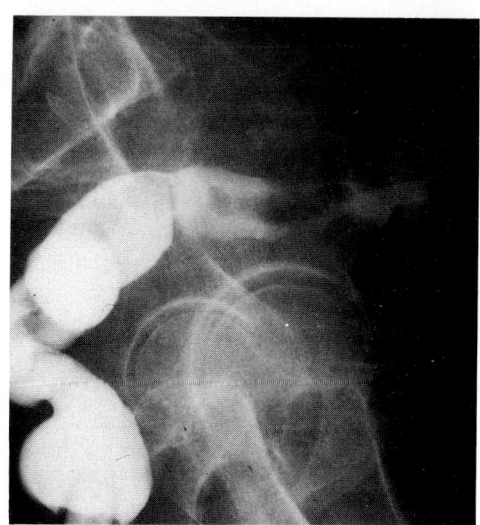

Abb. 2. Kontrastfüllung der Rektumampulle nach erfolgreicher Klebung (siehe Text)

Fallbeschreibungen

Die einzige Fistel von weniger als 1 cm Länge, die wir verschließen konnten, ist in Abb. 1 und 2 wiedergegeben. Es handelte sich um eine rektovaginale Fistel nach tiefer anteriorer Resektion, wobei mit dem Stapler die Scheidenhinterwand mitgefaßt worden war. 6 Monate nach Anlage einer Deviationscolostomie und einem fehlgeschlagenen Versuch der lokalen Sanierung mit Hilfe eines Verschiebelappens der Rektumschleimhaut, stellte sich die Patientin zum Versuch der Klebung vor. Die Abbildung läßt die Fistel bei nicht prall gefülltem Rektum längerstreckig erscheinen als dies tatsächlich der Fall war. Der Gang zwischen Rektumwand und Scheidenhinterwand betrug etwa 4 mm. Die 5-malige Injektion von Fibrinkleber in das Spatium rectovaginale um die Fistel herum führte zu einer iatrogenen Verlängerung des Ganges, den wir dann in der 6. Sitzung erfolgreich verschließen konnten. Vier Wochen später erfolgte die Anus praeter Rückverlagerung. Abb. 3 und 4 zeigen einen ausgedehnten Abszeß 4 Wochen nach abdomino-perinealer Exstirpation mit nur einer kleinen Öffnung im Bereich der sakralen Narbe. Nach Aufbougierung konnte mit dem Kinderrektoskop ein ausgiebiges Debridement in der Abszeßhöhle durchgeführt werden und durch Auffüllen der Höhle mit Fibrinkleber in 3 Sitzungen eine vollständige Abheilung erzielt werden. Bereits nach der ersten Behandlung konnte der Patient wieder beschwerdefrei Sitzen und Gehen.

Diskussion

Über den erfolgreichen endoskopischen Verschluß von Fisteln mit Hilfe des Fibrinklebers wurde bereits vor fast 10 Jahren berichtet (3). Aber erst in letzter Zeit hat diese Behandlungsmöglichkeit zunehmend Beachtung gefunden, nicht zuletzt durch die Einführung eines doppellumigen Katheters, mit dem mühelos Thrombin und Fibrinogen getrennt zum Ort der Behandlung gebracht werden können (2, 9, 10). Als physiologische Substanz, die durch rasches Einsprossen von Fibroblasten zu einer Gewebefüllung des Defektes und damit zur Abheilung führt, ist der Fibrinkleber anderen Substanzen deutlich überlegen. Polidocanol und Prolamin haben daher nur als adjuvante Substanzen noch einen Platz in der endoskopischen Behandlung von Fisteln. Anfangs theoretisch als vorteilhaft angesehene Maßnahmen haben wir inzwischen aufgegeben, da auch ohne ihre Anwendung ein erfolgreicher Fistelverschluß möglich ist. Hierzu zählen die lokale Applikation eines Antibiotikums in die Fistel oder die systemische Zufuhr von Faktor 13 zur Stabilisation der Fibrinonomere (4).

Nachdem wir eine größere Behandlungsserie übersehen, zeichnen sich einige prognostische Faktoren bezüglich des Heilungserfolges ab. Bei Vorliegen eines floriden Morbus Crohn im fisteltragenden Darmabschnitt konnten wir in keinem Fall erfolgreich behandeln. Wir sehen eine derartige Konstellation daher als Kontraindikation zum endoskopischen Fistelverschluß an. Bemerkenswert ist dagegen der erfolgreiche Verschluß einer rektovaginalen Fistel von etwa 2 cm Länge bei einer Patientin mit floridem Morbus Crohn der linken Flexur, jedoch entzündungsfreiem Rektum. Diese Patientin erhielt zum Zeitpunkt der Klebung 60 cm Cortison täglich, was die Abheilung der Fistel nach einer Behandlung nicht behinderte. Fisteln im vorbestrahltem Gebiet sind wegen der verminderten Reaktionsfähigkeit des Gewebes nach Bestrahlung mit reduzierter Heilungstendenz behaftet (2). Wir konnten in unserem Krankengut allerdings feststellen, daß von 10 derartigen Fisteln 6 erfolgreich zu therapieren waren. Die 4 erfolglos behandelten Fisteln nach Radiatio wiesen stets noch eine weitere ungünstige Komponente auf. Hierzu zählen Verbindungen zum Pankreas, die im Sekret eine hohe Amylaseaktivität aufweisen. Weiter sind extrem kurzstreckige Fisteln von unter 1 cm Länge zu nennen sowie Fisteln, die eine aktive Arrosionblutung aus einem großen Gefäß aufweisen.

Mit der percutanen Untersuchung von Fisteln und Höhlen ist eine Technik etabliert, die nun auch einen endoskopischen Verschluß von Befunden erlaubt, die auf

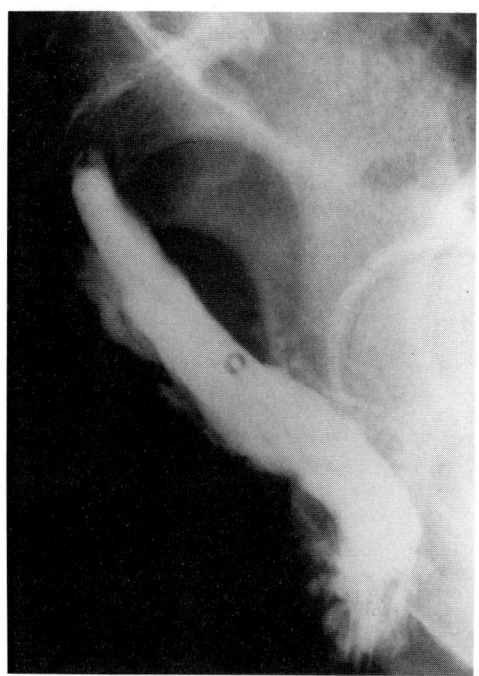

Abb. 3. Ausgedehnte Abszeßhöhle im kleinen Becken 4 Wochen nach abdomino-perinealer Exstirpation des Rektums wegen eines Karzinoms (seitliche Aufnahme)

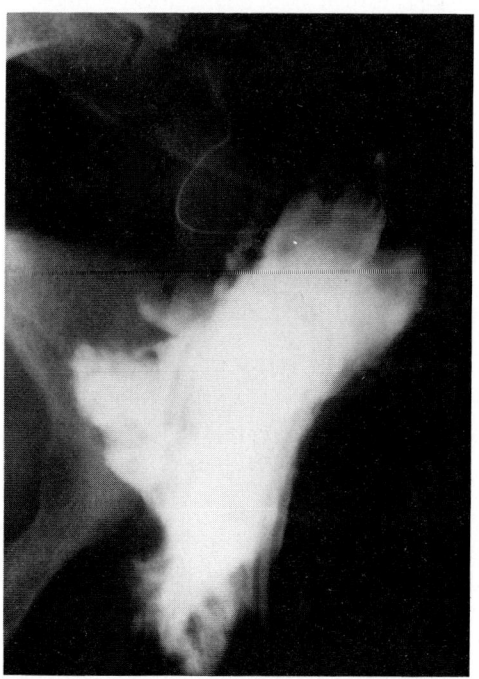

Abb. 4. Legende s. Abb. 3 (a.p. Aufnahme)

konventionell endoskopischem Wege nicht erreichbar oder nicht gut einstellbar sind. Eine vergleichbare Untersuchung mit einem Nadelarthroskop hat Cope (1) mitgeteilt, der diese Technik ganz überwiegend zur Diagnostik einsetzte. Nakagawa (7) aus Japan hat ebenfalls über die percutane endoskopische Untersuchung berichtet, wobei er diese Technik zur gezielten Plazierung von Drainagen bei persistierend eitriger Sekretion eingesetzt hat. In dieser Arbeit wird auch ein Fall mit gleichzeitiger Applikation von Fibrinkleber mitgeteilt, wodurch die Fistel erfolgreich therapiert wurde. Es entspricht in der Tat chirurgischem Verständnis und chirurgischer Erfahrung, eitrig sezernierende Fisteln durch besser plazierte Drainagen zu therapieren. Neben der Erkenntnis, daß die meisten Drainagekanäle und Abszeßhöhlen jedoch weitgehend frei von Nekrosen und Detritus sind, haben wir feststellen können, daß die vollständige Okklusion derartige Gänge und Höhlen nicht zu einer Abszedierung führt. Bei sehr ausgedehnten Befunden bewirkt die Fibrinapplikation, dann im Abstand weniger Tage wiederholt, eine dramatische Reinigung und Stimulation der Granulation, so daß nach einigen Behandlungen die endgültige Okklusion angestrebt und erreicht werden kann.

Trotz der Erfolge des endoskopischen Fistelverschlusses muß nachdrücklich darauf hingewiesen werden, daß Patienten mit einer intraabdominell gelegenen Nahtinsuffizienz und den Zeichen der Sepsis einer chirurgischen Revision bedürfen. Lediglich bei ausreichender Drainage der Leckage oder der Möglichkeit einer percutanen, sonographisch gesteuerten Punktion zur Entlastung des Abszesses ist eine zuwartende Haltung gestattet, die dann nach entsprechender Vorbehandlung einem endoskopischen Therapieversuch zugeführt werden kann. Falls diese Behandlung gelingt, erspart man dem Patienten allerdings eine langwierige, in der Regel 6 Wochen dauernde Therapie (6) mit lokaler Fistelbehandlung und parenteraler Ernährung. Inzwischen streben wir die endoskopische Intervention frühstmöglich nach Diagnose der Nahtinsuffizienz an, da auf diese Weise einerseits in das Lumen geruschte Drainagen rechtzeitig erkannt und zurückgezogen werden können, andererseits das frische Granulationsgewebe wahrscheinlich eher mit dem Fibrinkleber reagiert als ältere, indurierte Fistelgänge.

Literatur

1. Cope C (1988) Needle endoscopy in special procedures. Radiology 168:353–358
2. Jung M, Schlicker H, Manegold BC (1987) Therapeuthische Endoskopie mit Fibrinkleber. Med Welt 38:141–146
3. Kirkegaard P (1982) Treatment of postoperative fistulae with the fibrin-adhesion-system Tisseel. Tisseel/Tissucol-Symposium, Aarhus, Denmark
4. Lange V, Meyer G, Rau H, Schildberg FW Endoskopische Therapie gastrointestinaler Fisteln. Chirurgische Gastroenterologie (in Vorbereitung)
5. Lange V, Meyer G, Wenk H, Schildberg FW (1990) Fistuloscopy – an adjuvant technique for sealing gastrointestinal fistulae. Surg Endosc 4:212–216
6. McIntyre PB, Ritchie JK, Hawley PR, Bartram CJ, Lennard-Jones JE (1984) Management of enterocutaneous fistulas: a review of 132 cases. Br J Surg 71:293–296
7. Nakagawa K, Momono S, Sasaki Y, Furusawa A, Ujiie K (1990) Endoscopic examination for fistula. Endoscopy 22:115–118
8. Riemann JF, Ell C (1985) Endoskopischer Verschluß einer ösophago-mediastinalen Fistel mit einer schnell härtenden Aminosäurelösung. Dtsch Med Wschr 110:396
9. Wenzel M (1985) Fistelverschluß mit Fibrinkleber. Chir Praxis 34:267–271
10. Waclawiczek HW (1989) Progress in fibrin sealing. Springer, Berlin Heidelberg New York Tokyo

Verhütung bzw. Behandlung von Lymphfisteln nach Lymphknotendissektionen mit Hilfe der Fibrinklebung

H. W. WACLAWICZEK und W. PIMPL

Trotz exakter Operationstechniken und Unterbindung der größeren Lymphbahnen treten nach Lymphknotendissektionen im Rahmen von Tumorbehandlungen (Melanome, Mammakarzinome, Weichteilsarkome etc.), aber auch nach gefäßchirurgischen Eingriffen gehäuft Lymphfisteln in der Axilla und der Inguinalregion auf. Die Inzidenz wird in der Literatur zwischen 13 und 43% angegeben (4, 5). Diese Lymphfisteln stellen zwar meist keine schwerwiegenden, aber aufgrund der langen Behandlungsdauer und der erhöhten Infektionsgefahr lästige Komplikationen für Patienten und Operateur dar (3, 6).

Diese Lymphserome bzw. -fisteln können nur durch gewebsschonende Präparation bzw. Ligatur größerer, sichtbarer Lymphgefäße und die Drainage des Wundgebietes vermieden werden; bei manifesten Fisteln wird entweder die Drainage bis zum Sistieren des Lymphabflusses belassen – dies bedeutet wiederum eine erhöhte Infektionsgefahr vor allem für Gefäßprothesen – oder die Lymphflüssigkeit wird wiederholt abpunktiert.

Mit Hilfe der Fibrinklebung konnten wir bereits 1985 in einer randomisierten Studie zeigen, daß das Auftreten von Lymphfisteln nach Lymphknotendissektionen durch Versiegelung auch der kleinen Lymphgefäße prophylaktisch weitgehend vermieden werden kann als auch, daß diese bei Manifestation rasch behandelt werden können (5). Inzwischen verfügen wir über eine ausreichende Erfahrung mit dieser zusätzlichen Operationstechnik bei über 140 Patienten.

Operationstechniken

1. Verhütung (n = 123)

Im Rahmen von Lymphknotendissektionen in der Axilla (n = 68) bzw. der Inguinalregion (n = 55) wurden die größeren, sichtbaren Lymphbahnen nach schonender Präparation mit resorbierbarem Nahtmaterial ligiert. Vor dem Hautverschluß wurde jedoch das gesamte Wundgebiet zusätzlich mit einem dünnen Fibrinfilm versiegelt, um auch die kleinsten Lymphgefäße zu verschließen. Durchschnittlich war eine Menge von 1 ml Kleber ausreichend, da wir das Applikationsset DUPLO-JECT® in Verbindung mit einem Sprühknopf verwendeten (2) (Abb. 1). Wegen der fibrinolytischen Aktivität der Lymphe wurde die Aprotininkonzentration von 3000 I.E./ml gewählt; die hohe Thrombinkonzentration von 500 I.E./ml diente der raschen Verfestigung des Klebers. Abschließend wurde die Wundhöhle immer mit einer Redondrainage drainiert.

Ch. Gebhardt (Hrsg.)
Fibrinklebung in der Allgemein- und Unfallchirurgie,
Orthopädie, Kinder- und Thoraxchirurgie
© Springer-Verlag Berlin Heidelberg 1992

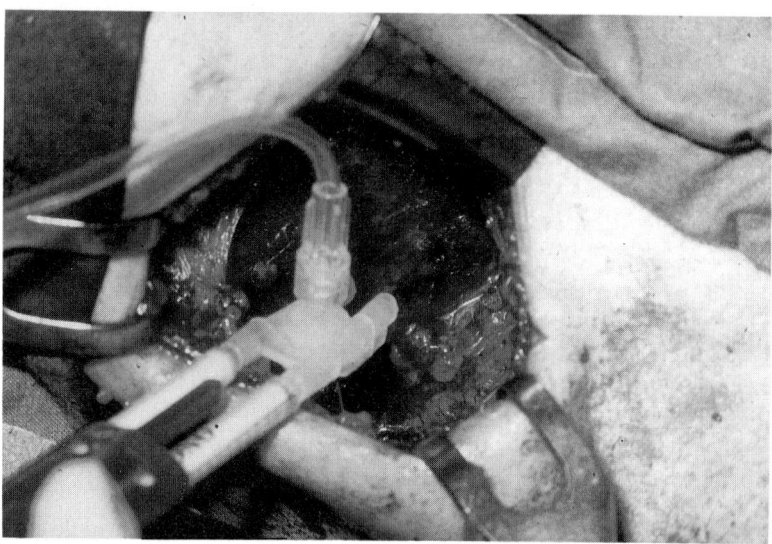

Abb. 1. Additive Fibrinversiegelung mit Spraykopf des Wundgebietes nach axillärer Lymphknotendissektion

2. Behandlung (n = 18)

Traten trotz dieser prophylaktischen Versiegelung Lymphserome auf (n = 4) oder wurden uns Patienten mit Lymphfisteln zugewiesen (n = 14), wurde vorerst die Lymphkaverne transkutan punktiert und die Lymphflüssigkeit aspiriert. Danach wurde durchschnittlich der Fibrinkleber 1,5 (± 0,5) ml über die in der Lymphkaverne liegende Punktionsnadel appliziert (Abb. 2). Abschließend wurde vom Patienten selbst eine Kompression auf das Wundgebiet in einer Dauer von 10 Minuten ausgeübt (Abb. 3). Dieses Vorgehen mußte bei größeren Lymphkavernen oder bei länger bestehenden Lymphfisteln (n = 12) in der Folgezeit zwei- bis dreimal wiederholt werden, um eine schrittweise Verklebung der Wundhöhle zu erzielen.

Ergebnisse

1. Verhütung (n = 123)

In einer prospektiven, randomisierten Studie wurde zunächst ein Patientenkollektiv (n = 26) mit dieser additiven Fibrinversiegelung behandelt. Die Kontrollgruppe (n = 26) war sowohl bezüglich der Indikation zur Lymphknotendissektion wie auch nach den oben beschriebenen operationstechnischen Kriterien – jedoch ohne additive Fibrinklebung – vergleichbar. Nur in einem Fall (3,8%) trat eine Lymphfistel auf, in allen anderen Fällen (n = 25) waren postoperativ sowohl die Dauer als auch die Menge des Lymphabflusses durch die Redondrainagen deutlich geringer als in der Kontrollgruppe, in der die Lymphfistelrate 15,4% betrug (Tabelle 1) (5).

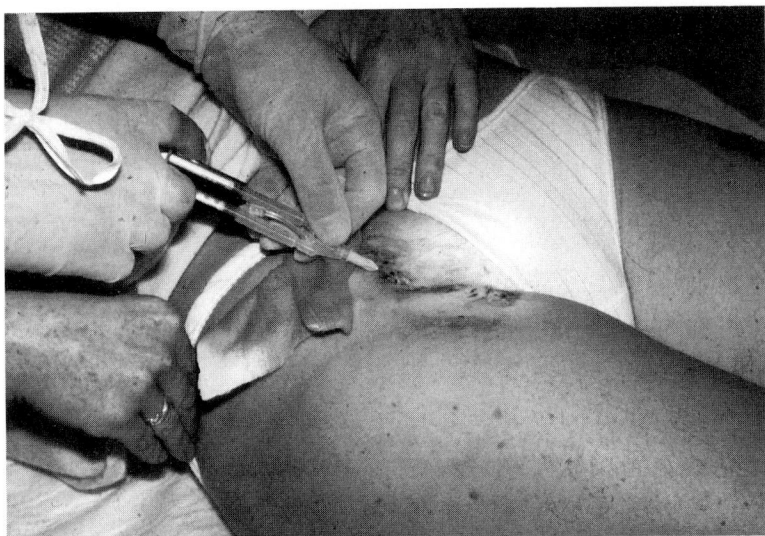

Abb. 2. Fibrinverklebung einer inguinalen Lymphfistel nach Aspiration der Lymphflüssigkeit

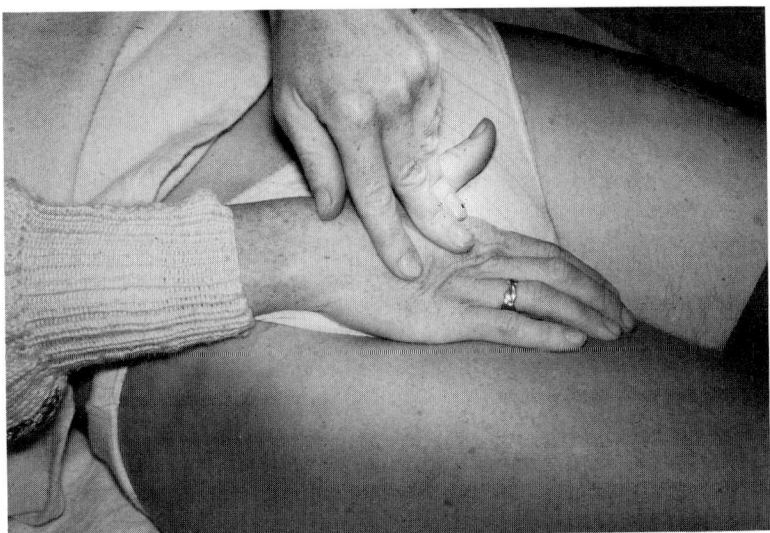

Abb. 3. Kompression der verklebten Lymphfistel in der Dauer von 10 Min

Inzwischen haben wir an insgesamt 123 Patienten diese additive Fibrinversiegelung durchgeführt, wobei nur in 4 Fällen (3,2%) postoperative Lymphfisteln auftraten, die wiederum mit Fibrinkleber erfolgreich behandelt wurden.

Tabelle 1. Prophylaktische Fibrinversiegelungen des Wundgebietes nach Lymphknotendissektionen (kontrollierte Studie; n = 52)

Postop. Lymphabfluß	FK-Gruppe (n = 26)	Kontrollgruppe (n = 26)
Dauer	1,8 Tage	4,7 Tage
Menge	23 ± 10 ml	105 ± 35 ml
Lymphfistel	3,8% (n = 1)	15,4% (n = 4)

Tabelle 2. Anzahl der Fibrinkleberapplikationen und Ergebnisse bei Lymphfisteln nach Lymphknotendissektionen mit der Fibrinklebung (n = 18)

Fibrinkleber-applikationen	erfolgreich	erfolglos
1× (n = 6)	4	2
2× (n = 10)	10	0
3× (n = 2)	2	0
Gesamt (n = 18)	16	2

2. Behandlung (n = 18)

In 18 Fällen einer bestehenden Lymphfistel konnte 16mal eine erfolgreiche Behandlung durch (einmalige: n = 6; zweimalige: n = 10; dreimalige: n = 2) Applikation des Fibrinklebers erzielt werden. In 2 Fällen mußte nach einmaliger, erfolgloser Fibrinklebung wiederum eine Redondrainage angelegt werden; bei diesen Fällen aus der Anfangszeit dieser Behandlungsmethode wurde jedoch die wiederholte Fibrinapplikation noch nicht in Erwägung gezogen (Tabelle 2).

Diskussion

Trotz exakter Operationstechnik im Rahmen von Lymphknotendissektionen und gefäßchirurgischer Eingriffe, vor allem in der Inguinalregion, treten Lymphserome bzw. -fisteln bis in 45% auf und lassen sich manchmal trotz gewebsschonender Präparation und Ligatur größerer Lymphbahnen gar nicht vermeiden (1, 3, 4). Der Vorteil der additiven Fibrinklebung ist im primären Verschluß auch kleinster Lymphgefäße zu sehen (5, 6).

Wir konnten damit in einer prospektiven, kontrollierten Studie einen deutlich verminderten Lymphabfluß wie auch eine Senkung der Lymphfistelrate nachweisen und bei manifesten Lymphseromen eine rasche Verklebung mit Hilfe des Fibrinklebers erzielen, wobei jedoch meist mehrere Applikationen in den darauffolgenden Tagen erforderlich waren.

Aufgrund unserer ausreichenden Erfahrung an einem relativ großen Patienten-kollektiv und infolge der einfachen Operationstechnik und fehlender Nebenwirkun-gen des Klebers kann diese additive Lymphversiegelung empfohlen werden, wobei die nicht unwesentliche Kostenfrage durch eine signifikant verringerte Komplika-tionsrate und eine verkürzte Behandlungs- bzw. Aufenthaltsdauer von selbst beant-wortet wird.

Literatur

1. Kubik S (1981) Chirurgische Anatomie des Lymphsystems. In: Henningsen B (Hrsg) Lympho-logische Probleme in der Chirurgie. EBM, München, S 18–21
2. Seelich T, Redl H (1984) Applikationstechniken. In: Scheele J (Hrsg) Fibrinklebung. Springer, Berlin Heidelberg New York, S 11–16
3. Tonak J, Gall FP, Hoferichter S (1981) Chirurgische Komplikationen der regionalen Lymph-knotendissektion. Krebsmedizin 2:112–115
4. Tonak J, Gall FP, Hermanek P (1983) Die chirurgische Therapie von Lymphknotenmetasta-sen: Hals, Axilla, Leiste. Chirurg 54:561–566
5. Waclawiczek HW, Pimpl W (1986) Lymphfisteln nach Lymphknotendissektionen – Verhütung und Behandlung mit Hilfe der Fibrinklebung. Chirurg 57:330–331
6. Waclawiczek HW, Pimpl W (1987) Verhütung bzw. Behandlung von Lymphfisteln mit der Fibrinklebung. Z Herz- Thorax- Gefäßchir 1:67–69

Die Ätiopathogenese intraabdomineller Adhäsionen und deren Prophylaxe mit hochkonzentriertem Human Fibrinogen

W. BRANDS, H. WIRTH, M. KÖNIG und M. STOCK

Die Ausbildung unerwünschter Adhäsionen nach Laparotomien ist noch immer ein ungelöstes Problem. So müssen ca. 3% aller operierten Patienten in der Folgezeit wegen eines Adhäsionsileus relaparotomiert werden. Nur unsicher sind mit einer gezielten, d.h. mit einer geordneten Adhäsion mittels Plikatur (u.a. nach Nobel und Childs Philipps) oder einer Sonderbehandlung weitere Rezidive zu verhindern.

Insgesamt unterliegt die Entstehung und Ausbildung der Adhäsionen einem multifaktoriellen Geschehen (Abb. 1). Dabei kommt der Verschiebung des physiologischen Gleichgewichts zwischen Fibrinogenese und Fibrinolyse zur Seite der Fibrinbildung hin, eine zentrale Schlüsselstellung zu, so daß sekundär das gebildete Fibrinnetz die entscheidende Leitschiene zur Invasion und Proliferation von Fibroblasten darstellt.

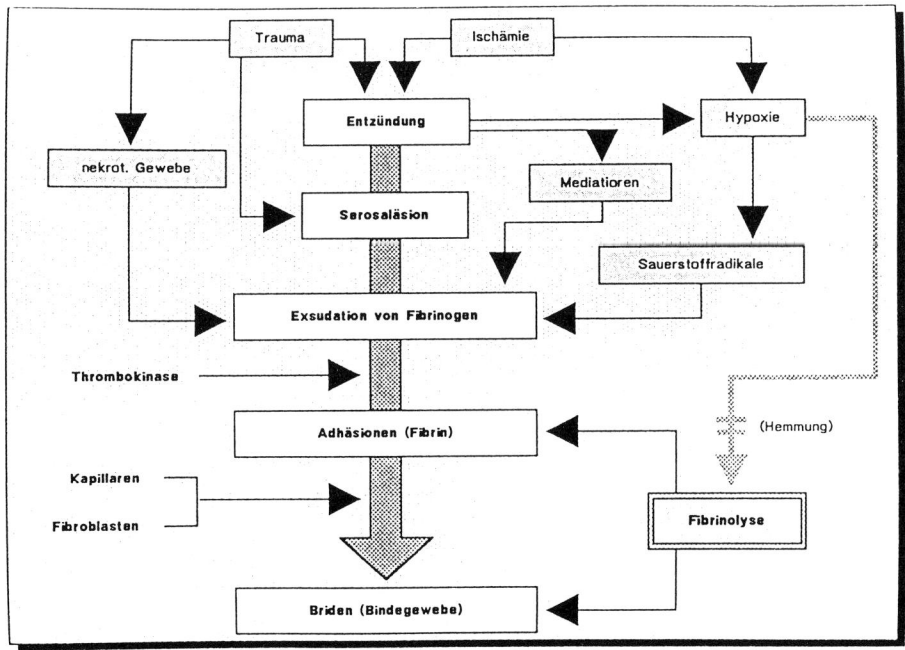

Abb. 1. Vereinfachte Übersicht der Pathogenese von Adhäsionen

Ch. Gebhardt (Hrsg.)
Fibrinklebung in der Allgemein- und Unfallchirurgie,
Orthopädie, Kinder- und Thoraxchirurgie
© Springer-Verlag Berlin Heidelberg 1992

Bereits durch das Operationstrauma wird eine mechanische bzw. hypoxämische Läsion der Serosa gesetzt, so daß es nachfolgend zu einer Entzündungsreaktion mit allen ihren Folgen, d. h. Adhäsionen kommt. Die Serosadeckzellen des Peritoneum, also das Mesothel, stellen dabei einen nicht starren Gewebsverband dar, sondern unterliegen einem erheblichen entzündlich bedingten Formwandel. So können sich die Deckzellen kontrahieren und wieder ausbreiten, so daß diese Zellen in der Lage sind, sich bei entzündlichen Reizen in Fibrozyten umzuwandeln. Bekannt ist, daß zwei Epithelschichten normalerweise nicht miteinander verkleben können, die Ausnahme davon ist jedoch das Mesothel, wobei z. B. bei Fixierung zweier Darmschlingen der trennende Serosaüberzug verschwindet und damit eine bleibende Fixierung der Darmschlingen resultiert. Weiterhin muß man annehmen, daß die in der Tiefe des Peritoneum liegenden sog. Milchflecken, in denen Primärzellen der Abwehr, aber auch zahlreiche undifferenzierte Mesenchymzellen und Fibroblasten vorkommen, diese bei entsprechender Reizung aus den Milchflecken an die Oberfläche auswandern können und somit für den bindegewebigen Umbau der Fibrinnetze mitverantwortlich sind. Die Umwandlung der Mesothelzellen in kollagene Fasern geschieht insbesondere dann, wenn diese Zellen aus ihrem Gewebsverband gerissen werden, wie dies bei Lösen von Verwachsungen bzw. traumatischer Manipulation an der Darmoberfläche geschieht. So können bei geringsten traumatischen Läsionen des Peritoneum alle Reaktionen der unspezifischen Entzündung ablaufen, d. h. u. a. Gefäßerweiterungen mit erhöhter Permeabilität, Auswandern von Granulozyten und Monozyten sowie gleichzeitige Aktivierung des Komplement-Kininsystems. Die Kontraktion des Gefäßendothel und die damit verbundene höhere Durchlässigkeit für Zellen oder Fibrinogen hängt von der Aktivität freigesetzter Enzyme ab. Dieser Vorgang ist beim mechanischem Trauma oder bei Zellnekrosen mit Zerstörung der Zellmembran zu beobachten, wobei verschiedene Enzyme freigesetzt werden. Die sog. Entzündungsmediatoren spielen dabei eine nicht unwesentliche Rolle, wobei u. a. Fibrinspaltprodukte leukotaktisch wirken und somit die Entzündungsreaktionen verstärken, wie z. B. vermehrtes Ausschwitzen von Fibrin, welches wiederum die Gerinnungskaskade aktiviert. Das mitbeteiligte Komplementsystem besteht aus mehreren Proteinen, das vergleichbar der Gerinnung nach initialer Aktivierung eine Kaskade von Einzelreaktionen auslöst, wobei sich diese Reaktionen vorzugsweise an Oberflächen eingedrungener Erreger oder Körperzellen abspielen. Mit der Komplementaktivierung ist die Zerstörung von körpereigenem Gewebe z. B. von Endothelzellen verbunden. Diese Zerstörung setzt aus den Zellfragmenten lysosomale Enzyme insbesondere aus Granulozyten frei. Übertragen auf die Peritonitis bzw. den Ileus erinnert dies an die allgemeine Entzündungsreaktion, wobei Induktoren der Entzündungskette nachweisbar sind, u. a. das C 3 und C 5 sowie das Anaphylatoxin. Insgesamt bewirkt das Komplement nach Aktivierung aller Faktoren eine osmotische Zellyse, so daß schon Spaltprodukte der Zellen eine chemotaktische Wirkung auf die Leukozyten haben können, so daß eine Steigerung der Phagozytose und Degranulation sowie Exozytose lysosomaler Enzyme bewirkt wird. Das lysosomale System dient vorwiegend der intrazellulären Verdauung. Werden diese Enzyme freigesetzt, bedeuten sie den Tod der Zelle. Schon das normale Operationstrauma wie die Manipulation am Darm führt daher zu einem Elastaseanstieg, der als Marker für die Freisetzung lysosomaler Enzyme dienen kann und dies bis zum 3-fachen der Norm. Unter normalen Umständen werden diese freigesetzten Enzyme durch Reaktionen mit ihren Inhibitoren z.B. das Antithrombin III neutralisiert. Diese Inhibitoren werden durch Komplexbindung mit lysosomalen Enzymen und durch oxydative Denaturierung mittels Sauerstoffradikale inaktiviert. Daraus muß man schließen, daß bei der operativen Lösung von Adhäsionen unphysiologische Mengen lysosomaler Enzyme freigesetzt werden, so daß die Kapazität der Inhibitoren nicht mehr ausreicht und somit neue Verwachsungen nach Adhäsiolyse entstehen können. Dieser Effekt wird noch durch Ischämie und entzündliche Veränderungen wie sie üblicherweise bei der Operation des Adhäsionsileus vorkommen begünstigt. Bekannt ist, daß bereits 1 Stunde nach Zelltod gewebsschädigende lysosomale Enzyme freiwerden, welche sogar Kollagenfasern zerstören können. Da lysosomale Enzyme das Antithrombin III aufspalten können, fehlt der wichtigste Inhibitor des Gerinnungssystems, d.h. die Fibrinolyseaktivität ist zu gering, so daß die Umwandlung des flächenhaften Fibrinnetzes in eine bindegewebige Adhäsion möglich wird.

Die mitentscheidende Rolle bei der Adhäsionsentstehung ist das Vorhandensein von Sauerstoffradikalen, d.h. das Ungleichgewicht zwischen Proteinasen und deren Inhibitoren wird noch dadurch vergrößert, daß aktivierte Phagozyten relativ große Mengen an reaktiven Oxidantien bereitstellen können. Für die Erzeugung dieser Oxidantien sind die Phagozyten mit einem spezifischen Enzymsystem ausgestattet, der NADPH-Oxidase/Myeloperoxidase. Diese NADPH-Oxidase ist ein Membran assoziierter Enzymkomplex, der in Verbindung mit einer explosionsartigen Aktivierung der Atmungskette, dem sogenannten „respiratory burst", für die Erzeugung von O_2 und H_2O_2 verantwortlich ist. Speziell für die lysosomalen Enzyme bedeuten die Sauerstoffradikale eine Inaktivierung der Inhibitoren dieser Enzyme und führen so zu deren Wirkungsverlängerung bzw. Verstärkung.

Schließlich unterliegen alle genannten Faktoren zur Ausbildung von Adhäsionen dem Begriff der Amplifikation, d.h. ein Schlüsselereignis setzt eine Vielzahl von Reaktionen in Gang, die sich durch Rückkoppelung noch weiter verstärken und einen schnelleren Ablauf des Gesamtkomplexes Entzündung nach sich ziehen können. Die Initialzündung wird zusätzlich durch einen sehr hohen Grad der Degranulierung von Granulozyten und Makrophagen ausgelöst, so daß die Konzentration der Inhibitoren dann überschritten sein dürfte, die proteolytische Aktivität der freigesetzten Enzyme das Gewebe zerstört und so zusätzlich andere Systeme aktiviert. Um die Entstehung von Adhäsionen zu verhindern bzw. diesen Circulus vitiosus des gestörten Gleichgewichtes zwischen Proteinasen und Inhibitoren zu durchbrechen, ist eine „causale" Adhäsionsprophylaxe nur möglich, wenn keine Schädigung der Serosa erfolgt bzw. unmittelbar nach Schädigung der Serosa diese Folgereaktionen unterbunden werden. Dies ist dann der Fall, wenn direkt nach der Schädigung der Serosa, d.h. z.B. nach operativer Adhäsiolyse Fremdfibrin auf die Serosadefekte aufgebracht wird unter der Annahme, der körpereigenen lokalen, d.h. endogenen Fibrinbildung zuvorzukommen, um damit alle gewebsschädigenden, d.h. adhäsionsfördernden Reaktionen auszuschalten.

So hemmt der Fibrinkleber an der verletzten Serosa die Fibrinausschwitzung und den Reaktionsablauf multipler Entzündungsmechanismen, wobei die benachbarten Oberflächen auf Distanz gehalten werden. Weiterhin wird die Freisetzung lysosomaler Enzyme gebremst und die Aktivierung des Komplementsystems unterbun-

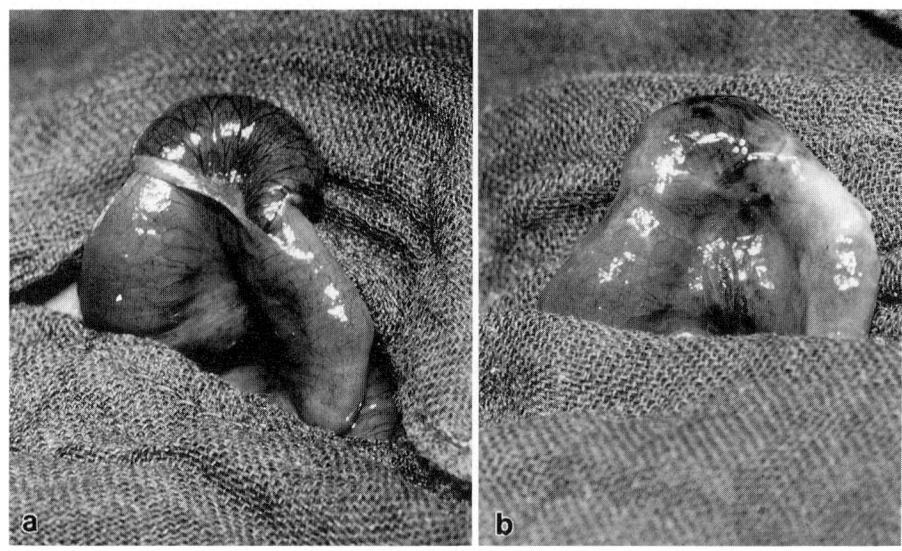

Abb. 2. a Serosadefekt beim Neugeborenen und **b** nach Versiegelung mit Fibrinkleber

den. Zusätzlich kann die Aktivierung freier Fibroblasten ausgeschlossen werden, so daß eine ungezielte Bindegewebsneubildung verhindert wird. Schließlich tritt kein wesentliches entzündliches Ödem auf, wodurch eine damit verbundene Hypoxie des Gewebes verhindert wird. Auch der Zutritt von Mediatoren zu den Erfolgsorganen wird gehemmt, so daß infolge der Abdichtungsfunktion des humanen Fibrinogens der pathogenetische Ablauf (Ödem-Hypoxie-Sauerstoffradikale-Gewebsschädigung-Anstoß unspezifischer Entzündungsreaktionen) nicht in Gang gesetzt wird und letztlich eine Adhäsionsbildung verhindert wird.

Da exogen zugeführtes Fibrin in der Bauchhöhle vollständig abgebaut wird, ist aufgrund der o. g. Überlegungen eine *klinische Anwendung* des Human-Fibrinogen zur Adhäsionsprophylaxe möglich. Primär wurden langstreckige Läsionen der Darmserosa ausschließlich mit humanem Fibrinogen versiegelt (Abb. 2 a, b). Bei der Relaparotomie aus anderer Ursache waren die Serosadefekte vollständig ausgeheilt, d. h. nicht mehr nachweisbar.

Insgesamt wurden 22 Patienten im Alter von 3 Tagen bis 13 Jahren mit einer totalen Fibrinplikatur des Dünndarms nach Adhäsionsileus versorgt (Abb. 3). Es handelte sich dabei durchweg um schwere Serosaläsionen nach Adhäsiolyse bzw. Serosaläsionen mit zusätzlich verwachsungsfördernden Faktoren (u. a. Peritonitis). Im Vergleich zu 14 Kindern mit herkömmlicher Technik einer Mesenterialplikatur nach Childs und Philipps versorgt, traten bei der Fibrinplikatur keinerlei verfahrensbedingte Komplikationen auf. 2 Kinder verstarben operationsunabhängig an den Folgen schwerer Begleiterkrankungen. Die übrigen Patienten waren direkt postoperativ und im weiteren Verlauf völlig beschwerdefrei insbesondere wurden keine Subileus- bzw. Adhäsionsbeschwerden beobachtet. Postoperative Röntgen-

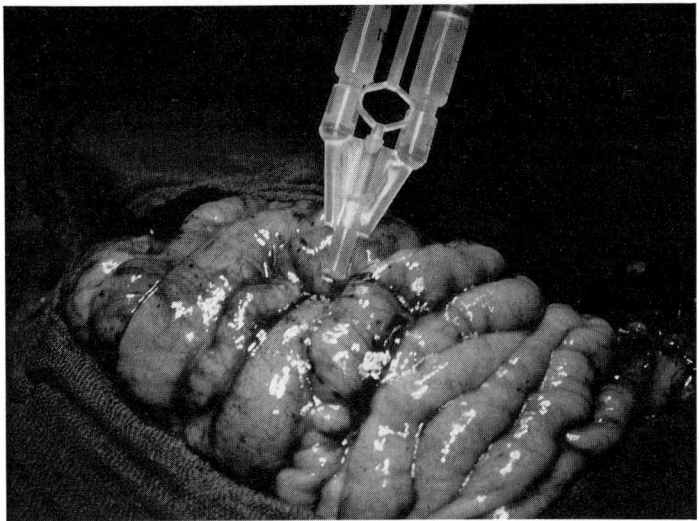

Abb. 3. Fibrinplikatur beim Säugling

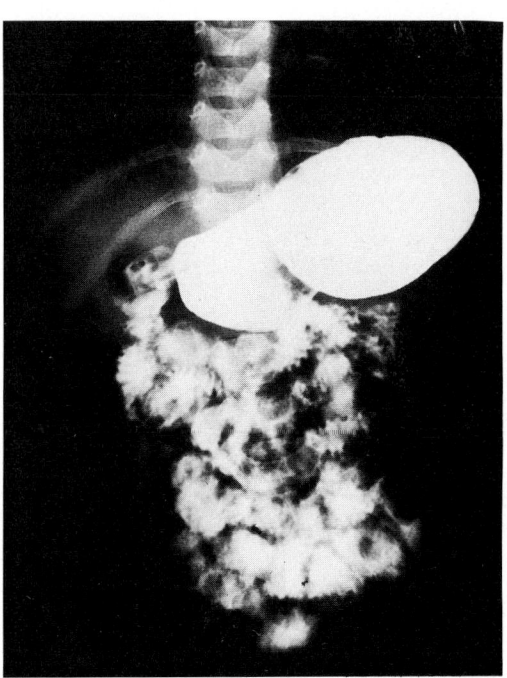

Abb. 4. Postoperative Magen-Darm-Passage nach Fibrinplikatur beim Säugling

kontrollen ergaben eine freie, nicht verzögerte Magen-Darm-Passage (Abb. 4). So konnten bei 1 Patienten mit einer Totalplikatur des Dünndarmes bei einer späteren nicht ileusbedingten Relaparotomie keine Adhäsionen, insbesondere keine Plikatur mehr nachgewiesen werden.

Zusammenfassung

Die Versiegelung von Serosaläsionen mit Fibrinkleber kann Adhäsionen verhindern, wobei die Fibrinplikatur des Darms zur Prophylaxe des rezidivierenden Adhäsionsileus eine zeitsparende, nicht traumatisierende und technisch einfache Methode speziell für den vulnerablen Säuglingsdarm darstellt.

Literatur

1. Brands W, Joppich I, Lochbühler H (1982) Anwendung von hochkonzentriertem Humanfibrin in der Kinderchirurgie – Ein neues Therapieprinzip. Z Kinderchir 35:159–162
2. Brands W, Diehm Th, Lochbühler H, König M, Stock M (1990) Die Anwendung des Fibrinklebers zur Prophylaxe und Therapie intraabdomineller Adhäsionen. Chirurg 61:22–26

Fibrinklebung zur Sicherung von Anastomosen

U. Baer

Das Problem der Heilung gastrointestinaler Anastomosen besteht, seitdem man Chirurgie im Magen-Darm-Trakt betreibt. Von Anbeginn hat man die Nahtinsuffizienz und ihre teilweise deletären Folgen gefürchtet.

Die Gesetzmäßigkeiten, nach denen die Heilung einer Anastomose im Verdauungstrakt vonstatten geht, sind dieselben, wie sie bei der Wundheilung im allgemeinen beobachtet werden. Es kommt jedoch noch die erschwerende Bedingung hinzu, daß es sich um mit pathogenen Keimen besiedelte innere Oberflächen handelt.

Wir unterscheiden drei Phasen der Wundheilung:

1. Die Exsudations- oder Sekretionsphase, sie dauert etwa bis zum 3./4. postoperativen Tag. Sie ist gekennzeichnet durch Flüssigkeitsinsudation, Leukozytenimmigration und Collagenolyse. Am Ende der Exsudationsphase beginnt die Fibroblasteneinsprossung.
2. Die Proliferationsphase hält etwa bis zum 7./8. Tage an; hier steht die massive Fibroblastenvermehrung sowie der Beginn der Faserbildung im Vordergrund.
3. In der Reparatur- oder Konsolidierungsphase, die den gesamten weiteren Heilungsverlauf beschreibt, steht die Faservermehrung und deren Differenzierung, somit die feste Narbenbildung im Vordergrund. Darauf folgt die Regeneration des Funktionsepithels. Diese Phase ist erst nach Wochen und Monaten abgeschlossen.

Das Problem jeder gastrointestinalen Anastomose ist die Forderung, daß diese schon während des Heilungsverlaufes den infektiösen Inhalt des Hohlorganes gegen die Umgebung (Peritonealhöhle, Mediastinum/Pleurahöhle) sicher abdichten soll, daß aber in den ersten 3-4 Tagen überhaupt keine Zug- und Berstungsfestigkeit der Wunde besteht. Die Festigkeit der Anastomosen wird in diesen ersten, kritischen Tagen nur durch die Festigkeit der Nähte (oder Klammern) gewährleistet, welche die Anastomosenränder aufeinander pressen.

Die Festigkeit der Nahtreihe kann man durch Berstungsmessungen des Darmes prüfen. Hierbei kommt es erst in der Proliferationsphase zu einer zunehmenden Steigerung der Berstungsfestigkeit. Etwa vom 8. Tage an, so haben wir es in den eigenen Experimenten jedenfalls gefunden, ist die Festigkeit einer genähten Darmanastomose bei ungestörtem Heilungsverlauf ebenso hoch wie die des normalen Gewebes. Sie übersteigt diese später beträchtlich (12).

Die besonders kritischen Zeiten nach Anlegen einer intestinalen Anastomose sind nach dem Gesagten die ersten 4 Tage. Dies hat sich auch bestätigt. Denn, wenn man systematisch die Anastomosen mit wasserlöslichem Kontrastmittel auf Dichtigkeit prüft, so lassen sich Lecks bereits in den ersten 3 Tagen nachweisen.

Ch. Gebhardt (Hrsg.)
Fibrinklebung in der Allgemein- und Unfallchirurgie,
Orthopädie, Kinder- und Thoraxchirurgie
© Springer-Verlag Berlin Heidelberg 1992

Diese werden durchaus nicht alle klinisch apparent, und wenn, dann typischerweise erst am 6./7. postoperativen Tage.

Zur Verbesserung der Heilung im Gastrointestinaltrakt hat man einiges in den letzten Jahren verändert, so z.B. die Nahttechnik:

Es wird von den meisten Chirurgen heute einreihig auf Stoß genäht. Hierbei wird eine schichtgerechte Adaptation ermöglicht, und eine primäre Wundheilung ist möglich. Bei der mehrreihigen Naht, sei sie evertierend oder invertierend genäht, ist nur eine sekundär-heilende Wunde zu erwarten. Schon zu der Zeit, als die Allgemeinchirurgen noch überwiegend zweireihig, ja sogar dreireihig anastomosierten, waren die Kinderchirurgen schon wegen der schmalen Darmlumina gezwungen, einreihig zu anastomosieren, um Unwegsamkeiten durch Schwellung der Anastomosenlinien zu verhindern.

Außer der Nahttechnik wurden die Nahtmaterialien verbessert:

So wird im Bereich des Gastrointestinaltraktes heute fast ausschließlich mit feinen Nähten aus resorbierbaren Materialien gearbeitet, die keine Fremdkörperreaktionen provozieren. Außerdem sind fast ausschließlich atraumatische Nadel-Faden-Kombinationen in Verwendung. Eine weitere deutliche Verbesserung der Heilungsquote wurde auch durch adjuvante Maßnahmen erreicht:

So wird heute eine perioperative Antibiotikaprophylaxe durchgeführt. Diese hat sich generell in der Dickdarmchirurgie durchgesetzt, ist aber auch bei resezierenden Oesophagus-, Magen- oder Dünndarmeingriffen von großem Nutzen. Sie erfolgt meist in Form einer Kurzzeitprophylaxe mit einer oder zwei Gaben des Antibiotikums am Operationstage.

Schließlich hat man mit der orthograden Darmspülung mit 10 l isotonischer Elektrolytlösung eine drastische Keimzahlverminderung im Operationsgebiet erreicht. Die Operation ist bei ästhetisch sauberem Darm möglich. Im Ileus ist heute die intraoperative, orthograde Spülung teilweise schon zur Routine geworden.

Alle eben genannten Maßnahmen haben eine deutliche Verbesserung der perioperativen Morbidität und Mortalität gebracht.

Damit ist die Sorge um die Heilung einer intestinalen Anastomose aber auch heute nicht aus der Welt geschafft:

Nach wie vor haben wir Operationen im Verdauungstrakt, bei denen die Heilungstendenz der Anastomosen schlecht ist.

Dies ist z.B. im Bereich des Oesophagus und des Rektums unterhalb der Douglas' Umschlagfalte der Fall. Es werden einmal Durchblutungsfaktoren angeschuldigt, andererseits fehlt in diesen Bereichen der Serosaüberzug, dem man durch eine rasche Verklebung der adaptierten Darmenden einen Heilungsfortschritt zuschreibt.

Weiterhin sind pankretiko-jejunale oder pankreatiko-gastrale Anastomosen wegen der Aggressivität des austretenden Pankreassekretes gefährdet. Es bleiben fernerhin lokale Gefahren durch unvorbereitete Patienten, beispielsweise bei iatrogener oder spontaner Oesophagus-, Magen- oder Darmperforation, bei Patienten mit Peritonitis, beim Ileus, bei Colitis ulcerosa und Colitis Crohn. Die Problematik chronischer intestinaler Fisteln mit Gefahr des Wiederauftretens derselben nach Verschluß ist hinreichend bekannt. Besonders gefährdet ist der Patient mit einem sog. Strahlendarm:

Hier ist die Heilungstendenz durch die schlechte Durchblutung und die narbige Alteration ganz erheblich gestört.

Die Heilungsgefährdung von Patienten mit konsumierenden Krankheiten, solchen mit langanhaltender systemischer Corticoidtherapie oder auch langanhaltender Behandlung mit nichtsteroidalen Antirheumatika sowie bei chronisch niereninsuffizienten Patienten und bei Diabetikern ist allgemein geläufig.

Zu diesen negativen lokalen und allgemeinen Faktoren kommt heute erschwerend hinzu, daß die Patienten, die wir operieren müssen, oft erheblich älter sind als früher. So hat sich in den letzten 10 Jahren in unserem Hause der Prozentsatz der Patienten, der im Alter von mehr als 85 Jahren zur Operation kam, nahezu verdoppelt. Bei diesen Patienten kommt die schlechtere Proliferationsfähigkeit der Gewebe im Alter negativ zur Auswirkung.

Man hat schon vor vielen Jahren im Experiment versucht, gastrointestinale Anastomosen zu schützen, indem diese mit Zellophan oder mit synthetischen Klebesystemen, wie z.B. Resorzin-Gelatine oder Histoacryl unmantelt wurden. Diese Versuche endeten stets negativ:
Die Zahl der Nahtlecks war bei den behandelten Tieren erheblich größer, als bei den Kontrollen, es wurden sogar Darmnekrosen beobachtet.

Für die Klinik hat sich lediglich die aus der praktischen Erfahrung begründete Abdeckung mit Netz oder mit Appendices epiploica bewährt.

Der Fibrinkleber bietet sich als ein natürliches Substrat der Wundheilung für den Schutz einer Anastomose an. Das Fibrin im Zweikomponentensystem wird auf die Anastomose aufgebracht, es dient der Abdichtung der Nahtreihe für Flüssigkeit und Gase, und fördert durch den Reiz zur Fibroblasteneinsprossung die Wundheilung.

Diesen theoretischen Ansatz der Förderung der Anastomosenheilung konnte man in zahlreichen Tierexperimenten in der Praxis belegen:
So haben Heidecke und Mitarbeiter (5), Scherer und Mitarbeiter (13) sowie Sklarek und Mitarbeiter (14) an der Ratte experimentiert. Harrison und Oka (4), Kram und Mitarbeiter (7), Oka und Mitarbeiter (9), Mc Carty und Mitarbeiter (8) sowie Petrelli und Mitarbeiter (10) verwendeten den Hund als Versuchstier, während Hjortrup und Mitarbeiter (6) das Minipig verwendeten. Wir selbst hatten bei unseren Experimenten an der Ratte bei Fibrinkleber und Collagenvlies eine deutlich höhere Berstungsfähigkeit (2), s. Abb. 1. Bei den eben angeführten Experimenten wurden, z.T. unter erschwerten Bedingungen (künstliche Devaskularisierung, zusätzliche mechanische Schädigung, zusätzliche bakterielle Kontaminierung), für die mit Fibrinkleber behandelten Tiere deutlich bessere Ergebnisse erzielt.

Sehr bald sind auch die ersten Erfahrungen bei der Anwendung von Fibrinkleber beim Menschen mitgeteilt worden.
In erster Linie sind hier Scheele und Mitarbeiter (12), Spängler (16), Pointner und Mitarbeiter (11), Alderi und Mitarbeiter (1), Athanasiadis und Mitarbeiter (3) sowie Waclawiczek und Mitarbeiter (17) zu nennen.

Es wurde hierbei über die Anwendung von Fibrinkleber bei Anastomosierungen im Bereich des Oesophagus, des Colons und des Rektums berichtet, und die Ergebnisse bei Sicherung der Anastomosen in Fällen besonderer Gefährdung, z.B. bei Ileus und Peritonitis mitgeteilt.

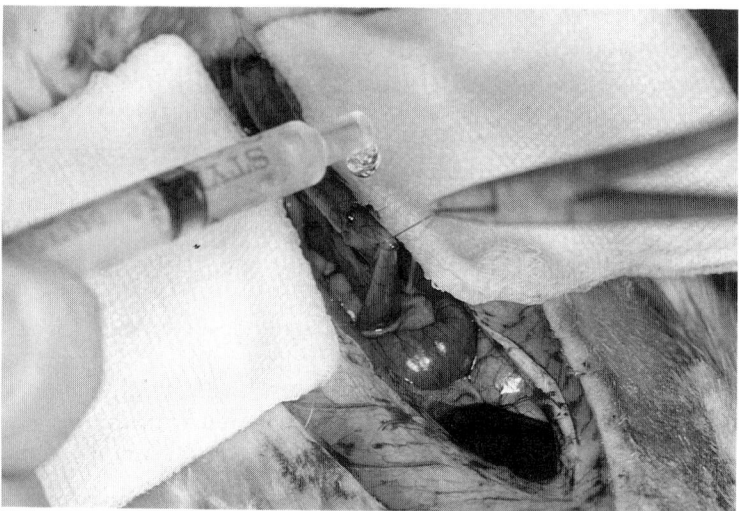

Abb. 1. Applikation von Fibrinkleber (zwei Komponenten nacheinander) beim operierten Ratten-darm

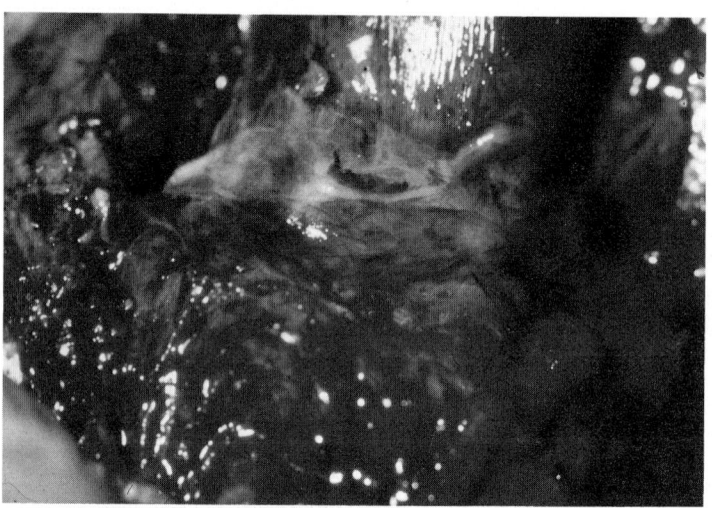

Abb. 2. Applikation von Fibrinkleber zur Sicherung einer Pharyngogastrostomie bei Zustand nach Laryngektomie und Oesophagektomie bei großem, infiltrierendem Larynxkarzinom

Wir selbst haben den Fibrinkleber seit 15 Jahren angewandt und haben ihn im-mer dann benutzt, wenn bei Enteroanastomosen für die Patienten eine besondere Gefährdung vorlag, so z.B. bei Operationen wegen massiver Blutung, bei Anasto-mosierung bei Peritonitis oder im Ileus. Seitdem wir Fibrinkleber bei Patienten mit Operationen wegen eines „Strahlendarmes" anwenden, hat sich die Rate der letalen Komplikationen drastisch vermindert (Abb. 2).

Es besteht kein Zweifel darüber, daß die allgemeinen chirurgischen Prinzipien, die für die Anlage einer Anastomose aufgestellt worden sind, wie z. B. die Notwendigkeit des atraumatischen und schnellen Operierens, der absoluten Spannungsfreiheit einer Anastomose, der lockeren und spannungsfreien Lage sowie der exzellenten Durchblutung der Anastomosenränder auch heute unverändert gelten. Die Nähte dürfen nach wie vor weder zu fest, noch zu locker geknotet werden, und eine Malträtierung der Anastomosenlefzen ist unbedingt zu vermeiden. Nur wenn diese Prinzipien eingehalten werden, kann eine komplikationslose Heilung überhaupt erst erwartet werden. Die Anwendung von Fibrinkleber wird technische Fehler nicht ausbügeln können.

Für Patienten, bei denen alle genannten bewährten Prinzipien eingehalten wurden, bei denen aber erfahrungsgemäß dennoch ein großes Risiko für die Heilung besteht, ist der Fibrinkleber jedoch ein nicht wegzudenkendes Instrument unseres Handelns. Einer zu breiten und unkritischen Anwendung dieses hervorragenden Arbeitsmittels steht schon allein der relativ hohe Preis im Wege.

Literatur

1. Alberi G, Perego P, Bugatti A, Bririo F (1985) Die Anastomose bei notfallmäßigen Dickdarmresektionen in der Therapie des obturierenden Kolonkarzinoms. Zentralbl Chir 110:112–119
2. Anders A, Bodemann T, Baer U, Bauknecht KJ, Lawerenz JU Eignen sich Fibrinkleber und Collagenvlies zur zusätzlichen Nahtsicherung von Kolonanastomosen? Eine tierexperimentelle Studie. Vortrag auf der 98. Tagung der Deutschen Gesellschaft für Chirurgie München, 22. bis 25 4. 1981, Forum experimentelle Chirurgie
3. Athanasiadis S, Kuhlgatz Ch, Girona J (1984) Erfahrungen mit Fibrinkleber im Bereich der Rektum- und Kolonchirurgie. Zentralbl Chir 109:1107–1111
4. Harrison RC, Oka H (1982) Rectal Anastomosis: Sutures vs. Staples and Glue. Contemporary Surgery 21:17–26
5. Heidecke C-D, Hebeler W, Stemberger A, Spilker G, Wriedt-Lübbe I, Schmeller M-L, Blasini R, Blümel G (1980) Experimentelle Untersuchungen von Enterotomien des Rattenileum nach Applikation von physiologischen Plasmafraktionen. Zentralbl Chir 105:586–593
6. Hjortrup A, Nordkild P, Kiaergaard J, Sjontoft E, Olesen HP (1986) Fibrin adhesive versus sutured anastomosis. A comparativ intraindividual study in the small intestine of pigs. Br J Surg 73:760–761
7. Kram HB, Garces MA, Klein SR, Shoemaker WC (1985) Common Bile Duct Anastomosis Using Fibrin Glue. Arch Surg 120:1250–1256
8. Mc Carty P, Trastek VF, Schaff HV, Weiland LH, Bernatz PE, Payne WS, Pairolero PC (1987) Esophagogastric anastomoses: The value of fibrin glue in preventing leakage. J Thor Cardiovasc Surg 93:234–239
9. Oka H, Harrison RE, Birhenne HJ (1982) Effect of a Biologic Glue on the Leakage Rate of Experimental Rectal Anastomoses. Am J Surg 143:561–564
10. Petrelli NJ, Cohen H, De Risi D, Ambrus JL, Williams P (1982) The Application of Tissue Adhesives in Small Bowel Anastomoses. J Surg Orc 19:59–61
11. Pointner R, Villinger R (1984) Vorbeugung der intraperitonealen Nahtinsuffizienz durch Einsatz von Fibrinkleber. Zentralbl Chir 109:1146–1148
12. Scheele J, Scheele B, Panis R, Pesch HJ (1979) Fibrinklebung. Langenbecks Arch Chir 349:635–636
13. Scherer M, Ascherl R, Stemberger A, Weichenmeier I, Hallmann U, Blümel G (1982) Application and Benefits of Various Fibrin Adhesives in Colon Surgery. An Exerimental Study in Rats. Eur J Surg Res 12/2:40–42

14. Sklarek J, Wilker D, Waldner H, Izbicki HR (1988) Breaking strength of fibrin glued anastomoses under peritonitis and ischemia in comparison with sutureless anastomoses. 23. rd. Congress of the Cociety for Surgical Research, Bologna 1988, pp 160–161
15. Souchon R, Baer U, Viebahn C, Bauknecht KJ (1982) Untersuchungen zur Anastomosenheilung am bestrahlten Kolon. Strahlentherapie 158:174–182
16. Spängler HP (1980) Erfahrungen mit Fibrin zur Gewebeklebung und lokalen Blutstillung in der Abdominalchirurgie. Aus: Schimpf K (Hrsg) Fibrinogen, Fibrin und Fibrinkleber. Schattauer, Stuttgart, S 263-265
17. Waclawiczek HW, Boeckl O (1986) Klinische Erfahrungen mit der Fibrinklebung in der Allgemein- und Thoraxchirurgie. Zentralbl Chir 111:16–24

III. Fibrinklebung in der Unfallchirurgie – Orthopädie

Die Verklebung osteochondraler Fragmente

G. Giebel

Einleitung

In Industrie und Technik haben Klebstoffe inzwischen große Bereiche der Verbindungstechnik erobert. Auch in der Medizin sind sie inzwischen, wie am Beispiel der osteochondralen Frakturen gezeigt wird, auf dem Vormarsch.

Bei osteochondralen Frakturen handelt es sich um Gelenkbrüche, die unbehandelt durch Störung der Gelenkmechanik zur Arthrose und Destruktion des Gelenkes führen. Deshalb besteht das therapeutische Ziel darin, diese Frakturen in anatomischer Stellung zur Ausheilung zu bringen.

Biomechanik

Bei tangentialer Krafteinwirkung (Abb. 1) kommt es zur Abscherung eines chondralen oder osteochondralen Fragmentes. Hierbei handelt es sich meist um „ideale" osteochondrale Frakturen. Je steiler die Einwirkung der Kraft ist, umso mehr werden hierbei Knorpel und Knochen geschädigt. Die rechtwinklige Einwirkung führt schließlich zur Impressionsfraktur.

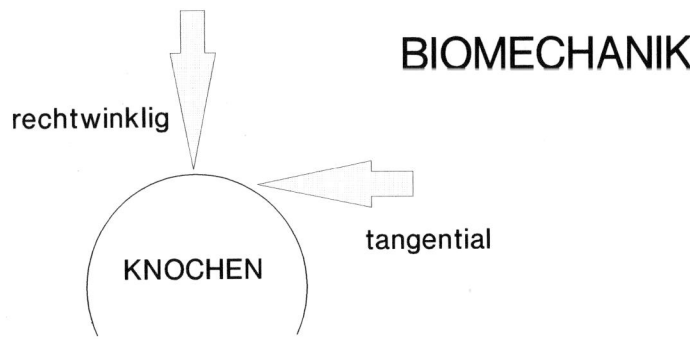

Abb. 1. Krafteinwirkung bei osteochondralen und Impressions-Frakturen

Ch. Gebhardt (Hrsg.)
Fibrinklebung in der Allgemein- und Unfallchirurgie,
Orthopädie, Kinder- und Thoraxchirurgie
© Springer-Verlag Berlin Heidelberg 1992

Abb. 2 zeigt die Zusammenhänge von Krafteinwirkung, Knochen-Knorpel-Kontusion und Frakturtyp.

Flache, chipförmige Fragmente mit einem ebenso flachen Lager haben eine sehr geringe Eigenstabilität. Hier muß man besonders stabil fixieren. Je größer die Fragmente sind, um so eher kann man Metallimplantate verwenden, besonders, wenn der ossäre Anteil groß ist. Diese Fragmente heilen besser ein, als rein chondrale Fragmente. Je ausgedehnter die Kontusion der Fragmente ist, um so schlechter heilen sie, und um so schwieriger ist ihre Stabilisierung mit Metallimplantaten.

Ein stabiles Knochenlager, sowie kleine Fragmente, aber auch Knochen-Kontusionen fördern die Entscheidung zur *reinen* Verklebung (Tabelle 1). Bei keinem oder einem sehr geringen knöchernen Anteil kann man keine Pins mehr plazieren. Dieses ist auch ein Grund zur reinen Verklebung.

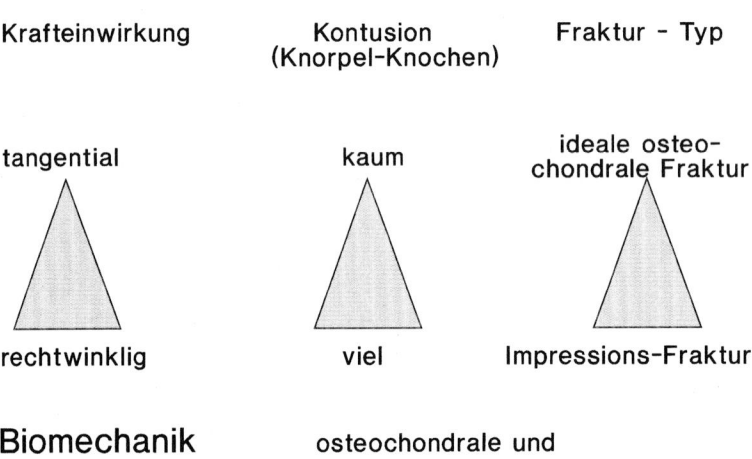

Abb. 2. Biomechanik bei osteochondralen und Impressions-Frakturen

Tabelle 1. Was fördert die Entscheidung zur *reinen* Verklebung?

1. Stabiles Lager (+ Fragment)
2. kleine(s) Fragment(e)
3. Fragment-Kontusion
(4. geringer ossärer Anteil)

Osteosynthesetechniken für osteochondrale Fragmente

Prinzipiell gibt es vier Möglichkeiten:

1. Stabilisierung mit Kirschner-Drähten. Hierbei ist darauf zu achten, daß die Kirschner-Drähte *subchondral* und nicht im Knorpel liegen. Das andere Ende sollte so unter der Haut zu liegen kommen, daß es in Lokalanästhesie entfernt werden kann.

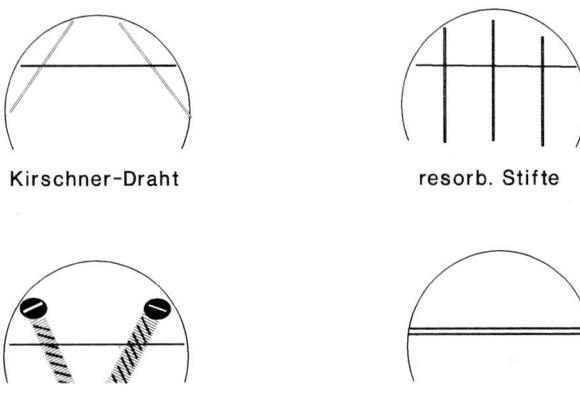

Abb. 3. Osteosynthesetechniken für osteochondrale Frakturen

2. Versorgung mit resorbierbaren Pins. Diese können aus PDS (Poly-di-oxanon), Polyglykolsäure oder auch eigener Knochenkortikalis bestehen. Da die Stifte resorbierbar sind, ist ein längerfristiger Gelenkschaden nicht zu erwarten.

3. Schraubenosteosynthese.. Hierbei ist darauf zu achten, daß die Schrauben subchondral versenkt werden, damit sie nicht mechanisch im Gelenk stören.

4. Verklebung mit Fibrinkleber. In manchen Fällen wird die Verklebung zusätzlich mit einem der anderen Verfahren kombiniert.

Klebstoff

Um eine Information darüber zu bekommen, was Klebstoffe am Knochen überhaupt leisten können, wurden mit den in Tabelle 2 aufgeführten Klebstoffen Knochenstücke unter verschiedenen Bedingungen verklebt und nach einem Tag die Zugfestigkeit untersucht. Spalte 1 gibt Trockenverklebungen an, Spalte 2 Klebungen bei geringer Feuchtigkeit und Spalte 3 bei simulierten in vivo Bedingungen. Es zeigt sich, daß unter simulierten in vivo Bedingungen bis 200 N/cm^2 Zugfestigkeit erreicht werden können. Der Fibrinklebstoff erreicht 6 N/cm^2. Da dieser Wert nicht sehr hoch ist, kann man nur bei sehr stabilem Knochenlager auf eine zusätzliche Stabilisierung verzichten. Andererseits ist dieser Klebstoff sehr biokompatibel und resorbierbar. Daher ist er für die Anwendung am Menschen überall dort, wo keine sehr hohen Festigkeiten verlangt werden, sehr geeignet.

Tabelle 2. Klebfestigkeit von gängigen Klebstoffen (Zugfestigkeit in N/cm^2)

	Klebstoff	I. Trocken	II. nur Klima-kammer	III. Klimakammer und Blut-Ringer-Lösung
Gruppe 1	Gelatine-Resorcin-Formaldehyd	920	775	219
	Epoxidharz	967	168	137
Gruppe 2	Methyl-2-Methacrylat	506	188	59
	Gelatine-Resorcin-Glutardialdehyd	653	507	51
	Butyl-2-Cyanoacrylat	182	227	47
	Styrolbutadien-Copolymer-Basis	148	72	29
Gruppe 3	Polyester	30	11	16
	Acrylharzdispersion	176	125	15
	Polyamid (in Chloroform)	42	47	13
	Vinylacetat-Copolymer-Basis	116	161	11
Gruppe 4	Polyamid (in Ethanol)	65	64	8
	Fibrinklebstoff	42	84	6
	Polyurethan	563	86	5
	Polyvinylalkohol-Basis	307	136	3
Gruppe 5	Stärkeleim	320	189	0
	Kaseinleim	488	390	0
	Gelatine	569	442	0
	Dextrinleim	0	135	0
	Na-Carboxyl-Methyl-cellulose	98	95	0
	Methylcellulose	42	9	0
	Polyvinylacetat-Basis	172	162	0
	Tierischer Leim	563	493	0

Operationstechnik

Hierzu gehört zunächst einmal die Vorbereitung des Klebesystems. Tiefgefrorener Klebstoff muß *aufgetaut* werden. Bei dem Lyophilisat-Set müssen alle Teile vorhanden und betriebsfertig steril vorliegen (Tabelle 3).

Tabelle 3. Operationstechnik

Vorbereitung	Klebesystem
	Fraktur (Probereposition)
Durchführung	*dünne* Klebstoffschicht
	ruhig Reposition halten
	5 Minuten nach Uhr!

Unbedingt ist eine *Probereposition* der Fraktur durchzuführen, damit man nicht erst bei der Verklebung bemerkt, daß man das Fragment falsch herum adaptiert hat, oder manchmal lassen sich Fragmente auch primär nicht reponieren, da infolge der Knorpelkontusion und -schwellung das Fragment nicht mehr paßt. Es muß dann zunächst mit Schere oder Messer so zugerichtet werden, daß es sich wieder in das Bett reponieren läßt. Zur Durchführung der Verklebung ist es notwendig, nur eine sehr *dünne* Klebstoffschicht aufzutragen. Eine dicke Klebstoffschicht würde die Revaskularisation als Sperrschicht erheblich behindern.

Das Fragment ist während der Reposition absolut *ruhig* zu halten. Wenn es bewegt wird, ist eine Verklebung unmöglich. Auch wenn nach einer Minute das Fragment etwas angehoben wird, um zu sehen, ob es schon klebt, reißen die bereits polimerisierten Fäden ab und es kommt zur schlechteren oder überhaupt nicht mehr zur Verklebung. Das Fragment muß unbedingt 5 Minuten lang nach der Uhr fixiert werden. Nur dann kann man von einer sicheren Verklebung ausgehen.

Komplikationen

Frühe Komplikationen bestehen darin, daß das Fragment nicht paßt. Dieses sollte schon bei der Probereposition bemerkt und das Fragment so getrimmt werden, daß es paßt. Wenn das Fragment nicht klebt, können die Gründe darin liegen, daß entweder der Klebstoff überlagert oder nicht genügend erwärmt (37°) wurde, oder daß eine Dislokation während der Retention stattgefunden hat.

Späte Komplikationen bestehen in Fragmentdislokation, Nekrose und Arthrose.

Zugfestigkeit

Keller und Mitarbeiter untersuchten die Zugfestigkeit von osteochondralen verklebten Frakturen am Hundefemurcondylus (Tabelle 4). Sie fanden, daß nach vier Tagen eine Klebfestigkeit von 5 N/cm² vorhanden ist, und daß das Fragment bereits nach 14 Tagen fest verheilt war. Der vergleichsweise geringe Wert bei der Untersuchung der Zugfestigkeit am Operationstag liegt darin begründet, daß direkt nach der Verklebung, und nicht wie bei der oben angeführten Untersuchung nach einem Tag gezogen wurde. Denn es kommt während dieser Zeit zu einer weiteren Zunahme der Klebfestigkeit. Hieraus folgt für die Praxis, daß man beim Menschen in der

Tabelle 4. Zugfestigkeit bei verklebten osteochondralen Frakturen am Femurcondylus beim Hund (Keller et al. 1986)

Zeit	Zugfestigkeit (N/cm²)
sofort	$0,7 \pm 0,1$
4 Tage	$5,1 \pm 0,8$
14 Tage	nicht ausreißbar

Regel drei Wochen das geklebte Gelenk durch Immobilisation ruhigstellen sollte. Bei einer stärkeren Knochen-Knorpel-Kontusion kann eine Ruhigstellung bis zu sechs Wochen notwendig werden (Tabelle 5).

Die Vorteile (Tabelle 6) des Fibrinklebesystemes bestehen zum einen in der Versiegelung der Fraktur. Hierdurch kann die Gelenkflüssigkeit nicht in den Frakturbereich eindringen und die Heilung behindern. Mit der Klebung sind auch kleinste Fragmente fixierbar und es tritt bei dünner Klebfuge eine frühe Revaskularisation auf. Die Fragmente selbst werden durch Osteosynthesematerial nicht zusätzlich mechanisch geschädigt und eine Metallentfernung wird später nicht notwendig.

Allerdings ist wegen der relativ geringen Primärstabilität eine Ruhigstellung notwendig. Der Preis des Klebstoffes ist tolerabel, da kleine Mengen ausreichen.

Tabelle 5. Nachbehandlung (reine Klebung)

Immobilisation
3 (–6) Wochen

Tabelle 6. Vorteile und Nachteile – Fibrinklebesystem

Vorteile
- Versiegelung
- kleinste Fragmente fixierbar
- frühe Revaskularisation
- keine mechanische Irritation
- keine ME notwendig

Nachteile
- geringe Primärstabilität
- Ruhigstellung
- (Preis)

Tabelle 7. Ergebnisse bei osteochondralen Frakturen

Autor	Pat.	Lok.	NU (J)	verheilt		Beschw.
				ja	nein	
Zilch	39	multloc.	2,1	36	3	2
Tiling	11	Knie	2	11	–	–
Paar u.a.	21	Knie, OSG	1,6	17	4	?
Gaudernack u.a.	29	Knie	>2	29	–	7
	100			93	7	

Ergebnisse

In einem hohen Prozentsatz können osteochondrale Frakturen mit dem Fibrinkleber erfolgreich verklebt werden (Tabelle 7). Von 100 verklebten osteochondralen Frakturen sind 93 verheilt.

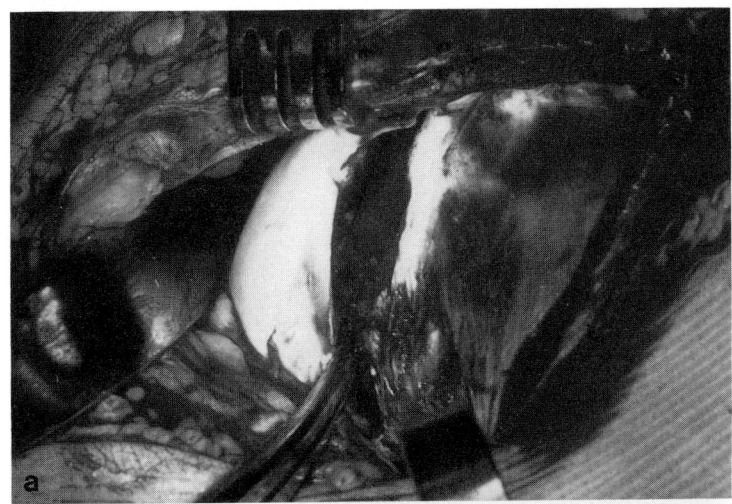

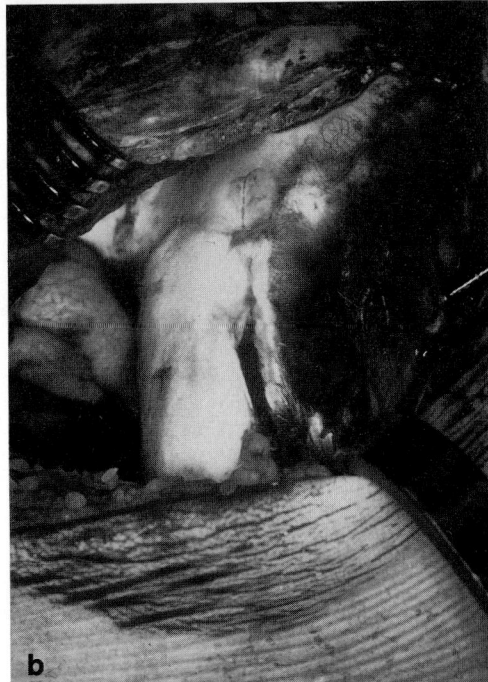

Abb. 4a, b. Diese osteochondrale Fraktur des Femurcondylus bei einem Kind wurde durch reine Verklebung versorgt, da sich hier kein zusätzliches Osteosynthesematerial verankern ließ. **a)** Unfallbild, **b)** Versorgungsbild

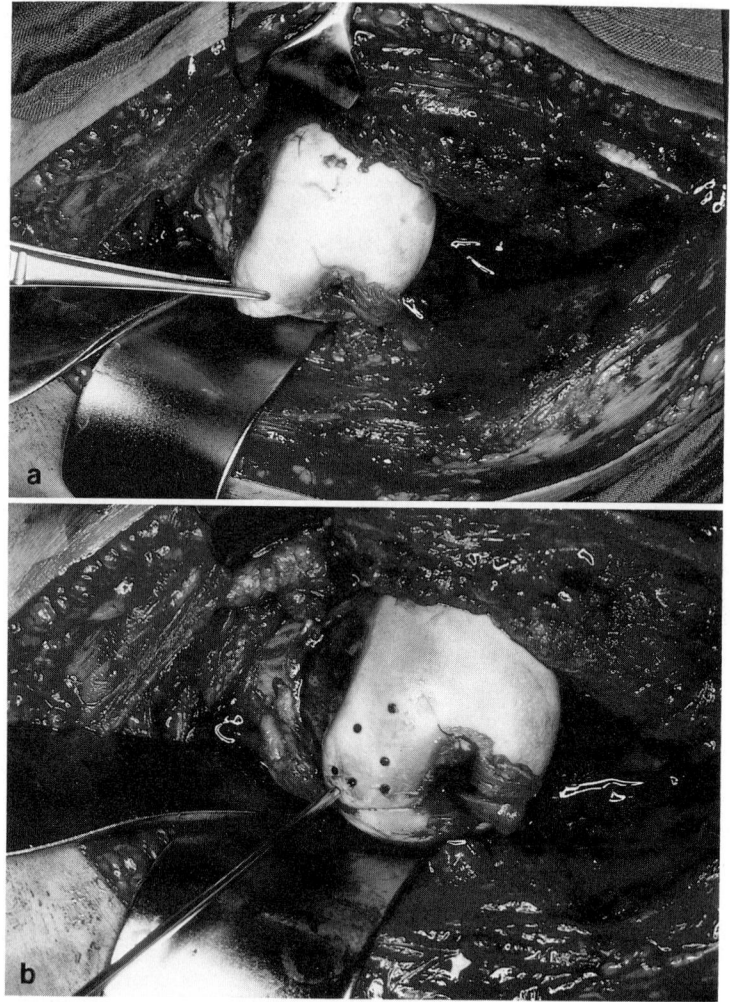

Abb. 5a, b. Bei dieser überwiegend chondralen Fraktur des Hüftkopfes nach Hüftluxation (Pipkin-II-Fraktur) wurde geklebt und zusätzlich mit den resorbierbaren PDS-Stiften stabilisiert. **a)** Unfallbild, **b)** Versorgungsbild

Klinische Fälle

Abb. 4 und Abb. 5. Mit der Verklebung osteochondraler Fragmente lassen sich bei richtiger Indikationsstellung und sachgerechter Operationstechnik gute Ergebnisse erreichen.

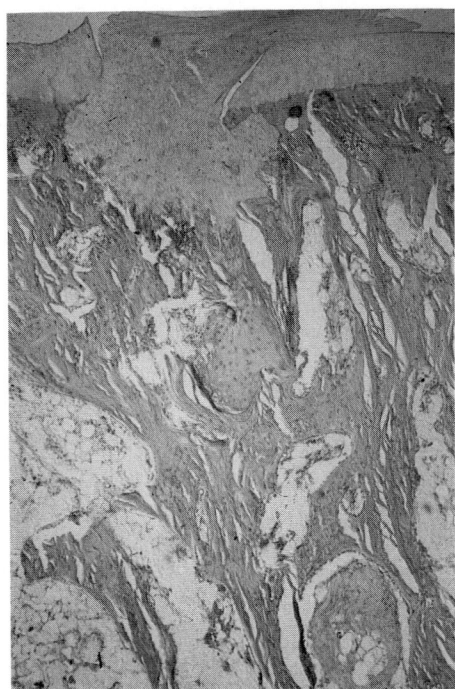

Abb. 6. Verheilte osteochondrale Fraktur nach drei Monaten. Man sieht, daß der Knochen gut eingeheilt ist. Die Frakturstelle ist an der Unregelmäßigkeit im chondralen und subchondralen Bereich sichtbar

Zusammenfassung

Zur Versorgung osteochondraler Fragmente hat sich die Verklebung bewährt. Der Fibrinklebstoff hat eine gute Biokompatibilität und Resorbierbarkeit. Eine zusätzliche Stabilisierung und Ruhigstellung ist in vielen Fällen sinnvoll.

Literatur

Gaudernak T, Zifko B, Skorpik G (1991) Clinical experiences using fibrin sealant in the treatment of osteochondral fractures. In: Schlag G, Redl H: Traumatology-Orthopaedics. Springer, Berlin Heidelberg New York Tokyo

Keller J, Andreassen TT, Joyce F, Knudsen VE, Jorgensen PH, Lucht U (1986) Biomechanical properties in osteochondral fractures fixed with fibrin sealant or Kirschner-Wire. In: Schlag G, Redl H: Traumatology-Orthopaedics. Springer, Berlin Heidelberg New York Tokyo

Paar O, Bernett P (1979) Applications of fibrin sealing in sports traumatology. In: Schlag G, Redl H: Traumatology-Orthopaedics. Springer, Berlin Heidelberg New York Tokyo

Tiling T (1974) Follow-up after reattachment of chondral and osteochondral fragments of the knee joint. In: Schlag G, Redl H: Traumatology-Orthopaedics. Springer, Berlin Heidelberg New York Tokyo

Zilch H (1963) Glueing of osteochondral fragments and fixation of dissecates in osteochondrosis dissecans. In: Schlag G, Redl H: Traumatology-Orthopaedics. Springer, Berlin Heidelberg New York Tokyo

Einheilung von Knorpel-Knochen-Zylindern nach Fibrinklebung im Tierexperiment

B. HOFFMEYER und H. GRASSHOFF

Die Fibrinklebung osteochondraler Fragmente wird seit über 10 Jahren mit Erfolg in der klinischen Praxis angewendet, wie Mitteilungen von Gaudernack et al. (1986), Paar und Mitarbeiter (1981), Zilch (1981) u.a. belegen. Die Verlaufsbeobachtungen der mittels Fibrinklebung replantierten osteochondralen Fragmente ergaben in klinischen röntgenologischen und auch arthroskopischen Kontrolluntersuchungen eine rasche und gute Einheilung der Replantate.

Die Autoren beschreiben in ihren klinischen Studien postoperative Immobilisationszeiten der Gelenke von 3 bis 6 Wochen in Abhängigkeit von der Lokalisation und dem Ausmaß der Schädigung. Da jede Ruhigstellung eines Gelenkes sich nach Fassbender (1983) ungünstig auf die Stoffwechselsituation und damit auch auf die Einheilung der Replantate auswirkt, ist eine frühzeitige Mobilisation der Gelenke anzustreben. Daraus ergibt sich die Frage, inwieweit die Fixation mit dem Fibrinkleber eine frühe funktionelle Behandlung zuläßt.

Unter diesem Aspekt wurde im Tierexperiment die Zugfestigkeit mit Fibrinklebung fixierter osteochondraler Zylinder untersucht.

Material und Methode

Die Studie umfaßt 80 Kaninchenkniegelenke, bei denen ein standardisierter osteochondraler Zylinder im Bereich der Belastungszone des medialen Femurkondylus entnommen wurde. Die Entnahme der Zylinder erfolgte in Anlehnung an die Technik der autogenen Knorpel-Knochen-Transplantation nach Wagner (1964). Der entnommene osteochondrale Zylinder wurde im Bereich des rechten Kniegelenkes in den erhaltenen Defekt mit Fibrinkleber replantiert und am linken Kniegelenk des Tieres ohne jegliche Fixation wieder eingesetzt, so daß ein direkter Seitenvergleich bei jedem Tier möglich war.

Als Fibrinkleber kam der Zweikomponentenfibrinkleber Tissucol®-Kit zur Anwendung, somit also für das Kaninchen heterogener Fibrinkleber.

Die Kniegelenke wurden postoperativ nicht immobilisiert, so daß die biomechanischen Kräfte unmittelbar nach dem Eingriff wirksam wurden. Je 10 Tiere der 40 Kaninchen wurden nach 1, 2, 4 und 6 Wochen getötet.

Nach Entnahme der distalen Femura erfolgte die makroskopische Beurteilung, die Zugfestigkeitsprüfung der replantierten osteochondralen Zylinder sowie eine licht- und rasterelektronenmikroskopische Untersuchung. Die Zugfestigkeitsprüfungen erfolgten bei jeweils 8 Tieren der 4 Untersuchungsgruppen. Dazu wurde in der Mitte des Replantatbereiches eine Schraube senkrecht eingebracht, bis zu einer

Ch. Gebhardt (Hrsg.)
Fibrinklebung in der Allgemein- und Unfallchirurgie,
Orthopädie, Kinder- und Thoraxchirurgie
© Springer-Verlag Berlin Heidelberg 1992

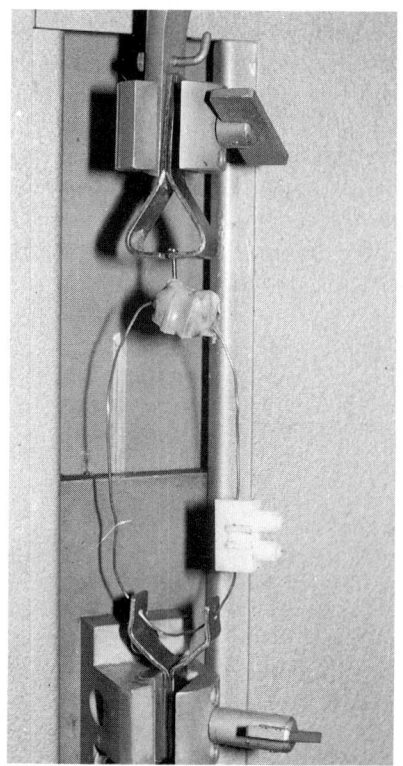

Abb. 1. In der Aufhängevorrichtung fixiertes Halbgelenk bei der Zugfestigkeitsprüfung

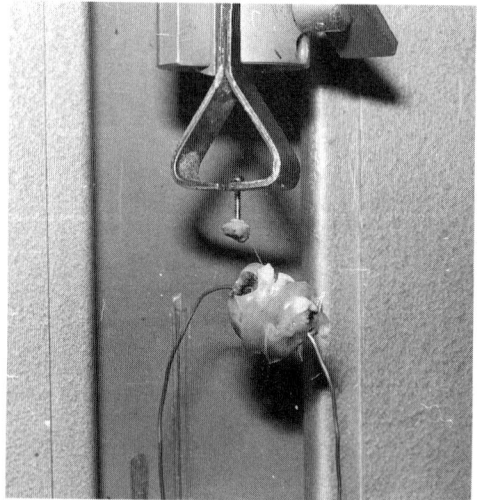

Abb. 2. Herausgezogener osteochondraler Zylinder nach erfolgter Zugfestigkeitsprüfung

Tiefe von 1,5 mm. Die Zugfestigkeitsprüfungen wurden mit Hilfe der Zugfestigkeitsprüfmaschine FDT 40 durchgeführt. Um die Halbgelenke in der Einspannvorrichtung der Maschine fixieren zu können, mußte eine spezielle Aufhängevorrichtung angefertigt werden (Abb. 1).

Die Zugversuche wurden mit einer konstanten Geschwindigkeit von 1 cm pro Minute durchgeführt, bis es zum Herausziehen des Knorpel-Knochen-Zylinders kam (Abb. 2). Die Messung und Registrierung der auftretenden Kräfte erfolgte durch einen trägheitsarmen Drehstabkraftmesser, die Maximalkraft hielt ein Schleppzeiger fest.

Ergebnisse

Versuchsgruppe 1 = eine Woche postoperative Überlebenszeit
In dieser Versuchsgruppe konnte an nur 9 Zylindern die Zugfestigkeitsprüfung vorgenommen werden, einbegriffen alle 8 geklebten Zylinder sowie 1 Zylinder der Kontrollseite. Die weiteren 7 Zylinder der Kontrollseite wurden makroskopisch als „lose" bewertet. (Tabelle 1)

Versuchsgruppe 2 = zwei Wochen postoperative Überlebenszeit
Nach einer Überlebenszeit von zwei Wochen wurden alle Zylinder aus ihrem Lager herausgezogen. Die aufgewendeten Zugkräfte wiesen auf der Seite nach erfolgter

Tabelle 1

Versuchs-Nr.	aufgewendete Zugkraft in kp bis zum Herausziehen des Zylinders	
	rechtes KG (mit FK)	linkes KG (Kontrollseite)
1	2,30	0
2	1,80	0
3	2,20	0
4	2,00	0,40
5	2,20	0
6	2,40	0
7	0,80	0
8	1,15	0

Tabelle 2

Versuchs-Nr.	aufgewendete Zugkraft in kp bis zum Herausziehen des Zylinders	
	rechtes KG (mit FK)	linkes KG (Kontrollseite)
1	2,85	1,35
2	6,20	1,80
3	3,35	0,85
4	4,80	3,00
5	5,25	2,40
6	8,85	1,45
7	3,65	2,30

Tabelle 3

Versuchs-Nr.	aufgewendete Zugkraft in kp bis zum Herausziehen des Zylinders (Zyl ↗) und/oder bis zum Schraubenausriß (Sch ↗)	
	KG (mit FK)	KG (Kontrollseite)
1	8,25 (Sch ↗)	2,0 (Zyl ↗)
2	8,45 (Sch ↗)	8,50 (Sch ↗)
3	8,80 (Sch ↗)	7,10 (Sch ↗)
4	7,30 (Sch ↗)	4,95 (Zyl ↗)
5	7,60 (Sch ↗)	2,40 (Zyl ↗)
6	8,80 (Sch ↗)	6,65 (Zyl ↗)
7	7,40 (Sch ↗)	8,30 (Sch ↗)
8	8,40 (Sch ↗)	7,90 (Sch ↗)

Tabelle 4

Versuchs-Nr.	aufgewendete Zugkraft in kp bis zum Herausziehen des Zylinders (Zyl ↗) und/oder bis zum Schraubenausriß (Sch ↗)	
	KG (mit FK)	KG (Kontrollseite)
1	7,5 (Sch ↗)	7,7 (Sch ↗)
2	9,5 (Sch ↗)	8,31 (Sch ↗)
3	7,35 (Sch ↗)	2,55 (Zyl ↗)
4	9,58 (Sch ↗)	8,2 (Sch ↗)
5	10,51 (Sch ↗)	8,55 (Sch ↗)
6	10,40 (Sch ↗)	9,00 (Sch ↗)
7	9,4 (Sch ↗)	4,25 (Zyl ↗)

Fibrinklebung im Vergleich zur Kontrollseite immer eindeutig höhere Werte auf. (Tabelle 2)

Versuchsgruppe 3 = vier Wochen postoperative Überlebenszeit
In dieser Versuchsgruppe kam es bei den gesamten mit Fibrinkleber fixierten Zylindern zum Auftreten eines Schraubenausrisses, so daß sie damit als eingebaut beurteilt wurden. Auf der Kontrollseite rissen die Schrauben aus 4 Zylindern aus, 4 Zylinder wurden aus dem Lagerbett herausgezogen. (Tabelle 3)

Versuchsgruppe 4 = sechs Wochen postoperative Überlebenszeit
Nach 6 Wochen postoperativer Überlebenszeit der Tiere kam es bei allen 7 mit Fibrinkleber fixierten Zylindern und 5 Zylindern der Kontrollseite zum Schraubenausriß aus dem Zylinderbereich, 2 Zylinder der Kontrollseite ließen sich aus ihrem osteochondralen Lager herausziehen. (Tabelle 4)

Diskussion

Vergleicht man die Mittelwerte und Standardfehler der Zugfestigkeit in den einzelnen Gruppen (Abb. 3), so zeigt sich, daß schon nach 1 Woche die Knorpel-Kno-

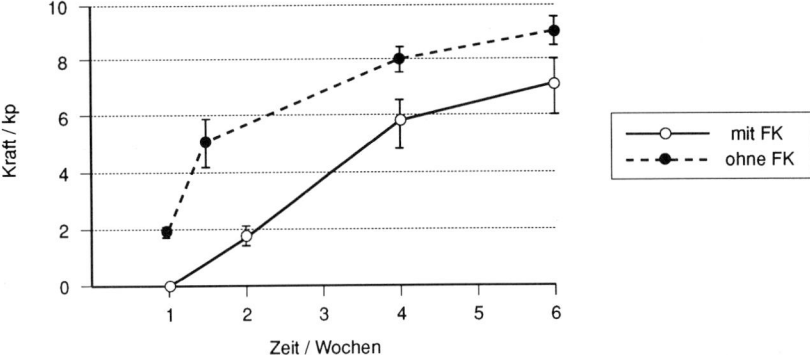

Abb. 3. Darstellung der Mittelwerte und Standardfehler der Zugfestigkeit bis zum Herausziehen des Zylinders und/oder bis zum Schraubenausriß in Abhängigkeit von der Einheilungsdauer

chen-Zylinder, die mit Fibrinklebung fixiert wurden, eine deutlich höhere Zugfestigkeit aufweisen. Diese bleibt auch bis zur 6. Woche bestehen.

Daraus kann geschlußfolgert werden, daß bei primär guter Haftung durch die Fibrinklebung im weiteren Verlauf durch die beschleunigte knöcherne Einheilung der Zylinder immer höhere Festigkeitswerte erreicht werden.

Ähnliche Untersuchungen wurden auch von Keller et al. (1986) vorgenommen. Sie konnten ebenfalls eine rasche Erhöhung der mechanischen Festigkeit fibringeklebter Knorpel-Knochen-Zylinder innerhalb von 2 Wochen tierexperimentell nachweisen.

Aus den Ergebnissen läßt sich ableiten, daß nach einer Fibrinklebung re- oder transplantierter formschlüssig verankerter Knorpel-Knochen-Zylinder postoperativ keine Ruhigstellung erforderlich ist. Das ist unseres Erachtens ein wesentlicher Vorteil bei der Anwendung von Fibrinkleber.

Zusammenfassung

An 80 Kaninchenkniegelenken wurde im direkten Seitenvergleich die Zugfestigkeit von replantierten fibringeklebten und einfach reponierten Knorpel-Knochen-Zylindern in der Belastungszone des medialen Femurkondylus untersucht – bei sofortiger postoperativer biomechanischer Belastung der Kniegelenke und im zeitlichen Verlauf von 1, 2, 4 und 6 Wochen postoperativ.

Im Ergebnis der Untersuchungen zeigte sich, daß schon nach einer Woche die Knorpel-Knochen-Zylinder, die mit Fibrinklebung fixiert wurden, eine deutlich höhere Zugfestigkeit aufweisen, die bis zur 6. Woche bestehen bleibt.

Bei primär guter Haftung durch den Fibrinkleber scheint die beschleunigte Einheilung der osteochondralen Zylinder unabhängig von der Nachbehandlung zu sein.

Literatur

Fassbender HG (1983) Die Bedeutung entzündlicher Prozesse bei der Osteoarthrose. Z Rheumatol 42:145–151

Gaudernack T, Zifko B, Skorpik G (1986) Clinical Experiences Using Fibrin Sealant in the Treatment of Osteochondral Fractures. In: Schlag G, Redl H (eds) Traumatology – Orthopaedics. Springer, Berlin Heidelberg New York (Fibrin Sealant in Operative Medicine Volume 7, pp 91–102)

Keller J, Andreassen TT, Joyce F, Knudsen VE, Jørgensen PH, Lucht U (1986) Clinical Experiences Using Fibrin Sealant in the Treatment of Osteochondral Fractures. In: Schlag G, Redl H (eds) Traumatology – Orthopaedics. Springer, Berlin Heidelberg New York (Fibrin Sealant in Operative Medicine Volume 7, pp 86–90)

Paar O, Pfister D, Bernett P (1981) Knorpelklebungen bei Gelenksknorpelabschilfungen. Scient Workshop 7:65–67

Wagner W (1964) Operative Behandlung der Osteochondrosis dissecans des Kniegelenkes. Z Orthop 98:333–339

Zilch H, Friedebold G (1981) Klebung osteochondraler Fragmente mit dem Fibrinkleber. Aktuel Traumatol 11:136–140

Die Geweberekonstruktion mit Fibrinkleber – Ein klinischer Erfahrungsbericht

O. PAAR

Zusammenfassung

Seit Einführung des Fibrinklebers in die operative Medizin, haben sich neue Perspektiven in der Wiederherstellung von Gelenkflächen, Sehnen und Bändern ergeben. Vorteile dieser alternativen Fixationsmethode sind in erster Linie die atraumatische Operationstechnik, die Verminderung von Vaskularisationsschäden und an den Gelenken der Wegfall der Rearthrotomie zur Entfernung von fixierenden Metallimplantaten. Die Praktikabilität dieser Methode ist erwiesen. In unserem Krankengut wurden seit 1982 mehr als 300 Patienten mit Fibrinkleber versorgt. Über die Ergebnisse wird berichtet.

Einleitung

In der rekonstruktiven Chirurgie wird seit Jahren der Fibrinkleber (Tissucol) als eine alternative Methode zur Wiederherstellung von Gelenkflächen, Bändern und Sehnen verwendet. Vor allem dort, wo atraumatisches Operieren gefragt ist und herkömmliche Fixationsmethoden entweder überhaupt nicht oder nur unter Vorbehalt angewendet werden können, stellt der Fibrinkleber eine Bereicherung der operativen Techniken dar. Als physiologische Komponente unterliegt das Fibrin dem körpereigenen Abbau, so daß bereits 10 bis 14 Tage nach Applikation die letzten Fibrinreste resorbiert sind. In dieser Zeit hat sich, wie experimentelle Untersuchungen gezeigt haben, die Haftung der geklebten Strukturen durch Einsprossen von Granulationsgewebe verstärkt (1, 2, 4, 11, 12).

Seit 1982 wird über die Anwendungsmöglichkeit des Fibrinklebers in der Unfallchirurgie berichtet. Nach den bisher vorliegenden Erfahrungen eignet sich der Kleber vor allem zur Rekonstruktion von Gelenkflächen, zur Wiederherstellung der Achillessehne und zur Adaptation von Bändern, vor allem des Knie- und oberen Sprunggelenkes.

Therapie der Innenbandverletzung

Verletzungen des Innenbandes am Kniegelenk führen bei insuffizienter Behandlung zu bleibenden Funktionsstörungen. Besonders schwerwiegend sind die Folgen nach komplexen Knieverletzungen, wenn zusätzlich zum Innenband auch das vordere Kreuzband geschädigt ist.

Ch. Gebhardt (Hrsg.)
Fibrinklebung in der Allgemein- und Unfallchirurgie,
Orthopädie, Kinder- und Thoraxchirurgie
© Springer-Verlag Berlin Heidelberg 1992

Am Innenband gibt es keine bevorzugte Rupturlokalisation. Läsionen finden sich sowohl im proximalen als auch distalen Bandabschnitt oder als diffuse Zerreißung, die sich über den gesamten Bandverlauf erstreckt. Während der femurnahe Bandriß ohne Schwierigkeiten genäht werden kann und sich tibiale Bandläsionen in der Mehrzahl der Fälle adaptieren lassen, ist eine „anatomiegerechte" Wiederher-

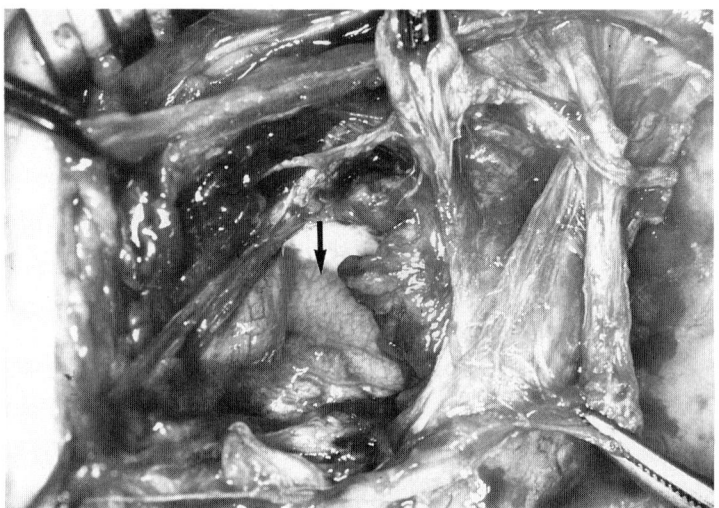

Abb. 1. Operationssitus. Ausgedehnte Zerreißung des Innenbandes am Kniegelenk. Vor Rekonstruktion der oberflächlichen Innenbandschichten mit Fibrinkleber, werden die tiefen Bandschichten (Pfeil) entweder mit einer Schraube oder Naht readaptiert

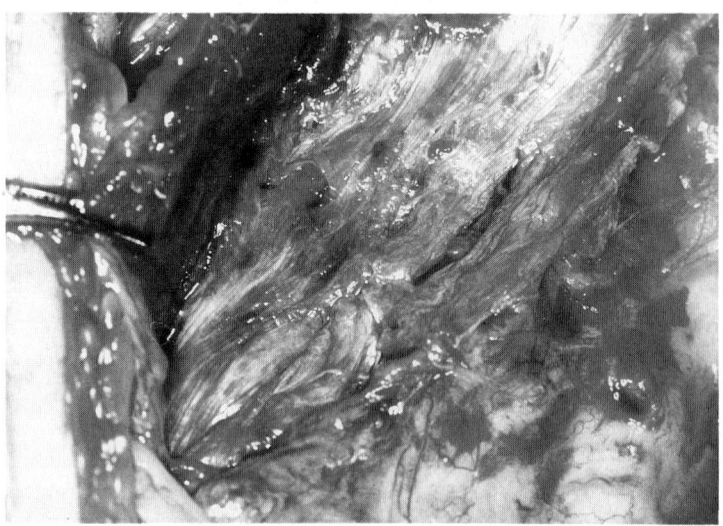

Abb. 2. Operationssitus. Rekonstruktion des Innenbandes mit Fibrinkleber

stellung des diffus zerrissenen Innenbandes nicht möglich. Langstreckige Auffaserungen mit nicht identifizierbaren Bandstümpfen erschweren die Rekonstruktion, zumal Adaptationsnähte im ausgedünnten und aufgefaserten Gewebe keinen Halt finden und Schraubenfixationen nicht in Frage kommen (7, 9, 10).

Bei diesem Rupturtyp wird der Bandapparat mit Fibrinkleber rekonstruiert. Zunächst erfolgt die Wiederherstellung der tiefen Innenbandschicht mittels Naht oder Kleinfragmentschraube, dann werden die oberflächlichen, diffus zerrissenen Bandfasern schrittweise mit dem Kleber adaptiert. Durch Aufsteppen eines resorbierbaren PDS-Bandes wird das Innenband in den ersten postoperativen Wochen vor unbeabsichtigten Zugbelastungen während der Verband- oder Gipswechsel geschützt (3) (Abb. 1 und 2).

Eigene Erfahrungen mit dieser Methode – 37 Patienten wurden operiert – zeigen die Praktikabilität dieses Verfahrens. Die Nachuntersuchung, im Durchschnitt 2,5 Jahre postoperativ, ergab bei 21 Patienten stabile Gelenkverhältnisse, bei 12 Patienten eine + positive und bei 4 Patienten eine + + positive Aufklappbarkeit des medialen Gelenkspaltes.

Therapie der Achillessehnenverletzung

Bei indirekten Rupturen der Achillessehne handelt es sich um Mehretagenrisse mit treppenförmigen über den gesamten Sehnenverlauf verteilten Rupturstellen. Zudem sind die einzelnen Faserbündel elongiert und ausgedünnt, und es zeigen sich bereits 24 Stunden nach der Verletzung beginnende regressive Veränderungen.

Oberstes Prinzip der Achillessehnenrekonstruktion ist der Längenausgleich der Sehne und die Feinadaptation der Faserbündel zum Zweck, möglichst viele Sehnenfasern an die dazugehörigen Muskelfasern „anzubinden". Davon hängt das spätere Kraftverhalten der Wadenmuskulatur ab, da nicht beanspruchte Muskelfasern degenerieren und der Muskelquerschnitt sich insgesamt verringert (8, 13).

Es sind zahlreiche Operationsmethoden beschrieben worden, u.a. die Durchflechtungsnaht, die Rekonstruktion mit der Plantarissehne und die primäre Umkippplastik.

Die Durchflechtungsnaht birgt das Risiko von Durchblutungsstörung in sich und führt durch unkontrolliertes „Anziehen" und Knüpfen der Naht zur Verkürzung der Sehne. In der Mobilisationsphase macht sich die Sehnenverkürzung oftmals durch eine hartnäckige und schmerzhafte Schwellung bemerkbar. Wir haben dafür den Begriff der „Sekundärachillodynie" geprägt, weil die Beschwerden ähnlich sind wie bei der Achillodynie und sich therapeutisch nur schwer beeinflussen lassen. Außerdem verursachen Nähte Kleinstnekrosen, die mit eine Ursache für das Auftreten von Rerupturen – in der Literatur wird die Rerupturate mit 5 bis 15% angegeben – sein können. Die primäre Umkippplastik stellt dagegen einen großen Sehneneingriff dar, der unserer Auffassung nach nur bei einem Sehnendefekt oder bei veralteten Sehnenrupturen indiziert ist. Bezüglich der konservativen Behandlung der Achillessehnenruptur, dürfte das sich ausbildende Narbengewebe einen limitierenden Faktor darstellen, zumal Narbengewebe funktionell minderwertig ist und bei Belastung zur Elongation neigt.

Um atraumatisches Operieren zu gewährleisten und die Durchblutung der ohnehin traumatisierten Sehnen nicht weiter zu gefährden, wird zur Rekonstruktion der frischen Achillessehnenruptur seit 1983 auch der Fibrinkleber verwendet. Im Vordergrund steht dabei die übersichtliche Darstellung des proximalen und distalen Sehnenstumpfes und das „Auskämmen" der Sehnenstümpfe mit einem 2-Zinkerhaken. Dadurch werden die eingerollten und verhärteten Faserbündel geglättet und die Länge der Sehne wiederhergestellt. Nach Längsspaltung werden die Sehnenstümpfe aufgeklappt und die intratendinös liegenden Rupturstellen dargestellt. Durch Adaptation und Klebung der einzelnen Faserbündel erfolgt schrittweise die Rekonstruktion der Sehne, bis der gesamte Sehnenquerschnitt wieder aufgebaut ist. Es resultiert ein relativ fester Sehnenstrang, der sich gut bewegen läßt und der durch die Ruhigstellung in Spitzfußstellung genügend entlastet wird. Ausgiebige Wundspülungen beseitigen die Reste des Fibrinklebers zwischen den Verschiebeschichten, wodurch möglichen Adhäsionen vorgebeugt wird. Das Peritendineum bzw. die Unterschenkelfaszie wird abschließend mit Einzelknopfnähten verschlossen und ein Unterschenkelliegegips angelegt (Abb. 3 und 4).

Die Vorteile der Methode liegen in
- einer atraumatischen Operationstechnik,
- der geringeren Schwellneigung nach Gipsabnahme,
- einem gut beweglichen Sehnestrang, der mit der Haut nicht verwachsen ist,
- einer rascheren Wiederherstellung der Belastungsfähigkeit, da Sehnenverkürzungen vermieden werden und
- in einer rascheren Normalisierung der physiologischen Dichtewerte im CT im Vergleich zur Sehnennaht.

In unserem Krankengut haben wir bisher 71 frische Achillessehnenrupturen nach dieser Methode versorgt. In keinem Fall kam es zu einer Reruptur oder zu einer

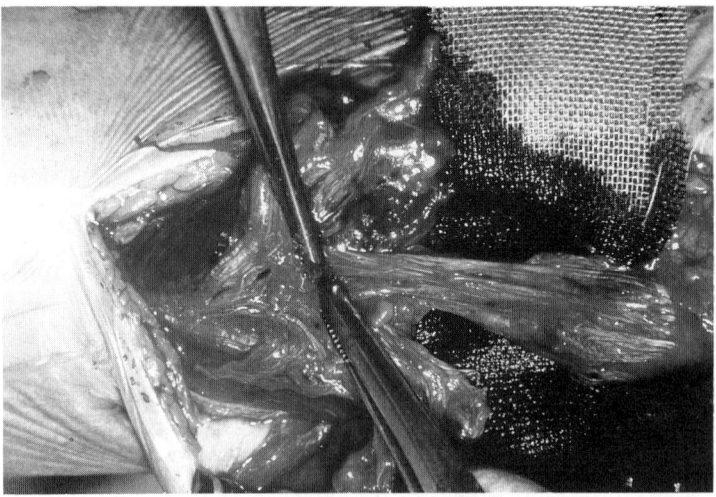

Abb. 3. Operationssitus. Der proximale Stumpf der Achillessehne ist aufgeklappt, die Stumpfenden sind geglättet. Einzelne Sehnenbündel werden mit Fibrinkleber adaptiert

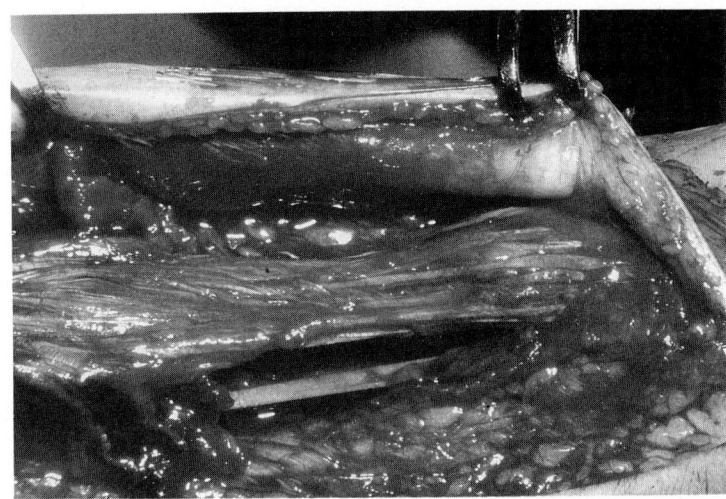

Abb. 4. Operationssitus. Nach Klebung ist die Achillessehne ohne Verkürzung und in physiologischer Spannung wiederhergestellt. Am unteren Bildrand verläuft die Plantarissehne

persistierenden Schwellung der paraachillären Region. Ein Großteil der Patienten waren Sportler, die im Durchschnitt vier Monate nach dem operativen Eingriff ihre sportlichen Aktivitäten wieder aufnehmen konnten (5, 6, 8).

Therapie der fibularen Kapselbandläsion

Die Therapie der fibularen Kapselbandverletzung wird kontrovers diskutiert. Während Befürworter der konservativen Behandlung auf gleich gute Ergebnisse wie nach einer Bandnaht hinweisen, betonen operativ eingestellte Autoren die Notwendigkeit, die Bänder anatomisch und in physiologischer Spannung wiederherzustellen.

Bei der operativen Therapie treten gelegentlich Schwierigkeiten in der Versorgung des Lig. fibulocalcaneare auf. Ist das Band mittständig rupturiert, und sind die Bandstümpfe ausgedünnt und aufgefasert, finden Adaptationsnähte häufig keinen Halt und reißen aus. Mit dem Fibrinkleber gelingt es dagegen, die Bandstümpfe atraumatisch zu versorgen und die Bandkontinuität wiederherzustellen, ohne das Operationsverfahren auszuweiten.

In unserer Klinik werden jährlich ca. 110 Patienten mit fibularen Kapselbandverletzungen operativ versorgt. In ca. 60% der Fälle handelt es sich um eine Zweibandverletzung. Bei etwa 15% der Patienten wird nach Naht des Lig. fibulotalare anterius das Lig. fibulocalcaneare mit dem Fibrinkleber rekonstruiert.

Diskussion

Der Fibrinkleber ist ein biologischer Kleber, dessen Reißfestigkeit deutlich über der eines physiologischen Blutgerinnsels liegt. Nachdem das Fibrinnetz der körpereigenen Fibrinolyse unterliegt, muß während des Klebevorganges die Fibrinolyseaktivität herabgesetzt werden. Dies geschieht durch Beimengung von Aprotinin, das die Resorption des Fibrinnetzes erschwert, bis der Fibrinkleber durch eine bindegewebige Narbe ersetzt wird.

Ein bedeutender Vorteil der Fibrinklebung liegt u. a. in der atraumatischen Operationstechnik. Die operativen Zugänge können kleingehalten werden, und die Durchblutungsverhältnisse des ohnehin traumatisierten Gewebes werden durch die Operation nicht weiter verschlechtert. Während die Fibrinklebung von Gelenkflächenfragmenten und die Rekonstruktion der Achillessehne mit dem Kleber bereits eine anerkannte Alternative zu den herkömmlichen Rekonstruktionsverfahren darstellt, wird über die Möglichkeit, den Fibrinkleber auch bei Eingriffen am Bandapparat des Knie- und oberen Sprunggelenkes einzusetzen, kaum berichtet. Unsere Erfahrungen dazu haben gezeigt, daß bei richtiger Indikationsstellung der Fibrinkleber auch hier mit Erfolg verwendet werden kann.

Literatur

1. Bleyl U (1984) Elemination des Fibrins. In: Scheele J (Hrsg) Fibrinklebung. Springer, Berlin Heidelberg New York
2. Cotta AH, Puhl W (1976) Pathophysiologie des Knorpelschadens. Hefte Unfallheilkunde 127:101
3. Diehl K, El-Achmad M, Franzl K (1987) Kapselbandchirurgie des Kniegelenkes mit resorbierbaren Materialien. Fünf Jahre klinische Ergebnisse mit Vicryl und PDS-Bänder. Z Orthop 125:467
4. Gaudernak T, Skorpig G (1983) Klinische Erfahrungen mit dem Fibrinkleber bei der Versorgung von osteochondralen Frakturen. Hefte Unfallheilkunde 163:317
5. Glückert K, Pesch HJ (1982) Tierexperimentelle Untersuchungen zum Vergleich von Fibrinklebung und chirurgischer Naht bei Sehnenläsionen. In: Cotta H, Braun A (Hrsg) Fibrinklebung in Orthopädie und Traumatologie. Thieme Stuttgart, S 127
6. Glückert K, Pesch HJ, Weseloh GB (1984) Fibrinklebung bei Sehnenläsionen – experimentelle Ergebnisse und klinische Aspekte. In: Scheele J (Hrsg) Fibrinklebung. Springer, Heidelberg
7. Müller W (1982) Das Knie. Funktion und ligamentäre Wiederherstellungschirurgie. Springer, Berlin Heidelberg New York
8. Paar O, Bernett P (1984) Therapie der Achillessehnenruptur beim Sportler. Vorteile der Fibrinklebung. Fortschritte der Medizin 43:1106
9. Paar O (1988) Zur Problematik der frischen Innenbandruptur am Kniegelenk. Eine Analyse des Sporttraumatologischen Krankengutes von 1981 bis 1987. Der Chirurg 59:749
10. Paar O, Boszotta H (1989) Therapie und Prognose der Innenbandverletzung am Kniegelenk. Unfallchirurg 92:291
11. Paar O, Boszotta H (1991) Abscherfrakturen am Knie- und oberen Sprunggelenk. Klassifikation und Therapie. Der Chirurg 62:121
12. Pridie M (1959) A Method Resurfing Osteoarthritic Knee Joint. J Bone Joint Surg 41-B:618
13. Rupp G, Stemberger A (1978) Versorgung frischer Achillessehnenrupturen mit resorbierbarem Nahtmaterial und Fibrinkleber. Med Welt 29:796

Fibrinklebung von Spalthauttransplantaten zur Versorgung von Brandwunden

A. Grabosch und K. Plogmeier

Einleitung

Die unmittelbare Unfallfolge nach thermischem Trauma, das heißt nach Verbrennungen oder Verbrühungen, stellt die mehr oder weniger großflächige Zerstörung der Haut dar. Bei ausgedehnten Verbrennungen bildet sich das pathophysiologische Bild der Verbrennungskrankheit aus. Über Freisetzung von Mediatoren und wahrscheinlich Toxinen kommt es zu kardiovaskulären Veränderungen, zu Veränderungen der immunologischen Antwort und beim Auftreten weiterer Komplikationen zur Alteration nahezu aller Organfunktionen.

Da die Therapie in der Initialphase weitgehend standardisiert ist, überleben heute auch Schwerbrandverletzte diese Schockphase. Die zerstörte Hautoberfläche bildet jedoch die Eintrittspforte für Bakterien und Pilzinfektionen. Demzufolge stellt die systemische Infektion mit daraus resultierendem septischem Multiorganversagen heute die Haupttodesursache des ausgedehnt Brandverletzten dar.

Die operative Versorgung der verbrannten Hautareale bildet also den zentralen Pfeiler der Therapie dieser Patienten dar. Therapeutisches Ziel ist die schnellstmögliche Entfernung der verbrannten Haut, des Eschars, und die Defektdeckung. In den letzten 20 Jahren hat sich das operative Konzept der Frühexzision durchgesetzt (Janzekovic, 1970). Nach Abschluß der Schockphase, ab dem dritten Tag nach dem Trauma, erfolgt die tangentiale oder epifasziale Nekrektomie der tief zweit- oder drittgradig verbrannten Haut. Die definitive Defektdeckung kann nur mit autologer Spalthaut erfolgen. Steht bei ausgedehnten Verbrennungen zunächst nicht genügend Spenderareal zu Verfügung, so erfolgt eine temporäre Defektdeckung mit Fremdhaut oder Amnion. Auch synthetische Materialien, Folien und Hautersatzmittel, werden eingesetzt. Nach Abstoßung der Fremdmaterialien erfolgt dann sukzessive die Deckung mit autologer Spalthaut.

Die schnellstmögliche Defektdeckung der verbrannten Oberflächen hängt also entscheidend von der erfolgreichen Spalthauttransplantation ab. Trotz korrekter Operationsindikation, Schaffung eines gut durchbluteten, infektarmen Wundgrundes und standardisierter Transplantationstechnik geht auch dem erfahrenen Operateur oft ein Teil der Spalthaut zugrunde. Infektionen des Wundgrundes, Ausbildung von Hämatomen unter den Transplantaten oder postoperativ auftretene Scherkräfte, die auf das Transplantat einwirken, können in den ersten Tagen zum Untergang der Spalthaut führen. Erst vom dritten Tag nach der Transplantation sprossen vom Wundgrund Gefäße in das Transplantat, das bisher durch Diffusion vom Wundgrund ernährt wurde (Convers, 1969). Gerade diese fein sich ausbildenden Kapillaranschlüsse können durch mechanische Faktoren zerstört werden.

Ch. Gebhardt (Hrsg.)
Fibrinklebung in der Allgemein- und Unfallchirurgie,
Orthopädie, Kinder- und Thoraxchirurgie
© Springer-Verlag Berlin Heidelberg 1992

Um die Einheilungsrate der Spalthauttransplantate zu verbessern, haben wir bei über 600 Patienten die Fixierung der Spalthaut mit einem Zweikomponenten-Fibrinklebesystem durchgeführt.

Die dargestellte Operationstechnik läßt sich natürlich auch zur Spalthautdeckung kleinerer Defekte anderer Genese anwenden.

Methode

Es wird zunächst mit dem Dermatom Spalthaut entnommen und eventuell nach Aufarbeitung zu einem Gittertransplantat auf Fettgaze als Trägermedium aufgebracht. Anschließend erfolgt die Schaffung eines gut vaskularisierten Wundgrundes durch tangentiales oder epifasziales Debridement. Die Art des Debridements hängt von der Tiefe der Verbrennung, aber auch von der Gesamtsituation des Patienten ab.

Es muß sich nun eine sorgfältige Blutstillung anschließen. Diese kann durchaus mit in Peroxyd getränkten Kompressen durchgeführt werden. Größere Blutungen werden durch Elektrokoagulation gestillt. Der Wundgrund wird mit Kochsalzlösung noch einmal abgespült, bevor die vorbereiteten Transplantate in den Defekt exakt eingepaßt werden. Insbesondere bei ausgedehnten Verbrennungen, bei denen es um die Ausnutzung aller entnommenen Spalthaut geht, muß dieses Vorgehen empfohlen werden. Anschließend hebt der Assistent die Transplantate noch einmal an, und der Operateur appliziert den Fibrinkleber in der Spraytechnik (Abb. 1).

Wir setzen den Zweikomponenten-Fibrinkleber Tissucol, Fa. Immuno, ein. Wir möchten betonen, daß wir eine Thrombinkonzentration von 4 IE/ml bei der Spalthauttransplantationsklebung bevorzugen. Es läßt sich so eine gute Durchmischung beider Komponenten auf dem Wundgrund erreichen. Außerdem gibt die niedrige

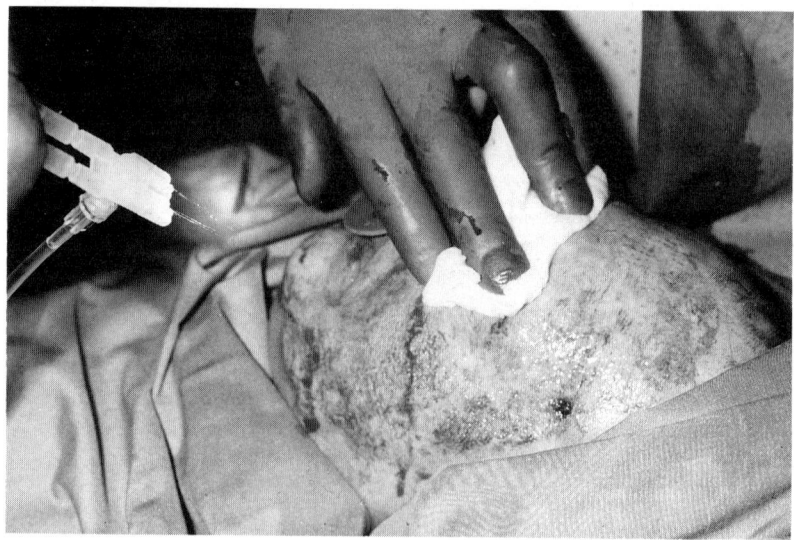

Abb. 1. Applikation des Fibrinklebers mit der Sprühtechnik

Thrombinkonzentration noch eine gewisse Zeit, um die Transplantate in ihrer Position zu korrigieren. Weiter wesentlich erscheint uns die Anwendung der Spraytechnik mittels des Tissomaten. Nur so kann ein sehr düner homogener Fibrinfilm unter das Transplantat gebracht werden, ohne zu einer Diffusionsbarriere zu führen. Die punktförmige Aufbringung von Fibrinclots mit der Doppelspritze unter ein Spalthauttransplantat ist abzulehnen. Erstens werden hierdurch punktförmig, durch den dicken Fibrinfilm, Diffusionsbarrieren geschaffen. Gerade die flächenhafte Klebung des Gesamttransplantates kann nicht erreicht werden, und somit werden die Nachteile der Spalthautfixierung mittels Naht nicht ausgeglichen.

Die weitere Behandlung der transplantierten Areale kann in Spezialabteilungen offen erfolgen. Ansonsten empfiehlt sich die Anlage eines Verbandes. Wir schlagen die Abdeckung mit sterilen Kompressen und weitgehender Immobilisierung durch Ergänzung des Verbandes mit Rolltawatte, Kreppapier und Mullbinde vor. Transplantierte Areale sollten hochgelagert werden.

Ergebnisse

Durch den Einsatz des Fibrinklebesystems zur Versorgung von Brandwunden konnten unsere Transplantationsergebnisse deutlich verbessert werden. Aufgrund unserer klinischen Erfahrungen bei mehreren hundert Operationen lassen sich insbesondere folgende Vorteile nach Fixierung von Spalthauttransplantaten mit Fibrinkleber erkennen:

Wichtig war zunächst die Erkenntnis, daß durch die Verwendung der Sprühtechnik keine Diffusionsbarriere unter den Transplantaten entsteht, die ihrerseits zu vermehrtem Transplantatverlust führen könnte. Wir sahen durch den Einsatz des Fibrinklebers deutlich weniger Komplikationen durch Hämatombildungen unter dem Transplantat, die zum Transplantatverlust führen. Die Transplantatverlustrate durch postoperativ einwirkende Scherkräfte konte durch die flächenhafte Fixierung vermindert werden. Dies führte auch zur Möglichkeit der frühzeitigen Aufnahme krankengymnastischer Übungen ab dem 5. Tag postoperativ. Lokale Nebenwirkungen im Sinne allergischer Reaktionen haben wir nie gesehen. Im Beobachtungszeitraum haben wir keine klinisch manifeste Hepatitis diagnostiziert. Durch eine bessere Einheilungrate der Spalthauttransplantate konnten demgegenüber erneute Operationen mit allen Problemen der Bluttransfusionen, Anästhesie, weiterer Immobilisierung, vermieden werden.

Als einziger Nachteil der Verwendung des Fibrinklebers müssen die hohen Kosten angesehen werden.

Wir setzen daher den Fibrinkleber auch bei Spalthauttransplantationen bei Brandverletzten ein. Wir sehen als Indikationen:

1. Transplantationen über Regionen, die mechanisch stark beansprucht werden (Hände, Gesicht, Gelenke),
2. Fixierung von Transplantaten, die wir im Gesicht und am Hals aus kosmetischen Gründen nicht zu Gittertransplantaten aufgearbeitet werden,
3. Transplantatfixierung bei Kindern,

4. Transplantatfixierung auf Wundflächen, die besonders blutungs- und infektge-
   fährdet erscheinen,
5. ausgedehnte Transplantationen zur Vermeidung von Transplantatverlusten.

Um die guten klinischen Ergebnisse zu verifizieren, haben wir versucht, histomor-
phologisch Unterschiede zwischen geklebten und nicht geklebten Spalthauttransplantaten herauszuarbeiten. Es wurden zu diesem Zweck 36 Biopsien nach Spalthauttransplantationen mit oder ohne Klebung entnommen. Im Rahmen weiterer
notwendiger Operationen war die Biopsiegewinnung bei ausgedehnt Brandverletzten problemlos und erfolgte in der erforderlichen Allgemeinanästhesie. Die Präparate wurden von Frau Dr. Fisseler-Eckhoff in der Abteilung für Pathologie der
Berufsgenossenschaftlichen Krankenanstalten „Bergmannsheil Bochum" morphologisch aufgearbeitet (Fisseler-Eckhoff et al., 1990).

In den ersten Tagen nach der Klebung ließ sich der Fibrinkleber als homogene,
grobkörnig angeordnete Substanz zwischen Wundgrund und Transplantat darstellen. Es fiel eine stärkere entzündliche Reaktion unter nicht geklebten Präparaten
auf. Bei geklebten Transplantaten zeigte sich eine verminderte Einwanderung von
Entzündungszellen in der Frühphase. Im Gegensatz zu nicht geklebten Präparaten
zeigte sich unter der geklebten Spalthaut schon am ersten und zweiten Tag nach der
Operation eine diskrete Fibroblastenvermehrung. Vom fünften Tag an war eine

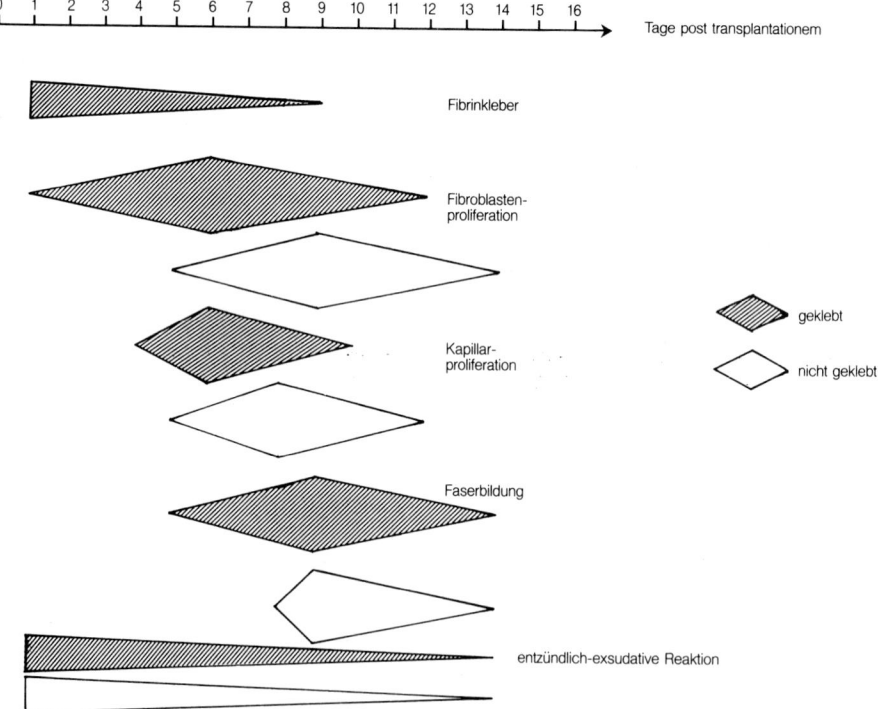

Abb. 2. Schematische Darstellung des zeitlichen Ablaufs der histologischen Reaktionen bei geklebten und nicht geklebten Transplantaten (aus: Fisseler-Eckhoff et al., die ellipse 15, 1988)

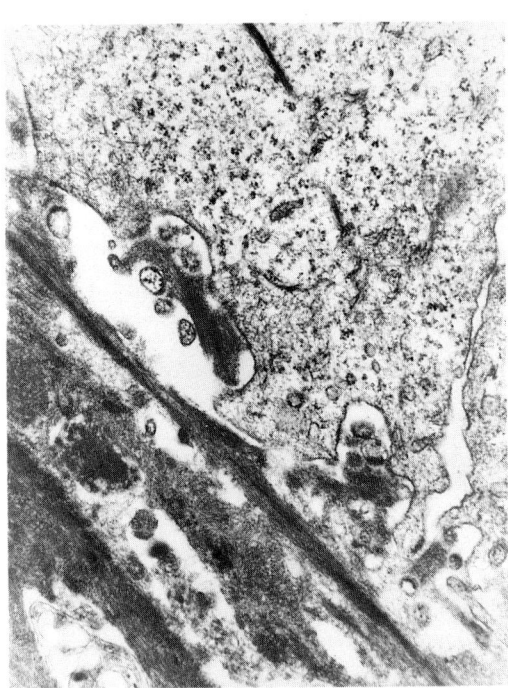

Abb. 3. Grobkörniger Fibrinkleber
unter dem Transplantat (dunkel) und
enger Kontakt zwischen Fibrinkleber
und Basalzelle (rechts oben)

zunehmende Fibroblastenproliferation und eine beginnende Kapillareinsproßung zu beobachten. In den nicht geklebten Präparaten setzten diese Reparationsvorgänge um ein bis zwei Tage verzögert ein (Abb. 2). Bereits am fünften Tag nach der Operation zeigt sich die Bildung zunächst zarter, später kräftiger kollagener Fasern unter geklebter Spalthaut. Diese Reaktionen sind unter nicht geklebten Spalthauttransplantaten etwa drei Tage später zu erkennen. Es bildet sich somit eine feste Verbindung zwischen Transplantat und Wundgrund aus. Der Fibrinkleber fällt im weiteren der Fibrinolyse anheim. Nach dem zehnten Tag konnte der Fibrinkleber nicht mehr nachgewiesen werden.

In Zusammenarbeit mit Herrn Prof. Bogusch, Anatomisches Institut der FU Berlin, haben wir diese morphologischen Untersuchungen noch weitergeführt, um elektronenmikroskopische Ergebnisse nach Klebung von Spalthaut zu erhalten (Grabosch et al., 1991). Abbildung 3 zeigt die grobkörnige Struktur des Fibrinklebers unter dem Transplantat und die enge Anlagerung des Fibrinklebers an die Basalzellschicht. Diese elektronenmikroskopischen in vivo Ergebnisse demonstrieren, daß aufgrund der netzförmigen Struktur des Fibrinklebers die Ernährung des Transplantats zunächst durch Diffusion und die Zelldurchwanderung und Kapillareinsproßung ins Transplantat störungsfrei möglich ist.

Die Fixierung von Spalthauttransplantaten mittels Fibrinkleber ergibt bei korrekter Operationstechnik und exakter Indikationsstellung hervorragende klinische Ergebnisse. Die histomorphologischen Untersuchungen belegen eine um ein bis zwei Tage beschleunigte Einheilung der Transplantate gerade in der Frühphase. Die elektronenmikroskopischen in vivo Untersuchungen stützen diese positiven Ergebnisse.

Literatur

Convers JM, Uhlschmid GK, Ballantyne DL (1969) "Plasmacirculation" in skin grafts – the phase of serum imbibition. Plast Reconstr Surg 43:495

Fisseler-Eckhoff A, Grabosch A, Donati I, Müller KM (1988) Histologische Untersuchungsergebnisse nach Hauttransplantation mit und ohne Fibrinkleber. Die ellipse 15

Grabosch A, Plogmeier K, Bogusch, Öllinger R Electronmicroscopical in-vivo studies after application of fibrin glue (zur Publikation eingereicht)

Janzekovic Z (1970) A new concept in the early excision and immediate grafting of burns. J Trauma 10:1103

Einsatzmöglichkeiten des Fibrin-Antibiotikum-Verbundes in der Traumatologie

Y. Moazami-Goudarzi

Einleitung

Die posttraumatische bzw. postoperative Knochen- und Weichteilinfektion beinhaltet auch heute noch trotz aller Fortschritte und Kenntnisse in der septischen Chirurgie eine unverändert ernsthafte Problematik. Die bei offenen Frakturen schwer kontusionierten Weichteile zeigen trotz sofortiger Operation unter subtiler Technik und Gabe von systemischen Antibiotika eine posttraumatische bzw. postoperative Infektionsrate von ca. 10 bis 15 Prozent. Die Ursache dafür ist meistens eine schlechte Vaskularisation der umgebenden Weichteile im Frakturbereich, so daß auch systemisch verabreichte Antibiotika-Gaben dort nicht voll wirksam werden können.

Eine Untersuchung mit Fibrin-Antibiotikum-Verbund unter Messung der lokalen Antibiotika-Konzentration am Ort der Schädigung im Vergleich zur Blut- und Urinkonzentration zeigte uns, daß durch Implantation des Fibrin-Antibiotikum-Verbundes eine hohe Antibiotika-Konzentration den Ort der Schädigung erreicht und somit auch im durchblutungsgestörten Gewebe wirksam pathogene Erreger bekämpfen kann. Hierbei helfen uns folgende Eigenschaften des Fibrin-Antibiotikum-Verbundes:

1. Hohe Antibiotika-Konzentration am Ort der Schädigung.
2. Blutstillende Wirkung und plastische Formbarkeit sowie Förderung eines Granulationsgewebes.
3. Möglichkeit einer primären Spongiosaplastik.

Voraussetzungen für einen erfolgreichen Einsatz des Fibrin-Antibiotikum-Verbundes sind unserer Meinung nach heute:

1. Ausreichendes Debridement von ischämischen Weichteilen und nekrotischen Knochenanteilen,
2. Stabilisierung des Knochens,
3. lokale Infektsanierung durch Einbringen von lokalen integrationsfähigen Wirkstoffträgern,
4. Auffüllung der Defekte durch autologe Spongiosa und
5. Wiederherstellung der Vaskularität der betroffenen Region durch vaskularisierte Muskellappentransposition.

Die Behandlung der chronischen Knocheninfektionen hat in den letzten Jahren durch die Einführung von lokal anwendbaren Wirkstoffträgern, durchblutungsver-

Ch. Gebhardt (Hrsg.)
Fibrinklebung in der Allgemein- und Unfallchirurgie,
Orthopädie, Kinder- und Thoraxchirurgie
© Springer-Verlag Berlin Heidelberg 1992

bessernde Maßnahmen u. die Wiederherstellung des Weichteilmantels durch die plastische Chirurgie einen erheblichen Aufschwung und Wandel erfahren.

Maßgeblich für den dauerhaften Erfolg bei der Behandlung der Knocheninfektionen bleibt jedoch die Radikalität und Sorgfältigkeit in der chirurgischen Technik. Der Einsatz von Antibiotika-Trägern ist als eine adjuvante Behandlungsmöglichkeit zu verstehen. Die lokale Antibiotika-Therapie ist in Form der Gentamycin-PMMA-Kugelketten im Gebrauch und hat eine große Verbreitung gefunden. Nachteil dieser Therapiemaßnahme ist eine fragliche Resistenzentwicklung auf die Antibiotika und in vielen Fällen eine schwierige, schmerzhafte, manchmal unmögliche Entfernung von Kugelketten. Eine Spongiosaplastik ist in vielen Fällen erst sekundär möglich. Es ist durchaus nicht verwunderlich, daß man nach lokal wirksamen und resorbierbaren Materialien sucht. Mit Fibrin-Antibiotikum-Spongiosa-Verbund steht uns heute eine biologische integrationsfähige Trägersubstanz zur Verfügung.

Material und Methode

Zur Herstellung des Fibrin-Antibiotikum-Verbundes werden 2 Kubikanteile Humanfibrinogen mit 50 mg Neomycin-Sulfat und 2500 i. E. Bacitracin gemischt und durch Gabe einer Einheit Thrombin zur Polymerisation gebracht. Hierbei entsteht eine gelartige Substanz, die mit autologer Spongiosa vermischt wird. Das Mischverhältnis zwischen Fibrin-Antibiotikum u. der Spongiosa soll 1:8 betragen. Um eine protrahierte Wirkstoff-Freisetzung am Ort der Infektion zu erreichen, kann auch um den Fibrin-Antibiotikum-Verbund ein Vicrylnetz gelegt werden. Dadurch werden die in der Spongiosa impaktierten Antibiotika-Partikel für den örtlichen Flow nicht leicht angreifbar. Nach chirurgischer Sanierung des Infektionsherdes wird der Knochenhohlraum mit Fibrin-Antibiotikum-Verbund aufgefüllt. Bei Weichteilinfektionen erfolgt nach Nekrosenabtragung die temporäre Wunddeckung mit Fibrin-Antibiotikum-Verbund und der synthetische Hautersatz bis zum definitiven Wundverschluß durch Sekundärnaht oder plastische Maßnahmen.

Als Indikationen für den Fibrin-Antibiotikum-Verbund mit und ohne Spongiosa in der Traumatologie sehen wir heute:

1. Posttraumatische Osteitis.
2. Infektpseudarthrosen.
3. Knochendefekte mit Fistelung.
4. Pininfektionen (nach Fixateur externe).
5. Ausgedehnte Weichteilschäden mit Taschenbildung.
6. Lappenplastiken bei vorausgegangenem Infekt.
7. TEP-Wechsel bei Infektlockerung.
8. Kniegelenksempyem.

Gestatten Sie mir einige Beispiele der klinischen Anwendung:

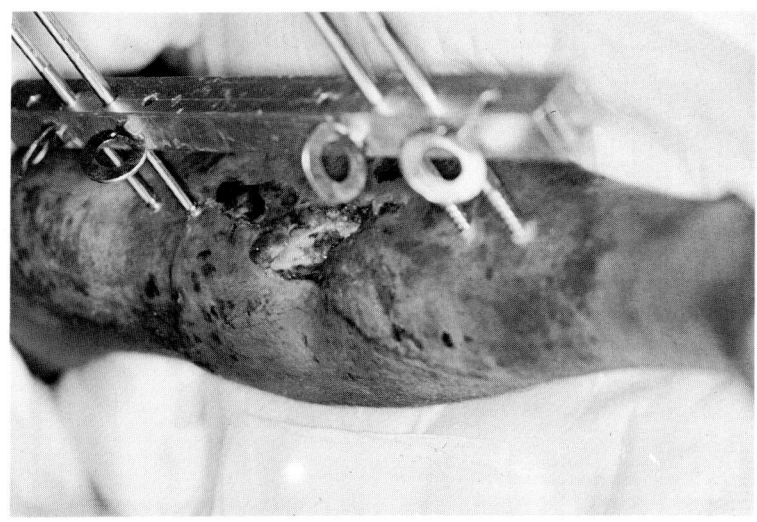

Abb. 1. 32jähr. Pat., die 2 Monate vor Aufnahme sich eine drittgradig offene Unterschenkelfraktur zuzog, welche mit Fixateur externe versorgt wurde. Entwicklung einer posttraumatischen Osteitis bei freiliegendem Knochen

Kasuistik

Fall 1: 7-jähriges Mädchen mit chronisch fistelnder Osteomycelitis des rechten Radius. Erreger Staphyllococcus aureus. Operative Sanierung und Auffüllung mit Fibrin-Antibiotikum-Spongiosa-Verbund. Primäre Wundheilung, nach vier Monaten völliger Umbau der Spongiosa ohne Knochennarbe, Rezidivfreiheit.

Fall 2: 36-jähriger Mann, Motorradfahrer, der sich eine drittgradig offene Unterschenkelfraktur zuzog, die mit einer Plattenosteosynthese versorgt wurde. Entwicklung einer posttraumatischen Osteitis, Entfernung des Osteosynthesematerials, Sequestrotomie und Fixation durch Fixateur externe und Einlage von Fibrin-Antibiotikum-Spongiosa-Verbund. Glatte Wundheilung.
   Die Röntgenbilder 6 Monate postoperativ zeigen einen völligen Umbau der Spongiosa, kein Rezidiv.

Fall 3: 32-jähriger Patient mit einer chronischen Osteitis bei Zustand nach drittgradig offener Unterschenklefraktur links. Nach chirurgischer Sanierung und ausgiebiger Sequestrotomie wurde die Knochenhöhle mit Fibrin-Antibiotikum-Verbund ausgefüllt und über das Defektgebiet des Musc. gastrocnemius nach Freipräparation geschwenkt und anschließend mit Meshgraftplastik gedeckt.
   Primäre Wundheilung. Infektberuhigung sowie knöcherne Durchbauung der Defektzone (s. Abb. 1–3a, b).

Fall 4: 17-jähriges Mädchen mit ausgedehnten zirkulären Haut- und Weichteildefekten im Bereich des linken Unterschenkels nach einem Autounfall. Nekroseabtra-

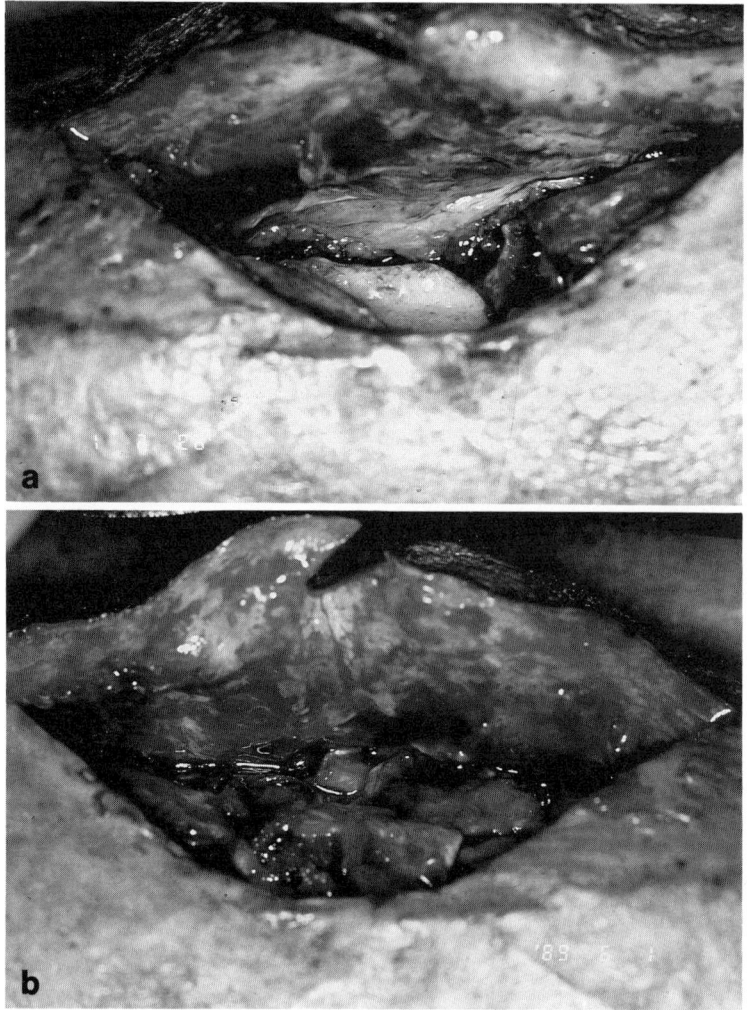

Abb. 2a, b. Intraoperativer Befund **(a)** Nach radikalem Debridement von Knochen und Weichteilen Einlage von Fribrin-Antibiotikum-Spongiosaverbund **(b)**

gung, temporäre Deckung mit Fibrin-Antibiotikum-Verbund und synthetischem Hautersatz. Nach zehn Tagen definitiver Wundverschluß durch Hauttransplantation.

Ergebnisse

In der Unfallchirurgischen Abteilung des Universitätsklinikums Rudolf Virchow der FU Berlin wurden insgesamt 70 Patienten mit Fibrin-Antibiotikum-Verbund bis Januar 1991 behandelt. Dabei wurden 25 × die Indikation bei Osteitis gestellt, 12 ×

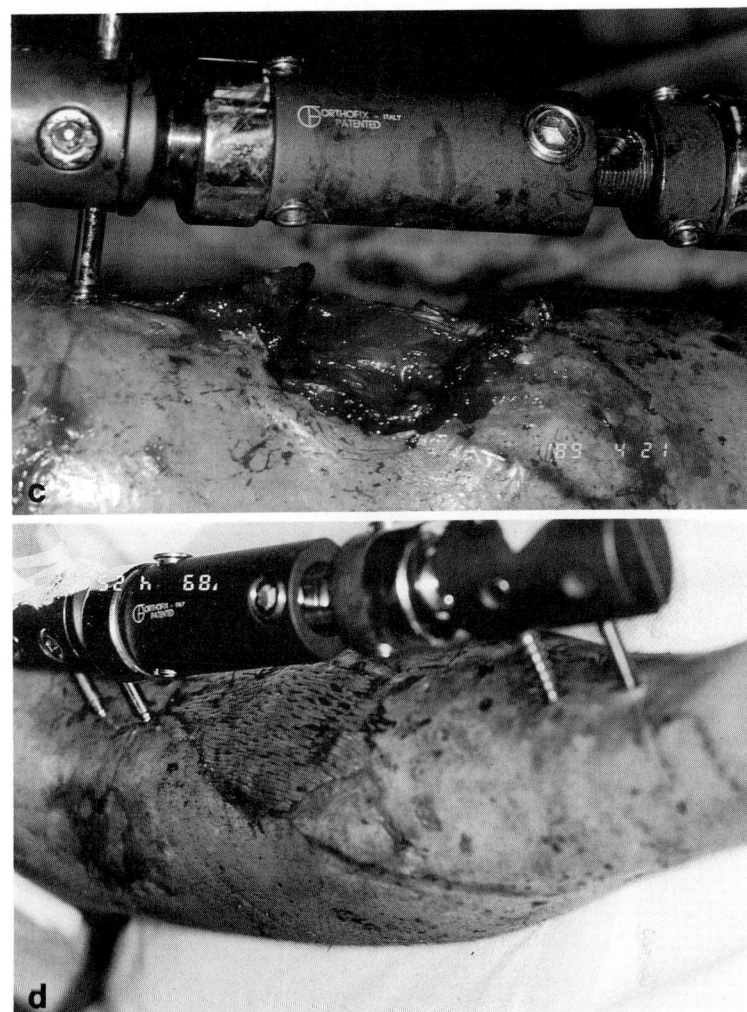

Abb. 2c, d. Interposition eines Gastrocnemiuslappens zur sicheren Deckung der Spongiosatransplantation **(c)**, Vollständiger Wundverschluß mit Meshgraft **(d)**

bei Weichteilinfektion als gegeben angesehen. Bei 34 Patienten kam es zu einer Infektberuhigung. Bei 3 Patienten trat keine Infektberuhigung ein und aufgrund schlechter Weichteilverhältnisse mußte eine zusätzliche lokale Wundbehandlung durchgeführt werden. Nach Implantation des Fibrin-Antibiotikum-Verbundes mit autologer Spongiosa in 33 nicht entzündliche Knochenherde, wie juvenile Knochenzysten, pathologische Frakturen, nicht infizierte Pseudarthrosen, kam es postoperativ zu keiner Infektion. Die ossären Ein- und Umbauvorgänge der autologen Spongiosa wurden durch die Anwendung von Fibrinkleber nicht beeinträchtigt.

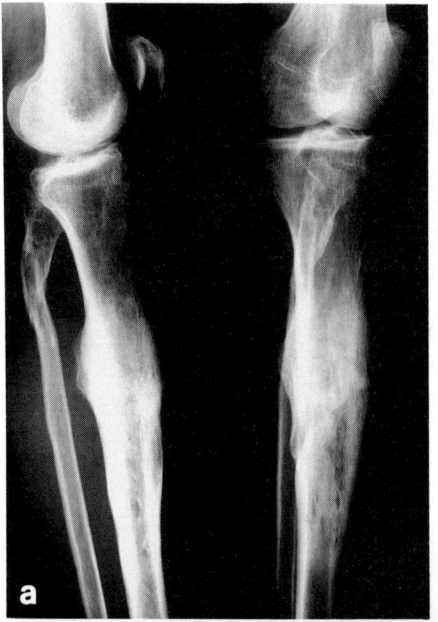

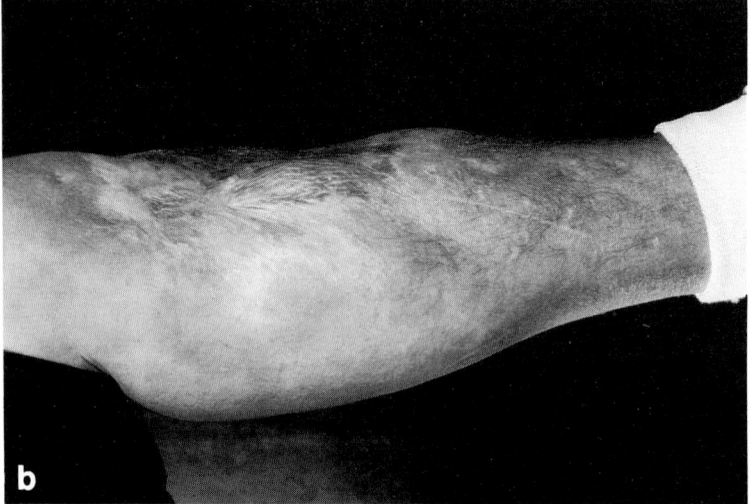

Abb. 3a, b. Röntgenologischer Verlauf mit Einbau der Spongiosa und knöchernem Durchbau 8 Monate später **(a)**. Klinischer Befund 1 Jahr postoperativ. Reizlose Weichteil- und Narbenverhältnisse, volle Belastbarkeit des Beines **(b)**

Zusammenfassung

Zusammenfassend kann gesagt werden, daß der Fibrin-Antibiotikum-Spongiosa-Verbund neue Perspektiven in der ergänzenden Lokalbehandlung von Weichteilinfektionen ermöglicht. Aus dem Fibrin-Spongiosa-Verbund als physiologische und integrationsfähige Trägersubstanz wird ein Antibiotikum hochkonzentriert am Ort der Schädigung freigesetzt ohne eine Belastung des übrigen Organismus.

Die weiteren Behandlungsvorteile bestehen in:

1. Blutstillender Wirkung und plastischer Formbarkeit sowie Förderung der Granulation.
2. Einsparung eines Operationsvorganges, da sich der Fibrin-Antibiotikum-Verbund auflöst und daher nicht entfernt werden muß.
3. Die Spongiosaplastik ist bei dieser Methode primär möglich.

Histologische und biomechanische Untersuchungen zur Stimulierung der Meniskusheilung beim Kaninchen durch Fibrinkleber

K. RÖDDECKER und M. NAGELSCHMIDT

Obwohl Annandale 1885 (1) erstmalig über das erfolgreiche Annähen eines abgerissenen Meniskusvorderhorns berichtet hatte, geriet dieses Verfahren über lange Zeit in Vergessenheit, und die Meniskusresektion war das Verfahren der Wahl. Grundlegende tierexperimentelle Untersuchungen, von King 1936 publiziert (12) zeigten, daß eine Meniskusheilung unter bestimmten Bedingungen möglich ist. King schloß aus seinen Daten, daß kapsuläre Abrisse problemlos heilen, daß Risse mit Verbindung zur Synovialmembran heilen können und daß Substanzrisse nicht heilen. Spätere Untersuchungen von Heatley (9), Veth (15), Cabaud (5) Ghadially (8) und Arnoczky (2) bestätigten im wesentlichen die Ergebnisse von King, wobei dann aber nicht mehr so sehr die Membrana synovialis, sondern die Durchblutung der Meniskusperipherie für die Heilung verantwortlich gemacht wurde. Im gut vaskularisierten peripheren Bereich des Meniskus finden wir eine ganz normale Bindegewebsheilung wie in jedem anderen durchbluteten Bindegewebe auch. Reißt also der Meniskus kapsulär ab und ist sonst unverletzt, so wird er selbstverständlich – z.B. im Rahmen einer Kniebandrekonstruktion – offen oder auch arthroskopisch refixiert, und es ist mit einer normalen bindegewebigen Ausheilung zu rechnen (6).

Arnoczky führte beim Hund Untersuchungen im avaskulären Bereich des Meniskus durch. Stanzdefekte wurden mit einem Fibrinclot aufgefüllt, und es fand sich schließlich eine Auffüllung der Defekte mit Faserknorpel-ähnlichem Bindegewebe in Form einer avaskulären Reparation (4). Spätere Arbeiten von Webber an Zell- und Gewebekulturen mit Fibrochondrozyten zeigten, daß diese Zellen unter bestimmten Bedingungen durchaus zu einer proliferativen Reparation fähig sind (16, 17). Arnoczky wie auch Webber warnten jedoch vor der klinischen Anwendung, weil nach wie vor ungeklärt ist, ob es letztendlich wirklich zu einer Umwandlung dieses Narbengewebes in Faserknorpel kommt und vor allem, weil völlig unklar ist, wie belastbar solche Narben sind.

Zwischen dem gut durchbluteten kapsulären Bereich und dem avaskulären Bereich des Meniskus liegt eine Übergangszone, die in abnehmendem Maße kapillarisiert ist (3). Bis heute ist ungeklärt, ob die Restkapillarisierung ausreicht, um eine bindegewebige Ausheilung von Läsionen in diesem Bereich zu garantieren. Zahlreiche Veröffentlichungen aus den 80er Jahren klären diese Frage leider nicht.

Wir haben zur Frage der Heilung in dem gerade noch als kapillarisiert zu bezeichnenden Bereich des Meniskus eine tierexperimentelle Studie am Kaninchen durchgeführt (14). Dabei erhielten 30 Tiere eine Standard-Längsläsion von 3 mm Länge im Hinterhorn des linken Innenmeniskus. Die Verletzung wurde in 1,5 mm Abstand von der kapsulären Aufhängung gesetzt, was beim Menschen einem Abstand von ca. 4–5 mm entsprechen dürfte. Sechs Wochen nach Spontanheilung,

Ch. Gebhardt (Hrsg.)
Fibrinklebung in der Allgemein- und Unfallchirurgie,
Orthopädie, Kinder- und Thoraxchirurgie
© Springer-Verlag Berlin Heidelberg 1992

Nahtrefixation (Einzelknopfnaht Vicryl 4/0) oder Fibrinklebung (Tissucol, schnelle Klebung) wurden die Ergebnisse miteinander verglichen. Wir fanden unabhängig von der Therapieform eine Auffüllung oder Teilauffüllung des Defektes mit avaskulärem Bindegewebe, aber auch Therapieversager. Auffallend war das Überwuchern der Läsion mit einer Membrana synovialis, die im Falle eines verbliebenen Defektes den gesamten Verletzungsbereich auf beiden Seiten überdeckte. Welche Zellen letztendlich zur Reparation führten, kann anhand der vorliegenden Untersuchungen nicht beantwortet werden. Die in der Narbe aufgetretenen Fibrozyten könnten sich hypothetisch aus folgenden aktivierten Zellen differenziert haben (11):

– Aus Zellen der angrenzenden Synovialmembran,
– aus Blutzellen nach Einblutung oder blutigem Gelenkserguß
– aus freien Zellen der Synovialflüssigkeit
– aus Zellen des umliegenden Meniskusgewebes.

Wichtigste Voraussetzung für die Reparation ist nach heutiger Ansicht eine Matrix aus Blutbestandteilen (Fibringerinnsel), die zum Einwachsen der reparativen Zellen zur Verfügung stehen muß (4, 10).

    Im histologischen Vergleich von Spontanheilung, Fibrinklebung und Nahtrefixation konnten wir einen knappen Vorteil der Naht feststellen, der an der Signifikanzgrenze lag. Zum einen wirkte die Narbe nach Naht wesentlich dichter und fester als bei Spontanheilung und Fibrinklebung, zum anderen fanden sich unter dieser Therapie weniger Versager (14). Betrachtet man diese Narben im polarisierten Licht zur Darstellung der Kollagenfasern, so imponiert ein abrupter Abbruch in der Ausrichtung der Fasern durch die Narbe. Das in die Narbe eingelagerte Kollagen (wahrscheinlich vorwiegend Kollagen Typ III) erscheint völlig ungeordnet und

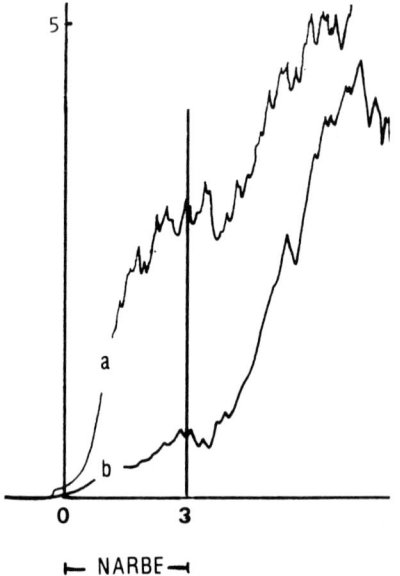

Abb. 1. Bestimmung der Reißfestigkeit von Kaninchenmenisken mit dem Weiterreißverfahren: Ausschnitt aus den Reißkurven eines gesunden, rechten (a) und des standardisiert geschädigten kontralateralen (b) Meniskus nach sechswöchiger Heilungszeit (Spontanheilung)

schon dieses Bild läßt vermuten, daß hier eine erhebliche Schwächung der Gewebe-stabilität vorliegen muß.

Zur Testung der Reißfestigkeit haben wir das sogenannte Weiterreißverfahren weiterentwickelt und für die spezielle Fragestellung am Meniskus nutzbar gemacht. Hierbei wird der Meniskus entlang dem Kollagenfaserverlauf längs gerissen, so daß ein Korbhenkelriß simuliert wird. Die Menisken werden zum Reißen in spezielle Halteklammern eingespannt, in einem Wasserbad mit Ringerlösung auf 37 °C tem-periert und in einem Instron-Materialprüfgerät zerrissen. Die beim Reißen erforder-liche Kraft wird kontinuierlich von einem Plotter aufgezeichnet. Gleichzeitig wer-den die Daten über einen Analog-Digital-Wandler und einen Tiefpaß einem Com-puter zugeleitet und digitalisiert gespeichert. Der Rißverlauf wird so angelegt, daß beim standardisiert geschädigten Innenmeniskus des linken Beines der Riß unmit-telbar am Anfang der Narbe beginnt, und dann das Gewebe entlang der Narbe bis in den nachfolgenden unverletzten Bereich („Narbenverlängerung") aufgetrennt wird. Der unverletzte Meniskus des rechten Beines wird im adäquaten Bereich ge-rissen und dient als individuelle Kontrolle. Beide Reißkurven werden dann mitein-ander verglichen. Abb. 1 zeigt als Beispiel einen Ausschnitt aus den Kurven für einen gesunden Meniskus (Kurve a) und den kontralateralen geschädigten Meniskus (Kurve b). Hier ist bereits der deutliche Kraftunterschied zu sehen.

In einer konsekutiv durchgeführten Studie haben wir nach 6 und 12 Wochen bei jeweils 30 Tieren die Reißfestigkeiten nach Spontanheilung, Naht und Fibrinkle-bung miteinander verglichen. Nach 6 Wochen (Abb. 2) lag die zur Narbeneröff-nung notwendige Reißarbeit bei Spontanheilung und Naht zwischen 19% und 26% des Wertes, der auf der gesunden Seite gemessen wurde. Bei Fibrinklebung wurden 43% erreicht, was eine signifikante Verbesserung bedeutete. Nach 12 Wochen (Abb. 2) ergaben sich fast identische Daten, d.h. zwischen 6 und 12 Wochen fand eine weitere Zunahme der Reißfestigkeit nicht mehr statt. Daraus folgt, daß die Fibrinklebung anfänglich zwar relativ günstig zu einer „schnelleren Heilung" führt (13), die weitere Festigkeitszunahme jedoch einen langen Zeitraum, möglicherweise von mehr als einem Jahr in Anspruch nimmt. Der positive Effekt des Fibrinklebers kam auch in der Narbenverlängerung zum Ausdruck. Die sich hier nach Verletzung ausbreitende Schwächezone zeigte sich nach Fibrinklebung signifikant reduziert (Abb. 3).

Um eine Verbesserung der Meniskusheilung zu erreichen, wurden in der Literatur folgende Vorschläge gemacht (7, 8, 10):

- Débridement der Rißzone
- Débridement der angrenzenden Synovialis
- Einnähen eines gestielten Synovialislappens, sicherlich der offenen Technik vor-behalten, schwierige Anwendung im mikrovaskulären und avaskulären Bereich des Meniskus, wo er sinnvoll wäre,
- Trephination, d.h. Stichkanäle vom durchbluteten kapsulären Bereich zur Lä-sion hin, wird von einigen Autoren als Ursache für das Auftreten von neuen, Trauma-unabhängigen Läsionen angesehen,
- Einbringen eines Fibrinclots bzw. Fibrinklebers, z.Zt. vielversprechendster An-satz, zumal Kombinationen mit zusätzlichen Wachstumsfaktoren denkbar sind.

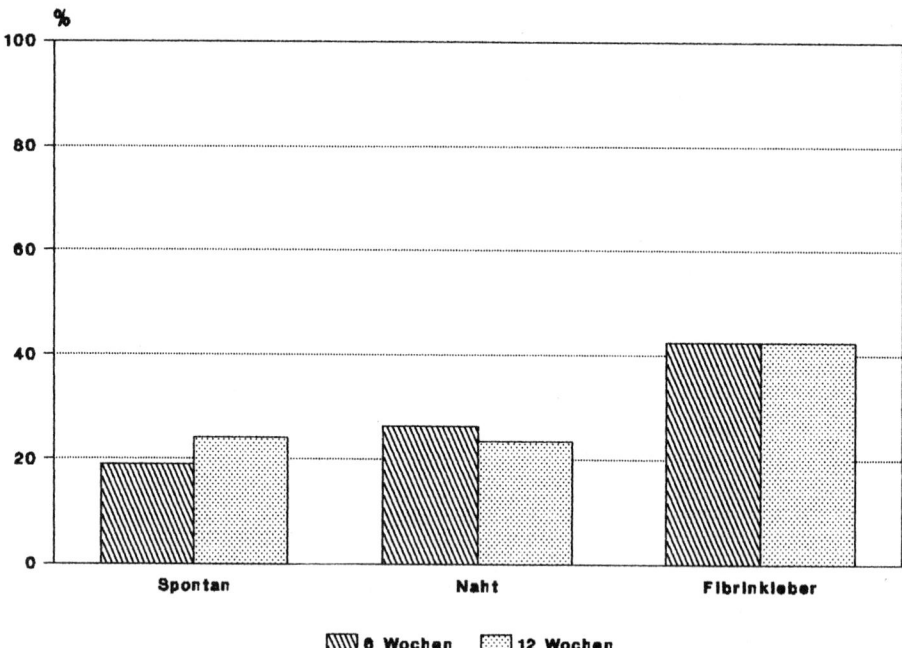

Abb. 2. Relative Stabilität der Narbe nach sechswöchiger und nach zwölfwöchiger Heilungszeit. Es ist die zur Narbeneröffnung notwendige Reißarbeit bezogen auf die unverletzten kontralateralen Menisken angegeben

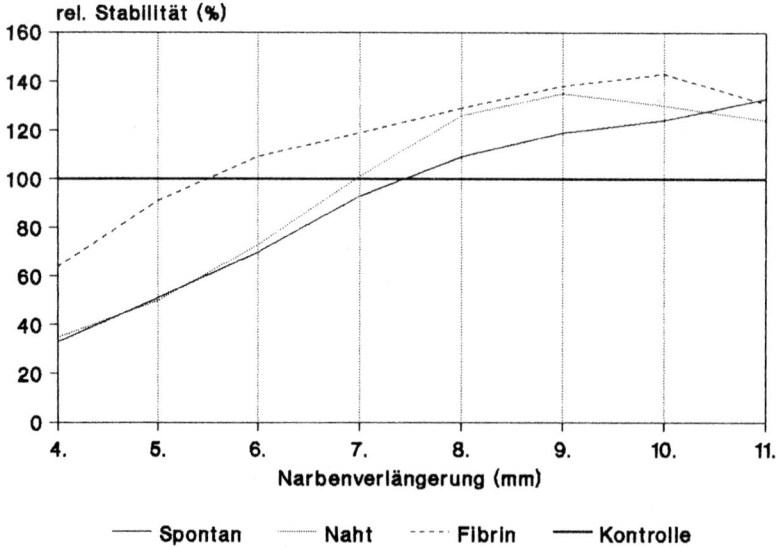

Abb. 3. Vergleich der relativen Stabilitäten in der Narbenverlängerung nach sechswöchiger Heilungszeit. Die Graphik zeigt die prozentuale Abweichung der für jeden Millimeterabschnitt ermittelten Reißarbeit von der als 100%-Linie eingetragenen rechten Kontrollseite

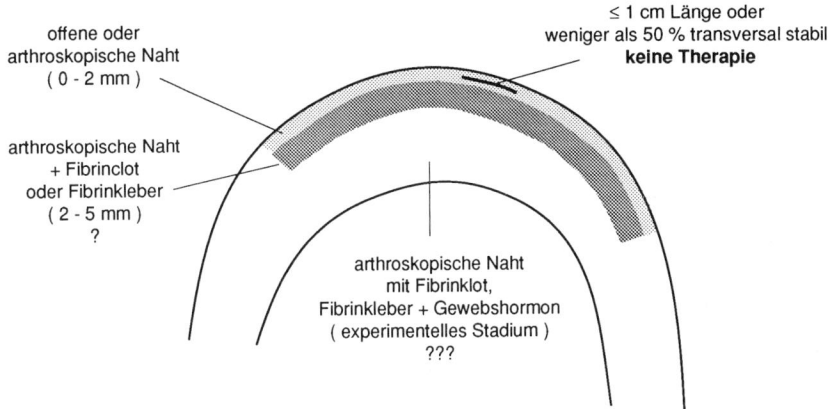

offene oder
arthroskopische Naht
(0 - 2 mm)

arthroskopische Naht
+ Fibrinclot
oder Fibrinkleber
(2 - 5 mm)
?

≤ 1 cm Länge oder
weniger als 50 % transversal stabil
keine Therapie

arthroskopische Naht
mit Fibrinklot,
Fibrinkleber + Gewebshormon
(experimentelles Stadium)
???

Abb. 4. Heutige Therapiekonzepte bei traumatischen Meniskusrissen

Nach dem heutigen Stand des Wissens können folgende Therapiekonzepte bei traumatischen Meniskuslängsrissen ohne weitere traumatische Zerstörung oder degenerative Veränderungen empfohlen werden (Abb. 4).

Zwischen 0–2 mm Abstand von der kapsulären Aufhängung, also im sicher makrovaskularisierten Bereich des Meniskus, sollte eine offene oder arthroskopische Naht durchgeführt werden. Findet sich ein inkompletter oder kompletter kapsulärer Längsriß von unter 1 cm Länge bei stabilem Meniskus als Nebenbefund einer komplexeren Verletzung, so ist mit einer Ausheilung zu rechnen, auch wenn dieser Riß belassen wird. Wir konnten im eigenen Patientengut zweimal durch Rearthroskopie solche Spontanheilungen nachweisen. Sind solche Schäden als einziger pathologischer Befund nachweisbar und korreliert der Befund mit den angegebenen klinischen Beschwerden, so ist auch hier eine Naht durchzuführen. Im weiter zentral liegenden Bereich zwischen 2 und 5 mm (einer Domäne der arthroskopischen Meniskusnaht) sollte heute zusätzlich ein Fibrinclot oder ein Fibrinkleber eingebracht werden. Meniskusrekonstruktionen in diesem Bereich sollten streng nachkontrolliert werden. Nähte im avaskulären Bereich des Meniskus befinden sich nach wie vor im experimentellen Stadium. Hier bringt möglicherweise in Zukunft der Einsatz von Fibrinkleber mit Gewebshormonen neue Ergebnisse. Bis dahin sollten Rekonstruktionen in diesem Bereich des Meniskus nur unter Studienbedingungen und mit strenger Aufklärung des Patienten durchgeführt werden.

Literatur

1. Annandale T (1885) An operation for displaced semilunar cartilage. Brit Med J 1:779
2. Arnoczky SP (1984) Meniscal healing, regeneration and repair. Adv Orthop Surg 84:244–252
3. Arnoczky SP, Warren RF (1982) Microvasculature of the human meniscus. Am J Sports Med 10:90–95
4. Arnoczky SP, Warren RF, Spivak JM (1988) Meniscal repair using an exogenous fibrin clot. J Bone Joint Surg 70-A:1209–1217

5. Cabaud HE, Rodkey WG, Fitzwater JE (1981) Medical meniscus repairs: An experimental and morphological study. Am J Sports Med 9:129–134
6. De Haven KE (1990) Decision making factors in the treatment of meniscus lesions. Clin Orthop 252:49–54
7. Gershuni DH, J Skyhare M, Danzig LA, Camp J, Hargens AR, Akeson WH (1989) Experimental models to promote healing of tears in the avascular segment of canine menisci. J Bone Joint Surg 71-A:1363–1369
8. Ghadially FN, Wedge JH, Lalonde JMA (1986) Experimental methods of repairing injured menisci. J Bone Joint Surg 68-B:106–110
9. Heatley FW (1980) The meniscus – Can it be repaired? J Bone Joint Surg 62-B:397–402
10. Henning CE, Lynch MA, Yearout KM, Vequist SW, Stallbaumer RJ, Decker KA (1990) Arthroscopic meniscal repair using an exogenous fibrin clot. Clin Orthop 252:64–72
11. Johnson LL (1986) Arthroscopic Surgery, Principles & Practice. The CK Nosby Comp., St. Louis
12. King D (1936) The healing of semilunar cartilages. J Bone Joint Surg. 18:333–342
13. Nagelschmidt M, Röddecker K, Gierse Th, Troidl H (1990) Einfluß verschiedener Fibrinkleber auf die Fibroblastenaktivität in Hautwunden. Arzneim-Forsch/Drug Res 40:1166–1171
14. Röddecker K, Günsche K, Tiling Th, Koebke J (1987) Tierexperimentelle Untersuchung zum kapselnahen Innenmeniskus-Hinterhornriß. In: von Pannike A (Hrsg) Hefte zur Unfallheilkunde, Springer, Berlin, S 1170–1173
15. Veth RPH, den Heten GJ, Jansen HWB, Nielsen HKL (1983) Repair of the meniscus: An experimental investigation in rabbits. Clin Orthop 175:258–262
16. Webber RJ, Harris M, Hough AJ (1985) Cell culture of rabbit meniscal fibrochondrocytes: Proliferative and synthetic response to growth factors and ascorbate. J Orthop Res 3:36–42
17. Webber RJ, York JL, Vander Schilden JL, Hough AJ (1987) Fibrin clot invasion by rabbit meniscal fibrochondrocytes in organ culture. Orthop Trans 12:470

Fibrinklebung bei Hauttransplantationen

R. Ketterl, T. Beckurts und B. Stübinger

Einleitung

Ausgehend von den positiven Berichten der tierexperimentellen Untersuchungen von Blümel et al. (1) und von Bäumer et al. (2), die einen günstigen Effekt der Fibrinklebung in der Behandlung von Verbrennungswunden nachweisen konnten, wird die Fixierung von großen Hauttransplantaten mittels Fibrinklebung an unserer Klinik durchgeführt.

Hauttransplantationen werden innerhalb der Unfallchirurgie zur Deckung posttraumatischer Defekte wie primärer Weichteildefekte bei drittgradig offenen Unterschenkelfrakturen, Hebedefekte bei fasciocutanen Lappen oder lokalen myocutanen Lappen, zur Deckung von Muskelgewebe bei freien myocutanen Lappentransplantaten sowie zur Deckung von Fasciotomiewunden und zur Stumpfdeckung nach Amputationen erforderlich. Weitere Anwendungsgebiete innerhalb der Unfallchirurgie sind für Hauttransplantate chronische Defekte bei Ulcus cruris, Hautdefekte bei Osteomyelitis und nach Verbrennungen sowie bei Tumorresektionen.

Der Einheilungserfolg der Hauttransplantate wird von der Durchblutung im Transplantatbett, von der exakten Blutstillung im Transplantatlager sowie von der postoperativen Ruhigstellung entscheidend beeinflußt (3, 4, 5). Einer exakten Fixierung des Hauttransplantates im Transplantatbett kommt eine große Bedeutung zu, da eine Kapillareinsprossung in die primär nicht perfundierten Hauttransplantate durch Scherkräfte und Abhebungen vom Wundgrund erheblich gestört werden kann (3, 6, 7).

Die Anwendung von Fibrinklebung für die Hauttransplantatfixation zeigt neben der bewegungsfreien Fixationsmöglichkeit den Vorteil, daß durch eine exakte Blutstillung im Transplantatbett einer Hämatomentwicklung entgegen gewirkt werden kann und so das Abheben des Hauttransplantates durch Hämatomflüssigkeit verhindert wird.

In der hier vorgestellten Untersuchung sollte der Wert und Nutzen einer Fibrinklebung bei Hauttransplantaten untersucht werden.

Patienten und Methodik

In einer prospektiven Studie wurden im Zeitraum 1981 bis 1989 1073 Patienten untersucht, die bei großflächigen Hauttransplantaten eine Transplantatfixierung mittels Fibrinkleber (Zwei-Komponenten Fibrinkleber Tissocul, Fa. Immuno) er-

Ch. Gebhardt (Hrsg.)
Fibrinklebung in der Allgemein- und Unfallchirurgie,
Orthopädie, Kinder- und Thoraxchirurgie
© Springer-Verlag Berlin Heidelberg 1992

hielten. Es handelte sich dabei um 764 Männer und 309 Frauen mit einem Durchschnittsalter von 31,3 Jahren (14 bis 77 Jahre).

Die Anzahl sowie die prozentuale Häufigkeit der erfolgten Hautklebungen sind
in der Tabelle 1 aufgelistet. Vorwiegend handelte es sich um Hauttransplantate bei
Weichteildefekten nach offenen Unterschenkelfrakturen. Neben der Deckung mit
Hauttransplantaten beim primären Weichteildefekt erfolgte die Deckung von He-
bedefekten nach fasciocutanen Verschiebeschwenklappen und nach lokalen myocu-

Tabelle 1. Häufigkeit der Anwendung von Fibrinkleber bei Hauttransplantaten

	n	%
Posttraumatische Defekte		
– primärer Weichteildefekt	355	33,1
– fasciocutaner Lappen	153	14,3
– lokale myocutane Lappen	120	11,2
– freier Gewebetransfer	85	7,9
– Fasciotomiewunde	51	4,8
– Stumpfdeckung nach Amputation	25	2,3
Chronische Defekte		
– Ulcus cruris	84	7,8
– Osteomyelitis	141	13,1
– Verbrennung	45	4,2
– Tumorresektion	14	1,3
Gesamt	1073	100,0

Tabelle 2. Therapie-Konzept bei der großflächigen Hauttransplantation

● *Vorbereitung des Transplantatlagers*
– Ausgiebiges Wunddebridement
– Wundlavage
– Schaffung einer ausreichenden Zirkulation

● *Aufbereitung des Hauttransplantates*
– Transplantatentnahme mit dem Dermatom (0,2 bis 0,3 mm)
– Aufbereitung zum Meshgraft-Transplantat (1:1,5/1:3/1:5)
– Transplantataufbringung auf Fettgaze
– Zurechtschneiden des Transplantates

● *Transplantatfixierung*
– Aufsprühen des Fibrinklebers (Tissomat)
– Auflegen des Hauttransplantates
– Anpressen mit feuchter Kompresse
– Auflegen von Fettgaze
– Schaumstoffpolster

● *Nachbehandlung*
– Wechsel des Schaumstoffpolsters nach 2 Tagen
– Abnahme und Wechsel der Fettgaze nach 5 Tagen
– offene Wundbehandlung ab 8. postoperativen Tag
– Wundbehandlung mit Öl

tanen Lappentransplantaten. Zudem erfolgte die Fixierung der Hauttransplantate auf den muskulären Anteil von freien myocutanen Lappen und zur Deckung von Fasciotomiewunden sowie zur Stumpfdeckung nach Amputation. Die Anwendung der Fibrinklebung im Zusammenhang mit Hauttransplantaten erfolgte bei chronischen Defekten überwiegend bei Patienten mit Weichteildefekten nach Osteomyelitis. Weniger häufig ist in unserem Krankengut die Weichteildefektdeckung bei Ulcus cruris, nach Verbrennungen und nach Tumorresektionen zu finden.

Das therapeutische Vorgehen erfolgt wie in der Tabelle 2 angegeben. Zunächst erscheint eine suffiziente Vorbereitung des Transplantatlagers mit Durchführung eines ausgiebigen Wunddebridements verbunden mit einer effizienten Wundlavage und die Schaffung einer ausreichenden Zirkulation im Transplantatbett erforderlich. Die Entnahme des Hauttransplantates erfolgt mit dem Dermatom, wobei eine Transplantatstärke von 0,2 bis 0,3 mm gewählt wird. Das entnommene Hauttransplantat wird zum Meshgrafttransplantat (wir bevorzugen eine Aufbereitung im Verhältnis von 1:3) aufbereitet. Das Hauttransplantat wird sodann auf Fettgaze aufgebracht und entsprechend dem Hautdefekt zugeschnitten. Zur Fixierung des Hauttransplantates wird eine dünne Fibrinkleberschicht auf das Transplantatbett aufgebracht. Anschließend erfolgt das Auflegen des Hauttransplantates und das Anpressen desselben mit feuchter Kompresse. Über das Transplantat wird sodann eine Lage mit Fettgaze gelegt und ein Schaumstoffpolster angebracht.

Die Nachbehandlung erfolgt mit Wechsel des Schaumstoffpolsters nach 2 Tagen. Abnahme und Wechsel der Fettgaze nach 5 Tagen. Bei fester Transplantatfixation erfolgt nach dem 8. postoperativen Tag eine offene Wundbehandlung gefolgt von einer Behandlung mit Öl bei bereits trockenen Wundverhältnissen.

Ergebnisse

Wir haben das Einheilverhalten der Hauttransplantate über einen Zeitraum von 3 Wochen verfolgt. In der Abbildung 1 sind die gefundenen Ergebnisse nach der durchgeführten Transplantatfixierung mittels Fibrinkleber zu den Zeitpunkten 1, 2 und 3 Wochen postoperativ dargestellt. Hier zeigt sich bereits nach 2 Wochen eine vollständige Einheilung der Hauttransplantate bei 87% der Patienten, während eine partielle Einheilung bei 10% vorliegt. Lediglich bei 16 Patienten (entspricht 1,5% der Patienten) zeigt sich ein fehlendes Einheilen des Transplantates. 3 Wochen nach der Hauttransplantation sind nur noch in Einzelfällen kleine Restwunden vorhanden. Bei 11 Patienten ist die durchgeführte Transplantation fehlgeschlagen.

An Komplikationen fanden wir neben Infektionen bei 2,6% der Patienten Blutungen in 3 Fällen und eine Transplantatablösung in 2 Fällen. Allergische Reaktionen sowie den Nachweis einer fibrinkleberinduzierten Hepatitis konnten wir nicht finden (Tabelle 3).

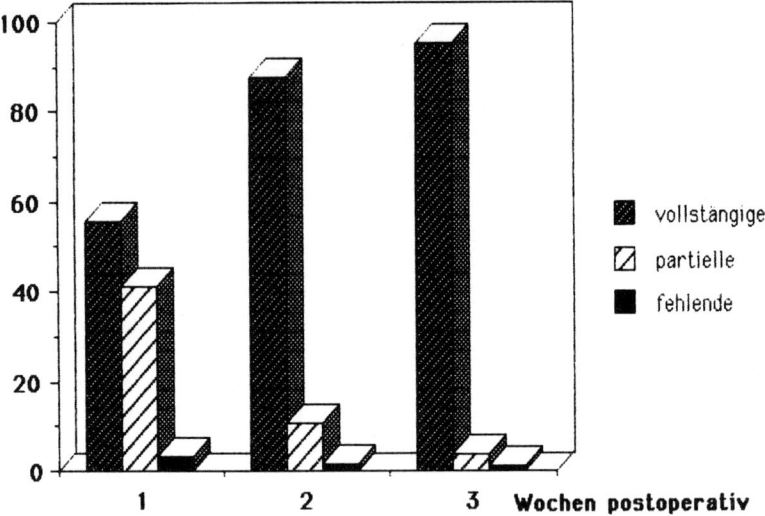

Abb. 1. Einheilungsergebnisse 1, 2 und 3 Wochen nach Hauttransplantation bei 1073 Patienten

Tabelle 3. Komplikationen bei der Hautfixierung mit Fibrinkleber (Gesamtzahl n = 1073)

	n	%
Infektion	28	2,6
Blutung	3	0,3
Tansplantatablösung	2	0,2
Allergische Reaktionen	0	0,0
Hepatitis	0	0,0

Tabelle 4. Vorteile der Fibrinklebung

– Vermeidung einer Serom- und Hämatombildung zwischen Transplantat und Transplantatlager
– Verminderung sekundärer Infektionen
– Sofortige Immobilisation des Transplantates
– Vermeidung einer Transplantatdislokation
– Verhinderung der Ausbildung von Scherkräften
– Erleichterung der Kapillareinsprossung durch dünne Schicht vernetzten Fibrins
– Verkürzung der Operationsdauer

Diskussion

Die dargestellten Ergebnisse zeigen, daß durch Fibrinklebung ein schnelles und vollständiges Einheilen der Hauttransplantate gewährleistet ist. Die wesentlichen Vorteile der Fibrinklebung sind dabei in der Vermeidung einer Serom- und Hämatombildung zwischen Transplantat und Transplantatlager zu nennen. Dadurch kommt es zu einer Reduktion von Transplantatablösungen (8). Weiter wird eine

Reduktion von sekundären Infektionen beobachtet (8). Die sofortige Immobilisation des Transplantates erleichtert die Kapillareinsprossung. Diese wird zusätzlich durch die Bildung einer Schicht von vernetztem Fibrin erleichtert. Die exakte Transplantatfixierung verhindert die Ausbildung von Scherkräften und reduziert dadurch die Gefahr einer Transplantatdislokation (6, 7).

Einen nicht unbedeutenden Nebeneffekt stellt die Zeitersparnis bei der Anwendung des Fibrinklebers zur Hauttransplantatfixierung dar. Da es sich bei unseren Fällen um Patienten mit großen Defekten handelt, ist die Zeitersparnis im Vergleich zur Fixierung mit Naht mit durchschnittlich 15 Minuten anzugeben. Dies bedeutet bei den oft aufwendigen Operationsverfahren mit langen Operationszeiten eine Entlastung für den Operateur und für das Operationspersonal.

Nach langjähriger Anwendung der Fibrinklebung zur Hauttransplantatfixierung können wir zusammenfassend feststellen, daß eine sichere Einheilung der Hauttransplantate zustande kommt. Der Fibrinkleber stellt dabei ein durchaus wichtiges Adjuvans dar. Durch die in der Tabelle 4 angegebenen Vorteile bei der Anwendung der Fibrinklebung sind die zusätzlich entstehenden Kosten sicherlich gerechtfertigt.

Literatur

1. Blümel G, Ascher R, Geissdörfer K, Schäfer G (1988) Experimentelle Untersuchungen zur Fibrinklebung bei Verbrennungswunden. In: Zellner PR (Hrsg) Fibrinklebung in der Verbrennungschirurgie – Plastischen Chirurgie. Springer, Berlin Heidelberg, S 25–30
2. Bäumer F, Bader A, Keller F, Henrich HA (1988) Flüssigkeits- und Eiweißbilanz bei III.-gradigen Verbrennungen. In: Zellner PR (Hrsg) Fibrinklebung in der Verbrennungschirurgie – Plastischen Chirurgie. Springer, Berlin Heidelberg, S 31–36
3. Burleson R, Eisenmann B (1972) Nature of the bond between partial thickness skin and wound granulation. Surgery 72:315–321
4. Clemmesen T (1962) The early circulation in split thin grafts. Acta Chir Scand 124:11–18
5. Woltering EA, Thorpe WP, Reed JK, Rosenberg SA (1979) Split thickness skin grafting on the plantar surface of the foot after wide excisions of neoplasms of the skin. Surg Gyn Obstet 149:229–232
6. Soskin RM, State D (1959) Split thickness skin grafting and wound healing. West J Surg Gyn Obstet 67:323
7. Randall P (1960) Problems in skin grafting. Surg Clin North Am 40:40
8. Grabosch A, Fisseler-Eckhoff A (1988) Fibrinklebung zur Versorgung von Brandwunden – Klinische und histologische Untersuchungen. In: Zellner PR (Hrsg) Fibrinklebung in der Verbrennungschirurgie – Plastischen Chirurgie. Springer, Berlin Heidelberg, S 37–46

Fibrinklebung in der Neurotraumatologie

K.-D. HAMM und H. POTHE

Vorbemerkungen

Wie in anderen operativen Fachdisziplinen hat sich die Verwendung von Fibrinkleber in der Neurochirurgie bewährt (4, 6, 11, 13, 14). Auch bei neurotraumatologischen Eingriffen steht dem Neurochirurgen damit ein wertvolles Hilfsmittel für die Gewebevereinigung, Defektdeckung, Unterstützung der Blutstillung sowie den Verschluß von Liquorfisteln zur Verfügung. Das ist von besonderer Bedeutung, da sich synthetische Klebesubstanzen auf Grund ihrer Neurotoxizität und fehlenden Resorbierbarkeit für diese Aufgaben als ungeeignet erwiesen haben (1, 4, 6, 8).

Das physiologische Zweikomponenten-Fibrinogen/Thrombin-Klebesystem hat nicht zuletzt durch die hohe Sicherheit vor der Übertragung von Infektionskrankheiten und die durch technische Perfektion erreichte einfache Handhabung eine rasche Verbreitung im klinischen Gebrauch erfahren (5, 6, 9, 13, 15). Die Nutzung der natürlichen Blutgerinnung durch die Verwendung von hochkonzentrierten Gerinnungssubstanzen macht den Fibrinkleber universell einsetzbar, in der Neurotraumatologie auch bei den potentiell infektionsgefährdeten offenen Schädelhirn- und Rückenmarkverletzungen. Das darf jedoch nicht zur kritiklosen Anwendung der Fibrinklebung führen, denn der Wert einer Methode wird an seinen Vorzügen gegenüber anderen Möglichkeiten gemessen (5). Seit Einführung der Fibrinklebung wurde eine Vielzahl von Indikationen beschrieben; nach mehr als 10 Jahren ist nun eine kritische Bestandsaufnahme angebracht.

Wir beziehen uns dabei auf umfangreiche tierexperimentelle Untersuchungen zum Wert der Fibrinklebung bei der Anwendung an Hirn, Dura, Schädelknochen, Mikrogefäß- und Nervenanastomosen (6, 7) sowie auf jahrelange Erfahrungen beim klinischen Einsatz des Fibrinklebers bei neurochirurgischen Eingriffen.

Die Verwendung von Fibrinkleber in der Neurotraumatologie

Bereits 1981 wurden von Kletter und Horaczek (8) auf dem 4. Heidelberger Orthopädie-Symposium folgende Hauptanwendungsgebiete für die Fibrinklebung in der Neurotraumatologie angegeben:

- Frontobasale Frakturen,
- Intrazerebrale Blutungen,
- Duraklebung im Spinalkanal,
- Klebungen zentraler und peripherer Nerven,
- Traumatische Gefäßläsionen.

Ch. Gebhardt (Hrsg.)
Fibrinklebung in der Allgemein- und Unfallchirurgie,
Orthopädie, Kinder- und Thoraxchirurgie
© Springer-Verlag Berlin Heidelberg 1992

Von besonderer Bedeutung für den Erfolg und Nutzen der Anwendung von Fibrinkleber sind die Applikationsform, die Wahl der Thrombinkonzentration (langsame oder schnelle Verfestigung) und die Menge der aufgebrachten Kleberkomponenten (2, 6, 9, 12, 13). Dazu kurz einige grundsätzliche Gedanken:

- Als physiologisches Klebesystem wird Fibrinkleber vollständig resorbiert und je nach applizierter Menge durch mehr oder weniger Narbengewebe ersetzt. Die sparsame Verwendung durch dünnschichtiges Auftragen ist deshalb nicht nur aus Kostengründen sinnvoll.
- Hohe Thrombinkonzentration bedeutet schnelle Verfestigung (z. B. Tissucol-Duo S®, Koagulation innerhalb von 2–3 Sekunden), beispielsweise zur unterstützenden Blutstillung; anschließende Korrekturmanöver führen zum Verlust der Klebewirkung an den zu verklebenden Gewebeteilen.
- Niedrige Thrombinkonzentration (z. B. Thrombin 4 beim Tissucol-Kit®) bedingt eine langsame Klebewirkung (Koagulation in 60–90 Sekunden); für flächenhafte Gewebe-Adaption mit Korrekturmöglichkeit in der angegebenen Zeit ideal.
- Bei guter Durchmischung der beiden Kleberkomponenten (simultane Applikation mittels Doppelspritzensystem) hat die Wahl der Thrombinkonzentration keinen Einfluß auf die Klebefestigkeit nach Ablauf von 5–10 Minuten.
- Fibrinkleber weist gegenüber synthetischen Gewebeklebern eine weitaus geringere Klebefestigkeit (Reißfestigkeit) auf (Abb. 1) und ist deshalb zur Klebung von unter Zug stehenden Gewebeteilen als alleinige Maßnahme nicht geeignet, in diesen Fällen muß eine kombinierte Naht-Klebe-Technik angewendet werden.

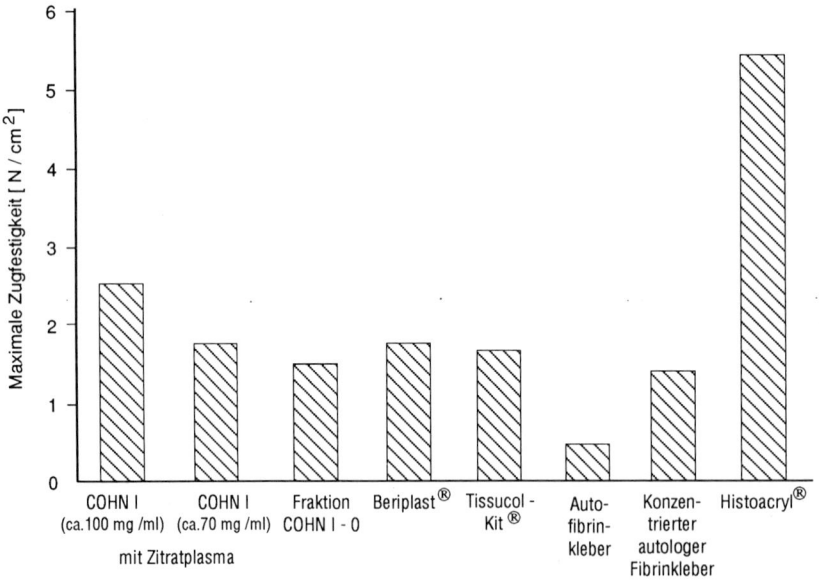

Abb. 1. Reißfestigkeit (Klebefestigkeit) der Gewebeklebung mit verschiedenen Gewebeklebern

Frontobasale Frakturen

Unumstritten ist und bleibt die hervorragende Eignung von Fibrinkleber zur Duraklebung (4, 6, 8, 10, 11, 13). Hierbei sind die klinischen Ergebnisse so überzeugend, daß auf die Klebung von Duraplastiken im Schädelbasisbereich nicht mehr verzichtet werden sollte. Seit der konsequenten Anwendung von Fibrinkleber zur Versorgung von frontobasalen Liquorfisteln haben wir bei 196 operierten Patienten nur 1 Rezidiv in der Anfangszeit des Klebereinsatzes beobachtet. Möglicherweise waren Fehler beim Umgang mit dem Klebesystem die Ursache für diesen Mißerfolg.

Während Duraläsionen an der Konvexität in den meisten Fällen durch eine fortlaufende atraumatische Naht, bei breiten Defekten mit und bei einfachen Duraeinrissen ohne Plastik, ausreichend liquordicht verschlossen werden können, ist dieses Vorgehen im Bereich der Schädelbasis nicht erfolgversprechend oder sogar unmöglich.

An der Konvexität unterliegt die Dura häufig einer gewissen Zugbelastung, so daß die alleinige Klebung die Gefahr des subduralen Eindringens von Klebematerial mit unerwünschter stärkerer Narbenbildung zwischen Hirn und Dura in sich birgt (7). Eine möglichst dichte Duranaht ist demnach ohnehin erforderlich. Die zusätzliche Fibrinklebung erbringt in diesen Fällen selten weitere Vorteile, ist somit überflüssig oder sollte zumindest Ausnahmefällen vorbehalten sein.

Im Gegensatz dazu sind *basale Duradefekte* für Nähte unzugänglich und ideal für die flächenhafte Verklebung mit dem darunterliegenden Knochen geeignet.

Die tierexperimentellen Untersuchungen zur Dura-Knochen-Klebung haben gezeigt, daß durch den Fibrinkleber sofort eine lückenlose Adaption zwischen Dura und Knochen besteht, die mit Nähten nicht erreicht werden kann (6). In Abhängigkeit von der Menge des eingebrachten Klebematerials ist nach 4–5 Wochen die narbige Umwandlung mit vollständiger Resorption des Fibrinklebers nachzuweisen.

Diese flächenhaft abdichtende Wirkung und die plastisch-elastische Konsistenz mit guter Haftfähigkeit auch im feuchten Milieu kann und wird auch besonders vorteilhaft beim Verschluß von Knochenlücken genutzt. Im Verbund mit bei den Bohrlöchern anfallendem Knochenmehl oder für die ausreichende Fixation von kleinen Knochen-, Muskel- oder Faszienstücken ist Fibrinkleber hervorragend geeignet, basale Knochendefekte auszufüllen, um damit als festes Widerlager die flächenhafte Dura- bzw. Duraplastik-Klebung und den sicheren Liquorfistelverschluß zu gewährleisten.

Folgendes Vorgehen hat sich für die bifrontale osteoplastische Trepanation und Duraplastik (3) mit Fibrinkleberanwendung unter Beachtung von funktionellen und kosmetischen Aspekten bewährt: üblicher Visierlappenschnitt im Bereich der behaarten Kopfhaut, Anlage von 4 Bohrlöchern (zwei über dem Sinus sagittalis superior sowie je eines rechts und links frontolaterobasal) und Heraussägen eines schmalen Knochendeckels (Abb. 2), extradurale Exploration der Frontobasis bds. und Verschluß von bestehenden Knochenlücken (wie oben bereits angegeben), quere Durainzision frontobasal bds. mit Durchtrennung des Sinus nur im Bedarfsfall, intradurale Darstellung der bestehenden Duradefekte unter Erhalt von noch intakten Riechnerven durch mikroneurochirurgische Präparation unter dem Operationsmikroskop. Eröffnete Stirnbeinhöhlen und die bereits versorgten frontobasalen

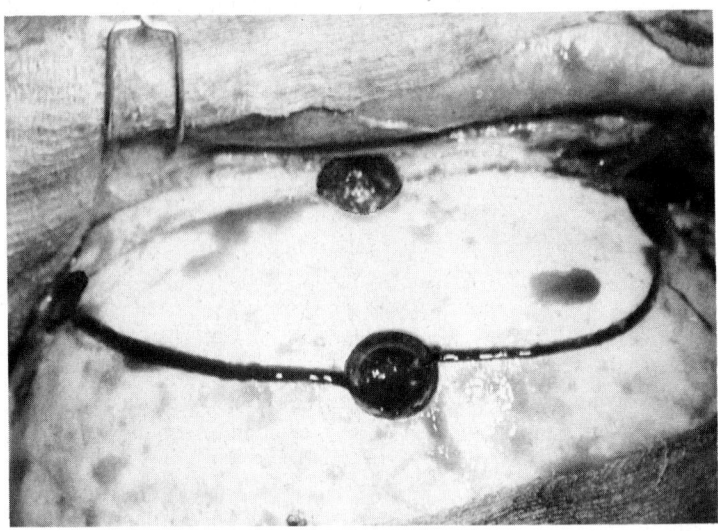

Abb. 2. Trepanation bei der operativen Versorgung von beiderseitigen frontobasalen Frakturen

Knochendefekte (s. o.) werden nun von extradural mit einem entsprechend präparierten, *gestielten* Galea-Periost-Lappen durch Fibrinklebung auf die knöcherne Frontobasis bedeckt. Durch die Verwendung der *langsamen Klebevariante* steht dabei ausreichend Zeit zur Verfügung, die mittels Doppelspritzensystem gut durchmischten Kleberkomponenten gleichmäßig aufzutragen und somit nach Andrücken der Plastik auf die frontobasalen Knochenstrukturen die notwendige flächenhafte Klebefixation herbeizuführen. Anschließend erfolgt in gleicher Weise von intradural die gezielte Versorgung der Duradefekte durch Aufkleben von entsprechend dimensionierten freien Galea- oder Temporalisfaszienstücken unter dem OP-Mikroskop. Nähte sind dabei nicht erforderlich.

Die Anwendung des Sprayverfahrens zur simultanen Applikation der Kleberkomponenten hat sich für den sparsamen Fibrinklebereinsatz bewährt (*Cave:* Aufsprühen *nur* extrakraniell! – siehe Warnung des Herstellers bei Nutzung der Sprühtechnik!). Arachnoidale Verklebungen können generell am besten durch Applikation des Fibrinklebers außerhalb der Schädelhöhle vermieden werden, die Verwendung der schnellen Klebevariante ist jedoch dann nicht sinnvoll.

Nach fortlaufender Duranaht werden der Knochendeckel oder die bei frontalen Frakturen durch Drahtnähte zusammengesetzten Knochenteile wieder eingefügt. Der Verschluß der Bohrlöcher erfolgt mittels Knochenmehl-Fibrinkleber-Verbund. Bei primär offenen frontalen Schädelhirnverletzungen mit Trümmerfrakturen ist allerdings ein osteoklastisches Vorgehen mit der Konsequenz der sekundären Kalottenplastik nach frühestens 6 Monaten vorzuziehen (3).

Duraklebung im Spinalkanal

Auch bei operativ zu versorgenden Wirbelsäulenverletzungen mit Duraläsionen sollte die Fibrinklebung, meistens in Verbindung mit einer Duraerweiterungsplastik, regelmäßig zur Anwendung kommen. Auf diese Weise kann eine Entlastung der traumatisierten nervalen Strukturen erreicht und eine postoperative Liquorfistel oder die Ausbildung einer komprimierenden Liquorzyste am ehesten verhindert werden. In diesen Fällen ist individuell über die Verwendung der langsamen oder schnellen Klebevariante zu entscheiden.

Fibrinkleber zur unterstützenden Blutstillung

Die Schwierigkeiten bei der Blutstillung am traumatisch veränderten, äußerst vulnerablen Hirngewebe sind hinreichend bekannt. Es hat deshalb nicht an Versuchen gefehlt, die Blutstillung bei der Versorgung von Hirnkontusionen und nach Ausräumung von intrazerebralen Hämatomen zu optimieren (2, 4, 6, 8, 10, 14). Die positiven Erfahrungen bei der Verwendung von Fibrinkleber zur Unterstützung der Stillung diffuser kapillärer Blutungen an parenchymatösen Organen (insbesondere Leber und Milz) haben berechtigte Hoffnungen für den Fibrinklebereinsatz am Hirngewebe geweckt. So wird in der Literatur (4, 8) über erfolgreiche Klebungen am diffus blutenden, malazischen Hirn berichtet, andererseits aber auch auf die Gefahr der weiteren Blutung in das geschädigte Hirngewebe unter den geklebten Bereichen hingewiesen (13). Die klinischen und tierexperimentellen Untersuchungen haben gezeigt, daß die Fibrinklebung am traumatisierten Hirn nur in Kombination mit Kollagenvlies erfolgversprechend war (6). Seit der regelmäßigen Anwendung von Tabotamp® konnte jedoch in den meisten Fällen auf die zusätzliche Verwendung des Fibrinklebers verzichtet werden. Entscheidend ist und bleibt nach unseren Erfahrungen leider das Ausmaß der traumatischen Hirnveränderungen, die intraoperative Blutstillung erweist sich bei den heutigen Möglichkeiten einschließlich Fibrinklebung nicht mehr als ausschlaggebendes Problem.

Bei *traumatischen Gefäßläsionen* kann die kombinierte Naht-Klebe-Technik beispielsweise für die Versorgung einer Sinusverletzung mittels Patch vorteilhaft sein. Traumatische Aneurysmen und Carotis-Sinus cavernosus-Fisteln werden heute üblicherweise durch intravasale Ballon-Katheter-Embolisation behandelt. Für die dabei manchmal notwendige prophylaktische Anlage einer extra-intrakraniellen Mikrogefäßanastomose sollte nur in Ausnahmefällen Fibrinkleber eingesetzt werden. Die zusätzliche Klebeversiegelung erbringt keine wesentliche Zeitersparnis (Abb. 3), da mit der Reduzierung der Nähte die Gefahr des Eindringens von Klebematerial und damit der Anastomosenthrombose wächst (5, 6, 7). Nachblutungen haben wir dagegen bei korrekter Nahttechnik nicht beobachtet.

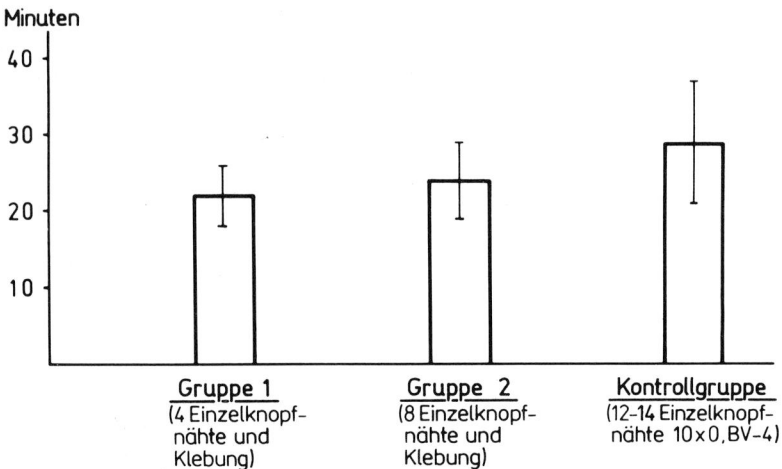

Abb. 3. Benötigte Zeitdauer zur Anlage von End-zu-Seit-Mikrogefäßanastomosen

Nervenverletzungen

Analog zu den Mikrogefäßanastomosen ergaben unsere klinischen und experimentellen Ergebnisse, daß auch für Nervenanastomosen die mikrochirurgische Naht als Methode der Wahl anzusehen ist (6). Klebematerial zwischen den Nervenenden behindert die Regeneration durch Blockierung des Aussprossens der Axone, so daß die Nervenklebung nur für die völlig spannungsfreie interfaszikuläre Transplantation diskutiert werden sollte (5, 6). In der Hand des Geübten sind hierbei vergleichbar gute Ergebnisse zwischen genähten und durch Fibrinklebemanschette versorgten Nervenanastomosen möglich.

Postoperative Liquorfisteln

Im Bereich der Konvexität, der hinteren Schädelgrube und des Spinalkanals ist das Auftreten einer Liquorfistel nach neurotraumatologischen Eingriffen auch bei erfolgter Duraklebung nicht immer zu vermeiden.

Der Verschluß dieser postoperativen Liquorfisteln zählt mit zu den Hauptanwendungsgebieten des Fibrinklebers (4, 11, 13, 14). Entscheidende Vorteile sind die Möglichkeit der mehrmaligen Klebung und der Vermeidung einer nochmaligen Operation.

Nach einer ausgiebigen Lumbalpunktion (unter Beachtung der Kontraindikationen) werden die Kleberkomponenten simultan (schnelle Klebevariante) in den Fistelgang appliziert und sofort wird ein Druckverband für mindestens 24 Stunden angelegt. Bei Versagen sollte dieser Vorgang noch zweimal wiederholt werden. Sonographisch (eventuell auch röntgenologisch mit Kontrastmittel) kann man feststellen, ob eine Liquorzyste vorliegt und wieviel Fibrinkleber gebraucht wird.

In den meisten Fällen ist, gegebenenfalls unterstützt durch eine Hautnaht, mit der Fibrinklebung ein definitiver Fistelverschluß zu erreichen. Wenn nicht, muß doch operiert und der Duradefekt unter Sicht meist durch eine kombinierte Naht-Klebe-Technik versorgt werden.

Zusammenfassung

Der Fibrinkleber ist auch für die Neurotraumatologie ein unentbehrliches Hilfsmittel geworden.

Seine Eigenschaften (biologisches Material, vollständige Resorbierbarkeit, keine Neurotoxizität, keine Übertragung von Hepatitis und AIDS sowie einfache Handhabung) machen ihn universell einsetzbar, auch in potentiell infektionsgefährdeten Wunden.

Entscheidend für den Erfolg der Klebung sind die kritische Indikationsstellung (Vorteile gegenüber anderen Möglichkeiten), die Applikationstechnik, die Wahl der Thrombinkonzentration sowie die verwendete Klebermenge.

Unumstritten ist die hervorragende Eignung des Fibrinklebers zur Defektdeckung durch flächenhafte Vereinigung von nicht unter Zugbelastung stehenden Gewebeteilen. Die Therapie und Prophylaxe von kranialen und spinalen Liquorfisteln wird deshalb auch in Zukunft das Hauptanwendungsgebiet der Fibrinklebung bei neurotraumatologischen Eingriffen sein. Dagegen bringt die Verwendung von Fibrinkleber für Mikrogefäß- und Nervenanastomosen nur in Ausnahmefällen Vorteile. Auch zur unterstützenden Blutstillung am Hirngewebe ist der Fibrinklebereinsatz nur gerechtfertigt, wenn die üblichen Maßnahmen nicht zum Erfolg führen.

Insgesamt gehört die Fibrinklebung mit zu den modernen Methoden, die für eine schonende und optimale Behandlung unserer Patienten unverzichtbar sind.

Literatur

1. Cotta H, Martini AK (1981) Implantate und Transplantate in der Plastischen und Wiederherstellungschirurgie. Springer, Berlin Heidelberg New York
2. Cotta H, Braun A (1982) Fibrinkleber in Orthopädie und Traumatologie. Thieme, Stuttgart New York
3. Dietz H (1970) Die frontobasale Schädel-Hirn-Verletzung. Springer, Berlin Heidelberg New York
4. Eckert P, Häring R, Satter P, Zank L (1986) Fibrinklebung. Indikation und Anwendung. Urban und Schwarzenberg, München Wien Baltimore
5. Gosepath J (1989) Aktuelle Methoden der Gewebeklebung im Kopf-Halsbereich. Urban und Schwarzenberg, München Wien Baltimore
6. Hamm K-D, Steube D (1987) Zum Einsatz von Fibrinkleber in der Neurochirurgie – experimentelle Untersuchungen unter Verwendung eines Gewebeklebers auf der Basis der Humanplasmafraktion Cohn I. Habilitationsschrift Med Akad Erfurt
7. Hamm K-D, Beer R, Pothe H (1986) Tierexperimentelle Untersuchungen an kombinierten Naht-Klebe-Mikrogefäßanastomosen unter Verwendung eines Fibrinklebers auf der Basis der Humanplasmafraktion Cohn I. Zentralbl Neurochir 47:322–333
8. Kletter G, Horaczek A (1982) Die Anwendung des Fibrinklebers in der Neurotraumatologie. In: Cotta H, Braun A (Hrsg) Fibrinkleber in Orthopädie und Traumatologie. Thieme, Stuttgart New York, S 247–253

9. Odar J (1990) Die physiologische Gewebeklebung mit Fibrin-Prinzip, Einsatzgebiete, Klebetechniken, Kosten und Nutzen. In: Odar J (Hrsg) Techniken und Methoden der modernen
   Medizin. Steinkopff, Darmstadt, S 75–84
10. Reifferscheid M (1986) Neue Techniken in der operativen Medizin. Springer, Berlin Heidel-
    berg New York Tokyo
11. Richon CA, Egloff DV, Rausis C (1983) Der Fibrinkleber Tissucol® in der Chirurgie. Immu-
    no-Symposium, Sion
12. Schimpf K (1980) Fibrinogen, Fibrin und Fibrinkleber. Schattauer, Stuttgart New York
13. Schlag G, Redl H (1986) Fibrin Sealant in Operative Medicine, Vol. 2. Ophthalmology Neu-
    rosurgery. Springer, Berlin Heidelberg New York London Paris Tokyo
14. Skjoldborg H (1983) Scient Workshop Aarhus 1982. Immuno, Wien
15. Zeller PR (1988) Fibrinklebung in der Verbrennungschirurgie – Plastischen Chirurgie. Sprin-
    ger, Berlin Heidelberg New York London Paris Tokyo

Erfahrungen mit der Fibrinklebung im Hohlhandbereich bei der operativen Therapie des Morbus Dupuytren

K. D. WERBER

Durch die vielfältigen Erfahrungen und Anwendungen des Fibrinklebers in unserer Klinik beeinflußt, starteten wir 1987 den Versuch, den Fibrinkleber zur Vereinfachung der Dupuytren'schen Kontraktur-Operation einzusetzen. Es ging uns dabei um die Bestätigung der Erfolge von „Eide" (1985), der weniger Wundheilungsstörungen und Hämatome sowie ein besseres funktionelles Ergebnis bei Operationen im Hohlhandbereich beschrieb. Problematik jeder Operation sind die intra- und postoperativ auftretenden Komplikationen. Hier ist im Rahmen der Dupuytren'schen Kontraktur OP insbesondere die Ausbildung eines Hämatoms in der doch für die Hand relativ großen Wundfläche zu nennen. Dieses zu vermeiden sollte der Fibrinkleber dienen, zum anderen sollte der Fibrinkleber die doch etwas ungünstige Heilungstendenz des Gewebes verbessern.

Material und Methode

Die Operationen erfolgten bei älteren Patienten mit Dupuytren'schen Kontrakturen meist des Grad II, seltener des Grad III. Die Operation erfolgte in Blutleere. Es wurde eine partielle Fasziektomie durchgeführt nach den entsprechenden handchirurgischen Kriterien unter Verwendung der Lupenbrille. Notwendig waren in nahezu allen Fällen Z-Plastiken, um dermatogene Kontrakturen zu beseitigen.

Nach Durchführung der notwendigen Fasziektomie erfolgt eine sorgfältige Blutstillung. Nun wird eine 10er Redon-Drainage dermaßen eingelegt, daß der Anteil der Drainage mit der Perforation aus der Wunde distal herausschaut. Nun erfolgt der Hautverschluß mit 5/0 Nylonnähten und die Fibrinklebung wird vorbereitet. Es wird der Tissomat aufgestellt und ein 15 cm langer Sprühkatheter bereitgehalten. Der Tissucolkleber wird nun aus den beiden Fertigspritzen über den Sprühkatheter mit leichtem Druck in der Hohlhand verteilt. Eine Menge von 0,5 ml ist dabei völlig ausreichend. Nach dieser Insufflation wird die Wunde für 8 Minuten komprimiert, danach kann die Drainage in der Wunde durch Zurückziehen gut plaziert werden. Es erfolgt nun der Verband in Funktionsstellung der Hand mit einem Stahlwollebündel und einer Unterarmschiene, im Sinne eines Faustkompressionsverbandes. Nach diesem Eingriff verbleibt der Patient noch für einige Stunden in der Tagesklinik.

Da die Operation ambulant durchgeführt wird, kann der Patient nach Abklingen der Plexusanästhesie, dies wird durch den Operateur kontrolliert, nach Hause entlassen werden. Zu Hause ist der Patient angehalten den Arm hochzulagern und die mitgegebenen Analgetika bzw. Antiphlogistika einzunehmen. Die Verbands-

Ch. Gebhardt (Hrsg.)
Fibrinklebung in der Allgemein- und Unfallchirurgie,
Orthopädie, Kinder- und Thoraxchirurgie
© Springer-Verlag Berlin Heidelberg 1992

wechsel erfolgen dann am 2., 4. u. 7. postoperativen Tag. Die Drainage wird am 2. Tag gezogen, die UA-Schiene wird nach 1 Woche entfernt. Danach beginnt der Patient mit selbständiger Übungsbehandlung, evtl. schon mit krankengymnastischer Unterstützung. Nach der Fadenentfernung nach 14 Tagen erfolgt eine intensive Handrehabilitation, um eine Wiederherstellung der Handfunktion zu gewährleisten.

Ergebnisse

Bei den von uns behandelten 50 Patienten haben wir eine reduzierte Hämatombildung sowie eine verbesserte Wundheilung gesehen. Darüberhinaus verkürzt sich die Operationszeit und wir sehen ein besseres frühfunktionelles Ergebnis.

Diskussion

Zur weiteren Reduktion der Komplikationen bei der Operation der Dupuytren'schen Kontraktur, hier ist in erster Linie das Hämatom zu nennen, haben wir die Fibrinklebung eingeführt. In der Literatur sind folgende Prozentzahlen veröffentlicht:

Hueston (1961) 7,5% Hämatombildung bei partiellen und totalen Fasziektomien.

Zachariae (1967) nennt 17% bei partiellen u. 22,8% bei totalen Fasziektomien.

Millesi (1965) beschreibt 4,35% Hämatombildungen bei partiellen u. 4,8% bei totalen Fasziektomien.

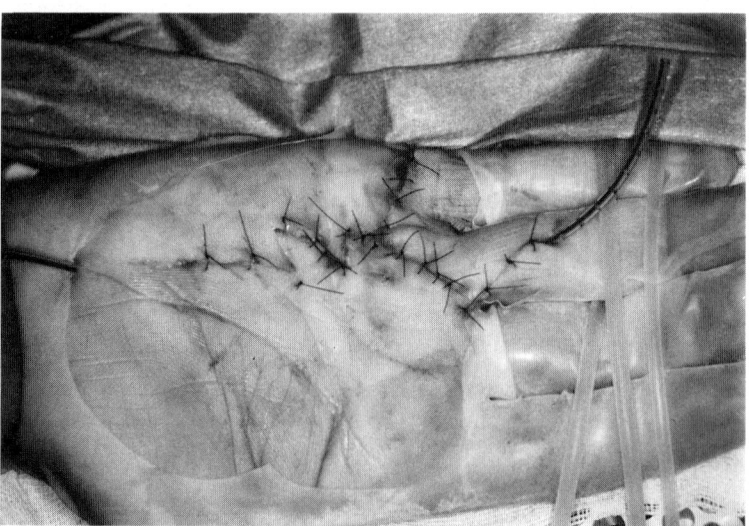

Abb. 1. Nach dem Wundverschluß ist die Drainage auf beiden Seiten zu erkennen

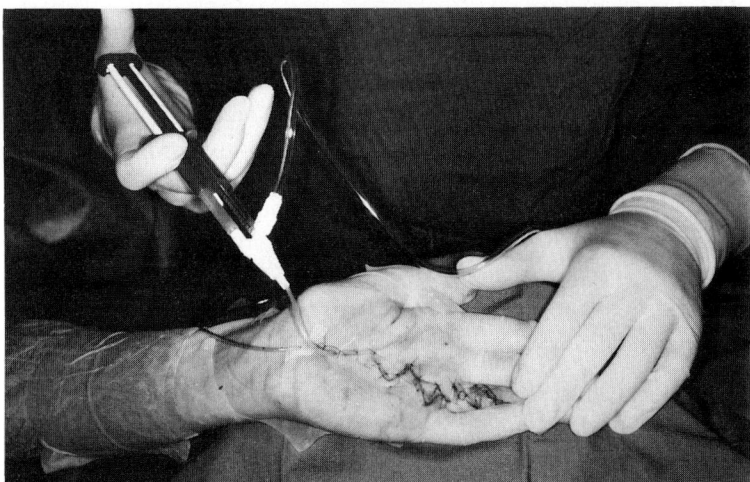

Abb. 2. Instillation des Tissucol-Fibrinklebers

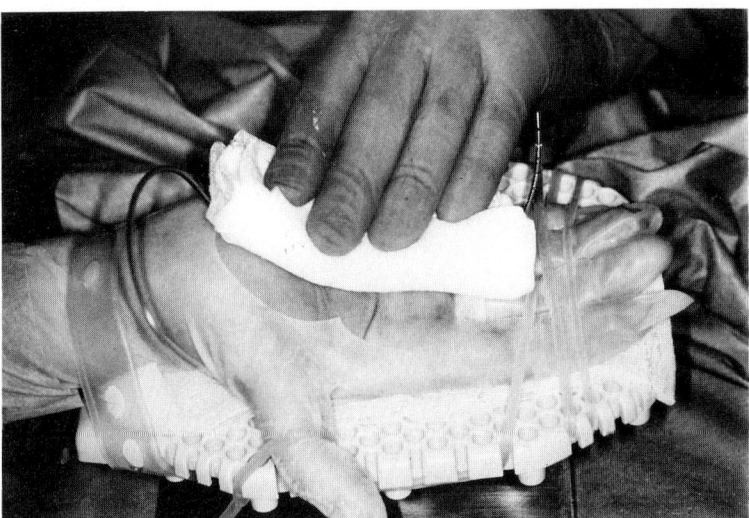

Abb. 3. 8-minütige Kompression des Wundbereiches

Letztere Zahlen entsprechen den Größenordnungen in unserem Krankengut. Durch die Anwendung des Fibrinklebers konnte die Hämatombildung auf 2% gesenkt werden. Das ergibt sich aus der Nachuntersuchung der 50 Patienten. Hier wurde 1 Hämatom gesehen, dazu muß jedoch angemerkt werden, daß hier ein technischer Fehler zur Ausbildung der Komplikation führte. Dazu verzeichneten wir 3 Wundheilungsstörungen, eine Nachoperation war in keinem Fall notwendig. Alle Wunden konnten lokal ohne Probleme behandelt werden und kamen dann zur Ausheilung.

Zusammenfassung

Die Anwendung des Fibrinklebers bei der operativen Versorgung der Dupuytren'schen Kontraktur zeigt die Vorteile der sicheren Blutstillung, der verbesserten Wundheilung, der verkürzten Operationszeit und des besseren frühfunktionellen Ergebnisses. Nachteile der Methode sind sicherlich die höheren Kosten durch die Anwendung des Fibrinklebers, sowie die einmalige Anschaffung des Tissomaten.
Die Abbildungen 1–3 zeigen den operativen Ablauf.

Literatur

Bunnell S (1944) Surgery of the hand. Lippincott, Philadelphia

Eide E, Jurgeit H (1985) Die Anwendung des Fibrinklebers bei der ausgeprägten Dupuytren'schen Kontraktur. Handchirurgie 17:145–146

Geldmacher J (1970) Dupuytren'sche Kontraktur. 8. Symposium der Deutschsprachigen Arbeitsgemeinschaft für Handchirurgie (Wien, Mai 1967). Handchirurgie Suppl [1] 10

Hueston JT (1963) Dupuytren's Contracture. Livingstone, Edinburgh

Iselin M (1955) Chirurgie de la main. Paris

Millesi H (1965) Zur Pathogenese und Therapie der Dupuytren'schen Kontraktur. Eine Studie an Hand von mehr als 500 Fällen. In: Ergebnisse der Chirurgie und Orthopädie, Bd. XLVII. Springer-Verlag, Berlin Heidelberg New York

Skoog T (1963) The pathogenesis and etiology of Dupuytren's contracture. Plast reconstr. Surg 31:258

In-vitro- und in-vivo Untersuchungen zur Perichondriumtransplantation beim Schaf zur Behebung von tiefreichenden Gelenkknorpeldefekten

J. BRUNS

Einleitung

Die Behandlung umschriebener Knorpeldefekte am hyalinen Gelenkknorpel stellt ein therapeutisches Problem besonders an den gewichtsbelasteten Gelenken und besonders beim Sportler dar (10, 21, 48, 52). Wenige Behandlungsmethoden werden bisher klinisch umfangreich mit hinreichendem Erfolg angewendet (47, 48). Unter den bisher experimentell untersuchten Transplantationsmethoden stellt die autologe Perichondriumtransplantation aufgrund ihrer Proliferationsfähigkeit ein interessantes Verfahren dar (2, 12, 13, 15, 32, 36, 42, 43). Bisher wurde diese Methode im Tiermodell nur am Kaninchen und Hund untersucht (13, 14, 23), wenige Berichte liegen über die Anwendung beim Menschen vor. Diese zeigten an nicht gewichtsbelasteten Gelenken wie Finger- und Handgelenken gute Ergebnisse auf (11, 25, 29, 32, 37, 40, 45). Neuere Berichte von Homminga (24), zeigten gute Ergebnisse auch bei der klinischen Anwendung an Kniegelenken.

Sowohl bei der Fixation von osteochondralen Fragmenten oder Transplantaten zeigte sich, daß durch resorbierbaren Fibrinkleber eine ausreichend gute Fixation der Transplantate erreicht werden kann (4, 5, 6, 19, 38, 52) und damit die negativen Folgen anderer Fixationsmaterialien vermieden werden können (8, 19, 21, 38, 47, 48, 52). Nur wenige resorbierbare Kleber stehen jedoch zur ausreichenden Fixation von Gelenkknorpeltransplantaten zur Verfügung (17, 18).

Aus experimentellen Untersuchungen von Maor et al. (34), Kimura et al. (30, Wakitani et al. (49), Kleinman et al. (31) und Speer et al. (44) ist bekannt, daß Collagenvlies unter in-vitro-Bedingungen und im Tierexperiment eine wachstums- bzw. reparationsfördernde Wirkung auf Knorpel- und Knochengewebe haben kann.

Diese Untersuchung sollte zeigen:

1. ob durch die Verwendung von Collagenvlies als Fixationsmaterial im Vergleich zum Fibrinkleber eine gleichgute oder bessere Fixation unter Bedingungen der frühfunktionellen Behandlung erreicht werden kann und
2. ob in-vitro und in-vivo ein wachstumsfördernder Effekt von Collagenvlies auf das Perichondriumgewebe zu erkennen ist.

Material und Methoden

In-vivo: In einer exper. Studie an 36 Schafen wurde untersucht, ob durch die autologe Perichondriumtransplantation artefiziell erzeugte bis auf den subchondralen

Ch. Gebhardt (Hrsg.)
Fibrinklebung in der Allgemein- und Unfallchirurgie,
Orthopädie, Kinder- und Thoraxchirurgie
© Springer-Verlag Berlin Heidelberg 1992

Knochen reichende Knorpeldefekte im Kniegelenk des Schafes behoben werden können. An jedem Schafsknie wurden je zwei standardisierte 7 mm im Durchmesser große, bis auf den subchondralen Knochen reichende Defekte im unbelasteten und belasteten Knorpel erzeugt. Diese wurden mit einem zuvor entnommenen costalen Perichondriumtransplantat gefüllt. Die Fixierung erfolgte in einer Gruppe mit dünnem homologen Collagenvlies, in der anderen mit humanem Fibrinkleber. Als Kontrolle galten Tiere mit gleichartigen Defekten, bei denen entweder nur das Fixationsmaterial eingebracht wurde oder nur Defekte gesetzt wurden.

Perioperativ erhielten alle Tiere eine Antibiotikaprophylaxe und zur Sicherung der initialen Transplantateinheilung wurde allen Tieren für eine Woche einen Gipsverband angelegt. Nach Entfernung des Gipsverbandes wurden die Schafe unter normalen Bedingungen auf einer Farm gehalten.

4, 8, 12 und 16 Wochen postop. wurden die Proben zur histologischen Untersuchung entnommen. Die Beurteilung erfolgte makroskopisch und mikroskopisch histologisch sowie histochemisch.

In-vitro: Im Rahmen der Transplantatentnahme für die in-vivo-Versuche erfolgte die Entnahme von Perichondriumgewebe für die Gewebekultur. Unter sterilen Bedingungen wurde das Gewebe für die Kultur vorbereitet und mit dem Skalpell in ca. 1,5 × 1,5 mm große Proben zerteilt. Anschließend wurden je 3–5 Proben in eine Petrischale (Falcon, Oxnard, Ca., USA; 35 mm Durchmesser) gebracht und mit 2 ml Medium überschichtet (1 Petrischale = 1 Kultur). Pro Untersuchung wurden insgesamt pro Kulturboden (Collagenvlies = CV, Fibrinkleber = FK, Nitrocellulose-Filter = NCF) vier Kulturen für die verschiedenen Zeitintervalle (1, 3, 7 u. 14 Tage) angelegt. Als Medium wurde BGJ$_b$-Medium in der Modifikation n. Fitton-Jackson, (Biol. Ind. Beth HaEmek, Biomed. Products Div., Israel.) unter Zusatz von Penicillin G (100 U/ml), Streptomycin (100 µg/ml), Ascorbinsäure (3 mg/ml) und fötalem Kälberserum (FCS) (1 ml/10 ml Medium = 10%) verwendet. Das Gewebe wurde unter sterilen Bedingungen in einem automatischen CO_2-Inkubator in einer Atmosphäre von 5% CO_2, 95% Luft und 100% relat. Luftfeuchtigkeit bei 37 °C inkubiert.

Als Kulturboden wurden verwendet:

- *Nitro-Cellulose-Filter (= NCF)* (Fa. Sartorius, Göttingen, Porengröße 0,45 µm, Durchmesser 16 mm),
- *Fibrinkleber (= FK)* (Fa. Immuno, Heidelberg/Wien), welcher auf Nitro-Cellulose-Folie aufgetragen war,
- *Collagen-Vlies (= CV)* (Fa. Helitrex, Am. Biomat. Corp. Plainsboro, N.J., USA, Durchmesser 16 mm).

Die Auswertung der Proben erfolgte nach 1, 3, 7 und 14 Tagen histologisch (H.E.), histochemisch (Toluidinblau, PAS), morphometrisch und autoradiographisch (^{3}H-Thymidin) getrennt nach der histologisch erkennbaren Schichtung in Proliferations- und Übergangszone.

Ergebnisse

In-vivo: Operative Komplikationen am Kniegelenk wie Gelenkempyeme, Kontrakturen oder eine eingeschränkte Belastbarkeit konnte bei keinem der 36 Tiere beobachtet werden. Nach Abnahme des Gipsverbandes konnten die Tiere innerhalb von 4–5 Tagen die operierte Extremität ohne Behinderungen voll belasten.

Nach Eröffnung der Kniegelenke bestand nur bei wenigen Tieren ein geringer Gelenkserguß, meistens dann, wenn Collagenvlies zur Transplantatfixation verwendet wurde. Zeichen einer Synovitis bestanden nicht. Der makroskopische Befund zeigte deutliche Unterschiede zwischen der unbelasteten und belasteten Zone als auch im Vergleich zu den Kontrollen. Während im unbelasteten Bereich schon 4 Wochen nach Transplantation die Defekte mit einem knorpelartigen Gewebe gefüllt waren, das eine weitgehend glatte Oberfläche aufwies und überwiegend im Niveau des umgebenden Knorpels lag, waren die Defekte im belasteten Bereich deutlich eingesunken, die Oberfläche war rauh, der Gewebecharakter erinnerte mehr an Narbengewebe und zeigte häufig blutige Imbibierungen (Abb. 1).

Kontrolldefekte ohne Transplantation entweder gefüllt mit Fibrinkleber oder Collagenvlies oder ohne Füllung zeigten in allen Fällen nur eine unvollständige Defektfüllung mit Narbengewebe. Das Gewebe in der unbelasteten Zone war im Vergleich zur Umgebung nur gering eingesunken. Belastete Transplantate waren häufig blutig imbibiert oder grau gefärbt, besaßen eine unebenere Oberflächenstruktur als unbelastete Transplantate, einen lückenhaften Übergang zur Umgebung und eine überwiegend eingesunkene Oberfläche. Makroskopisch ließen sich die Kontrolldefekte zumindest bis acht Wochen nach Defektbohrung in beiden Belastungsbereichen deutlich vom umgebenden Knorpel abgrenzen, konnten aber 12 und 16 Wochen nach Defektbohrung im unbelasteten Gelenkbereich ohne mikroskopische Untersuchung nicht sicher in ihrer Qualität beurteilt werden, da das Füllgewebe des Defektes makroskopisch keine sichere Unterscheidung in hyalin-ähnlichen Knorpel, Faserknorpel oder Narbengewebe zuließ. Quantitativ ließ sich der Transplantationserfolg sofort erkennen, da die fehlgeschlagenen Transplantationen im unbelasteten Bereich mit einer unvollständigen Defektfüllung einhergingen und Transplantate im belasteten Bereich alle eine gestörte Integration in die Umgebung aufwiesen.

Zusätzlich erstellte seitliche Röntgenaufnahmen ergaben bei keinem Tier einen Hinweis auf Weichteilverkalkungen. Die knöcherne Kontur der Femora zeigte parallel zu den mikroskopischen Befunden eine Reparatur der knöchernen Defekte nach 16 Wochen.

Makro- und mikroskopisch war die Gelenkfläche zwar nach Transplantation im unbelasteten Gelenkbereich schon nach 4 Wochen in fast allen Defekten wiederhergestellt, doch vollzog sich die Umwandlung des Transplantates vom Perichondriumgewebe hin zum hyalin-ähnlichen Knorpel in typischen Stadien (Abb. 2). Frühestens 16 Wochen postoperativ wiesen die Transplantate eine weitgehende Anpassung an das knorpelige und knöcherne Transplantatlager auf. Während die histochemischen Befunde in unbelasteten Transplantaten, entsprechend der bekannt schnellen Produktion von Knorpelgrundsubstanz, schon nach 4 Wochen und im weiteren Verlauf eine kräftige Grundsubstanzbildung im Transplantat anzeigten und besonders die kräftige Anfärbung mit der Toluidinblau-Färbung im sauren

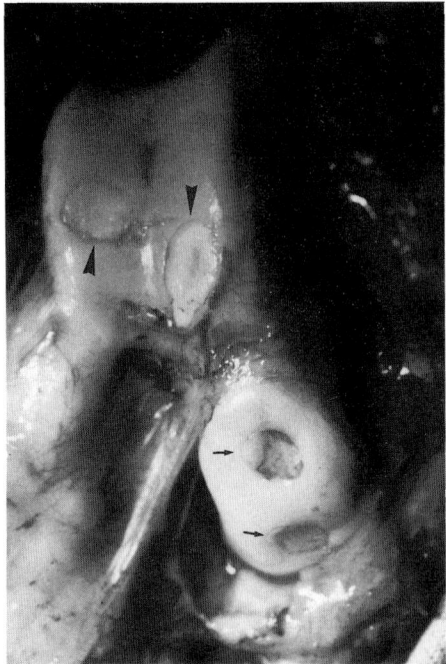

Abb. 1. Makroskopisches Ergebnis 4 Wochen nach der autologen Rippenperichondrium-transplantation in Knorpeldefekt am Schafs-knie: Defekte im unbelasteten Bereich weisen eine gute knorpelige Füllung auf (▲▲), Knor-peldefekte im belasteten Bereich zeigen dage-gen eine unvollständige Auffüllung (↑↑)

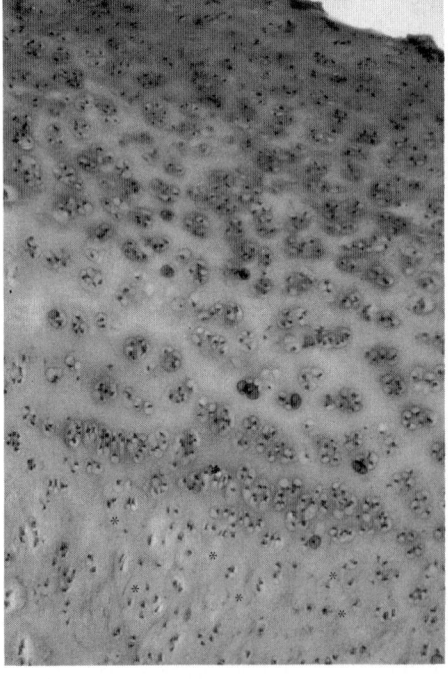

Abb. 2. Histologisches Ergebnis 8 Wochen nach Transplantation in einen unbelasteten Gelenkdefekt: Man erkennt zahlreiche neuge-bildete Chondrone im oberen Teil des Trans-plantates. Im basalen Abschnitt sieht man (**) noch Reste des ursprünglichen fibrösen Perichondriumanteiles. (H.E.-Färbung, X36)

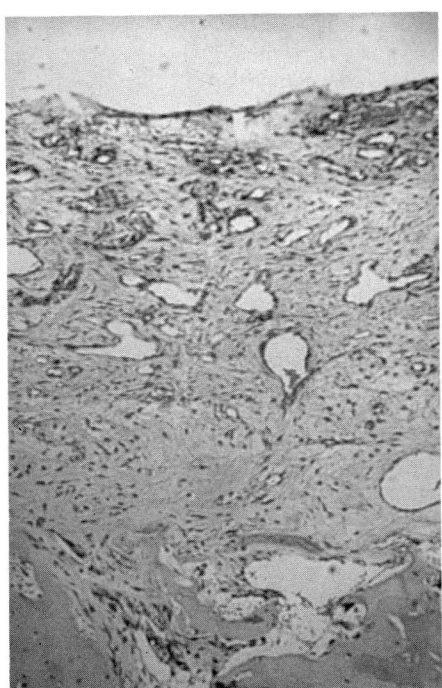

Abb. 3. Histologisches Bild eines Kontroll-
defektes ohne Perichondriumtransplantat:
Knorpelige Anteile sind nicht zu erkennen,
der Defekt ist mit Narbengewebe aufgefüllt

Milieu auf einen hohen Anteil von für hyalinen Knorpel typischen Chondroitinsul-
fats hinwiesen, war histologisch eine deutlich langsamere Anpassung der Fasertex-
tur, gemäß dem bekannt langsamen Collagenstoffwechsel, und der Zellausrichtung
zu erkennen. 4 und 8 Wochen nach Transplantation war noch in allen Transplantaten eine typische Schichtung bzw. ein typischer Faserverlauf entsprechend der ursprünglichen Perichondriumstruktur mit fibrösem Anteil und Knorpelanteil der
Perichondriumübergangszone zu erkennen (Abb. 2). 12 Wochen nach Transplantation wiesen die Transplantate im unbelasteten Bereich keinen fibrösen Anteil mehr
auf und zeigten angedeutet eine Schichtung wie im normalen hyalinen Knorpel.
Nach 16 Wochen boten alle zwölf Transplantate im unbelasteten Bereich eine
Schichtung ähnlich dem hyalinen Knorpel auf.

Im Vergleich beider Fixationsmethoden – Collagenvlies und Fibrinkleber –
konnte schon während der Transplantation bei der Handhabung dieser Kleber eine
deutlich bessere Anpassungsfähigkeit des gelartigen Fibrinklebers festgestellt werden. Das Collagenvlies dagegen paßte sich aufgrund seiner Vliesform nur begrenzt
an die Unebenheiten des Knorpel-Knochendefektes und an das Transplantat an.
Quantitativ zeigten zwar im Vergleich der unbelasteten Transplantate beide Fixationsmethoden mit 23 von 24 Transplantaten (jeweils 1 Transplantatverlust durch
Bildung eines freien Gelenkkörpers) keinen Unterschied, qualitativ konnte jedoch
lichtmikroskopisch eine deutlich bessere Integration des Transplantates nach Fibrinklebung gesehen werden. Dies drückte sich in einem histologisch erkennbaren
fließenderen Übergang zum subchondralen Knochen im Sinne der enchondralen
Ossifikation und in einem besseren, d.h. weniger lückenhaften Übergang zur Um-

gebung aus. Mit Collagenvlies fixierte Transplantate wiesen 8 und 12 Wochen nach Transplantation eine Übergangsschicht zum subchondralen Knochen auf, die reichlich Bindegewebe aufwies, fibrinkleberfixierte Transplantate wiesen dagegen einen Übergang auf, der mehr der enchondralen Ossifikation ähnlich war. Der Charakter der Übergangszone zwischen knorpeligem Defektrand und Transplantat zeigte keine Unterschiede in Abhängigkeit von der Fixationsmethode. Transplantate mit Collagenvliesfixation wiesen im basalen Knochen eine deutlich erkennbare Fremdkörperreaktion mit Bildung von Riesenzellen und Fremdkörpergranulomen auf. Eine lymphocytäre Infiltration im Transplantatlager, die 8 und 12 Wochen nach Transplantation unabhängig von der Fixationsmethode von geringem Ausmaß zu erkennen war, hatte keine Folgen auf die weitere Transplantateinheilung.

Die histochemische Untersuchung erfolgte mit der Toluidin-Blau-Färbung bei pH 2.0 zum Nachweis von für hyalinen Knorpel typischem Chondroitinsulfat und mit der PAS-Reaktion zum Nachweis der Glycoproteine und intracellulärem Glykogen. In allen Fällen mit erfolgreicher Perichondriumtransplantation war sowohl der Nachweis für Chondroitinsulfat als auch der Glycoproteine positiv als Hinweis auf neu gebildete Grundsubstanz.

Bei allen Kontrolldefekten waren beide Nachweise negativ. Histochemisch sah man im Vergleich zwischen dem 4-, 8-, 12- und 16-Wochenintervall keinen Unterschied in der Qualität des neugebildeten Gewebes im unbelasteten Gelenkbereich. Alle Transplantate, die histologisch hyalin-ähnlichen Knorpel aufwiesen, zeigten eine deutlich positive Anfärbung in beiden histochemischen Färbungen. In belasteten Transplantaten war nur eine geringe, nicht den gesamten Querschnitt der Transplantate ausfüllende Anfärbung. Kontrolldefekte zeigten im Füllgewebe nur vereinzelt Areale mit schwacher Anfärbung für Toluidinblau und in der PAS-Reaktion.

Mit insgesamt 40 von 48 erfolgreichen Transplantaten im unbelasteten Gelenkbereich, d.h. Bildung von hyalin-ähnlichem Knorpel, je einem Transplantatverlust bei Fibrinkleber- bzw. Collagenvliesfixation, war die Erfolgsquote deutlich von der postoperativen Nachbehandlung abhängig. Nur 7 von 48 Transplantate im belasteten Gelenkbereich zeigten qualitativ ebenfalls die Bildung von hyalin-ähnlichen Knorpel, doch war ihre Integration in die Knorpeldefekte unzureichend. Die Kontrolluntersuchungen ohne Transplantation führten in beiden Belastungsbereichen zu einer unvollständigen Defektauffüllung (Abb. 3). Nach morphologischen Kriterien handelte es sich überwiegend um fibröses Narbengewebe. Nur 6 von 24 Defekten im unbelasteten und 1 von 24 Defekten im belasteten Gelenkbereich wiesen eine Gewebedifferenzierung in fibrösen Knorpel auf.

In-vitro: Perichondrium konnte in der Gewebekultur 14 Tage vital gehalten werden. Unter definierten Kulturbedingungen (s.o.) zeigte die Proliferationszone des Perichondriums die markantesten Veränderungen. Unabhängig vom Kulturboden (Nitro-Cellulose-Filter, Collagen-Vlies, Fibrinkleber) konnte dabei eine Veränderung des histologischen und histochemischen Bildes hin zur Bildung von hyalinähnlichem Knorpel erkannt werden.

Histologisch änderte sich die Zellstruktur und Formation im Gewebeverband von mehr fibroblastenähnlich konfigurierten, einzeln liegenden Zellen hin zu chondrocytär geformten Zellen, die in sog. isogenen Gruppen bzw. Chondronen lagen.

Dabei war die stärkste Veränderung in der Proliferationszone des Perichondriums zu erkennen. Nach 14 Tagen war kein Unterschied zwischen Proliferations- und Übergangszone zu erkennen. Der histologische Befund entsprach dem von hyalin-ähnlichem Knorpel.

Histochemisch konnte neben einer positiven Anfärbung in der Übergangszone zeitabhängig eine Zunahme der Anfärbung in der Proliferationszone sowohl in der Toluidin-Blau-Färbung (pH 2,0; Hinweis für Chondroitinsulfat-Bildung) als auch in der PAS-Reaktion (Hinweis auf Bildung neutraler Mucopolysaccharide) festgestellt werden.

Die parallel durchgeführte qualitative *Autoradiographie* mit ^{3}-H-Thymidin bestätigte, daß das Zellwachstum besonders in der Proliferationszone abläuft. Dagegen zeigte die fibröse Schicht des Perichondriums kaum Aktivität.

Die *morphometrische Auswertung* zeigte ein zunehmendes Zellwachstum bis zum 14. Tag. Die Proliferationszone wies im Vergleich zur Übergangszone eine höhere numerische Zelldichte und eine höhere numerische Dichte der isogenen Gruppen auf. Eine vom Kulturboden ausgehende Wachstumsförderung, die z.B. den Einsatz von Collagenvlies favorisieren könnte, war morphometrisch mit signifikantem Unterschied (p $<0,05$) nur nach 1 und 3 Tagen in der Kultur festzustellen. Dieser Unterschied nivellierte sich jedoch bis zum 14. Tag in der Kultur.

Insgesamt konnte vom Collagenvlies als Kulturboden morphologisch und morphometrisch kein zeitlich konstanter proliferationsfördernder Effekt im Vergleich zum Fibrinkleber und Nitro-Cellulose-Filter als Kulturboden aufgezeigt werden.

Diskussion

Entgegen den zurückhaltenden Äußerungen von Upton et al. (46) über eine mögliche Anwendung der Perichondriumtransplantation beim Menschen äußert sich die Arbeitsgruppe um Amiel, Coutts und Woo (1–3, 7, 50) positiver. Nach ihren Versuchen sind gute bis sehr gute Ergebnisse mit der Perichondriumtransplantation unter Verwendung von Rippenperichondrium zu erzielen, wenn eine optimale und kurzfristige Immobilisationszeit zur Vermeidung von mechanischen Transplantatirritationen gefunden wird und andererseits der positive Effekt der Gelenkbewegung auf die Bildung von Knorpelgewebe ausgenutzt werden kann (1, 2, 39, 50). Ihrer Meinung nach (1, 2) könnte eine nahezu hundertprozentige Erfolgsrate erwartet werden, wenn durch technische Verbesserungen, wie die „Herausforderung Nahttechnik" (2) zeigt, die Einpassung und damit die Einheilung des Transplantates verbessert werden kann. Dann würde die Perichondriumtransplantation eine „attraktive klinisch anwendbare Methode" darstellen (2).

Homminga et al. (23) konnten im Kleintiermodell zeigen, daß der Fibrinkleber eine ausreichende Transplantatfixation ermöglicht und berichteten 1989 (24) über erste erfolgreich verlaufende Perichondriumtransplantationen beim Menschen im Kniegelenk.

Tierexperimentelle Untersuchungen von Amiel et al. (2) zeigten, daß Perichondrium in der Lage ist, das für hyalinen Knorpel typische Collagen II zu bilden und, daß auch 1 Jahr postoperativ eine gute Restitution der Gelenkflächendefekte besteht (3). Woo et al. (50) konnten ebenfalls tierexperimentell beweisen, daß die

Scherkrafteigenschaften von Perichondriumtransplantaten denen normalen hyalinen Knorpels nahekommen.

Nach den eigenen Ergebnissen konnte die Anwendbarkeit dieser Methode an gewichtsbelasteten Gelenke im Großtiermodell bestätigt werden. Es folgt, daß die autologe Transplantation von Rippenperichondrium mit Fixation durch resorbierbare Kleber zur Behandlung von circumscripten Knorpeldefekten direkt auf die klinische Anwendung übertragen werden kann. Die Proliferationspotenz des Perichondriums ist ausreichend, um auch minimale Lücken zwischen Transplantat und Umgebung zu schließen, so daß die Forderungen an eine exakte Einpassung in den Defekt geringere Bedeutung haben als bei der Fixation von Knorpeltransplantaten (7, 9). Als resorbierbarer Gewebekleber ist Fibrinkleber besser geeignet als Collagenvlies. Eine aus in-vitro-Untersuchungen bekannte Förderung der Zellproliferation durch Collagenvlies (34, 49, 51) war in vivo nicht nachzuweisen. Dagegen führte Collagenvlies, anders als Fibrinkleber, zu einer schlechteren Transplantateinpassung, die die Integration des Transplantates nicht fördert.

Für die klinische Anwendung können nach diesen Untersuchungen die Kriterien der postoperativen Behandlung hinsichtlich Immobilisationszeit sowie Be- und Entlastung geschätzt werden. Demnach ist nach einer initialen Immobilisationsphase von 7–10 Tagen eine 16–20wöchige Gewichtsentlastung notwendig, um die Umwandlung und Einheilung der Transplantate zu sichern.

Über das in-vitro-Verhalten von Perichondrium in der Zell- oder Gewebekultur ist wenig bekannt. Obwohl Glücksman (20) 1939 erstmalig zeigen konnte, daß Phalaugen von Hühnerembryonen in Kultur unter Applikation von Druck Knorpel bilden können, gibt es kaum Folgeuntersuchungen. Bisher untersuchten nur Engkvist et al. (13) vom Knorpel isoliertes Perichondrium in der Gewebekultur. Sie verglichen Ohr- und Rippenperichondrium in-vitro mit dem Verhalten unter verschiedenen in-vivo-Bedingungen (subcutane und intraartikulär als freier Gelenkkörper). Vitales Gewebe konnte bis zu einer Woche kultiviert werden. Rippenperichondrium führte zu einer besseren Bildung von hyalinähnlichem Knorpel als Ohrperichondrium. Ein Einfluß unterschiedlicher Milieubedingungen konnte nicht festgestellt werden. Die Versuche wiesen jedoch eine Kontaminationsrate bis ca. 16% auf, so daß die Aussagekraft stark eingeschränkt ist. Upton et al. (46) überprüften das in-vivo-Verhalten von enzymatisch aus Ohrperichondrium von Kaninchen isolierten Perichondrocyten im Vergleich zu Chondrocyten und Fibroblasten. Perichondrocyten wiesen in vitro Eigenschaften auf, die denen von Chondrocyten mehr entsprachen als denen von Fibroblasten. Eine für klinische Belange relevante Aussage über die Regenerationspotenz des Rippenperichondriumgewebes ist anhand ihrer Untersuchung aufgrund der Verwendung von enzymatisch isolierten Zellsuspensionen (26, 27, 35, 41) nicht möglich.

In der eigenen in-vitro-Untersuchung konnte dagegen gezeigt werden, daß eine standardisierte Perichondriumgewebekultur möglich ist. Die histologischen, histochemischen und morphometrischen Ergebnisse zeigten eindeutig, daß Perichondrium in der Gewebekultur fähig ist, zu proliferieren und hyalinähnlichen Knorpel zu bilden. Die autoradiographischen Untersuchungen bewiesen, daß die Zellproliferation hauptsächlich von der Proliferationszone des Perichondriums ausgeht.

Nach Untersuchungen von Yasui et al. (51), Gibson et al. (16) und Kimura et al. (30) an embryonalen Hühnerchondrocyten in der Zellkultur, von Maor et al.

(34) in Kulturen von neonatalen Mandibulacondyli der Maus sowie von Wakitani et al. (49) in vivo bei Transplantation von in Collagen-Gel suspendierten Chondrocyten im Kaninchenmodell und Speer et al. (44) sollen Collagenstrukturen einen wachstums- und proliferationsfördernden Effekt auf kultivierte Chondrocyten in Zell- oder Gewebekultur sowie bei der Reparatur von osteochondralen Defekten besitzen.

In der Perichondriumgewebekultur auf Collagenvlies war lediglich am 1. und 3. Tag in Kultur eine deutlich fortgeschrittene Proliferation von Perichondrocyten in Chondrocyten sowie eine signifikant höhere numerische Zelldichte und signifikant höhere Anzahl isogener Gruppen im Vergleich zur Kultur auf Fibrinkleber und Nitro-Cellulose-Filter festzustellen. Dieser Effekt nivellierte sich im weiteren zeitlichen Ablauf. Die Ursache für die mangelnde Wachstumsförderung durch Collagenvlies ist darin zu vermuten, daß Perichondrocyten im Gewebeverband eine ausreichende Stimulierung durch Faktoren, wie den dreidimensionalen Zellverbund (49, 51) und das Vorhandensein von Knorpelgrundsubstanz (in der Übergangszone) erfahren, so daß ein zusätzlicher positiv chondrotroper Effekt durch Collagenvlies im zeitlichen Ablauf von 14 Tagen nicht eingetreten bzw. nachweisbar war.

Mit der standardisierten Perichondriumkultur steht ein Testsystem zur Verfügung, in dem wachstumsfördernde Einflüsse untersucht werden können, die nachweislich einen positiven oder negativen Effekt auf Knorpelgewebe hatten, wie zahlreiche Untersuchungen über die Wirkung von Hormonen, Vitaminen, pH-Wertveränderungen, vom Sauerstoffgehalt der Atmosphäre, von Knorpelextrakten sowie der Einfluß unterschiedlicher Gewebeaufbereitungsmethoden gezeigt haben (Literaturübersicht bei 16, 27, 34, 35, 41, 49, 51).

Erst bei in-vitro-Nachweis eines positiven Einflusses einer Substanz auf die Knorpelregeneration aus Perichondrium wäre die Übertragung der Ergebnisse auf das Großtiermodell sinnvoll und auch unter Tierschutzaspekten vertretbar.

Positive Einflüsse auf das Perichondrium hätten für die klinische Anwendung der Perichondriumtransplantation eine direkte, klinisch anwendbare Konsequenz hinsichtlich einer intraartikulären Injektion.

Literatur

1. Amiel D, Coutts RD, Abel M, Stewart W, Harwood FL, Akeson WH (1985) Rib Perichondrial Grafts for the Repair of Full-Thickness Articular-Cartilage. Defects. J Bone & Joint Surg 67-A:911–920
2. Amiel D, Harwood FL, Abel MF, Akeson WH (1985) Collagen Types in Neocartilage Resulting from Rib Perichondrial Graft in an Articular Defect – a Rapid Semi-Quantitative Methodology. Collagen Rel Res 5:337–347
3. Amiel D, Coutts RD, Harwood FL, Ishizue KK, Kleiner JB (1988) The Chondrogenesis of Rib Perichondrial Grafts for Repair of Full Thickness Articular Cartilage Defects in a Rabbit Model: A One Year Postoperative Assessment. Connective Tiss Res 18:27–39
4. Bernett P, Pfister A, Sauer W, Erhardt W (1982) Klebung von Knorpelfrakturen. In: Cotta H, Braun A (Hrsg) Fibrinkleber in Orthopädie und Traumatologie. Thieme, Stuttgart New York, S 146–150
5. Braun A, Schumacher G, Heine W-D (1982) Fibrin-Klebung osteochondraler Fragmente im Tierexperiment. In: Cotta H, Braun A (Hrsg) Fibrinkleber in Orthopädie und Traumatologie. Thieme, Stuttgart New York, S 110–124

6. Braun A, Schumacher G, Heine WD (1979) Fibrinklebung zur Replantation osteocartilaginärer Fragmente am Kniegelenk des Kaninchens. Hefte Unfallheilkunde 138:294–297
7. Coutts RD, Amiel RD, Woo SL-Y, Akeson WH (1984) Technical Aspects of Perichondrial Grafting in the Rabbit. Eur Surg Res 16:322–328
8. Dahmen G (1972) Möglichkeiten der Fixation des Knorpeltransplantates – Naht oder Kleber – Z Orthop 110:719–726
9. Draenert K, Draenert Y (1988) Die Bedeutung der stabilen Fixation für das Einheilen des Knorpel-Knochentransplantates. Autologes Transplantat im Tierversuch am Hund. X. Münchner Symposion für experimentelle Orthopädie. 12. u. 13. 2. 1988
10. Duerr W (1982) Autologe Knorpeltransplantation. Chirurg 53:206–210
11. Engkvist O, Johansson SH, Ohlsen L, Skoog T (1975) Reconstruction of Articular Cartilage using autologous Perichondrial Grafts. Scand J Plast Reconstr Surg 9:203–206
12. Engkvist O, Ohlsen L (1979) Reconstruction of Articular Cartilage with free autologous Perichondral Grafts. Scand J Plast Reconstr Surg 13:269–274
13. Engkvist O, Skoog V, Pastacaldi P, Yormuk E, Juhlin R (1979) The Cartilaginous Potential of the Perichondrium in Rabbit Ear and Rib. Scand J Plast Reconstr Surg 13:275–280
14. Engkvist O (1979) Reconstruction of Patellar Articular Cartilage with free autologous perichondrial Grafts. (in Dogs) Scand J Plast Reconstr Surg 13:361–369
15. Engkvist O, Wilander E (1979) Formation of Cartilage from Rib Perichondrium grafted to an articular Defect in the Femur Condyle of the Rabbit. Scand J Plast Reconstr Surg 13:371–376
16. Gibson GJ, Schor SL, Grant ME (1982) Effects of Matrix Macromolecules on Chondrocyte Gene Expression: Synthesis of a Low Molecular Weight Collagen Species by Cells Cultured within Collagen Gels. J Cell Biology 93:767–774
17. Giebel G, Rimpler M (1981) Klebungen am Skelettsystem: Klebstoffe, 50 Jahre Hilfsstoffe für den Chirurgen (Teil 1). Biomed Technik 26:35–40
18. Giebel G, Rimpler M, Borchers L (1981) Klebungen am Skelettsystem, Teil 2: Untersuchung der Klebfestigkeit von 22 Klebstoffen am Knochen. Biomed Technik 26:170–174
19. Glückert K, Weseloh G (1982) Verlaufsbeobachtungen zur Behandlung osteochondraler Frakturen mit Fibrinkleber. In: Cotta H, Braun A (Hrsg) Fibrinkleber in Orthopädie und Traumatologie. Thieme, Stuttgart New York 155–157
20. Glücksmann A (1939) Studies on Bone Mechanics in Vitro. Anat Rec 73:39–55
21. Ganz R (1976) Isolierte Knorpelabscherungen am Kniegelenk. H. Unfallh. 127:79–82
22. Hall MC (1963) Cartilage Changes after Experimental Immobilization of the Knee Joint of the Young Rat. J Bone & Joint Surg 45-A:36–44
23. Homminga GN, v d Linden TJ, Terwindt-Rouwenhorst EAW (1989) Repair of articular defects by perichondrial grafts. Acta Orthop Scand 60:326–329
24. Homminga GN Deckung von Knorpeldefekten in der Gelenkfläche des Kniegelenkes. Vortrag GOTS-23.–25.Juni 1989 in München
25. Hvid I, Andersen LI (1981) Perichondrial Autograft in Traumatic Chondromalacia Patellae. Acta Orthop Scand 52:91–93
26. Itay S (1987) The Use cof Cultured Chondrocytes as Grafts for Defects created in Articular Cartilage. Ph. D.-Thesis, University of Tel Aviv, Israael
27. Itay S, Abramovici A, Nevo Z (1987) The Use of Cultured Embryonal Chondrocytes as Grafts for Defects Created in Articular Cartilage. Clin Orthop 220:284–303
28. Jacoby RK, Jayson MI (1975) Organ Culture of Adult Human Cartilage. J Rheumatol 2:270–279
29. Johansson S, Engkvist O (1981) Small joint reconstruction by perichondrial arthroplasty. Clin Plast Surg 8:107
30. Kimura T, Yasui N, Ohsawa S, Ono K (1984) Chondrocytes Embedded in Collagen Gels Maintain Cartilage Phenotype During Long-term Cultures. Clin Orthop 186:231–239
31. Kleinman HK, Klebe RJ, Martin GR (1981) Role of Collagenous Matrices in the Adhesion and Growth of Cells. J Cell Biology 88:473–485
32. Kon M (1981) Cartilage Formation from Perichondrium in a Weight-Bearing Joint. Eur surg Res 13:387–396

33. Maruyama Y (1979) An Experimental Study on Cartilage Formation in Autogenous Perichondrial Transplantation in Rabbits. Keio J Med 28:63–72
34. Maor G, v d Mark K, Reddi H, Heinegard D, Silbermann M (1987) Acceleration of Cartilage and Bone Differentiation on Collagenous Substrata. Collagen Rel Res 7:351–370
35. v d Mark K, Conrad G (1979) Cartilage Cell Differentiation. Clin Orthop 139:185–205
36. Ohlsen L, Widenfalk B (1983) The early development of articular cartilage after perichondrial grafting. Scand J Plast Reconstr Surg 17:163–177
37. Pastacaldi P, Engkvist O (1979) Perichondrial Wrist Arthroplasty in Rheumatoid Patients. The Hand 11:184–190
38. Passl R, Plenk H, Egkher E (1982) Homologe Knorpeltransplantation im Tierexperiment. In: Cotta H, Braun A, (Hrsg) Fibrinkleber in Orthopädie und Traumatologie. G Thieme Stuttgart New York, S 102–105
39. Salter RB, Simmonds DF, Malcolm BW, Rumble EJ, McMichael D, Clements ND (1980) The Biological Effect of Continuous Passive Motion on the Healing of Full-Thickness Defects in Articular Cartilage. J Bone & Joint Surg 62-A:1232–1251
40. Serradge H, Kutz JA, Kleinert HE, Lister GD, Wolff TW, Atasoy E (1984) Perichondrial resurfacing arthroplasty in the hand. J HandSurg 9-A:880–886
41. Silbermann M, Maor G (1984) Organ and tissue culture of cartilage and bone. In: Dickson GR (ed) Methods of Calcified Tissue Preparation. Elsevier Science Publishers B.V.
42. Skoog T, Ohlsen L, Sohn SA (1975) The chondrogenic potential of the perichondrium. Chir plastica 3:91–103
43. Skoog T, Johansson SH (1976) The formation of articular cartilage from free perichondrial grafts. Plast & Reconstr Surg 57:1–6
44. Speer DP, Chvapil M, Volz RG, Holmes MD (1979) Enhancement of Healing in Osteochondral Defects by Collagen Sponge Implants. Clin Orthop 144:326–335
45. Sully L, Jackson IT, Sommerland BC (1980) Perichondrial Grafting in Rheumatoid Metacarpophalangeal Joints. The Hand 12:137–148
46. Upton J, Sohn SA, Glowacki J (1981) Neocartilage Derived from Transplanted Perichondrium: What Is It? Plast & Reconstr Surg 68:166–174
47. Tscherne H, Hesse W (1981) Transplantation von Knorpel und Gelenken. In: Pichlmayer R, Transplantationschirurgie. Springer, Berlin Heidelberg New York, S 951–973
48. Wagner H (1976) Die Klinik der Knorpeltransplantation bei der Osteochondrosis dissecans. H Unfallh 127:118–125
49. Wakitani S, Kimura T, Hirooka A, Ochi T, Yoneda M, Yasui N, Owaki H, Ono K (1989) Repair of Rabbit Articular Surfaces with Allograft Chondrocytes embedded in Collagen Gel J Bone & Joint Surg 71-B:74–80
50. Woo SL-Y, Kwan M, Lee TQ, Field FP, Kleiner JB, Coutts RD (1987) Perichondrial autograft for the articular cartilage. Shear modulus of neocartilage studied in rabbits. Acta Orthop Scand 58:510–515
51. Yasui N, Osawa S, Ochi T, Nakashima H, Ono K (1982) Primary Culture of Chondrocytes Embedded in Collagen Gels. Exp Cell Biol 50:92–100
52. Zilch H, Friedebold G (1982) Klebung osteochondraler Fragmente und Fixierung von dissecaten bei der Osteochondrosis dissecans. In: Cotta H, Braun A (Hrsg) Fibrinkleber in Orthopädie und Traumatologie. G. Thieme. Stuttgart New York, S 142–145

IV. Fibrinklebung
in der Kinderchirurgie

Bedeutung der Milz und ihrer Erhaltung nach Verletzung

U. SPECHT, S. JAHN und H. MAU

„Wir sehen die Milz heute nicht mehr als ein mehr oder minder überflüssiges Organ an, da es besonders bei Belastungen und in Notfallsituationen sehr nützlich ist."

STREICHER, 1986

Funktionen der Milz

Der Trend in der Chirurgie der Milz, organkonservierend zu operieren, hat inzwischen allgemeine Beachtung gefunden, ist eine Konsequenz aus den vielerorts gesammelten tierexperimentellen und klinischen Erfahrungen, die der Milz eine exponierte Rolle in der Abwehr von Infektionen zuweisen.

Die Milz ist das einzige und größte lymphoretikuläre Organ, das direkt in den Blutkreislauf eingeschaltet ist und eine Summe von Funktionen wahrnimmt, die nach Milzexstirpation durch andere Immunkompartimente nicht vollständig kompensiert werden können. Befähigt wird die Milz zu diesen einzigartigen Leistungen durch die evolutionär erreichte Optimierung von Form und Funktion.

Als Synthesestätte der Immunglobuline, Bildungs- und Rezirkulationsort für B- und T-Lymphozyten hat die Milz eine herausragende Bedeutung für den Erwerb und die Aufrechterhaltung der individuellen immunologischen Kompetenz (Abb. 1, Tabelle 1). Von biologisch herausragender Wichtigkeit ist die Fähigkeit zur Clearance partikulärer und löslicher Antigene bzw. inerter Substanzen, für deren Digestion und Elimination das Milzgewebe des Erwachsenen den höchsten und effektivsten Organisationsgrad aufweist.

Die Milz des Neugeborenen erscheint demgegenüber funktionell und histologisch unreif. Wenngleich in diesem Alter das relative Organgewicht am größten ist, sind nur wenige Lymphfollikel und nahezu keine Keimzentren in der Neugebore-

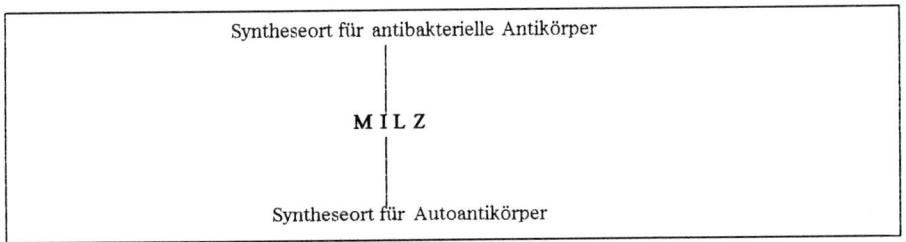

Synthesort für antibakterielle Antikörper

M I L Z

Synthesort für Autoantikörper

Abb. 1. Die Rolle der Milz bei der Regulation der Immunantwort

Ch. Gebhardt (Hrsg.)
Fibrinklebung in der Allgemein- und Unfallchirurgie,
Orthopädie, Kinder- und Thoraxchirurgie
© Springer-Verlag Berlin Heidelberg 1992

Tabelle 1. Physiologische Funktionen der Milz

Regulation zellulärer und humoraler Immunreaktionen
- Bildungs- und Rezirkulationsort für B-, T-Lymphozyten
- Produktion von Opsoninen
- Hauptbildungsort für IgM
- Splenopentin-Produktion
- Phagozytose nicht opsonisierter Antigene

Clearence-Funktion
- Clearence partikulärer Antigene und atypischer Blutbestandteile

Hämatologische Funktion
- Speicherorgan für Thrombozyten und Granulozyten
- Reifungsstätte für Retikulozyten

---

nenmilz histologisch nachzuweisen. Unter wiederholten Antigenkontakten, die für das Immunsystem eine ständige Herausforderung darstellen, maturieren die immunologischen Funktionen, formiert sich die individuelle immunologische Kompetenz des Organismus. Sichtbarer Ausdruck dieses Maturationsprozesses ist die Ausbildung der definitiven histologischen Struktur der Milz. Mit Erreichen der Pubertät ist dieser Prozess abgeschlossen (16). Die Milz ist nun funktionell in der Lage, auf einen erneuten Kontakt mit demselben Antigen durch schnelle und suffiziente Antikörperproduktion das Antigen zu opsonisieren, und so die Elimination durch das RHS der Leber zu ermöglichen. Quantitativ weniger bedeutend, aber gerade für die Bewältigung der frühen Phase einer mikrobiellen Invasion entscheidend, ist die allein in der Milz angesiedelte Fähigkeit der Clearance nicht opsonisierter Antigene.

Die Milz erscheint demnach in der Lage, eine sogenannte *„Feuerwehrfunktion"* im Falle einer mikrobiellen Invasion ausüben zu können. Das bedeutet, daß die Invasion mikrobieller Erreger, und hier besonders kapseltragender Bakterien: Pneumokokken, Haemophilus influenzae aber auch gramnegative Erreger, ausschließlich durch die Milz zeitgerecht reguliert werden kann (18,21). Diese „Feuerwehrfunktion" hat im Kindesalter eine essentielle Bedeutung, scheint aber ebenso für den immunkompromittierten Erwachsenen zu gelten (13, 25).

Folgen der Splenektomie

Der asplene Status stellt für den Patienten ein permanentes Risiko dar (1)! Neben den bekannten hämatologischen Folgen einer Splenektomie stellt dieser Eingriff eine empfindliche Störgröße für den immunologischen Regelkreis dar (Tabelle 2) (20, 28). Dieser Zustand wird klinisch durch eine erhöhte Infektionsmorbidität bzw. den schweren, mitunter therapeutisch kaum beeinflußbaren Verlauf von Infektionen besonders mit kapseltragenden Bakterien bei asplenem Status dokumentiert (11, 15). Die Spezifik dieses Verlaufs von Infektionen bei milzlosen Patienten wird mit der Bezeichnung *"overwhelming post splenectomy infection" (OPSI)* exakt charakterisiert (3). Die Immaturität des kindlichen Immunsystems prädisponiert diese Altersgruppe für einen solchen Krankheitsverlauf!

Tabelle 2. Folgen der Splenektomie

Klinische Folgen

- erhöhte Morbidität an Infektionen
- permanentes Sepsis-Risiko (OPSI-Syndrom)
- eingeschränkte Belastbarkeit
- vegetative Dystonie, Zyklothymie

Hämatologische Folgen
- Leukozytose, Lymphozytose, Thrombozytose
- signifikante Zunahme pathologischer Zellformen

Immunologische Folgen
- verminderte Opsonisierungskapazität
- Störungen der primären und sekundären Immunantwort
- gestörte B/T-Zell-Kooperation

Mit der Splenektomie verliert der Organismus nicht nur ca. 25% des lymphoretikulären Gewebes sondern auch die Fähigkeit zu einer geordneten B-T-Zell-Kooperation (28). Der Splenektomierte weist in der Regel noch Jahre nach der Operation immunologisch einen sogenannten Suppressor-Status auf und verfügt über eine verminderte T4-Zell-Aktivität (T8/T4-Ratio) (29).

Die Clearance-Rate für Mikroorganismen (gram-positive aber auch gram-negative Erreger) ist drastisch reduziert (10, 21). Diese theoretisch anmutenden Feststellungen zeigen sich im klinischen Alltag durch eine verminderte Immunantwort auf Vakzinationen (4, 5, 9), eine gestörte Opsonisierung von partikulären Antigenen und eine signifikant niederigere Bakterien-Clearance im Falle einer Bakteriämie (20). Mittelbar wirkt sich die Splenektomie auf die Clearance-Kapazität und -Effektivität des RHS der Leber ebenso aus (18), wie auf die alveoläre Makrophagen-Aktivität der Lunge (14, 27). Die Bedeutsamkeit dieser pathophysiologischen Zusammenhänge wird deutlich, wenn man bedenkt, daß einem OPSI-Syndrom nicht selten der tracheo-bronchiale Infektionsweg zugrunde liegt (16). Wenngleich nur ein geringer Prozentsatz der Splenektomierten klinisch manifest erkrankt, so stellt die dargestellte Konstellation eine permanente Gefährdung für den asplenen Organismus dar, die mitunter erst zum Zeitpunkt einer massiven Bakteriämie oder im Falle zusätzlicher iummunkompromittierender Erkrankungen klinisch relevant wird (29, 32). Dieser Zeitpunkt scheint beim jungen Kind häufiger erreicht zu werden (11) als bei Patienten, die erst im Erwachsenenalter splenektomiert wurden.

Alternative chirurgische Methoden zur Splenektomie

Da die Folgen einer Splenektomie nicht selten in einem unangemessen hohen Risiko zur Art der Milzverletzung stehen, ist das Bemühen der Chirurgen und insbesondere der Kinderchirurgen um eine organerhaltende Operationstechnik verständlich. *Die Organerhaltung nach Verletzung der Milz ist heutzutage geradezu eine Prämisse und ermahnt den Chirurgen, alle verfügbaren Möglichkeiten zur Asservierung von Milzgewebe zu nutzen (30).*

Tabelle 3. Methoden zur Versorgung von Milzläsionen

Art der Läsion	Chirurgische Therapie
Kapseleinrisse	Fibrinklebung (und Naht)
Parenchymrupturen	Fibrinklebung und Milzteilresektion
Hilusnahe Rupturen	Milzteilresektion
Multifragmentation der Milz	Polyglycolsäure-Netz und Fibrinklebung
Abriß der Milz	Splenektomie (+ Autotransplantation)
Oberflächliche Läsionen	Konservative Behandlung

Mit den derzeit zur Verfügung stehenden chirurgischen Techniken (Tabelle 3) gelingt es nahezu ausnahmslos, jede geschädigte Milz zu erhalten (24).

Aber sichert die Erhaltung von Milzgewebe in jedem Einzelfall und unabhängig von der zum Einsatz gelangten chirurgischen Methodik a priori die immunologische Kompetenz des Organismus? Die Antwort lautet eindeutig „nein"!

Dargestellte Verfahren sind nicht gleichwertig! Die postoperativen Milzfunktionen sind im konkreten Fall an die Realisierung von Randbedingungen geknüpft (Abb. 2) (17, 22, 31), d.h., daß nicht der Asservierung von Milzgewebe schlechthin, sondern der Methode, die eine Erhaltung von Milzgewebe mit einer physiologischen Flow-Rate ermöglicht, in jedem Fall der Vorrang einzuräumen ist (19, 29).

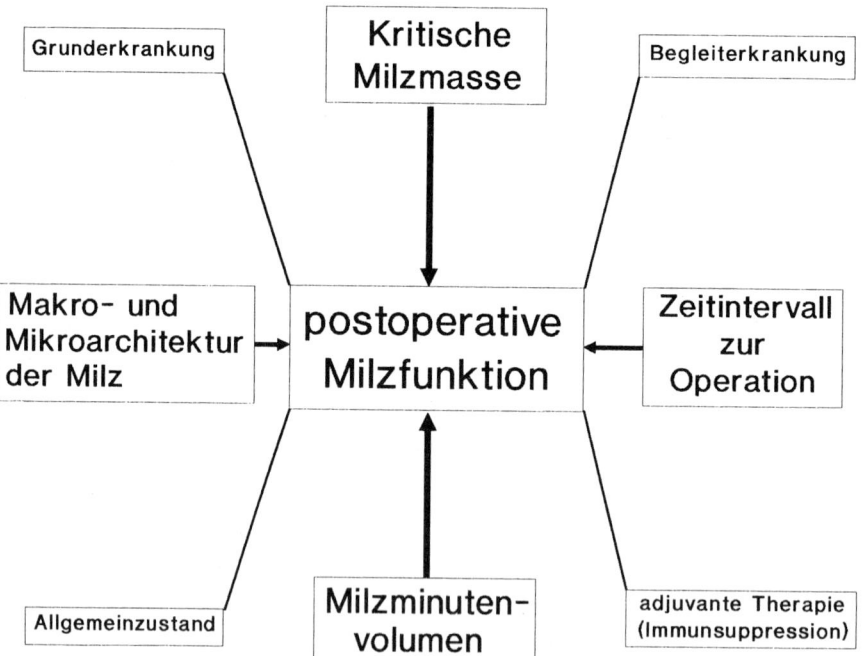

Abb. 2. Randbedingungen der postoperativen Milzfunktion

Die Methoden, die eine orthotope Milzerhaltung ermöglichen, erhalten damit eine absolute Priorität. Die Versorgung eines Milzrisses, die segmentale Schädigung des Parenchyms, selbst die multipel fragmentierte Milz stellen heute keine primäre Indikation zur Splenektomie dar (24).

Mit Einführung des Fibrinklebers in die Versorgung traumatisierter Milzen wurde eine zusätzliche Sicherheit bei der Erhaltung von rupturierten parenchymatösen Organen erreicht (29), so daß auch dem mit weniger apparativen Möglichkeiten (Laserskalpell, Infrarotkoagulator, Ultraschallscissor, Stapler etc.) ausgestatteten Chirurgen eine Organerhaltung nahezu ausnahmslos gelingen wird. Die additive Versorgung der Resektionsfläche mit einem Kollagenvlies bzw. neuerdings mit dem Tissovlies®, das in seinen Gebrauchseigenschaften nach unseren Erfahrungen gegenüber anderen Präparaten wesentliche Vorteile aufweist, hat nicht nur einen zusätzlichen hämostyptischen Effekt, sondern versiegelt auch die Milzresektionsfläche gegenüber den Nachbarorganen. Bei einer Multifragmentfraktur der Milz kann das Organ zweckmäßigerweise in ein Netz aus Polyglycolsäure (Vicryl®) (2) eingeschlagen werden. Das zusätzliche Einbringen von Fibrinkleber zwischen die Fragmente verbessert die Hämostase, führt andererseits, durch die dem biologischen Kleber immanenten Eigenschaften, zu einer schnellen Konsolidierung unter Erhaltung der organspezifischen funktionellen Leistungsfähigkeit.

Wenn eine Splenektomie dennoch nicht verhindert werden kann, ist zu entscheiden, ob die Replantation von Milzgewebe – Autotransplantation – indiziert ist. Befürworter und Gegner einer solchen Maßnahmen sind sich einig, daß selbst unter optimalsten technischen Voraussetzungen die Funktionsausfälle nach Splenektomie durch Autotransplantation nur begrenzt beeinflußbar sind (26, 67). Daß selbst große Splenoseherde bzw. Milzreplantate den letalen Ausgang fulminanter Postsplenektomie-Infektionen nicht sicher zu verhindern vermögen, ist in zahlreichen Einzelpublikationen und Sammelstatistiken belegt (6, 8, 12).

Nachdenklich stimmen auch jene Erfahrungsberichte, in denen replantiertes Milzgewebe Ausgangspunkt infektiös-septischer Komplikationen oder Ursache von postoperativen Ileuszuständen wurde (23). Resümierend bleibt festzustellen, daß die Entscheidung zur Autotransplantation immer individuell vom Chirurgen unter Abwägung des Nutzen-Risiko-Verhältnisses zu treffen ist.

Literatur

1. Cario WR, Mau H, Specht U, Zimmermann HB, Dörffel W (1986) Vermeidbarkeit des OPSI-Syndroms? Pädiatrie Grenzgeb 25:239–249
2. Delany HM, Porecca F, Mitsudo S (1982) Splenic capping: an experimental study of a new technique for splenorrhaphy using woven polyglycolic mesh. Ann Surg 196:187–193
3. Diamond LK (1969) Splenectomy in childhood and the hazard of overwhelming infection. Pediatrics 43:886–889
4. Ehrengut W (1984) Pneumococcal vaccine in asplenic children. Klin Pädiatr 196:58–59
5. Herbert JC (1989) Pulmonary antipneumococcal defenses after hemisplenectomy. J Trauma 29:1217–1221
6. Hohenberger W, Haupt W, Kalden JR, Simon M, Mahlstedt J (1985) Die autologe Replantation von Milzpartikeln – ein etabliertes Verfahren? Eine Stellungnahme. Chirurg 56:659–662

7. Hohenberger W (1986) Die funktionelle Leistung von Milzreplantaten. Langenbecks Arch 369:405–410
8. Holschneider AM, Kroicz-Klimeck H, Strasser B, Däumling S, Belohradsky BH (1982) Erfahrungen mit der heterotopen Auto-transplantation von Milzgewebe im Kindesalter. Z Kinderchir 35:145–152
9. Hosea SW, Burch CG, Brown EJ, Berg A, Frank MM (1981) Impaired immune response of splenectomized patients to polyvalent pneumococcal vaccine. Lancet i:804–807
10. Hostetter M (1986) Serotypic variations among virulent pneumococci in deposition and degradation of covalently bound C3b. Implication for phagocytosis and antibody production. J Infect Dis 153:682–693
11. King H, Shumacker HB (1952) I. Susceptibility to infection after splenectomy performed in infancy. Ann Surg 136:239–242
12. Krasna IH, Thompson DA (1985) Failure of autotransplantation of the spleen in dogs: An anatomic, radionuclid imaging and pathologig study. J Pediatr Surg 20:30–33
13. Kurz A, Saß W, Seifert J, Hamelmann H (1988) Verlauf einer septischen Peritonitis bei Patienten mit und ohne Milz. Med Klinik 83:353–357
14. Lau HT, Hardy MA, Altmann RP (1983) Decreased pulmonary alveolar macrophage bactericidal activity in splenectomized rats. J Surg Res 34:568–571
15. Llende M, Santiago-Delpin EA, Lavergne J (1986) Immunological consequences of splenectomy: a review. J Surg Res 40:85–94
16. Lucas Ch (1991) Splenic Trauma-Choice of Management. Ann Surg 213:98–112
17. Malangoni MA, Dawes LG, Droege EA, Almagro UA (1985) The influence of splenic weightand function in survival after experimental pneumococcal infection. Ann Surg 202:323–328
18. Malangoni MA, Evers BM, Peyton JC, Wellhausen SR (1988) Reticuloendothelial clearance and splenic mononuclear cell populations after resection and autotransplantation. Am J Surg 155:298–302
19. Mau H, Specht U, Klemp E (1985) Partielle Milzresektion eine Alternative zur Splenektomie bei hämatologischen Erkrankungen im Kindesalter. Zent bl Chir 110:1474–1479
20. Ohshio G, Manabe T, Tobe T (1988) The effect of splenectomy on antibody response to lipopolysaccharide (E. coli) immunization. J Trauma 28:379–382
21. Okinaga K, Giebink GS, Rich RH (1981) The effect of partial splenectomy on experimental pneumococcal bacteremia in an animal model. J Ped Surg 16:717–724
22. Pabst R, Kamran D, Creutzig H (1984) Splenic regeneration and blood flow after ligation of the splenic artery or partial splenectomy. Am J Surg 147:382–386
23. Rhodes M, Lennard JWJ, Venables CW (1988) Omental abscess: a rare complication after implantation of autologous splenic tissue into the omentum. Br J Surg 75:288–288
24. Roth H, Daum R, Benz G (1986) Stadieneinteilung der Milzruptur – Chirurgische Konsequenzen im Kindesalter. Chirurg 57:194–197
25. Scher KS, Scott-Conner C, Jones CW, Wrozynski A (1985) Methods of splenic preservation and their effect on clearance of pneumococcal bacteremia. Ann Surg 202:595–599
26. Seufert RM (1986) Die Milztransplantation – Standortbestimmung. Chirurg 57:182–188
27. Shennib H, Chiu RC, Mulder DS (1983) The effects of splenectomy and splenic implantation on alveolar macrophage function. J Trauma 23:7–12
28. Sieber G, Breyer HG, Herrmann F, Rühl H (1984) Störungen der B-Zellaktivierung bei splenektomierten Patienten. Langenbecks Arch 363:93–101
29. Specht U (1990) Die Milzteilresektion im Kindesalter – Indikation, Operationstechnik und Ergebnisse, Habilitationsschrift, Humboldt-Universität zu Berlin
30. Streicher HJ (1986) Anatomiegerechte Chirurgie der Milz. Chirurg 57:177–181
31. Van Wyck DB (1983) Overwhelming postsplenectomy infection (OPSI): The clinical syndrome. Lymphology 16:107–114
32. Walzer PD, Armstrong D, Weismann RN, Tau C (1980) Serum immunoglobulin levels in childhood Hodgkin's disease. Effect of splenectomy and long-term follow up. Cancer 45:2084–2089

Fibrinklebung an der Milz. Übersicht zu anderen Einsatzgebieten in der Kinderchirurgie

H. Roth und R. Daum

Die scheinbare Entbehrlichkeit der Milz und mangelnde Verfügbarkeit adäquater Operationstechniken bestimmten jahrzehntelang das Procedere in der Milzchirurgie. Bis Ende der siebziger Jahre war nach chirurgischer Lehrmeinung die Splenektomie die Therapie der Wahl bei traumatischen, tumorösen und auch hämatologischen Veränderungen der Milz. Dank zunehmender Erkenntnisse über die immunologische Bedeutung der Milz vor allem im Kindesalter hat sich im letzten Jahrzehnt ein Wandel hin zur konservierenden Operation vollzogen.

Oberstes Prinzip bei chirurgischen Eingriffen an der Milz wie an allen parenchymatösen Organen im Kindesalter ist die Organerhaltung, die Reparation und, bis auf wenige Ausnahmen in der Tumorchirurgie, die gewebesparende Resektion. Die chirurgische Naht und Ligatur ist infolge der Vulnerabilität des kindlichen Gewebes trotz Verwendung von atraumatischem Nahtmaterial nicht in jedem Falle suffizient. Stichkanaleinrisse und Parenchymdurchschneidungen sind selbst bei sorgfältig dosierter Knotung nicht immer zu vermeiden.

Mit dem homologen, resorbierbaren Fibrinkleber, insbesondere im Verbund mit Kollagenvlies, steht dem Chirurgen eine Technik zur Verfügung, welche als wertvolle Ergänzung zur Naht, vielfach sogar als Alternative, die Organerhaltung erleichtert und nicht selten, zumindest partiell, unter Vermeidung von zusätzlichem Gewebeverlust ermöglicht. Dies trifft insbesondere für die Chirurgie der Milz im Kindesalter zu.

Dank der Tatsache, daß die Milzgefäße in der Horizontalachse ausgerichtet sind und die Milzgefäße Endarterien darstellen, kommt es bei prähilärer Unterbindung einer Stammarterie zu einer scharfen Demarkationslinie, welche eine Resektion erleichtert. Im Demarkationsniveau wird das Parenchym schrittweise durchtrennt und die Oberfläche des verbleibenden Restes mit Fibrinkleber und Kollagenvliesläppchen pflastersteinartig versiegelt. Da das Kollagenvlies als Kapselersatz dient, sollten zur Vermeidung von möglichen Sickerblutungen die Läppchen über den verbleibenden Kapselrand geklebt werden. Auch die Resektion eines mittleren Segmentes ist mit der Fibrinklebetechnik bei entsprechender prähilärer Gefäßverzweigung möglich. Ebenso können Polteilabrisse und sonstige Parenchymverletzungen auf diese Weise gewebesparend versorgt werden.

Zur Beurteilung des Verletzungsausmaßes ist eine Mobilisierung und Luxation der Milz vor die vordere Bauchwand erforderlich. Auf durchgreifende Parenchymnähte kann bei Anwendung der Fibrinklebetechnik verzichtet und damit zusätzliche Gewebsverluste infolge Minderdurchblutung und Narbenbildung vermieden werden.

Ch. Gebhardt (Hrsg.)
Fibrinklebung in der Allgemein- und Unfallchirurgie,
Orthopädie, Kinder- und Thoraxchirurgie
© Springer-Verlag Berlin Heidelberg 1992

Eine Stadieneinteilung der Milzruptur von 1–4 scheint uns für das Kindesalter im Hinblick auf die chirurgischen Konsequenzen sinnvoll. Entsprechend dem Verletzungsmuster ist die Orientierung an einer Hilusbeteiligung entscheidend für das chirurgische Procedere. Das Überwiegen transversaler Rupturen erklärt sich durch die horizontal-segmentale Gefäßausrichtung. Die seltenen longitudinalen Einrisse liegen vorwiegend außerhalb des Hilusbereiches und sind in der Regel gut zu versorgen.

Unter peripheren Rupturen verstehen wir subcapsuläre Hämatome und kleine hilusferne Parenchymeinrisse. 2 Behandlungsmöglichkeiten stehen uns zur Verfügung: 1. konservativ mit Überwachung auf einer chirurgischen Intensiveinheit und 2. operativ durch blutstillende Parenchymabdichtung. Subcapsuläre Hämatome sind ein klassisches Beispiel für ein konservatives „Monitoring". Periphere Rupturen mit erheblicher perisplenischer Einblutung sollten bei Entschluß zur observierenden Behandlung keinesfalls außerhalb eines chirurgischen Zentrums überwacht werden. Hilusnahe Rupturen sind in der Regel primär chirurgisch zu versorgen. Bei partieller Hilusverletzung ist die Segmentresektion die Therapie der Wahl. Der komplette Hilusabriß läßt zwei Möglichkeiten der operativen Versorgung zu: 1. die subtotale Resektion und 2. die in den letzten Jahren von mehreren Autoren stark propagierte Autotransplantation von Milzgewebe. Bei Hilusgefäßabriß ist eine Parenchymregeneration des oberen Poles nur bei Vorhandensein einer A. polaris superior (60%) zu erwarten.

Die orthotope Restmilzerhaltung einschließlich arterieller Gefäßversorgung hat aus kinderchirurgischer Sicht Priorität gegenüber der alternativen Autotransplantation von Milzgewebe in das Omentum majus. Gefahren sehen wir in der unkritischen Anwendung und der bereits in Lehrbüchern propagierten Art des chirurgischen Vorgehens. Das bloße Verstreichen von Milzgewebsbrei auf dem Omentum und Aufrollen desselben ohne adäquate Partikelfixation birgt nicht nur die Gefahr von potentiellen ektopen Milzerkrankungen, sondern auch von Nekrosen und Pseudoabszeßbildungen in sich. Nur dort, wo ein inniger Kontakt mit dem Netz gewährleistet ist und bei Verwendung von ausreichend dünnen Implantaten, sei es in Form von Partikeln oder Scheiben, in der Nähe der großen Gefäße, scheint eine Neovascularisation im Sinne einer Nidation möglich. Hier bietet sich der homologe resorbierbare Fibrinkleber als Fixiermedium geradezu an. Als Routineverfahren zur Funktionserhaltung von Milzgewebe muß die Autotransplantation aus kinderchirurgischer Sicht abgelehnt werden. Kommt sie dennoch in Ausnahmefällen zur Anwendung, sollte sie in einen links-gestielten, aufgerollten Netzlappen mit Verlagerung in das Milzbett erfolgen.

Das Anwendungsspektrum der Fibrinklebung in der Kinderchirurgie hat sich in den letzten Jahren erheblich erweitert. Während sich in der Lungenchirurgie die zusätzliche Verwendung von Kollagenvlies im Kindesalter nicht empfiehlt, da sie eine adäquate Ausdehnung der Lunge verhindert, hat sie sich bei anderen thoraxchirurgischen Eingriffen bewährt, u.a. bei der Abdichtung von unter Spannung stehenden Ösophagusanastomosen bei Ösophagusatresie mit primär weiter Distanz, zur Blutstillung des Tumorbettes bei Tumorarrosionen der Rippen oder Tumoreinbruch in die Paravertebrallöcher, zur Abdichtung des Ductus thoracicus bei lymphogener Metastasierung und filiformer Restfistelung nach Metastasenexstirpation und Durchstechungsligatur.

Aus der pädiatrischen Abdominalchirurgie ist die Fibrinklebung heute nicht mehr wegzudenken. In der Leberchirurgie ist das schrittweise Vorgehen bei Resektion mit Gefäßumstechung und Abklebung zur Vermeidung größerer Blutverluste ähnlich wie bei Milzresektionen erforderlich, ebenso die Umstechung makroskopisch erkennbarer Gallengänge. Seit Anwendung der Fibrinklebetechnik kommen Gallenfistelungen kaum noch zur Beobachtung. Gleiches kann für die Pancreaschirurgie gesagt werden. Die Durchstechungsligatur des Hauptpancreasganges ist allerdings Voraussetzung. Besondere Indikationen für die Fibrinklebung intraabdominell sind insuffizienzgefährdete Anastomosen und die Noble'sche Plikatur bei rezidivierendem Adhäsionsileus mit flächenhafter Deserosierung.

Bewährte Anwendungsgebiete finden sich in der plastischen Chirurgie, so vor allem bei Hauttransplantationen zur Transplantatfixation und zur Blutstillung an der Entnahmestelle. Letzteres spielt vor allem bei Kleinkindern und Säuglingen mit großflächigen Verbrühungen oder Verbrennungen eine große Rolle, da unter Umständen Bluttransfusionen vermieden werden können.

Notfallversorgung der Milz und Leber eines Neugeborenen mit Fibrinkleber

K. GDANIETZ und I. GUTSCHE

Einführung

Fibrinkleber, der ab 1972 in allen operativen Fächern zunehmend angewendet wird, fand auch in die Kinderchirurgie Eingang. Verwendet wird das TISSUCOL der Firma IMMUNO. Nach erstmalig erfolgter „Fibrinklebung" durch Matras (3) sind 1981 Arbeiten über die Fibrinklebung einer rupturierten Milz (1), 1982 über partielle Milzresektionen mit Fibrinanwendung (4) und über Anwendung von hochkonzentriertem Human-Fibrinogen (2) erschienen. Vorwiegend sind es die parenchymatösen Organe, an denen geklebt wird: Milz, Leber, Pankreas, Niere, Lunge. An der Milz liegen die größten Erfahrungen vor. Der Fibrinkleber wird vorwiegend am traumatisierten Organ eingesetzt und dient der Erhaltung dieses so wichtigen Immunorgans.

Kleine Milzrisse werden nur geklebt, größere vernäht und geklebt. Muß eine Milz teilreseziert werden, so werden größere Gefäße ligiert. Danach genügt es, die Resektionsflächen mit fibringetränktem Kollagenvlies zu decken. Nach 3–5 Minuten ist der Kleber belastungsfest.

Fallbericht

Fibrinkleber als Kapselersatz bei geburtstraumatischer Milz- und Leberverletzung

Geburtstraumatische Verletzungen betreffen in den meisten Fällen das Muskel- und Skelettsystem. Ihre Zahl ist durch schonendere Geburtsverfahren rückläufig. Verletzungen der Milz und Leber entstehen eher durch postnatale Reanimationsmaßnahmen als durch den Geburtsvorgang selbst. Wir möchten über eine in ihrem Ausmaß ungewöhnliche geburtstraumatische Milz- und Leberverletzung bei einem Knaben berichten.

Geburt am 2. 11. 1990 aus II. HHL. Nach Durchtritt des Kopfes gab es Schwierigkeiten bei der Entwicklung des Kindes. Die Apgarwerte waren mit 9-10-10 normal, das Geburtsgewicht betrug 3470 g, die Länge 51 cm. Es handelte sich also nicht um ein besonders großes Kind.

Einen Tag später fielen zahlreiche Hämatome und Petechien am gesamten Körper auf. Die deshalb veranlaßte Sonografie des Bauches ergab den Befund einer subkapsulären Blutung der Leber und Milz. Das Neugeborene wurde in unsere Klinik verlegt. Es war blaß, sonst in gutem Allgemeinzustand mit stabilen Kreislauf-

Ch. Gebhardt (Hrsg.)
Fibrinklebung in der Allgemein- und Unfallchirurgie,
Orthopädie, Kinder- und Thoraxchirurgie
© Springer-Verlag Berlin Heidelberg 1992

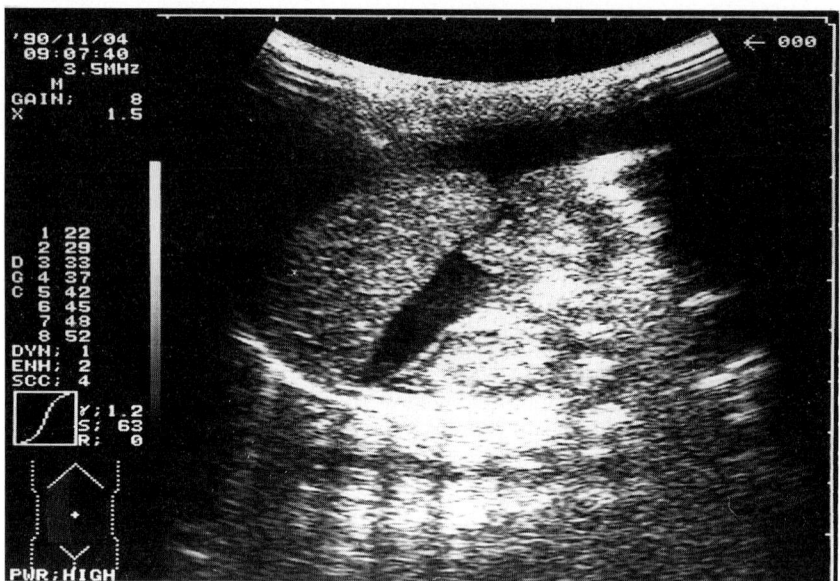

Abb. 1. Geburtstrauma, Milzsonographie am 2. Lebenstag. Die Milz ist von einem breiten Flüssigkeitssaum umgeben. Ihre Struktur ist unauffällig

verhältnissen, nur wenig vorgewölbtem Abdomen; das rechte Skrotum war blutgefüllt.

In der Sonografie (Abb. 1) bestätigte sich der auswärts erhobene Befund. Kurzfristige Kontrollen wurden aber infolge konstant erhobener Befunde offensichtlich fehlgedeutet. Ein abwartendes Verhalten schien daher gerechtfertigt. Am nächsten Tag verschlechterte sich der Allgemeinzustand, der Hb lag bei 3,6 mmol/l, das Abdomen wölbte sich stark über Thoraxniveau.

Laparotomie

Bei Eröffnung des Abdomens entleerte sich reichlich Blut.

Befunde

Leber: Die Facies diaphragmatica der linken Leberhälfte war dekapsuliert, von ihr tropfte Blut. Auf der rechten Leberhälfte befanden sich ein subkapsuläres Hämatom und oberflächliche Einrisse.

Milz: Sie war vollständig dekapsuliert und hatte zahlreiche Parenchymeinrisse. Aus ihr blutete es erheblich.

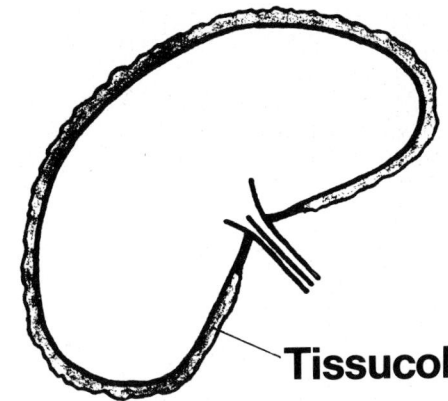

Abb. 2. Skizze, die darstellt, wie die Milz
von Fibrinkleber umhüllt ist

Therapie

Sofortiges Abklemmen der Gefäße im Hilusbereich der Milz. Die Blutung hörte auf, das Organ wurde klein. Die dekapsulierte Fläche der linken Leberhälfte wurde mit einer Kochsalztamponade versehen.

Zunächst Versorgung der Milz

Die Risse wurden adaptiert und vernäht. Eine Kapsel zu ihrer Deckung war nicht mehr vorhanden. Sie war zerfetzt, nicht verwertbare Anteile befanden sich lediglich am Hilus. Es wurde der Versuch unternommen, die gesamte Milz mit Fibrin zu umhüllen (Abb. 2), was auch gelang. Nach 5 Minuten wurde der Blutstrom freigegeben. Es kam zu keiner Nachblutung. Die Milz hatte eine Kapsel aus Fibrinkleber erhalten.

Vorgehen an der Leber

Der die dekapsulierte Leberfläche deckende Tamponadestreifen wurde allmählich zurückgezogen und das jeweils freiwerdende Areal sofort mit TISSUCOL bedeckt. Zur weiteren Sicherung wurde auf die versiegelte Fläche Kollagenvlies gegeben.

Der weitere klinische Verlauf gestaltete sich unter Intensivtherapie komplikationslos.

Bei der Nachuntersuchung im Alter von 4 Monaten war das Kind altersgerecht entwickelt. Hämatologische und Befunde der Leberserologie waren im Normbereich. In der Sonografie konnte kein pathologischer Befund erhoben werden. Leber und Milz waren morphologisch unauffällig. In der Doppleruntersuchung (Abb. 3) konnte eine normale arterielle und venöse Blutflußmessung nachgewiesen werden.

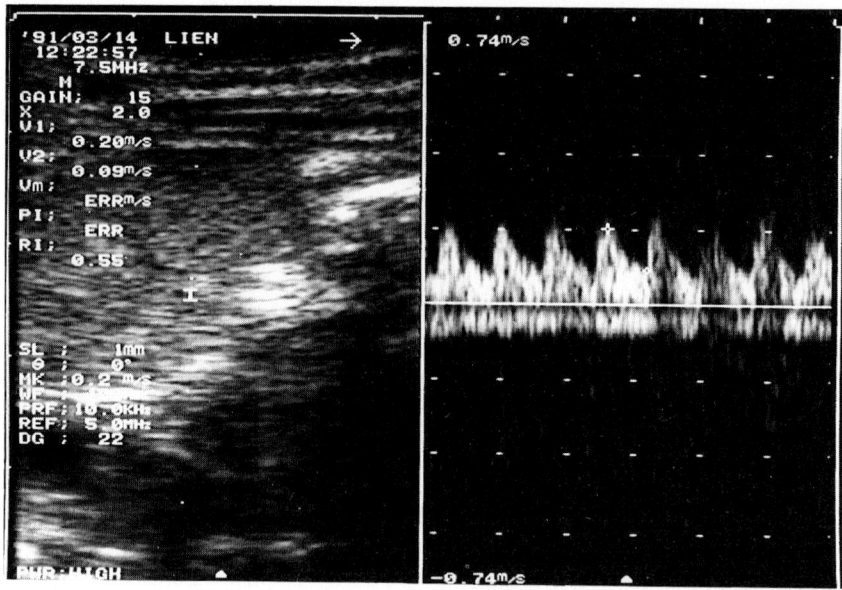

Abb. 3. Flußkurve 4 Monate nach der Operation. Arterielle Durchblutung unauffällig, kein Hinweis für erhöhten peripheren Widerstand. Normale Flußkurve der Milzvene

Schlußfolgerungen

Im Falle der geburtstraumatischen Milz- und Leberverletzung war das TISSUCOL entscheidend für den Erhalt der Milz. Anderenfalls hätte sie entfernt werden müssen. Sie ist das wichtigste Immunorgan.

Ohne TISSUCOL wäre die Blutstillung auf der Leber problematisch geworden, eventuell durch Koagulation zu erreichen.

Literatur

1. Brands W, Beck M, Raute-Kreinsen U (1987) Gewebeklebung der ruptierten Milz mit hochkonzentriertem Human-Fibrinogen. Z Kinderchir 32:341–347
2. Brands W, Joppich I, Lochbühler H (1982) Anwendung von hochkonzentriertem Human-Fibrinogen in der Kinderchirurgie – ein neues Therapieprinzip. Z Kinderchir 35:159–162
3. Matras H, Dinges HP, Lassmann H, Mamoli B (1972) Zur nahtlosen interfaszikulären Nerventransplantation im Tierexperiment. Wien Med Wschr 122:517–523
4. Roth H, Daum R, Blokenius M (1982) Partielle Milzresektion mit Fibrinklebung – Eine Alternative zur Splenektomie und Autotransplantation. Z Kinderchir 35:153–158

Fibrinklebung bei der Circumcision

W. A. MAIER

Die Fibrinklebung ist seit ihrer Einführung in der Kinderchirurgischen Klinik des Städt. Klinikums Karlsruhe in großem Umfang zur Anwendung gekommen und die heute hier gehaltenen Vorträge können hinsichtlich Erfahrung und Erfolg auch aus unserem Bereich nahezu lückenlos bestätigt werden.

Wir fanden ein weiteres Anwendungsgebiet für einen beispielsweise durchaus simplen, operativen Vorgang, aber eben eine Operation, die täglich zur Durchführung kommt und für die sich die Fibrinklebung besonders ideal eignet. Es geht um die Circumcision der männlichen Vorhaut, besser gesagt um den Abschluß dieses Verfahrens und damit um die Frage: Legt man eine Naht oder nicht! Ohne Zweifel ist die glatte Resektion der Vorhaut, wenn man dazu die Gomko-Klemme benutzt, kosmetisch ein sehr sauberer Abschluß und es liegt nahe, diesen glatten Schnittrand zu erhalten und nicht durch eine Reihe von Einzelnähten oder eine fortlaufende Naht letztlich doch etwas inhomogen in seinem Aussehen werden zu lassen.

Die Fibrinklebung eignet sich für die Beschneidung der Vorhaut in jeder Höhe.

Eine gewünschte Circumcision besteht beispielsweise in einer kompletten Beschneidung bis zum Sulcus coronarius. Darunter fallen alle Neugeborenen, bei denen dieser Eingriff von den Eltern gewünscht wird. Auch am älteren Kind kann man subtotal beschneiden, d. h. die Vorhaut bis zum Sulcus coronarius entfernen.

Sehr häufig stößt man aber bei älteren Kindern – und dies ist durchaus verständlich – auf einen gewissen Widerstand der Eltern, die Vorhaut gänzlich zu entfernen!

Ihre Vorstellung ist es, wenigstens einen Teil der Glans durch das Präputium bedeckt zu lassen.

Einem solchen Wunsch kann man technisch ohne weiteres gerecht werden. Allerdings hat eine Circumcision unter teilweiser Schonung des Präputiums nur dann einen Sinn, wenn sie wenigstens auf der Höhe der stärksten Circumferenz der Glans ihre Durchführung erfährt. Nimmt man bei der Circumcision nämlich weniger weg als eben beschrieben, so kommt es zu einer erneuten, stenosierenden Ringbildung jenseits der stärksten Circumferenz der Glans und damit folglich wieder zu einer der operativen Korrektur bedürftigen Situation.

Eigenes Verfahren

Die Erfahrungen der Karlsruher Kinderklinik beruhen auf einer Circumcision nach Quetschung beider Vorhautblätter mit der Gomko-Klemme. Sie ist eine sehr einfa-

Ch. Gebhardt (Hrsg.)
Fibrinklebung in der Allgemein- und Unfallchirurgie,
Orthopädie, Kinder- und Thoraxchirurgie
© Springer-Verlag Berlin Heidelberg 1992

che Methode, weil man an dem 10 Min. dauernden Vorgang des Aneinanderpressens beider Schichten des Präputiums sofort die Circumcision anschließen kann.

Die beiden aneinandergepreßten Blätter des Präputiums können sich aber in der unmittelbaren, postoperativen Phase voneinander lösen und dann kommt es zu Blutungen. Sie sind unangenehm und erschrecken die Eltern zumeist sehr. Aus diesem Grunde wurde früher nach dem Gomko-Klemmen-Verfahren der neu geschaffene Präputialrand mit Einzelknopfnähten, wie schon ausgeführt, oder mit einer fortlaufenden Naht eingefaßt. Damit konnte man der Blutungsgefahr begegnen.

Ebenso gut wie eine Naht kann aber auch die Einfassung des Schnittrandes mit Fibrinkleber das Wundgebiet nicht nur trocknen, sondern vor allem den glatten Schnittrand halten und in Verbindung mit einem, den Penis etwas aufrichtenden Verband, für ein kosmetisch besonders adäquates Ergebnis sorgen. Dazu wird das benutzte Tissucol in 2 Fraktionen in der Doppelspritze nach vorausgegangener, genügender Erwärmung auf etwa 37 Grad C über den gemeinsamen Ausfuhrstutzen und eine stumpfe Kanüle auf den Schnittrand der Circumcision aufgebracht. Zu seiner Trocknung braucht es etwa 2–3 Min. Diese Trocknung ist aber so vollständig, daß sich dann weitere Maßnahmen erübrigen. Im Anschluß an die Fibrinklebung ist es zweckmäßig, den Penis etwas hochzubinden, wobei er in ganzer Länge mit einer salbenhaltigen Mullbinde (z. B. Tempograss) umwickelt wird. Der Penis läßt sich damit postoperativ hochstellen, eine Maßnahme, die man am Abend des gleichen Tages oder spätestens am nächsten Morgen beenden kann. In den ersten 3–5 Tagen ist es erforderlich, auf Kleidungsstücke, ebenso natürlich auf Pampers-Windeln, zu verzichten. Das gehfähige Kind wird angehalten, in den ersten 3–4 Tagen nicht herumzulaufen. Vom 4.–5. Tag nach der Circumcision an kann der Patient wieder baden.

Pankreasresektionen im Kindesalter mit Fibrinklebung – Indikationen, Resektionstechniken, Ergebnisse

G. H. WILLITAL

Indikation zur Pankreasresektion

Die Indikation zu Pankreasteilresektionen (2) ist bei folgenden Erkrankungen der kindlichen Bauchspeicheldrüse gegeben:
1. Pankreastumore
2. Pankreasrupturen
3. Pankreaszysten/Pseudozysten
4. Familiär kongenitale Pankreasgangveränderungen mit chronisch rezidivierender Pankreatitis

Einen Überblick über die verschiedenen Pankreastumore gibt Abbildung 1, einen Überblick über die posttraumatischen Pankreasläsionen mit der Indikation zur Pankreasresektion gibt Abbildung 2, einen Überblick über die Einteilung und Therapie der Pankreaspseudozysten gibt Abbildung 3.

Je nach Vorliegen der entsprechenden pathologisch-morphologischen Veränderungen des Pankreas erfolgt eine unterschiedlich ausgedehnte Resektion am kindlichen Pankreas selbst. Untersuchungen haben ergeben, daß bei Kindern eine subtotale Pankreasresektion, d.h. Resektion von Pankreasgewebe bis auf den Processus ulcinatus keinen Diabetes mellitus verursacht. Lediglich bei Zuckerbelastungstests

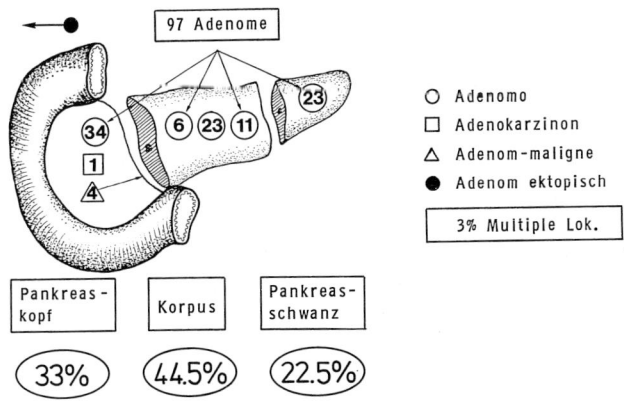

Abb. 1. Überblick über die Lokalisation von Insulinomen bei Kindern (n = 97). Am häufigsten sind hier Pankreastumore im Corpusbereich mit 44,5% Pankreastumore im Kopfbereich mit 33% und Pankreastumore im Pankreasschwanzbereich mit 22,5% zu verzeichnen. 3% aller Tumore zeigen eine multiple Lokalisation

Ch. Gebhardt (Hrsg.)
Fibrinklebung in der Allgemein- und Unfallchirurgie,
Orthopädie, Kinder- und Thoraxchirurgie
© Springer-Verlag Berlin Heidelberg 1992

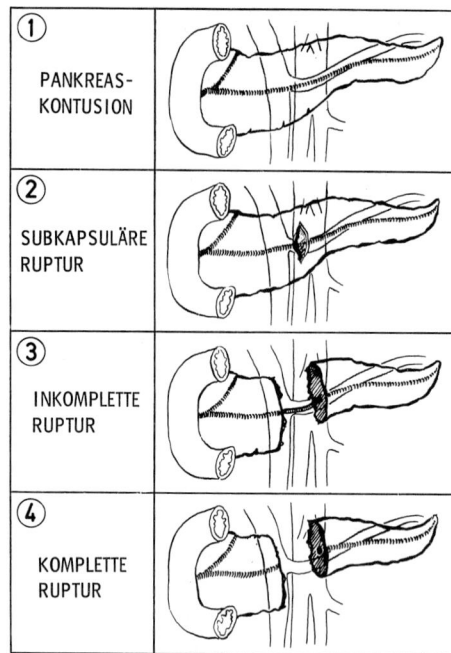

Abb. 2. Überblick über die Formen der Pankreasverletzungen.
1 Pankreaskontusion; *2* subcapsuläre Ruptur; *3* inkomplette Ruptur unter Einbehaltung des Pankreashauptausführungsganges; *4* totale komplette Pankreasruptur

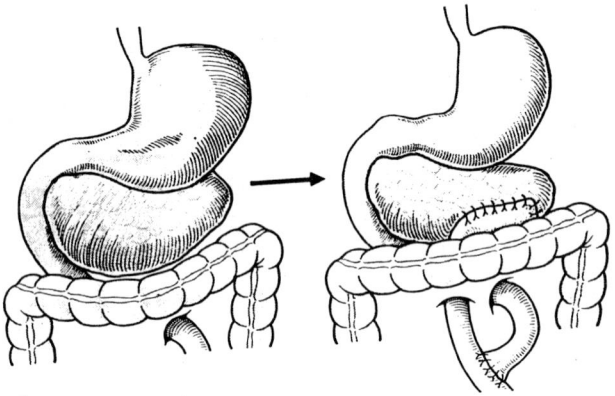

Abb. 3. Die Technik der Drainageoperation nach Roux in Form einer Roux'schen Y-Schlinge bei posttraumatischer Pankreaszyste

kam es zu einem passageren Diabetes. Einer Zusammenstellung von 100 Pankreastumoren (Abb. 1) zufolge kommen am häufigsten Insulinome sowie Pankreasadenome vor. Da die meisten Insulinome nicht solitär an einer zirkumskripten Stelle des Pankreas lokalisiert sind, sondern oft diffus ohne äußerlich sichtbare Veränderungen des Pankreas im gesamten Korpus des Pankreas lokalisiert sind, ist es am zweckmäßigsten bei diesen Kindern die Pankreasresektion so durchzuführen, daß maximal ein Saum von unter 1 mm Pankreasgewebe bei Kindern unter einem Jahr

Tabelle 1. Überblick über die Einteilung und Häufigkeit der Pancreaszysten

---

Echte Pancreaszysten

In der Zystenwand ist Pancreasgewebe im Gegensatz zur Pseudozyste nachzuweisen.
1. Retentionszysten durch Kompression des Wirsung Ganges (Dermoide, Adenome, Echinokokkus)
2. Multiple Zysten bei Mukoviszidose
3. Hippel-Lindau Syndrom: Angiomatosis retinae, Kleinhirnzysten, Pancreaszysten

---

Häufigkeit von Pancreaszysten

60% Posttraumatische Pancreaszyste
30% Nach akuter haemorrhagischer Pancreatitis
10% Andere Ursachen

---

zurückbleibt, bei gleichzeitiger Resektion des übrigen Hauptanteils der Bauchspeicheldrüse. Exakt darzustellen ist in diesen Fällen der Ductus choledochus, der isoliert und verschont werden muß.

Bei den Pankreasrupturen kommt eine Resektion des distalen Pankreasanteils dann in Frage, wenn dieser Anteil durch das stumpfe Bauchtrauma lädiert, ödematös und in seiner Gewebsstruktur zerstört ist (3). In diesen Fällen erfolgt eine Resektion des Pankreas im gesunden Gewebe, meistens vor der Wirbelsäule und gleichzeitiger Entfernung des distalen traumatisierten Pankreasgewebeanteils. Parenchymeinrisse werden in der Regel mit Hilfe eines Fibrinklebers ohne Pankreasresektion versiegelt. Pankreasrupturen, die bis auf den Hauptausführungsgang des Ductus pancreatikus verlaufen, können ebenfalls ohne Resektionstherapie durch Naht readaptiert und durch Gewebekleber in ihrem Oberflächenbereich versorgt werden. Bei Pankreaspseudozysten als Folge von primär nicht erkrankten Pankreasrupturen wird in der Regel eine Drainageoperation im Sinne einer Roux'schen Y-Anastomose durchgeführt. Ist jedoch die Pankreaspseudozyste, was ihre Wandstärke anbelangt, relativ dünn und für eine derartige Anastomose mit dem Darm ungeeignet, so erfolgt auch hier eine Resektion des distalen Pankreasanteils zusammen mit der Zystenwand im gesunden Bereich. Eine weitere Indikation zu einer subtotalen Pankreasresektion ist dann gegeben, wenn chronisch rezidivierende Pankreatitiden im Kindesalter die Folge von Pankreasganganomalien mit Gangzysten und chronisch rezidivierender Pankreatitis vorhanden sind. In diesen Fällen erfolgt eine im Pankreaskopf lokalisierte Resektion des Pankreas.

Resektionstechniken

Bei der Organresektion des Pankreas kommt es zu einer Eröffnung von Parenchymzellen, Lymphgefäßen, Arteriolen, Nervenfasern und zu organspezifischen Läsionen wie Pankreasgangeröffnungen. Die gebräuchlichsten Techniken der Organresektion sind die Durchtrennung des Parenchyms mit dem Skalpell, der Diathermie, der Ultraschalltechnik und mit Hilfe des Lasers.

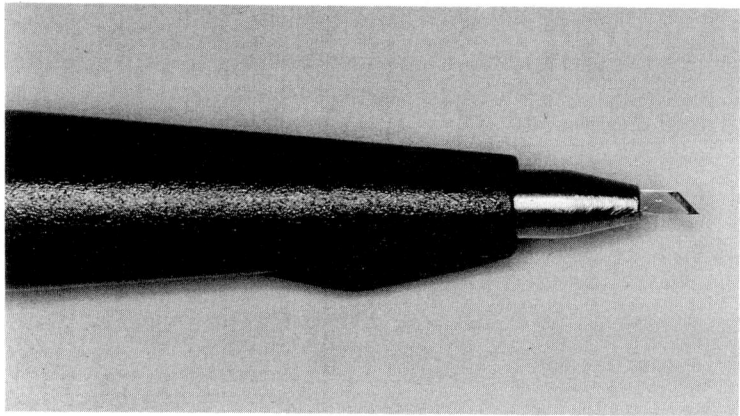

Abb. 4. Mit Hilfe eines Saphirmessers gelingt eine außergewöhnlich atraumatische Resektion und Durchtrennung feinster Organanteile

Bei der Durchtrennung des Gewebes mit dem Skalpell (Abb. 4) oder mit einem Saphirmesser, wird die geringste Gewebstraumatisierung durchgeführt. Im zellulären und intrazellulären Bereich erfolgt jedoch eine komplette Eröffnung sämtlicher Gewebeanteile.

Die Diathermie ermöglicht eine Gewebedurchtrennung mit gleichzeitigem Koagulationseffekt. Je nach Geschwindigkeit der Einwirkung und der Intensität über eine bestimmte Fläche, erfolgt eine Koagulation und Gewebsdestruktion mit Ausdehnung von bis zu 2,5–3 mm. Die Gefäßstrukturen wie Lymphspalten, Gefäße und Gangsysteme werden dabei nicht nur an der Oberfläche, sondern entlang ihres Verlaufes mehrere Millimeter in die Tiefe hinein fjordartig destruiert. Dies betrifft Gefäße bis zu einem Durchmesser von 1,5 mm.

Bei der Anwendung des Ultraschallmessers, das zu einer Gewebsseparation durch Anwendung eines hochfrequenten Ultraschalls zwischen 30000 und 40000 Hz führt, kommt es zu einer Mikrotraumatisierung des Gewebes mit Zerreißung von Gefäßen, Gewebeanteilen und Mikrogefäßstrukturen unter einer Stärke von 1,0–1,5 mm. Diese Strukturen liegen dann völlig offen frei dar. Wie histologische Untersuchungen zeigen, kommt es dabei in Bereichen von arteriellen und venösen Gefäßen sowie im Bereich der Lymphkapillaren zu einem freien Blut- bzw. Lymphaustritt in das Gewebe.

Bei der Anwendung des Nd:YAG-Lasers (1064 nm) kann der schneidende mit dem abdichtenden Effekt des Lasers in idealer Weise verbunden werden. Dabei entsteht eine Gewebedestruktionszone zwischen 1–3 mm und ein Verschluß von Gängen und Gefäßen im Sinne eines Dreifachverschlußprinzips.

– Intravasale Pfropfbildung durch korpuskuläre Elemente
– Destruktion von Gefäßwand und Verschluß der eröffneten Gangsysteme
– Verschluß des über dem okklutierten Gefäß gelegenen Gewebes im Sinne einer amorphen Masse

Aufgrund der hier gesammelten Erfahrung ist die Parenchymresektion mit Diathermie und mit dem Laser zunächst die sicherste Methode, um die Oberfläche des durchtrennten Organs zu verschließen. Zusätzlich zu dieser technisch bedingten Versiegelung des Gewebes kommt der körpereigene physiologische Verschluß durch Fibrin.

Physiologischer Verschluß an durchtrennten parenchymatösen Organen

Nach Organdurchtrennung am Pankreas stellen sich Abdichtevorgänge im zellulären Bereich durch die körpereigene Gerinnung ein. Hier spielt die Umwandlung von Plasminogen in Plasmin über pharmakologische und endogene Plasminogenaktivatoren, die dann Fibrinogen in Fibrin umwandeln, eine wichtige Rolle. Ist dieser Mechanismus metabolisch gestört, so kann die körpereigene Fibrinbildung und Abdichtung ebenfalls gestört sein. Weiterhin ist der körpereigene Oberflächenverschluß an resezierten Organen dann wirksam, wenn die Sekretion von Blut- und Pankreassekreten aus größeren Körperöffnungen erfolgt (6).

Ergebnisse der Fibrinklebung

Wir haben in den letzten 10 Jahren eine Gewebeklebung bei insgesamt 275 Kindern bei folgenden Indikationen vorgenommen:

- Lungenresektionen
- Leberresektionen
- Milzresektionen
- Pankreasresektionen
- Nierenresektionen
- Retroperitoneale paravasale Lymphknotenexstirpation im Rahmen der Tumorchirurgie

Tabelle 2. Überblick über die Ergebnisse der Gewebeklebung bei Pankreasresektionen im Kindesalter bei gleichzeitigem Vergleich der Anwendung des Lasers, des Lasers und der Fibrinklebung und der Diathermie und der Fibrinklebung

Bauchdrainage	Laser	Las. u. Fibr. Kl.	Dia. u. Fibr. Kl.	Diathermie
Wundsekret	+	0 bis +	+	+ + +
Pankreassekret	0 bis +		+	+ + +
Haemorrh. Sekr.	+	−	+ +	+ + +
Bakt. Bef.	−	−	−	−

0–30 ml	+
10–30 ml	+ +
30–60 ml	+ + +
über 60 ml	+ + +

Tabelle 3. Überblick über die postoperativen Komplikationen bei Pankreasresektion im Hinblick auf Blutungen, Infektionen und Pankreasfisteln. Im Vergleich dazu sind die Ergebnisse bei Nierenresektionen (N) aufgeführt

	Pankreas ohne Gewebekl.	Niere	Pankreas mit Gewebekl.	Niere
Blutung	34/10	17/4	20/0	12/1
Infektion	34/12	17/9	20/1	12/0
Pankreasfistel	34/ 9	—	20/2	—
Urinfistel	—	17/8	—	12/0

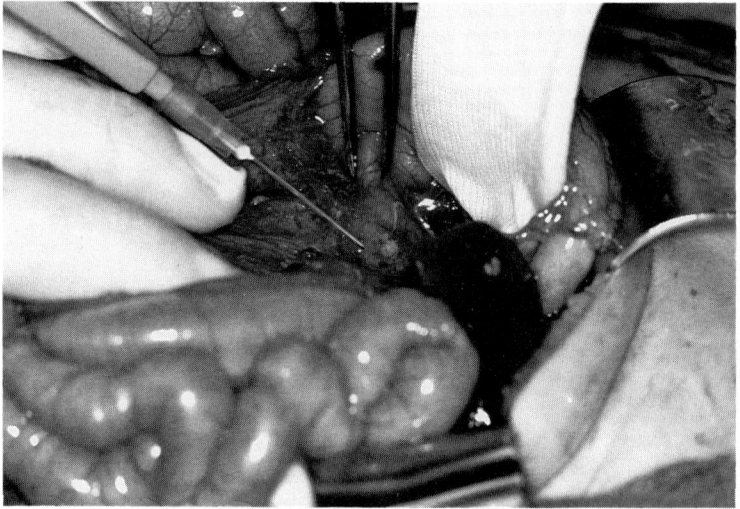

Abb. 5. Intraoperativer Situs bei einem zwei Jahre alten Kind mit einem Pankreastumor (Insulinom), wobei die Resektion mit dem Nd:YAG-Laser und einer Saphirspitze und gleichzeitige Abdichtung mit dem Gewebekleber erfolgt

Wir haben bei insgesamt 20 Kindern mit Pankreasresektionen aus verschiedenen Indikationen die Anwendung der Fibrinklebung (9) zum Oberflächenverschluß durchgeführt (10).

Es handelte sich dabei um Kinder mit Pankreastumoren (Tabelle 2) und Kinder mit Pankreasverletzungen, wobei eine Resektion in Höhe des Pankreaskopfes erfolgte (Tabelle 3) und Kinder mit familiär bedingten Pankreasgangveränderungen, wobei die Resektion im Bereich des Processus ulcinatus erfolgte (Abb. 5).

Die Fibrinklebung (7) erfolgte aufgrund der Ergebnisse, die gewonnen wurden durch die Resektion des Pankreasgewebes, entweder mit der Diathermie oder dem Laser. In beiden Fällen kam es postoperativ zu Sekretionen, insbesondere aus kleinsten Pankreasgangbereichen, wobei die Sekretion vor allem nach 48 Stunden wieder begann, insbesondere dann, wenn mit der Diathermie gearbeitet wurde.

Aufgrund dessen wurde die Resektion mit der Diathermie bzw. mit dem Laser, verbunden mit der Applikation eines Gewebeklebers, durchgeführt (8, 20).

Nach Antrocknen der ersten Fibrinschicht, die dünn aufgetragen wurde, wurde nach ca. 5 Minuten eine zweite dünne Fibrinschicht sowohl auf das durchtrennte Gewebe als auch auf das dem durchtrennten Gewebe benachbarten Gewebe appliziert.

Bei insgesamt 54 Säuglingen und Kleinkindern, bei denen Pankreasresektionen durchgeführt wurden, wurde über eine Bauchdrainage die Menge des Wundsekretes, des Pankreassaftsekretes, des hämorrhagischen Sekretes und der bakteriellen Besiedelung überprüft. Zum Einsatz kamen die Laserresektionstechnik allein, die Laserresektionstechnik in Kombination mit dem Fibrinkleber, die Resektion mit der Diathermie allein und die kombinierte Diathermie mit Fibrinklebung. Die günstigsten Ergebnisse im Hinblick auf die vier Parameter zeigten die Kinder, bei denen die zusätzliche Applikation mit einem Fibrinkleber erfolgte, wobei die Kombination Laser und Fibrinkleber (18, 19) die besten Ergebnisse ergab (Abb. 6).

Bezogen auf postoperative Komplikationen wie Blutungen, Infektionen und Pankreasfisteln zeigten die Kinder eine $10 \times$ niedrigere Blutungsfrequenz, bei denen der Gewebekleber appliziert wurde. Das Infektionsrisiko war 12mal geringer und die Häufigkeit von Pankreasfistelbildungen insgesamt 4mal geringer (Abb. 7).

Die Analyse der gesamten intraabdominellen Sekretion, abgeleitet über eine Robinson-Drainage aus der Bauchhöhle über einen bestimmten Zeitraum, ergab, wie Abb. 8 zeigt, für jene Kinder, die ausschließlich mit der Diathermie oder einer Fibrinklebung behandelt worden sind, die größte Sekretionsmenge und die längste Zeit bis es zu einem Verschluß an der Resektionsfläche kam. Die besten Ergebnisse waren bei jenen Kindern zu verzeichnen, bei denen das Pankreas mit dem Laser reseziert und gleichzeitig eine Fibrinklebung appliziert wurde.

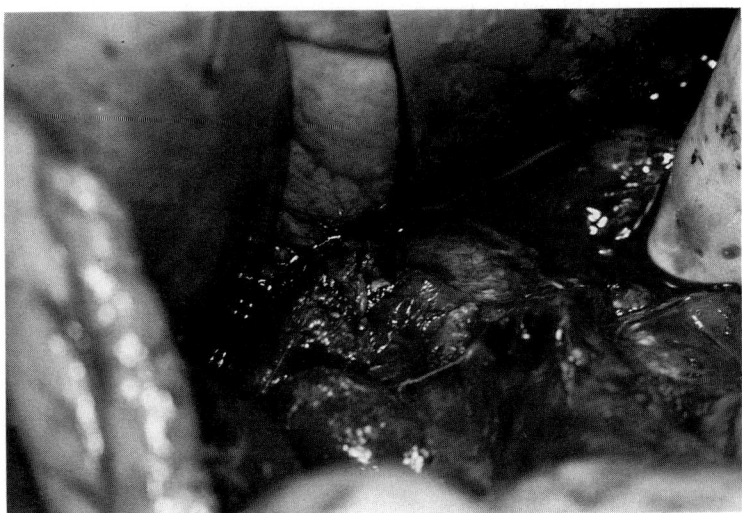

Abb. 6. Resektion des Pankreas nach Pankreasruptur im Pankreaskopfbereich mit dem Laser und gleichzeitigem Verschluß mit Hilfe eines Gewebeklebers

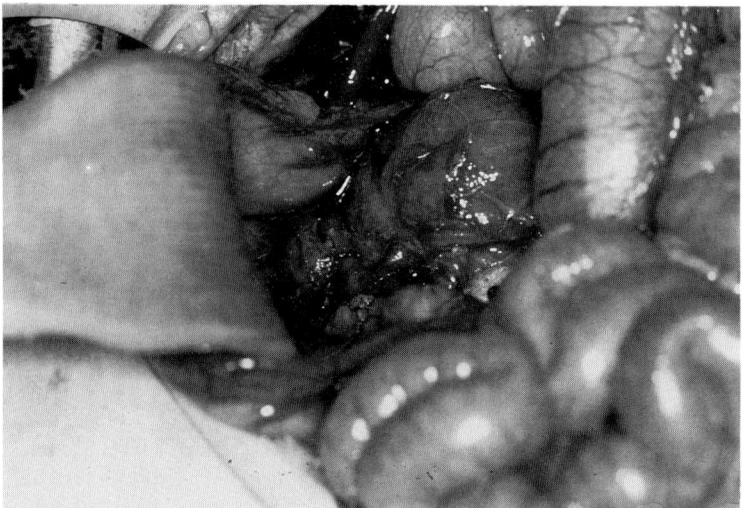

Abb. 7. Resektion des Pankreas im Bereich des Processus uncinatus bei chronisch rezidivierender Pankreatitis mit Pankreasveränderungen

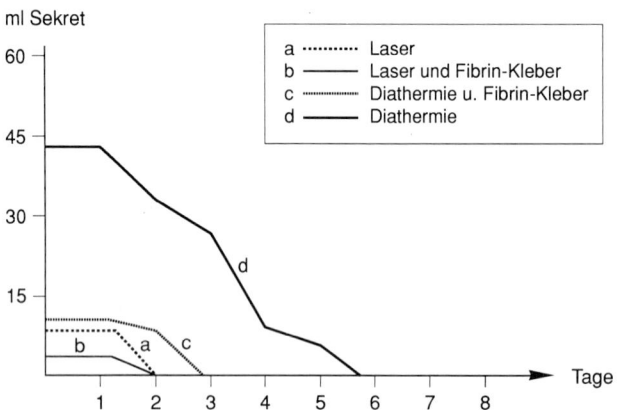

Abb. 8. Sekretion postoperativ nach Pankreasoperationen im Kindesalter

Diskussion

Die Sekretionsmenge, gemessen an dem zeitlichen postoperativen Verlauf zeigte bei jenen Kindern, bei denen die Resektionsfläche zusätzlich mit einem Gewebekleber versorgt wurde, die kürzeste Sekretionsmenge und Sekretionsdauer und damit die günstigsten Heilungsverläufe. Makroskopische und mikroskopische Untersuchungen zur Gewebeabdichtung durch Fibrinklebung ergaben, daß die eröffneten Lymphspalten sowie die arteriellen und venösen Öffnungen und die eröffneten zellulären und intrazellulären Anteile durch die Applikation des Fibrinklebers (17) mit einem Netz von Fibrin überzogen werden, das ein Austritt von Sekret und Flüssigkeit aus den durchtrennten Gewebeoberflächen verhindern kann. Die Grenze der abzudichtenden Spalträume liegt maximal in einer Größenordnung zwischen 0,9 und 1,3 mm. Die Applikation eines solchen Fibrinklebers ist bei allen Resektionsflächen an parenchymatösen Organen empfehlenswert, um postoperative Komplikationen zu vermeiden (11, 16).

Wenn häufig bei der Gewebedurchtrennung auf die Applikation des Gewebeklebers verzichtet wird, ohne daß sichtbare Komplikationen in der unmittelbar postoperativen Phase auftreten wie Fistelabszesse und Zysten, so findet man doch häufiger bei diesen Kindern ganz erhebliche Verwachsungen des umgebenden Gewebes, insbesondere des Darmes, mit diesen Wundflächen bei Reoperationen (4, 5). Gerade bei Pankreasresektionen, wo es nicht nur zu einer Durchtrennung von zellulären Anteilen von venösen und arteriellen Gefäßen kommt, sondern spezifische, das Organ durchziehende kanalikuläre Strukturen durchtrennt werden, ist die Oberflächenabdichtung mit einem Fibrinkleber bei diesem Organ aufgrund eben dieser kanalikulären Strukturen und der möglichen Pankreasfistel in besonderem Maße indiziert. Entscheidend ist in jedem Fall die Operationstechnik, die eine Ligatur von Pankreasgängen in einem Durchmesser von über 1 mm immer indiziert (1).

Die entscheidende Maßnahme zur Abdichtung des Gewebes stellt entweder der Verschluß durch die Diathermie oder durch den Laser dar, wobei es jedoch bei der Diathermie, durch Reparationsvorgänge, zu einer Eröffnung von Gangsystemen unter 1 mm kommen kann, die dann bei gleichzeitigem Verschluß mit einem Fibrinkleber sicher verschlossen werden können. Chirurgische Maßnahmen dienen dazu, Gänge durch eine Umschlingungs- und Durchstechungsligatur zu verschließen. Diathermie und Laser dienen dazu, kleine Gangsysteme zu verschließen. Fibrinolytische Prozesse können zu einem Auflösen dieser primär verschlossenen Gänge führen, insbesondere wenn diese im Bereich von Bruchteilen von Millimetern liegen. Die Fibrinklebung stellt hier eine wichtige Maßnahme dar, um diese fibrinolytisch eröffneten Gangsysteme sicher zu verschließen (12, 14).

Die zusätzliche Anwendung von Vlies, wie dies beispielsweise bei Organen angewendet wird, die besonders stark durchblutet sind und bei denen die Gefahr einer postoperativen Blutung im Vordergrund steht, hat für die Pankreasresektionen keine weitere Bedeutung.

Literatur

1. Roth H, Daum R, Bolkenius M (1982) Partielle Milzresektion mit Fibrinklebung – eine Alternative zur Splenektomie und Autotransplantation. Z Kinderchir 35 (4):153–158
2. Willital GH (1981) Atlas der Kinderchirurgie – Indikationen und Operationstechnik. Schattauer, Stuttgart New York
3. Willital GH (1988) Chirurgische Erkrankungen im Kindesalter. Schwer-Verlag, Stuttgart
4. Waclawiczek HW (1987) Vorläufige Ergebnisse der Pankreasgangokklusion mit Fibrinkleber nach Pankreaskopfresektion zum Schutz der pankreatiko-digestiven Anastomose. Chirurg 58:487–491
5. Marczell A (1984) Fibrinklebung am Pankreas. In: Scheele J (Hrsg) Fibrinklebung. Springer, Berlin Heidelberg New York, S 95
6. Waclawiczek HW, Pimpl W (1986) Lymphfisteln nach Lymphknotendissektionen – Verhütung und Behandlung mit Hilfe der Fibrinklebung. Chirurg 57:330–331

7. Redl H, Schlag G, Dinges HP (1985) Vergleich zweier Fibrinkleber – Einfluß ionischer Zusätze auf Fibrinstruktur sowie Morphologie und Wachstum menschlicher Fibroblasten. Med Welt 46:769–776
8. Spängler HP, Braun F (1983) Fibrinklebung in der operativen Medizin. Edition Medizin, Weinheim Deerfield Beach Florida Basel
9. Scheele J (1984) Fibrinklebung. Springer, Berlin Heidelberg New York Tokyo
10. Seelich T, Redl H (1980) Theoretische Grundlagen des Fibrinklebers. Schimpf K (Hrsg) Fibrinogen, Fibrin und Fibrinkleber. Schattauer, Stuttgart New York, S 199–208
11. Bruhn HD, Christophers E, Pohl J, Schoel G (1970) Regulation der Fibroblastenproliferation durch Fibrinogen/Fibrin, Fibronectin und Faktor XIII. Schimpf K (Hrsg) Fibrinogen, Fibrin und Fibrinkleber. Schattauer, Stuttgart New York, S 217–226
12. Turowsky G, Schaadt M, Barthels M, Diehl V, Poliwoda H (1980) Unterschiedlicher Einfluß von Fibrinogen und Faktor XIII auf das Wachstum von Primär- und Kulturfibroblasten. Schimpf K (Hrsg) Fibrinogen, Fibrin und Fibrinkleber. Schattauer, Stuttgart New York, S 227–237
13. Kaeser A, Dum N (1987) Grundlagen der Fibrinklebung – Wirksprinzip und Infektionssicherheit von Tissucol. Z Herz-, Thorax-, Gefäßchir [Suppl] 1:1
14. Kasai S, Kunimoto T, Nitta J (1983) Cross-linked of fibrin by activated factor XIII stimulated attachement, morphological changes and proliferation of fibroblasts. Biochem Res 4:155–160
15. Redl H, Schlag G (1986) Properties of Different Tissue Sealants with Special Emphasis on Fibrinogen-Based Preparations. In: Schlag G, Redl H (Hrsg) Fibrin Sealant in Operative Medicine, Vol. 1–7. Springer, Berlin Heidelberg New York Tokyo, S 27–38
16. Odar J (1987) Bedeutung der Applikationstechnik bei der Fibrinklebung. Z Herz-, Thorax-, Gefäßchir [Suppl] 1:1
17. Brands W (1986) The Use of Fibrin Sealant in Organ Preserving and Transplantation Surgery of the Spleen in Children. In: Schlag G, Redl H (Hrsg) Fibrin Sealant in Operative Medicine: General Surgery and Abdominal Surgery, Vol. 6. Springer, Berlin Heidelberg New York Tokyo, pp 109–115
18. Jung M, Schlicker H, Manegold BC (1987) Therapeutische Endoskopie mit Fibrinkleber. Med Welt 38:141–146
19. Scheele J (1982) Wundversorgung an parenchymatösen Oberbauchorganen mit Fibrinkleber und Kollagenvlies. In: Fibrinkleber in Orthopädie und Traumatologie. 4. Heidelberger Orthopädie-Symposium. Thieme, Stuttgart New York, S 232–242
20. Wissenschaftlicher Dienst „Roche". Infektion, Entzündung und Blutgerinnung (ohne Immunologie), XXXII. Hamburger Symposium über Blutgerinnung am 26. und 27. Mai 1989

Nierenresektionen im Kindesalter mit Fibrinklebung – Indikation, Resektionstechniken, Ergebnisse

G. H. WILLITAL

Indikation zu Nierenresektionen

Die Indikation zu Nierenteilresektionen ist bei folgenden Erkrankungen gegeben:

1. Nierentumore (benigne)
2. Nierenrupturen
3. Doppelnieren
4. Hufeisennieren
5. Nierenzysten

Bei benignen Nierentumoren ist ebenfalls eine Teilnephrektomie möglich.

In diesen Fällen kann ein Teil der gesunden Niere erhalten werden.

Die Indikation, wo die Resektionslinie erfolgen muß, ergibt sich durch präoperative Untersuchungen, wie intravenöses Pyelogramm, Angiographie und perkutaner Ultraschall. Sie wird letztendlich determiniert durch den intraoperativen Ultraschall während der Operation (Abb. 1).

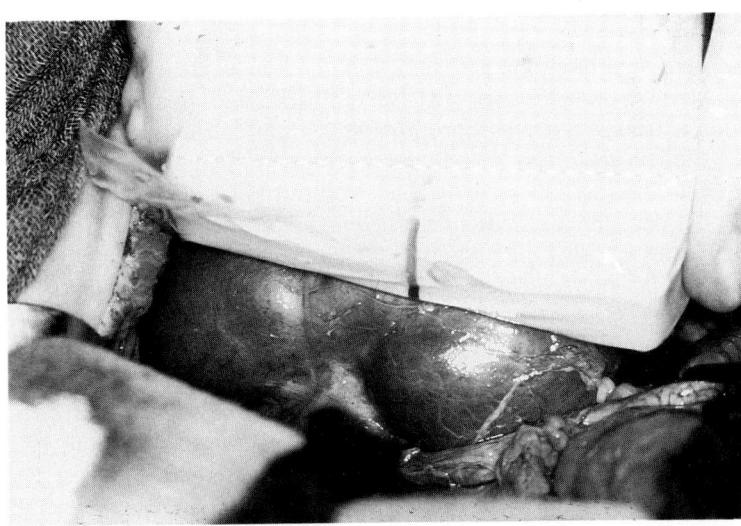

Abb. 1. Mit Hilfe des intraoperativen Ultraschalls ist es möglich, Doppelnieren, Nierenzysten und Nierentumore abzugrenzen und die Möglichkeit, die Grenzlinie einer Nierenteilresektion festzulegen

Ch. Gebhardt (Hrsg.)
Fibrinklebung in der Allgemein- und Unfallchirurgie,
Orthopädie, Kinder- und Thoraxchirurgie
© Springer-Verlag Berlin Heidelberg 1992

Bei Wilmstumoren, die im oberen oder im distalen Anteil der Niere lokalisiert sind, kommt eine Nierenteilresektion deshalb nicht in Frage, weil es in über 85% der Kinder zu Mikrometastasen im klinisch gesunden Anteil der Niere bereits gekommen ist.

Bei einem stumpfen Bauchtrauma und einer Nierenruptur kann es zu folgenden Läsionen der Niere kommen:

a) Parenchymrisse ohne Eröffnung des Nierenbeckens, hier erfolgt in der Regel eine Übernähung der Nierenkapsel mit anschließender Fibrinklebung.
b) Partielle Ruptur der Niere unter Einbeziehung des Nierenbeckens. Hier erfolgt, falls das umliegende Gewebe nicht durch das Trauma entsprechend ödematös und verletzt und die Ruptur frisch ist, eine Naht des Nierenbeckens, eine Naht des Nierenparenchyms und eine Klebung des gesamten Gewebes.
c) Bei einer subtotalen Ruptur der Niere mit Verletzungen der Gefäße, Ischämie des rupturierten Nierenanteils erfolgt eine Resektion dieses Nierenanteils bei gleichzeitiger Übernähung des Nierenparenchyms, falls notwendig Rekonstruktion der Arteria bzw. der Vena renalis und anschließend Deckung dieses übernähten Defektes mit Fibrinkleber und einem entsprechenden Vlies.

Was die angeborenen Anomalien der Niere anbelangt, so kommen am häufigsten Doppelnieren und Hufeisennieren vor. Bei Doppelnieren kommt es bei gleichzeitig vorliegenden Anomalien des Ureters im proximalen Anteil (Uretermündungsstenosen, Ureterabgangsstenosen) zu sekundären Veränderungen im oberen Anteil der Niere mit zystischer Degeneration. Bei Uretereinmündungsstenosen oder Atresien kann der Ureter außergewöhnlich torquiert und megasiert sein. In diesen Fällen empfiehlt sich die Resektion des Ureters und des oberen Anteils der Niere.

Resektionstechniken

Bei der Organresektion der Niere kommt es zu einer Eröffnung von Parenchymzellen, Lymphgefäßen arterioren Nervenfasern und zu organspezifischen Läsionen, wie Eröffnungen der harnproduzierenden und harnausscheidenden Gebilde.

Nierenresektionen können durchgeführt werden mit dem Skalpell, mit der Diathermie, mit der Ultraschalltechnik und mit Hilfe des Lasers.

Bei der Durchtrennung des Nierenparenchyms mit dem Skalpell oder mit dem Saphirmesser wird die geringste Gewebstraumatisierung durchgeführt. Im zellulären und im interzellulären Bereich erfolgt jedoch hierbei eine komplette Eröffnung sämtlicher Gewebeanteile mit der Gefahr einer intraoperativen Tumorzellausschwemmung aus dem zu resezierenden Gewebe in den Körper.

Die Diathermie ermöglicht eine Gewebedurchtrennung mit gleichzeitigem Koagulationseffekt. Je nach der Geschwindigkeit mit der das Gewebe mit der Diathermie durchtrennt wird und je nach der Intensität der Diathermie, erfolgt eine unterschiedlich tiefe Veränderung des Gewebes. Diese beträgt in der Regel 2,5–3 mm. Die Gefäßstrukturen, wie Lymphspalten, arterielle und venöse Gefäße und Gangsysteme werden dabei nicht nur an der Oberfläche, sondern entlang ihres Verlaufes mehrere Millimeter in die Tiefe hinein fjordartig destruiert, sie retrahieren sich in diesem Bereich und können später durch körpereigene Fibrinolyse wieder zu Sekretion bzw. zu bluten beginnen. Gefäßstrukturen mit einem Durchmesser von über 1–1,5 mm unterliegen nicht diesem Verschlußmechanismus, sie müssen mit normalen chirurgischen Methoden verschlossen werden.

Bei der Anwendung des Ultraschallmessers, das zu einer Gewebsseparation durch Anwendung eines hochfrequenten Ultraschalls zwischen 30000 und 40000 Hz führt, kommt es zu einer Mikrotraumatisierung des Gewebes mit Zerreißung von kleinsten Gefäßen und kanalikulären Strukturen unter einer Größenordnung von 1 mm. Diese Strukturen liegen dann völlig frei dar. Wie die histologischen Untersuchungen zeigen, kommt es dabei in Bereichen von arteriellen und venösen Gefäßen sowie im Bereich der Lymphkapillaren zu einem freien Blut- bzw. Lymphaustritt in das Gewebe.

Der Vorteil des Ultraschallmessers ist darin zu sehen, daß Gefäßstrukturen über einer Größe von 1 mm stehen bleiben. Das Gewebe wird destruiert, die Gefäße können dann isoliert werden und mit Hilfe einer Durchstich- und Umschlingungsligatur sicher verschlossen werden.

Bei der Anwendung des Nd:YAG-Lasers (1064 nm) wird der schneidende und abdichtende Effekt bedingt durch die Eigenschaften des Lasers in idealer Weise miteinander verbunden. Dabei entsteht eine Gewebsdestruktionszone zwischen 1 und 3 mm je nach dem, ob mit der Kontakt oder Non-Kontakt-Methode operiert wird und je nach Dauer der Einwirkung des Laser nach der entsprechenden Intensität. In der Regel kommt es aber zu einem sogenannten Dreifachverschluß an allen kanalikulären Strukturen mit folgenden Eigenschaften:

- intravasale Pfropfbildung durch corpusanuläre Elemente
- Destruktion von Gefäßwand und Verschluß der eröffneten Gangsysteme
- Verschluß des über dem okklutierten Gefäß gelegenen Gewebes im Sinne einer amorphen Masse

Aufgrund der hier gesammelten Erfahrungen ist die Parenchymresektion mit der Diathermie und dem Laser die sicherste Methode, um die Oberfläche des durchtrennten Organs zu verschließen (1).

Ergebnisse

Wir haben in den letzten 10 Jahren eine Gewebeklebung bei insgesamt 275 Kindern bei folgenden Indikationen vorgenommen:

- Lungenresektion
- Leberresektionen
- Milzresektionen
- Pankreasresektionen
- Nierenresektionen
- retroperitoneale paravasale Lymphknotenexstirpation im Rahmen der Tumorchirurgie.

Wir haben bei insgesamt 29 Kindern mit Nierenteilresektionen aus verschiedenen Indikationen die Anwendung der Fibrinklebung zum Oberflächenverschluß (n = 12) durchgeführt. Es handelte sich dabei um Kinder mit Nierenverletzungen (n = 5), Nierentumoren (n = 5) und Kinder mit angeborenen Anomalien der Nieren (n = 2), die eine Teilresektion notwendig machten.

Die Fibrinklebung (2, 3, 4, 8) wurde aufgrund der klinischen Erfahrungen durchgeführt, die wir bei Nierenresektionen in der postoperativen Phase hatten (5, 7). Bei allen Kindern wurde eine abdominelle Robinson-Drainage eingelegt, aus der die postoperative Sekretion und die Zusammensetzung des Sekretes bestimmt werden konnten. Aufgrund dieser Erfahrungen wurde die Resektion an der Niere mit der Diathermie bzw. mit dem Laser verbunden unter zusätzlicher Anwendung eines Gewebeklebers auf die Oberfläche des durchtrennten Nierengewebes. Nach Antrocknen der ersten Fibrinschicht, die dünn aufgetragen wurde, wurde nach ca. 5 Minuten eine zweite dünne Fibrinschicht sowohl auf das durchtrennte Gewebe als auch auf das benachbarte Gewebe appliziert.

Bei 4 Kindern erfolgte die Gewebeklebung zusammen mit einem Vlies, das die Resektionsgrenzen in ca. 1 cm überlappte und auf das normale, nicht durchtrennte Gewebe, überging. An diesen Stellen erfolgte ebenfalls eine Fixation des Vlieses an der Nierenkapsel. Bei insgesamt 29 Säuglingen und Kindern, bei denen eine Nierenoperation durchgeführt wurde, wurde über eine Drainage im Abdomen die Menge des Wundsekretes, die Zusammensetzung und die bakterielle Besiedelung überprüft. Verglichen miteinander wurde die Laserresektionstechnik allein, die Laserresektionstechnik in Kombination mit dem Fibrinkleber (9, 10), die Resektion mit der Diathermie allein und die kombinierte Diathermieresektion mit der Fibrinklebung. Die günstigsten Ergebnisse in der postoperativen Phase, kontrolliert an der postoperativ auftretenden, an der postoperative abdominellen Sekretion über die Robinson-Drainage, zeigten die Kinder, bei denen die zusätzliche Applikation mit einem Fibrinkleber (11) erfolgte, wobei die Kombination Laser und Fibrinkleber die besten Ergebnisse zeigte (Abb. 2).

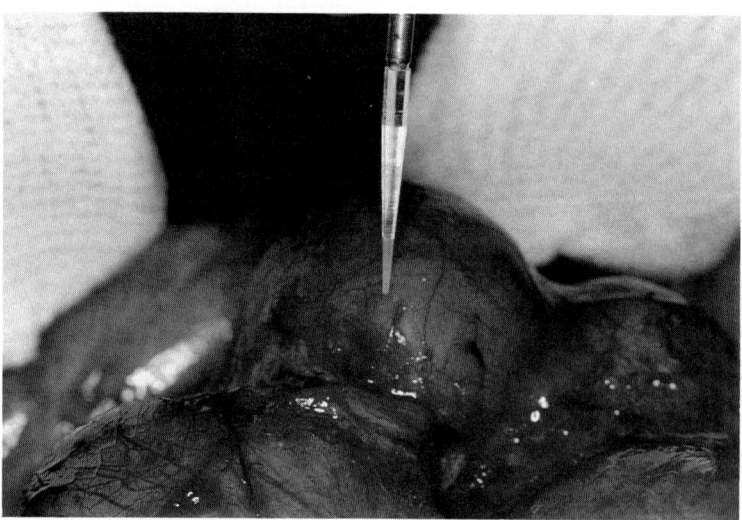

Abb. 2. Laserresektionstechnik eines gutartigen Nierentumors unter gleichzeitiger Erhaltung des distalen Nierenanteils

Tabelle 1. Ergebnisse der Fibrinklebung bei Nierenresektionen im Kindesalter

Bauchdrainage	Laser	Las. u. Fibr. Kleb.	Dia. u. Fibr. Kleb.	Diathermie
Wundsekret	+	−	+ bis + +	+ + +
Urin	−	−	+	+ + +
Haemo. Sekr.	+	−	+ bis + +	+ + +
Bakt. Kont.	−	−	−	ja

0–10 ml	+
10–30 ml	+ +
30–60 ml	+ + +
über 60 ml	+ + + +

Tabelle 2. Pankreas- und Nierenresektionen im Kindesalter

	Pancreas ohne Gewebekl.	Niere	Pancreas mit Gewebekl.	Niere
Blutung	34/10	17/4	20/0	12/1
Infektion	34/12	17/9	20/1	12/0
Pankreasfistel	34/ 9	−	20/2	−
Urinfistel	−	17/8	−	12/0

Bezogen auf den postoperativen Verlauf, insbesondere im Hinblick auf eine postoperative Blutung, auf postoperative Infektionen und postoperativ auftretende Nierenfisteln zeigte sich, daß bei den Kindern, bei denen der Gewebekleber (11, 13) appliziert war, die Blutungsfrequenz im Vergleich ohne Applikation geringer war, das Infektionsrisiko geringer war und die Häufigkeit von Fistelbildungen im Bereich der Niere über 8 mal geringer war. Eine Analyse der Drainageflüssigkeit, abgeleitet über die Robinson-Drainage aus der Bauchhöhle ergab, für jene Kinder die ausschließlich mit der Diathermie ohne Fibrinkleber (12) behandelt worden sind die größte Sekretionsmenge und die längste Zeit bis zum Verschluß an der Resektionsfläche selbst. Die besten Ergebnisse waren bei jenen Kindern festzustellen, bei denen die Niere mit dem Laser reseziert und gleichzeitig eine Fibrinklebung appliziert wurde.

Diskussion

Der postoperative Verlauf bei Kindern mit Nierenresektionen ergab, gemessen an der Sekretionsmenge, die aus dem Bauch über die Robinson-Drainage abgeleitet wurde, daß die Applikation des Lasers bei der Nierenresektion und die Kombination eines Gewebeklebers zum zusätzlichen Abdichten der Oberfläche die kürzeste Sekretionsdauer und die geringste Sekretionsmenge ergab. Makroskopische und mikroskopische Untersuchungen zur Gewebeabdichtung mit Hilfe des Fibrinkleber ergaben, daß die eröffneten Lymphspalten sowie die arteriellen und venösen Gefäße und insbesondere die eröffneten Zellen sowie die Nierenkanälchen durch die Applikation des Fibrinklebers mit einem Netz von Fibrin überzogen werden, das einen Austritt von Sekreten verhindert. Die Grenze der abzudichtenden Spalträume liegt maximal in einer Größenordnung von 0,9–1,3 mm. Die Applikation eines solchen Fibrinklebers ist daher bei allen Resektionen an parenchymatösen Organen empfehlenswert, um postoperative Komplikationen zu vermeiden.

Die zusätzliche Kombination mit einem Vlies kann verwendet werden insbesondere dann, wenn die Resektion mit dem Laser erfolgt, in der Regel reicht aber eine 1–2malige Applikation des Fibrinkleber aus, um den notwendigen abdichtenden Effekt zu erzielen (6, 15, 20).

Die Gegenargumentation, daß Nierenresektionen ohne Laser und ohne Gewebeklebung erfolgreich durchgeführt worden sind, ist nur bedingt richtig: durch die körpereigene Fibrinbildung kommt es zu einer entsprechenden Abdichtung an der Wundoberfläche als physiologischer Prozeß der Wundabdichtung (14). Relaparotomien zeigen jedoch, daß in diesen Fällen aufgrund der abgelaufenen postoperativen Sekretion und auch lokal entzündlicher Prozesse es zu ganz erheblichen Verwachsungen des umliegenden Gewebes mit dem Darm kommt. Gerade bei Nierenresektionen, wo es nicht nur zu einer Durchtrennung von zellulären Anteilen von venösen und arteriellen Gefäßen kommt, sondern spezifische das Organ durchziehend kanalikuläre Strukturen durchtrennt werden, ist die Indikation zur Fibrinklebung (10, 18) gerade bei diesem Organ mit möglichen Fistelbildungen indiziert. Entscheidend ist in jedem Fall die Operationstechnik, die Ligatur von kanalikulären Strukturen die größer als 1 mm betragen und die exakte chirurgische Naht im Bereich des Nierenbeckens. Die Anwendung des Lasers in der Kontakt-Methode zusammen mit einer Doppelapplikation eines Fibrinklebers (14, 17) stellt hier ein Optimum an intraoperativer Operationstechnik im Hinblick auf die Abdichtung der Wundoberfläche dar.

Literatur

1. Bäumer F, Bader A, Henrich HA, Buchmann F (1987) Zum Stellenwert der Applikation von Fibrinkleber bei der chirurgischen Behandlung ausgedehnter Wundflächen. Med Welt 38:1258–1261
2. Beck E, Duckert F, Vogel A, Ernst M (1961) The influence of fibrin stabilizing factor on the growth of fibroblasts in vitro and wound healing. Thromb Diath Haemorrh 6:485–491
3. Bergel S (1909) Über die Wirkung des Fibrins. Dtsch Med Wschr 35:663–665
4. Brändstedt S, Rank F, Olson PS (1980) Wound healing and formation of granulation tissue in normal and defibrinogenated rabbits. An experimental model and histological study. Eur Surg Res 12:12–21
5. Brands W, Joppich I, Lochbühler H (1982) Anwendung von hochkonzentriertem Human-Fibrinogen in der Kinderchirurgie – ein neues Therapieprinzip. Z Kinderchir 35:159
6. Eder G, Neumann M, Cerwenka R, Baumgarten K (1986) Preliminary Results of a Randomized Controlled Study on the Risk of Hepatitis Transmission of a Two-Component Fibrin Sealant (Tissucol/Tisseel). In: Schlag G, Redl H (Hrsg) Fibrin Sealant in Operative Medicine, Vol 1–7. Springer, Heidelberg New York Tokyo, pp 51–59
7. Hauser CJ (1989) Hemostasis of solid viscus trauma by intraparenchymal injection of fibrin glue. Arch Surg 124 (3):291–293
8. Henning K (1985) Nierenparenchymchirurgie mit Fibrinklebung. In: Melchior H (Hrsg) Fibrinklebung in der Urologie. Springer, Berlin Heidelberg Tokyo, S 22–38
9. Kaeser A, Dum N (1987) Grundlagen der Fibrinklebung – Wirkprinzip und Infektionssicherheit von Tissucol. Z Herz-, Thorax-, Gefäßchir [Suppl] 1:1

10. Kram HB, Nathan RC, Stafford FJ, Fleming AW, Shoemaker WC (1989) Fibrin glue achieves hemostasis in patients with coagulation disorders. Arch Surg 124 (3):385–387
11. Larsson B, Fianu S, Jonasson A, Rodriguez-Martinez H, Hedström C-G, Thorgirsson T (1986) The use of Tisseel (Tissucol) – a two-component fibrin-sealant in operations for fertility as a sealant and for prevention of adhesions: an experimental study and a preliminary clinical evaluation. In: Schlag G, Redl H (eds) Gynaecology and obstetrics-urology. Springer, Berlin Heidelberg New York, p 90 (Fibrin sealant in operative medicine, vol 3)
12. Matsuda T, Nakajima N, Itoh T, Takakura T (1989) Development of a compliant surgical adhesive derived from novel fluorinated hexamethylene diisocyanate. ASAIO Trans. 35 (3):381–383
13. Mizrahi S, Bickel A, Ben-Layish E (1988) Use of tissue adhesive in the repair of lacerations in children. J Pediatr Surg 23 (4):312–313
14. Odar J (1987) Bedeutung der Applikationstechnik bei der Fibrinklebung. Z Herz-, Thorax-, Gefäßchir [Suppl] 1:1
15. Seelich T, Redl H (1980) Theoretische Grundlagen des Fibrinklebers. In: Schimpf K (Hrsg) Fibrinogen, Fibrin und Fibrinkleber. Schattauer, Stuttgart, S 199–208
16. Scheele J, Schricker KT, Goy D, Lampe I, Panis R (1981) Hepatitisrisiko der Fibrinklebung in der Allgemeinchirurgie. Med Welt 32:783–788
17. Scheele J (1984) Fibrinklebung. Springer, Berlin Heidelberg New York
18. Treutner K-H, Winkeltau G, Lerch MM, Stadel R, Schumpelick V (1988) Prophylaxe postoperativer, intraabdomineller Adhäsionen: Substanzprüfung mit einem neuen, standardisierten und objektivierten, tierexperimentellen Modell. In: Schriefers KH, Messer K, Schwaiger M (eds) Chirurgisches Forum 1988 für experimentelle und klinische Forschung, Vol 105. Springer Berlin Heidelberg New York, S 463
19. Weis-Fogh US (1988) Fibrinogen prepared from small blood samples for autologous use in a tissue adhesive system. Eur Surg Res 20 (5-6):381–389
20. Zehle A, Welz A (1986) Fibrin Adhesive in Colorectal Medicine: General Surgery and Abdominal Surgery, Vol. 6. Springer, Berlin Heidelberg New York Tokyo, S 159–165

Fibrinklebung in der Thoraxchirurgie

J. WALDSCHMIDT

Einleitung

In der Thoraxchirurgie ist der Fibrinkleber sehr vielfältig anwendbar. Wir vertrauen dabei auf die guten adhäsiven und hämostyptischen Eigenschaften bei voll erhaltener plastischer Verformbarkeit und setzen ihn zum Verschluß von Gewebedefekten und Fisteln, zum Versiegeln von Wundflächen, Anheften der Pleura, Knorpelspänen und anderer Implantate sowie zur Abdichtung von Stichkanälen der konventionellen Naht ein. Das kann allein oder additiv bzw. sequentiell nach Devitalisierung der Innenauskleidung von Fistelgängen oder Gewebeflächen erfolgen. Dabei ist grundsätzlich zwischen der endoskopischen und der offenen operativen Applikation zu unterscheiden (Tabelle 1).

Tabelle 1. Anwendungstechniken des Fibrinklebers

- alleiniges Kleben
- additives Kleben (kombiniert mit Naht oder Klammer)
- sequentielles Kleben (nach HF- oder Laser-Devitalisierung der Gewebeflächen)
- offene/endoskopische Applikation
- punktuelle Technik
- Infiltrationstechnik

Offene Anwendung

Anastomosenversiegelung

Häufigste Indikationen sind die Anastomosenversiegelung, die Gewebeadaptation und Wundrandadaptation. Durch die alleinige oder zusätzlich-additive Klebung kann die Zahl der Nähte erheblich reduziert werden. Das bedeutet nicht nur eine wesentliche Zeitverkürzung, sondern insbesondere eine Schonung der Wundränder, so daß der Heilvorgang mit der Kapillareinsprossung und anschließenden Reparation verbessert wird. Zudem kann eine komplette Abdichtung für Sekrete, Lumeninhalt, Luft und Lymphflüssigkeit erreicht werden. Schließlich wird die Zugbelastung der Ösophagusanastomose und der Parenchymnaht erhöht (Tabelle 2).

Ch. Gebhardt (Hrsg.)
Fibrinklebung in der Allgemein- und Unfallchirurgie,
Orthopädie, Kinder- und Thoraxchirurgie
© Springer-Verlag Berlin Heidelberg 1992

Tabelle 2. Indikationen zur offenen operativen Anwendung

- Anastomosenversiegelung (Ösophagus, Bronchus, Trachea)
- Gewebeadaptation
- Wundrandadaptation
- Fistelverschluß (Trachea, Bronchus, Ösophagus, D. thorazikus)
- Pleurodese
- Implantatfixation
- Trichterbrust

Parenchymnahtversiegelung

1981 haben Hartel und Laas die Abdichtung der Lungennaht durch das Beträufeln der Nahtreihe mit den beiden Komponenten Fibrinogen und Thrombin-Aprotinin-Calcium mitgeteilt. Damit haben sie eine Verbesserung des kritischen Beatmungsdruckes um 36% erreicht (3).

Bronchopleurale Fistel

Wir haben die Vorteile des Fibrinklebers vor allem beim Verschluß von broncho-pulmonalen Fisteln im Rahmen der Beatmungstherapie einer bronchopulmonalen Dysplasie der Frühgeborenen mit einem Atemnotsyndrom schätzen gelernt (9). Das Lungengewebe ist bei diesen untergewichtigen langzeitbeatmeten Säuglingen infolge des Gerüstumbaues brüchig und zerreißlich, so daß ein Nahtverschluß nicht möglich ist. Die Fäden schneiden durch, da sie keinen Halt finden. Es muß eine kleine

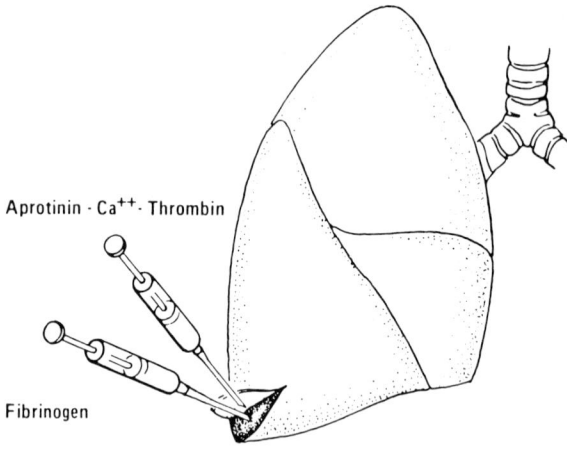

Aprotinin · Ca^{++}· Thrombin

Fibrinogen

1. Keilexcision
2. Auftragen des Human · Fibrinogen · Kryopräzipitat
3. Überschichten mit Aprotinin · Kalziumchlorid · Thrombin
4. Adaption der Parenchymflächen

Abb. 1. Versorgung einer broncho-pleuralen Fistel bei bronchopulmonaler Dysplasie. Keilförmige Exzision und Adaptation der Wundflächen mit Fibrinkleber

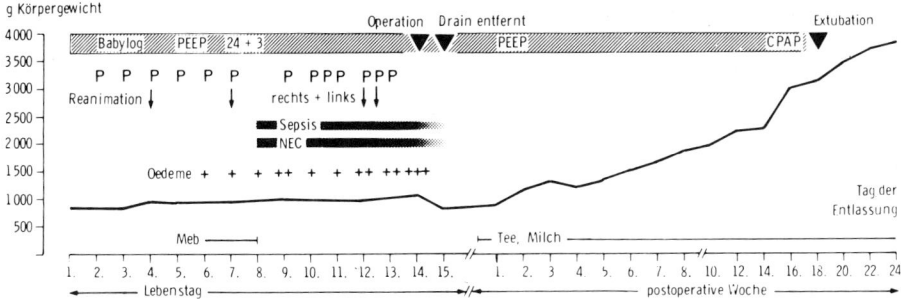

Abb. 2. Verlaufskurve bei einem 840 g schweren Mädchen mit broncho-pleuraler Fistel und Spannungspneumothorax

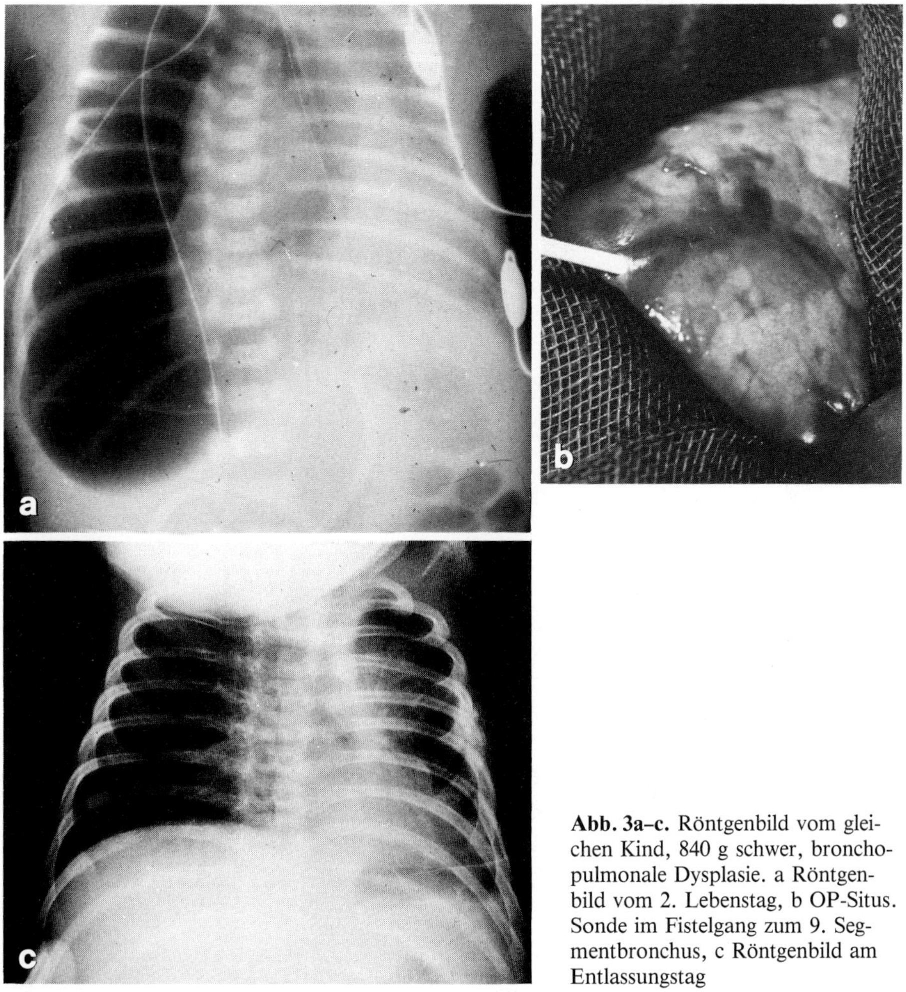

Abb. 3a–c. Röntgenbild vom gleichen Kind, 840 g schwer, bronchopulmonale Dysplasie. a Röntgenbild vom 2. Lebenstag, b OP-Situs. Sonde im Fistelgang zum 9. Segmentbronchus, c Röntgenbild am Entlassungstag

keilförmige Exzision vorgenommen werden. Der fischmaulartige Defekt kann nunmehr mit dem Gewebekleber verschlossen werden, in dem die gegenüberliegenden Parenchymflächen adaptiert werden (Abb. 1).

Der in Abb. 2 dargestellte Verlauf betrifft ein 840 g schweres Mädchen. Postnatal sofortige Beatmung. Am 2. Lebenstag rechtsseitiger Spannungspneumothorax bei Hyalinen Membranen Stadium III. Drainage der Pleurahöhle (Abb. 3). Die Drainage muß täglich erneuert werden, da sich trotz ausreichendem Sog immer wieder ein neuer Spannungspneumothorax ausbildet. Am 5. Lebenstag Beginn mit der oralen Ernährung, gefolgt von einer NEC am 9. Lebenstag mit Sepsis und Ver-

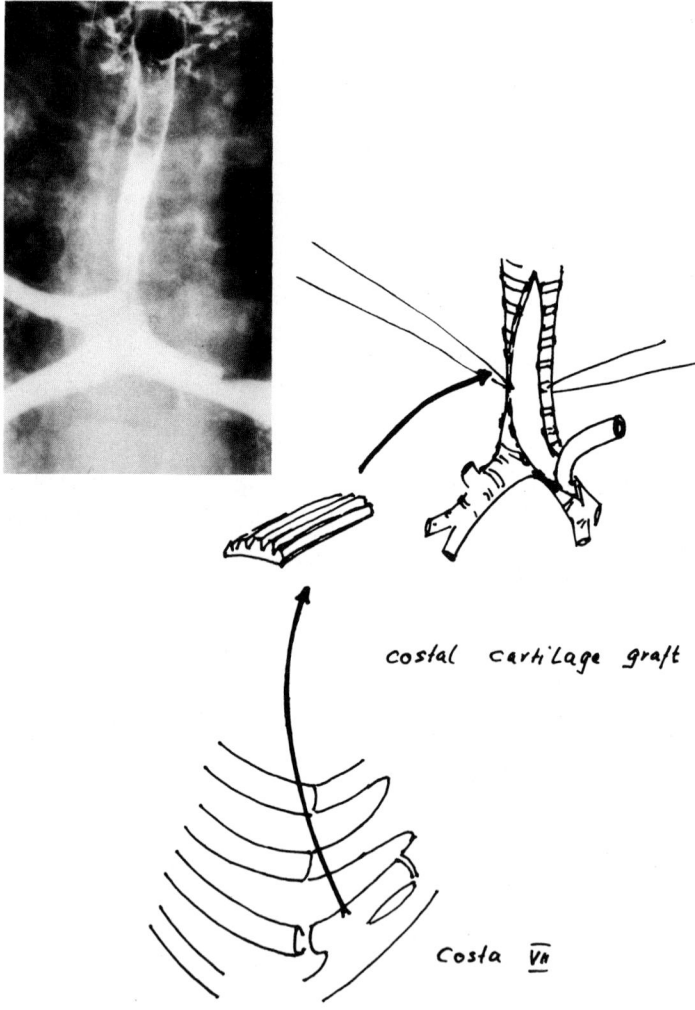

costal cartilage graft

costa VII

Abb. 4. 9 Monate alter Säugling mit langstreckiger intrathorakaler Trachealstenose bei „pulmonary artery sling-Syndrom"

Bereich des
4. Tracheal-
knorpelrings

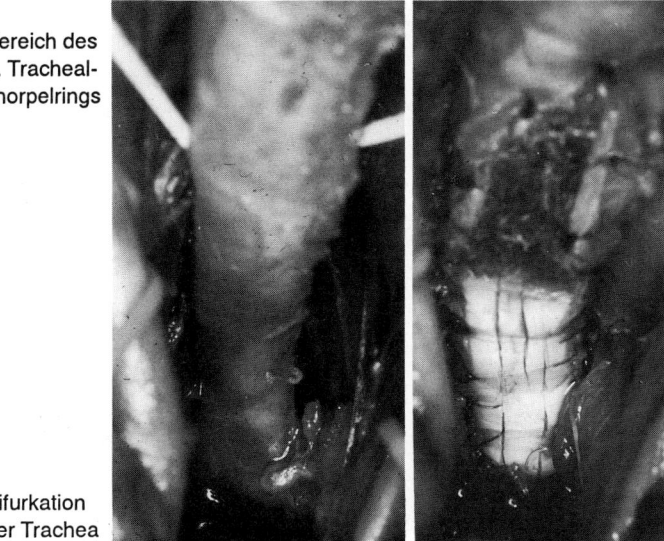

Bifurkation
der Trachea

Abb. 5. Operationssitus vom gleichen Kind. Links vor, rechts nach Implantation eines Knorpel-Knochentransplantates

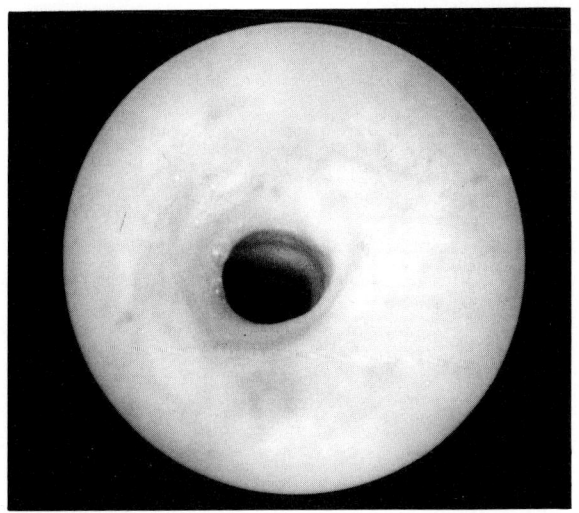

Abb. 6. Präoperatives endosko-pisches Foto vom gleichen Kind

brauchskoagolopathie. Im weiteren Verlauf wiederholte sich der Spannungspneu-mothorax, mehrfach mußte reanimiert werden.

Am 14. Lebenstag war die Beatmung schließlich nicht mehr möglich, da infolge des großen Defektes so viel Luft über die Drainage abströmte, daß die übrige Lun-ge nicht mehr ausreichend belüftet werden konnte. Deswegen Notthorakotomie und Verschluß der Fistel mit Humanfibrinkleber. Bereits am darauffolgenden Tag konnte die Drainage entfernt werden (Abb. 3b, c).

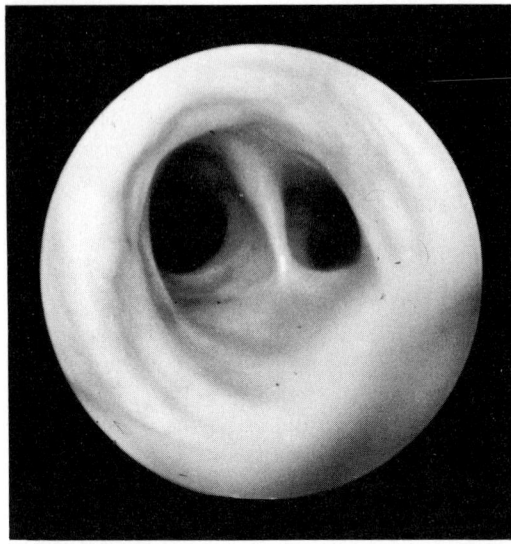

Abb. 7. Postoperativer Befund 6 Wochen nach Trachealerweiterungsplastik mit Knorpel-Knochentransplantat

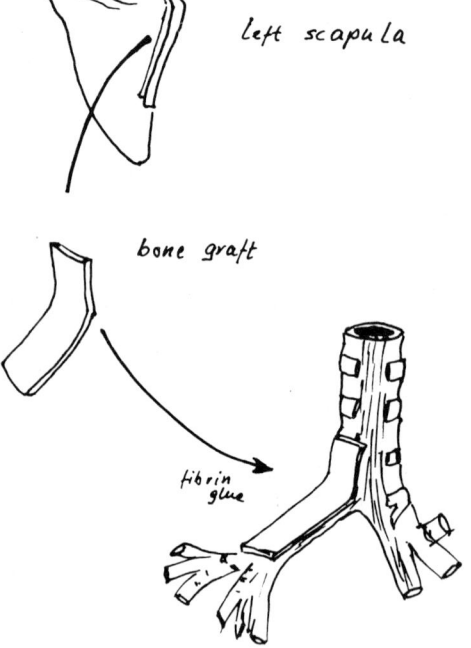

left scapula

bone graft

fibrin glue

Abb. 8. Knorpelspan-Anlagerung bei Malazie der distalen Trachea, des linken Stamm- und Intermediär-Bronchus. Das Transplantat wurde der linken Skapula entnommen

Trachealnahtversiegelung

Routinemäßig verwenden wir den Humanfibrinkleber für die Abdichtung der Trachea nach einer Erweiterungsplastik mit einem Rippenknorpeltransplantat. Bei dem in Abbildung 4 gezeigten 3 Monate alten Säugling lag eine generalisierte Hypoplasie der Trachea mit einer Bronchusanomalie bei einem „pulmonary artery sling"-Syndrom vor. Eine endoluminale Behandlung mit Laser oder anderen Desobliterationstechniken war damit kontraindiziert. Wir führten daher eine Trachealerweite-

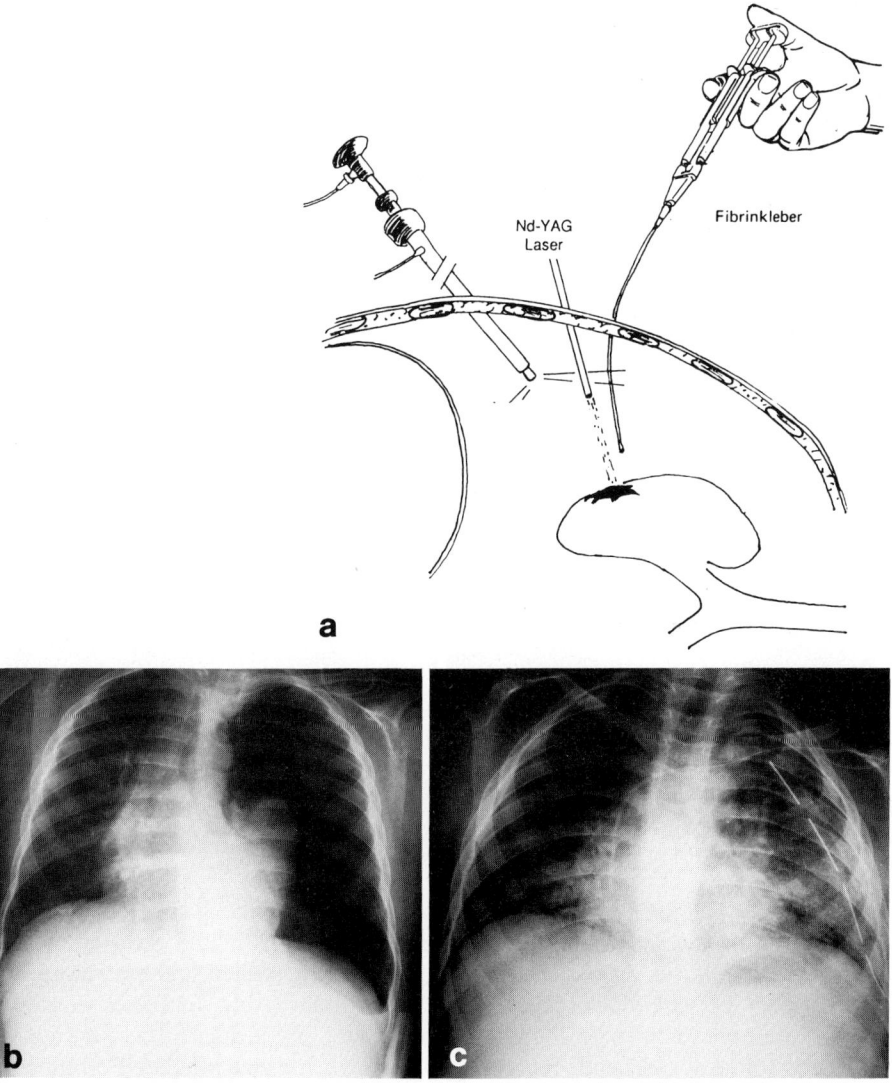

Abb. 9. a Thorakoskopische Fibrinapplikation zum gezielten Verschluß eines Lungenparenchymdefektes, **b** und **c** Spannungspneumothorax bei PCC-Infektion. Prä- und postoperatives Röntgenbild nach gezielter thorakoskopischer Fibrinklebung der Fistel

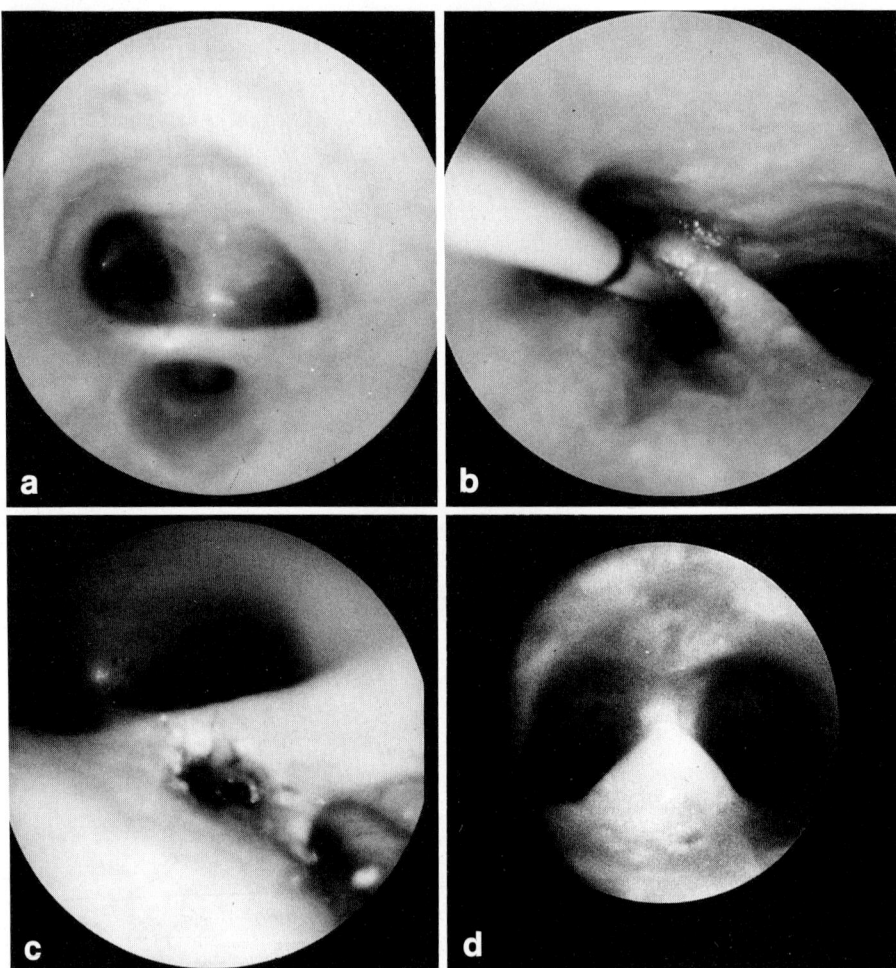

Abb. 10a–d. Rezidiv einer TEF nach Versorgung einer Ösophagusatresie Typ III B im Neugeborenenalter. **a** bis **d** Endo-Fotos vor (**a** und **b**) und nach Laseranwendung (**c**) sowie Fibrininstillation (**d**)

rungsplastik nach der Technik von Kimura durch. Der linke Stammbronchus wurde selektiv intubiert, so daß auch die Bifurkation eröffnet und erweitert werden konnte. Dann wurde die Trachea in Längsrichtung gespalten und ein Knorpelimplantat zum Verschluß des großen Defektes eingefügt (Abb. 4). Dieses wurde aus der 7. Rippe entnommen, in Längsrichtung halbiert und inzidiert. Das Perichondrium verlieh eine ausreichende Stabilität und ermöglichte eine tubuläre Formung des Transplantats, wodurch es dem Defekt angepaßt werden konnte. Die Abbildungen 5, 6 und 7 zeigen den Operationssitus und die prä- und postoperativen endoskopischen Fotos.

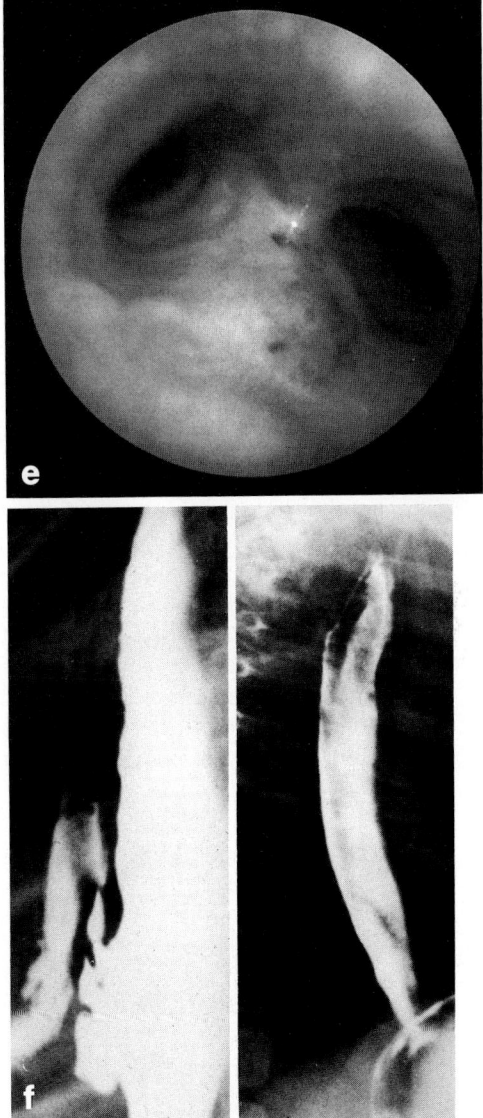

Abb. 10. e zeigt den Befund 6 Wochen später. **f** die Röntgenbilder vor und nach Fibrinverklebung

Spananlagerung zur Stabilisierung von Trachea und Bronchien

Ähnlich ist das Vorgehen bei der Stabilisierungsoperation. Bei der Trachea flaccida erfolgt die Stabilisierung an der Hinterwand durch Anlagerung eines Knorpelspans, der mit 2 oder 3 Nähten in situ gehalten und dann mit Fibrinkleber vollständig fixiert wird.

Bei den Knorpeldefekten erfolgt die Stabilisierung ebenfalls durch Spananlagerung an die Knorpelspangen oder Bronchialwand.

Bei nebenstehendem 6 Wochen alten Säugling lag eine starke Überblähung der linken Lunge mit schweren asphyktischen Anfällen vor. Ursache war eine hochgradige funktionelle Ventilstenose des linken Stammbronchus und Intermediärbronchus. Das Transplantat wurde aus dem medialen Rand der linken Skapula entnommen. Durch die winklige Form konnte es zwanglos der Trachea und dem linken Stammbronchus dorsal angelagert und mit Fibrinkleber fixiert werden, wodurch die Bronchuswand zuverlässig an dem Transplantat aufgehängt werden konnte (Abb. 8).

Endoskopische Anwendung

Thorakoskopie

Scheele und Mitarbeiter weisen auf die ungezielte, Viereck und Buchwald auf die gezielte thorakoskopische Fibrinanwendung zur Pleurodese beim Spontanpneumothorax hin. Die ungezielte Fibrinkleberinstillation erfolgt bei Intubationsnarkose des Patienten mit einseitig kollabierter Lunge. Bei Beatmung der gesunden Lunge unter Verwendung eines Carlens-Tubus wird ein röntgenologisch kontrollierter Kollaps auf der Pneumothoraxseite erzeugt und eine Bülaudrainage eingebracht, sofern diese nicht bereits vorher gelegt worden war (6).

Über eine dicke Kanüle werden je nach Alter des Kindes zwischen 5 und 15 ml Fibrinkleber im 2. ICR in der MCL instilliert und die kollabierte Lunge gebläht. Die Beatmung erfolgt weiterhin über die gesunde gegenseitige Lunge. Nach 5 Minu-

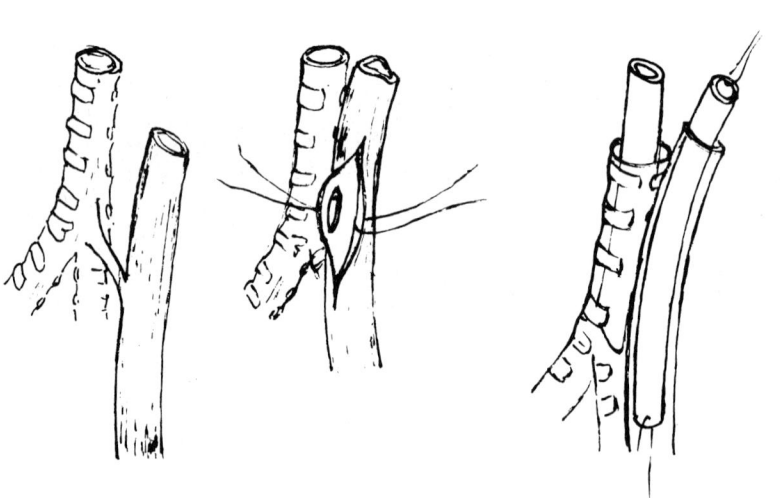

Abb. 11. a Eine Devitalisierung der Fistelinnenauskleidung und Verklebung gelingt nur bei langem, schräg verlaufendem Fistelgang (linke Skizze). Bei breiter direkter Verbindung zwischen Trachea und Ösophagus (rechte Skizze) ist der endoskopische Fistelverschluß nicht möglich, **b** Zur besseren Adaptation der Fistelwände kann eine Schienung der Trachea und der Speiseröhre für 2 bis 3 Tage beitragen

ten kann extubiert werden. Die Bülaudrainage wird mit einem Sog von minus 20 cm Wassersäule noch für einige Tage belassen. Bei nichtbeatmeten Patienten wird der Fibrinkleber mittels eines Plastikkatheters in die betroffene Pleurahöhle instilliert und die Entfaltung der Lunge allein durch den Sog der Bülau-Drainage erreicht. Beim malignen Pleuraerguß werden nach Entleerung des Ergusses zunächst 20000 Einheiten Aprontinin intrapleural appliziert. Anschließend erfolgt in vier Körperlagen, wie Kreuser und Mitarbeiter beschreiben, die Instillation von je 2,5 ml Fibrinogenkonzentrat und sofort anschließend die gleiche Menge Thrombin und Aprontinin. Nachfolgend wird wiederum mit minus 20 cm H_2O gesaugt.

Bei der gezielten Anwendung zum Verschluß kleinerer Parenchymdefekte oder bronchopleuraler Fisteln wird thorakoskopisch vorgegangen. Die Haftung des Klebers, der hier wiederum durch einen Plastikkatheter eingebracht wird, kann durch vorherige Laserung des Fistelbereiches bzw. des Parenchymdefektes verbessert werden (Abb. 9).

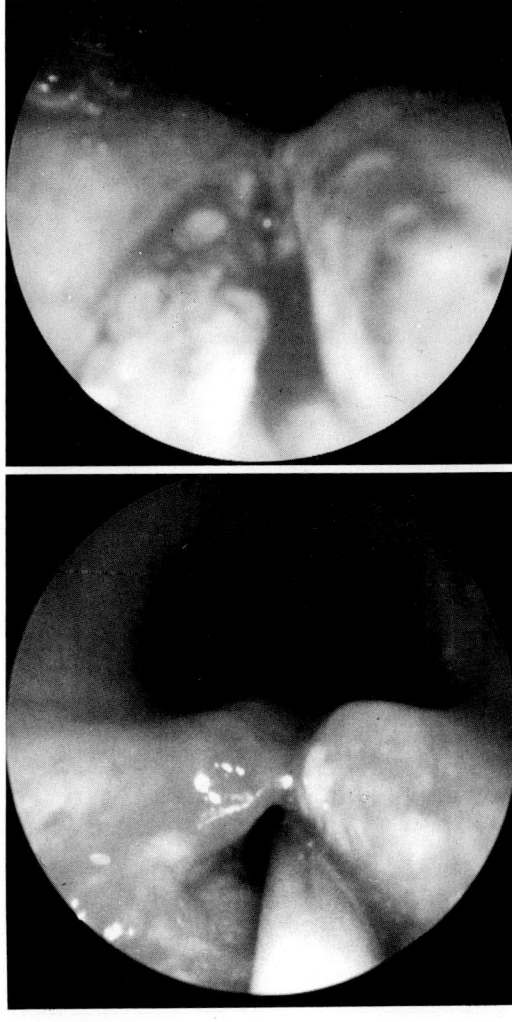

Abb. 12. 3jähriges Mädchen mit posttraumatischer Larynx- und Ösophagusruptur. Eine Sonde gleitet sofort durch den langstreckigen Defekt an der Larynxhinterwand in die Speiseröhre (unteres Bild)

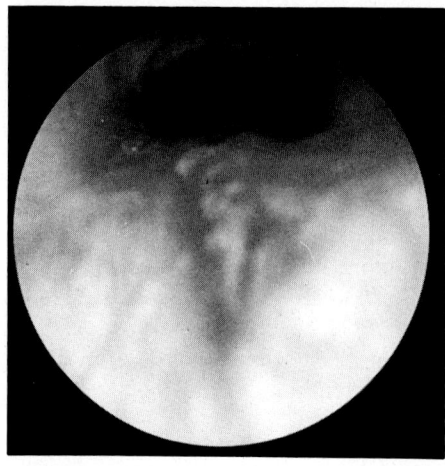

Abb. 13. Adaptation der Wundränder mit Fibrinkleber

Laryngotracheoskopie

Wir verwenden den Humanfibrinkleber zum Verschluß im Larynx, Trachea und Bronchus, insbesondere auch bei der tracheo-ösophagealen Fistel (Tab. 3). In Abbildung 10 ist der Verlauf bei einer Rezidivfistel nach primärer Versorgung einer Ösophagusatresie mit TEF Typ III B nach Vogt dargestellt.

Die Fistel lag an der charakteristischen Stelle unmittelbar proximal der trachealen Bifurkation. Sie wurde angefrischt, indem mit dem Neodym-Yag-Laser die Binnenauskleidung des Fistelganges devitalisiert worden ist. Anschließend wurde der Fibrinkleber instilliert (Abb. 10 a–f). Zu beachten ist allerdings, daß dieser Fistelverschluß nur gelingt, wenn der Fistelgang lang genug ist und schräg zur Speiseröhre verläuft (Abb. 11a). Nur dann lassen sich die Fistelwände sicher adaptieren. Dieser Fistelkollaps kann durch biluminale Kompressionen noch verbessert werden, indem der Trachealtubus über die tracheale Fistelöffnung hinweggeführt und als Widerlager ein endoösophagealer Tubus gleichen Kalibers eingelegt wird. Dieser kann nach 4 bis 6 Stunden wieder entfernt werden (Abb. 11b). Bei großen, direkt zwischen den aneinanderliegenden Wänden von Speiseröhre und Trachea entstandenen Defekten mit breiter Fistelverbindung ist ein derartiger Fistelverschluß jedoch nicht möglich.

Tabelle 3. Indikationen zur endoskopischen Anwendung (allein – additiv – sequentiell)

Thorakoskopisch:	● Fistelverschluß
	● Parenchymdefektverschluß
	● Pleurodese
Tracheoskopisch:	● Fistelverschluß
	● Defektverschluß an Larynx, Trachea, Ösophagus
	● Traumatische Trachealruptur
	● Plombierung
	● Hämostase

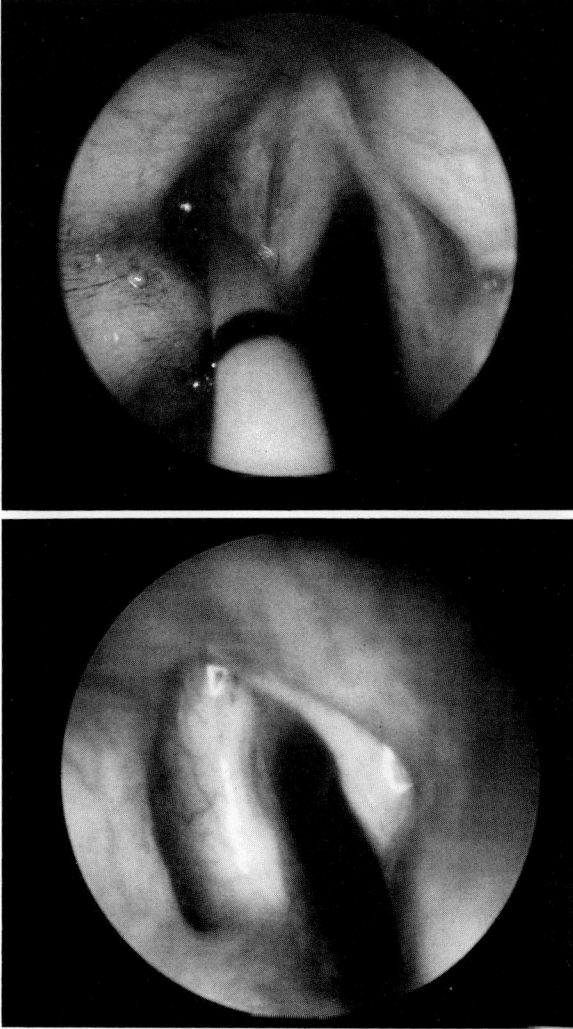

Abb. 14. 5 Monate altes Mädchen mit einer Larynxfistel und -Zyste des 3. Kiemenganges. Die Sonde konnte 3 cm tief in den Fistelgang, dessen innere Öffnung im linken Ventriculus laryngis lokalisiert war, eingeführt werden.
Das untere Bild zeigt den Laryngoskopie-Befund 6 Wochen nach der Behandlung. Der Fistelgang ist vernarbt

Weitere Indikationen sind der Defektverschluß an Larynx, Trachea und Öso-phagus, die traumatische Tracheal- bzw. Larynxruptur und evtl. die Plombierung und Hämostase. Bei der ösophago-pleuralen Fistel ist die Fibrinklebung grundsätz-lich mit der parenteralen Alimentation und einer Schienung der Speiseröhre mittels Magenverweilsonde zu verbinden. Bei großen Fisteln kann auch das Absaugen des Speichels mit einer Replogle-Sonde angezeigt sein.

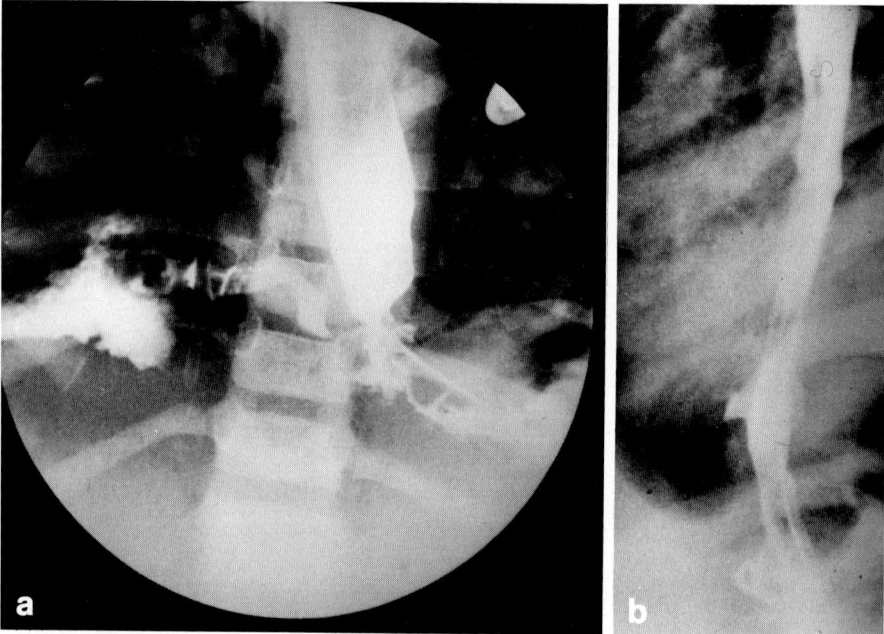

Abb. 15. 8 Jahre alter Knabe, ösophagopleurale Fistel. Verschluß durch endoskopische Fibrinkle-bung (a) vor und (b) 2 Wochen nach einmaliger Applikation des Fibrinklebers

Tabelle 4. Anwendung in der Thoraxchirurgie

- Verschluß von Gewebedefekten
- Verschluß von Fistelgängen
- Versiegelung von Wundflächen
- Aufkleben von Pleura- und Perikard-„patches"
- Fixation von Implantaten
- Abdichtung von Stichkanälen

Larynxruptur

Abschließend sei noch der Befund von einem 2jährigem Mädchen demonstriert. Es lag eine traumatische Larynxruptur mit Einriß auch der Speiseröhre und entsprechender Kommunikation zwischen Ösophagus und Larynx vor.

Es bestand ein zunehmendes Hautemphysem mit erheblicher Beeinträchtigung der Atmung. Das Mädchen war in der elterlichen Wohnung gestolpert und mit dem Hals auf sein Schaukelpferd aufgeschlagen. Danach entwickelte sich ein schwerer inspiratorischer Stridor mit dem Emphysem. Die Abbildung 11 zeigt den langstrek-kigen Einriß mit den klaffenden Wundrändern und der Verschwellung des Larynx. Die Sonde glitt sofort in die Speiseröhre. Der Defekt wurde endoskopisch verklebt und ein Trachealtubus zur Schienung eingelegt. Dieser konnte nach 24 Stunden entfernt werden (Abb. 13) (Abb. 14).

Zusammenfassung

Der Humanfibrinkleber kann auch in der Thoraxchirurgie vielfältig eingesetzt werden. Neben der offenen Applikation im Rahmen der Thorakotomie und bei der Spananlagerung zur Korrektur der Trichterbrust möchten wir ganz besonders auf die sehr guten Möglichkeiten bei der endoskopischen Chirurgie hinweisen (Tab. 4). Enttäuschungen sind aber nur zu vermeiden, wenn die verschiedenen Applikationstechniken beherrscht und auf eine korrekte Lagerung und sorgfältige Vorbereitung des Klebers und der Instrumente geachtet wird.

Literatur

1. Brands W, Lochbühler H, Raute-Kreinsen, Joppich I, Schaupp W, Menges H-W, Manegold BC (1983) Die Fibrinklebung angeborener Ösophagusmißbildungen. Zbl Chirurgie 108:803–807
2. Gdanietz K, Wiesner B, Mau E, Jung FJ (1974) Gewebekleber zum Verschluß von Ösophagus-trachealfisteln bei Kindern. Z Krkr Atm 141:46
3. Hartel W, Laas J (1981) Zusätzliche Abdichtung von Pleura-Lunge-Läsionen mit Fibrinkleber. Klinische Studie: In: Blümel G, Haas S (Hrsg) Mikrozirkulation und Prostaglandinstoffwechsel, F. K. Schattauer, Stuttgart, S 311–315
4. Kreuser ED, Seifried E, Harsch U, Brass B, Schreml W, Heimpel H (1985) Fibrinpleurodese bei malignen Pleuraergüssen. Dtsch Med Wschr 110:1365–1368
5. Pridun N (1985) Eine neue Technik zum Verschluß bronchopleuraler Fisteln. A Chir Austr 17 [Suppl] 65:3–11
6. Scheele J, Mühe E, Wopfner F (1978) Fibrinklebung. Chirurg 49:236–243
7. Waag KL, Joppich I, Manegold BC (1975) Zur endoskopischen Verklebung der ösophago-trachealen Rezidivfistel nach Ösophagusatresie. Z Kinderchir 17, 1:24–28
8. Waclawiczek HW, Boeckl O (1968) Klinische Erfahrungen mit der Fibrinklebung in der Allgemein- und Thoraxchirurgie. Zentralbl Chir 111:16–24
9. Waldschmidt J, Mielfried A, Arendt U (1983) Rezidivierender Spannungspneumothorax beim Atemnotsyndrom Frühgeborener. INA 40:49–54

Fibrinklebung am Gastrointestinaltrakt in der Kinderchirurgie

K.-L. WAAG

Die Möglichkeit der Verklebung eröffnet neue Perspektiven in der Kinderchirurgie und besitzt am Gastrointestinaltrakt viele Anwendungsmöglichkeiten, die jedoch heute noch nicht voll ausgelotet sind. Die Verwendung von Fibrin am Gastrointestinaltrakt soll hier im Rahmen der Kinderchirurgie vorgestellt werden.

Bereits 1975 wurde eine Verklebung einer ösophagotrachealen Rezidivfistel über ein starres Bronchoskop mit Hilfe von Histoacryl publiziert (Waag u. Mitarbeiter). Auf Grund des Bedenkens der Verwendung dieses Materials einerseits, der erfolgreichen Verklebung der Fistel andererseits wurde das Verfahren beibehalten, das Histoacryl aber durch Fibrin ersetzt. Die Fisteleinstellung gelingt mit einem starren Bronchoskop und einer 30-Grad-Vorausoptik über die Trachea meist im Stadium der Inspiration gut. Das Fibrin wird über den Instrumentierkanal über einen Ureterenkatheter (Charr. 4) eingebracht. Da Fibrin auf einer kontakten Oberfläche auf Dauer nicht hält und spontane Rekanalisierungen bei den ersten Versuchen gesehen wurde, mußten hier Zusatzmanipulationen angewandt werden, um eine gut haftende Oberfläche für den Fibrinkleber zu schaffen. Für diese Verbesserung der Haftung des Fibrins wurde die Fisteloberfläche mit dem Kopf des Metallmandrin des Ureterenkatheters koaguliert und erst anschließend das Fibrin eingebracht. Auf diese Weise gelingt der Verschluß einer solchen ösophago-trachealen Rezidivfistel ohne Rethorakotomie, wie wir bei eigenen 12 Fällen dies nachweisen konnten. Allerdings kann es notwendig sein, daß eine solche Behandlung 3–4mal wiederholt werden muß, bis der Fistelkanal dauerhaft verschlossen ist. In der Anfangszeit konnte bei 2 Patienten der endoskopische Verschluß nicht erreicht werden. Ein sehr kurzer großer Kanal ist nach unserer Ansicht heute für eine solche endoskopische Verklebung wenig geeignet, ein Kanal mit mehreren Millimeter Länge jedoch sehr gut.

Vier weitere Kinder wurden in ähnlicher Weise therapiert, nachdem sie nach einer operativen Korrektur einer Ösophagusatresie an hochfieberhaften Bronchopneumonien erkrankten. Es entwickelten sich jedesmal nach dem Absetzen der antibiotischen Therapie auch ein 4. und 5. Mal ein Pneumonie-Rezidiv, ohne daß sich bronchoskopisch oder radiologisch eine ösophago-tracheale Fistel darstellen ließ. Bei der Bronchoskopie zeigten sich tiefe Blindsäcke im Bereich der ehemaligen ösophago-trachealen Fistel während der Überdruckventilation. Die divertikelartigen Blindsäcke waren 0,5 bis 1,5 cm tief sondierbar und mit eitrigem Schleim gefüllt. Dieses Tracheadivertikel löste die Pneumonien aus. Wir erreichten durch die Oberflächenmukosa-Koagulation und Verklebung deutliche klinische Erfolge. Bei einem gleichen Patienten verzichteten wir auf die Verklebung, da bei massiven Pneumonien die operative Revision durch Thorakotomie vorzuziehen war, um

Ch. Gebhardt (Hrsg.)
Fibrinklebung in der Allgemein- und Unfallchirurgie,
Orthopädie, Kinder- und Thoraxchirurgie
© Springer-Verlag Berlin Heidelberg 1992

schneller an das Ziel zu kommen. Wir fanden um den Blindsack von 1,5 cm Länge herum massive entzündlich verbackene Lymphknotenpakete von 3–4 cm Durchmesser. Dies bewies uns die entzündliche Dauerreaktion in einem solchen Stumpf einer ösophago-trachealen Restfistel. Nach der Resektion dieser blindenden Fistel erholte sich der Junge schnell.

Am *Dünndarm* wird der Fibrinkleber in unseren Händen seit ca. 10 Jahren zur postoperativen Adhäsionsprophylaxe verwendet. In der Neugeborenen- und Kinderchirurgie sind Adhäsionen in bis zu 30% der Fälle postoperativ intraperitoneal nachweisbar (Oesch et al., Waag et al.). Die Art der Grunderkrankung spielt eine wesentliche Rolle, wobei entzündliche Reaktionen an der Darmserosa oder am Peritoneum Adhäsionen auslösen, wie dies auch postoperativ nach Atresien, Megakolon oder Omphalozele bekannt ist. Postoperativ führen im Durchschnitt ca. 3,6% durch eine entsprechende Klinik mit Ileus oder Subileus zur Relaparotomie.

Die alten Verfahren der Nobelschen Operation mit seroserösen Nähten, der inneren Schienung nach Reifferscheidt und Sauer und der Mesenterialplikatur nach Childs und Phillips wurden aus dieser Not heraus entwickelt, um Rezidivoperationen zu vermeiden. Da die sortierte Fixation solcher Darmschlingen, die von ihrer Oberfläche erwartungsgemäß wieder Adhäsionen auslösen werden, klinisch ihre Effektivität bewiesen hat, führen wir seit 1979 an Stelle der früher technisch aufwendigeren Verfahren die Plikatur des Dünndarmes mit Fibrin durch. Sowohl die intraluminale Dünndarmschienung wie die Plikatur des Dünndarm über Raffnähte durch das gefaltete Mesenterium hindurch sind mit Gefahren verbunden. Dünndarmwand-Perforationen, Spätblutungen aus den Mesenterialgefäßen und Darmschlingennekrosen sind bekannt.

Für diese Fibrinplikatur wird der Dünndarm komplett präpariert und nach Treitz mäanderförmig in Falten gelegt. So kann abschnittsweise die Darmwand an Darmwand mit Fibrin verklebt werden, wobei sich das Duo-Set mit Y-Stück ohne Nadel bewährt hat, da die Nadel ihrerseits schnell verstopft. Das Verkleben einer Darmschlinge mit der nächsten erlaubt eine schnelle, gezielte und geordnete Schlingenlegung des gesamten Dünndarms, ohne daß die Schlingen wieder auseinanderfallen, bevor sie nach der Original-Methode nach Childs und Phillips fixiert waren. Es entfällt bei der Fibrinplikatur auch die Möglichkeit, daß das Mesenterium zu fest oder zu locker fixiert ist und deshalb anschließend die Mesenterialfäden wieder entfernt, neu gelegt, bzw. korrigiert werden mußten.

Unsere eigenen Erfahrungen beziehen sich auf 27 Kinder mit Fibrinplikatur des Dünndarms. Ein Patient mußte nach einer Omphalozele wegen neuer Passagestörungen relaparotomiert werden. Dieses war die einzige Korrektur-Operation, die bei allen Kindern notwendig war. Es bleibt hervorzuheben, daß die Auflösung eines solchen fibrinverklebten Darmkonvolutes bei diesem Säugling durchaus machbar war und nicht schwieriger als bei einem Adhäsionsbauch anderer Genese, wie z.B. nach Peritonitis erschien.

Die Indikation zu einer Plikatur des gesamten Dünndarms bei nur teilgeschädigter Serosa ist oft schwer zu entscheiden. Früher wurde vor einer Nobelschen Operation oder Mesenterialplikatur nur eines Teils des Dünndarms gewarnt, da die schweren, gefalteten Darmkonvolute im Bauchraum absinken und durch Lageveränderungen zu Passagestörungen führten.

Um kürzere, aber massive Serosadefekte nicht zum Ausgangspunkt von Briden werden zu lassen, versuchten wir die Versiegelung der Oberflächendefekte mit Fibrinkleber, wobei das aufgebrachte Fibrin abtrocknet.

Zu diesem Zweck wurde in einer tierexperimentellen Studie an 15 Kaninchen und 5 Kontrolltieren mechanisch ein Serosadefekt in definierter Länge am terminalen Dünndarm gesetzt und mit einer dicken Schicht Fibrin überzogen, ohne anderes Gewebe dagegen zu kleben. Die defekten Darmbezirke wurden mit Fibrin plus 500 IE Thrombin plus 3000 IE Aprotinin über die Gesamtstrecke des Serosadefektes am Dünndarm vor der Bauhinschen Klappe 1–2 mm dick abgedeckt. Nach der Abtrocknung dieser Fibrinschicht wurde der Darm nach 10 Minuten in das Abdomen zurückverlagert. Bei der Relaparotomie nach durchschnittlich 23½ Tagen waren deutliche Unterschiede in beiden Gruppen nachweisbar.

Bei der Auswertung der Ergebnisse zeigten lediglich 27% in der Gruppe der Tiere mit Fibrinversiegelung einzelne Briden, wobei keine klinischen Zeichen eines Ileus nachzuweisen waren. Demgegenüber waren in der Kontrollgruppe mit Serosadefekten ohne Fibrinabdeckung in 75% großflächige Adhäsionen nachweisbar. Kaninchen wurden als Versuchstiere deshalb gewählt, weil uns aus tierärztlicher Sicht seinerzeit Ratten als ungeeignet für solche intraperitonealen Adhäsions-Experimente erklärt wurden. 1990 bestätigten jetzt Brands und Mitarbeiter sowie Koltai und Mitarbeiter unsere tierexperimentellen Ergebnisse auch an Ratten, die wir an Kaninchen 1988 auf dem Kongreß der Deutschen Kinderchirurgen in Mainz vorgetragen hatten.

Aus klinischer Sicht haben wir dieses Verfahren bereits bei ca. 8 Kindern angewandt und anläßlich von 3 Relaparotomien den Effekt der Adhäsionsprophylaxe bestätigen können.

Massive *traumatische Pankreaseinrisse,* bzw. subtotale Durchtrennung wurden nach der lockeren Adaptation durch Naht klinisch zusätzlich mit Fibrin verklebt, wobei 10000 IE Aprotinin und 500 IE Thrombin verwendet wurden. Von 3 Fällen mit subtotaler Ruptur kam es erstaunlicherweise nur 1mal zur Ausbildung einer kleinen Pankreaspseudozyste von 3,5 cm Durchmesser, die konservativ behandelt wurde und 5 Monate postoperativ verschwand. Die kleine Zahl erlaubt hier keine sicheren Aussagen, sondern muß erhöht werden. Ergäbe sich durch regelmäßiges Abdichten mit Fibrin der Pankreaseinrisse die Möglichkeit, Pseudozysten zu verhindern, wäre dies eine wirksame Bereicherung der Therapie von Pankreasverletzungen.

Bei *Darmanastomosen* ist Fibrin verwendbar, wie bei Ösophagusanastomosen ebenfalls, wenn der Operateur dies für nötig hält. Wir selbst haben nur bei langstreckigen Darmnahtreihen, wie beim komplett aganglionären Kolon anläßlich der Operation nach Martin mit der Längsanastomose zwischen Dünn- und Dickdarm Fibrin verwandt. Regelmäßig benutzen wir Fibrin für die langen Darmnähte für die Dünndarm-Doppelungsoperation beim Kurzdarm-Syndrom.

Analfisteln zum Perineum beim M. Crohn haben wir in einer kleinen Serie mit Hilfe von Fibrin gleichzeitig mit medikamentöser Therapie mit Metronidazol bei 3 Kindern behandelt und einen positiven Eindruck im Sinne einer schnelleren Heilung gewonnen. Auch hier müssen weitere Erfahrungen gesammelt werden, da die Zerstörung des Sphinkterapparates durch rezidivierende perianale Abszedierungen schwere Probleme nach sich zieht. Nach der Verklebung entstanden bisher keine sekundären Abszesse.

Die Möglichkeit transanaler Sklerosierung zur Therapie eines *Analprolapses* wurde schon von Meissner in seinem Lehrbuch 1964 erwähnt und auch von uns praktiziert. Wegen der lokalen, iatrogenen Nekrosen, die durch Äthyloxysklerol oder ähnliche Substanzen in dem perirektalen Gewebe hervorgerufen werden, haben wir diese Methode bisher nicht verwandt, sondern transsakral eine Rektumraffung durchgeführt. Die Untersuchungen von Salm wie auch von Eimiller am blutenden Ulkus zeigen jedoch, daß nach der Infiltration von Fibrin die Gefäße selbst offen bleiben und Nekrosereaktionen ausbleiben. Deshalb sind wir dazu übergegangen, den Analprolaps statt mit sklerosierenden Substanzen mit Fibrininfiltration zu behandeln. Am sedierten Kind wird transanal über eine Injektionsnadel mit dem Duo-Set mit Hilfe eines Analsperrers oder mit Langenbeckhaken das Fibrin in die Rektumwand und in das umliegende Gewebe infiltriert. Nach jeweils zwei Injektionssitzungen trat der Prolaps bei beiden so behandelten Kindern bisher nicht mehr auf. Größere Zahlen als abschließende Beurteilung müssen jedoch auch hier vorgelegt werden, um diese Anfangserfolge evaluieren zu können.

Die vielfältigen Möglichkeiten der Verwendung des Fibrins am Intestinaltrakt bedürfen weiterer Untersuchungen und vor allen Dingen größerer Serien der bisherigen Anwendungsgebiete. Die Erweiterung des Fibrins auf andere Bereiche der Kinderchirurgie wie bei der Plastischen Chirurgie für Mesh-graft-Fixationen, Therapie des spontanen Chylothorax in der Neugeborenenchirurgie oder bei Hypospadien wird die zukünftige Chirurgie wesentlich mitgestalten.

Zusammenfassung

Die Anwendungsmöglichkeiten von humanem Fibrinkleber hat vielfältigen Einzug in die Kinderchirurgie gefunden.

Am Gastrointestinaltrakt wird über eigene Verwendungen von Fibrinkleber in der Kinderchirurgie berichtet. Unsere Erfahrungen beziehen sich auf die endoskopische Verklebung tracheoösophagealer Fisteln und Tracheadivertikel sowie auf die Sicherung langer Darmwandnähte wie bei der Dünndarm-Doppelungsoperation und bei besonderen Techniken der Megakolonresektion. Die Darmplikatur nach Nobel wurde bei 27 Kindern mit Fibrin durchgeführt. Zur Prophylaxe wird in einer eigenen tierexperimentellen Serie die Adhäsionsprophylaxe mit Fibrin-Versiegelung der Darmoberfläche diskutiert. In einzelnen Fällen bewährte sich die Abdichtung subtotaler Pankreasrupturen im Kindesalter mit Fibrinkleber und der Fibrinverschluß von Analfisteln bei M. Crohn. Es gelang in 3 Fällen durch Unterspritzung von Fibrin einen Analprolaps zu therapieren.

Neben den gesicherten Indikationen werden sich weitere Bereiche auftun, die bisher nur in Einzelfällen ausgelotet wurden und wobei noch weitere Erfahrungen gemacht und größere Zahlen gesammelt werden müssen.

Literatur

1. Ascherl T, Blümel G (1983) Prophylaxe intraperitonealer Adhäsionen mit einem Fibrinolytikum. Med Welt 34:410
2. Brands W, Joppich I, Lochbühler H (1982) Anwendung von hochkonzentriertem Humanfibrinogen in der Kinderchirurgie. Z Kinderchir 35:159

3. Childs W, Phillips (1960) Experience with intestinal plication and proposed modification. Ann Surg 152:258
4. Ellis H (1982) The causes and prevention of intestinal adhesions. Brit J Surg 69:241
5. Ellis H (1980) Internal overhealing: The problem of peritoneal adhesions. WORLD: J Surg 4:303
6. Grosfeld J, Berman I, Schiller M, Morse T (1973) Excessive morbidity resulting from prevention of intestinal adhesions with steroids and antihistamines. J Pediat Surg 8:221
7. Oesch J (1979) Frühlaparotomien in der Kinderchirurgie. Z Kinderchir 29:219
8. Sauer H (1971) Ileusprophylaxe bei Laparotomien wegen Ileus und Peritonitis im Kindesalter. Chirurg 42:32
9. Waag K-L, Joppich I (1976) Die Mehrfach-Relaparotomie im frühen Säuglings- und Kindesalter. In: Pichelmayr R (Hrsg) Postoperative Komplikationen, Prophylaxe und Therapie. Springer, Berlin Heidelberg New York, S 154
10. Waag K-L, Menardi G, Brands W (1980) Mesenterialplikatur und innere Dünndarmschienung bei rezidivierenden postoperativen Adhäsionen im Kindesalter. Z Kinderchir 3:46
11. Waag K-L, Joppich I, Manegold BC (1975) Zur endoskopischen Verklebung der ösophagotrachealen Rezidivfistel nach Ösophagoatresie. Z Kinderchir 17:24
12. Waag KL, Litzinger B (1988) Umkehrung des Fibrinklebeprinzips zur Adhäsionsprophylaxe – eine experimentelle Studie. Monatsschr Kinderheilk 136:581
13. Welte W, Albinus M, Dominick Ch (1973) Zur Adhäsionsprophylaxe mit Proteinaseinhibitoren. Med Welt 1038
14. Young HL, Wheeler M, Morse D (1981) The effect of intraveneous aprotinin (trasylol) on intraperitoneal adhesion formation in the rat. Brit J Surg 68:59

Fibrinklebung in der Kinderurologie

CH. SPEHR

Zusammenfassung

Seit 1972 setzen wir Fibrinkleber routinemäßig bei fast allen urologischen Eingriffen an Kindern ein. Darunter fallen 154 Patienten im Alter zwischen 1–16 Jahren mit ausgedehnten Korrekturen am äußeren Genitale, bei denen in 143 Fällen eine Harnröhren-Rekonstruktion durchgeführt wurde.

Dabei haben sich folgende Eigenschaften des Fibrinklebers ergeben: Gute Verträglichkeit, spaltfreie Gewebeverklebung, sichere Blutstillung, geringe Infektionsrate, zarte Narbenbildung und eine einfache Handhabung.

Einleitung

Narbenlose Operationstechniken sind der Traum eines jeden Chirurgen.

Bei plastisch-rekonstruktiven Operationen bedeutet die mißglückte Narbe aber nicht allein ein schlechtes kosmetisches Resultat, sondern häufig auch eine schwerwiegende Funktionsstörung. Wird ein solcher Eingriff im Kindesalter erforderlich, so ist ein gutes Operationsergebnis insofern besonders wichtig, als es sich auch unter Wachstumsbedingungen bewähren muß. Die Situation wird im allgemeinen noch dadurch erschwert, daß die kleinen Patienten aus Altersgründen selten die Einsicht für ruhiges Verhalten, fixierende Verbände oder gar Bettruhe aufbringen. Sie haben meistens keine Schmerzen und somit auch kein Krankheitsgefühl. Daher ist ein möglichst rascher, störungsfreier Heilverlauf bei kindlichen Patienten von großer Bedeutung und eine Substanz von hohem Wert, welche die Wundheilungsdauer verkürzt, eine sichere Blutstillung bewirkt und reizfrei resorbiert wird. In Form des Fibrinklebers steht uns ein solcher Stoff seit 1974 zur Verfügung.

Die wichtigsten Voraussetzungen für die Verwendung eines Klebers sind *gute Gewebsverträglichkeit* und *fehlende Fremdkörper-Reaktion*. Beides trifft für den Fibrinkleber zu. Es handelt sich um eine humanbiologische Substanz, die innerhalb von 6–14 Tagen vollständig abgebaut wird. Die Resorptionsdauer ist abhängig von der Menge des verwendeten Klebstoffes.

Fibrin dient als Leitschiene für das Einsprossen von Kapillaren in das Wundgebiet. Es begünstigt die Bildung von Granulationsgewebe und vermindert die Gefahr einer bakteriellen Besiedlung. Diese *heilungsfördernden* und *infektionshemmenden Eigenschaften* sind besonders erwünscht bei allen Korrekturen der ableitenden Harnwege, wo bereits minimale Defektheilungen zur Fistelbildung oder Abflußstörung führen. Daher haben wir seit 1977 Fibrinkleber routinemäßig bei allen Harn-

Ch. Gebhardt (Hrsg.)
Fibrinklebung in der Allgemein- und Unfallchirurgie,
Orthopädie, Kinder- und Thoraxchirurgie
© Springer-Verlag Berlin Heidelberg 1992

röhren-Plastiken und rekonstruktiven Eingriffen am äußeren Genitale eingesetzt, weiter zur Versiegelung von Nierenparenchymdefekten und zur submukösen Fixation des Ureters bei Antirefluxplastiken bzw. Urethrozystoneostomien.

Material und Methode

Am Beispiel einer Peniskorrektur bei Blasenekstrophie sollen die wesentlichen Aspekte der Anwendung und Handhabung des Klebers unter dem Gesichtspunkt der *Blutstillung,* der *Nahtabdichtung,* der *Verklebung von Gewebsspalten,* der flächenhaften Hautfixierung und der Möglichkeit des Nahtersatzes dargestellt werden (Abb. 1).

Blutstillung

Gerade bei Operationen am Genitale besteht infolge des Gefäßreichtums eine erhöhte Neigung zur Hämatom- und Ödembildung. Für die komplikationslose Hei-

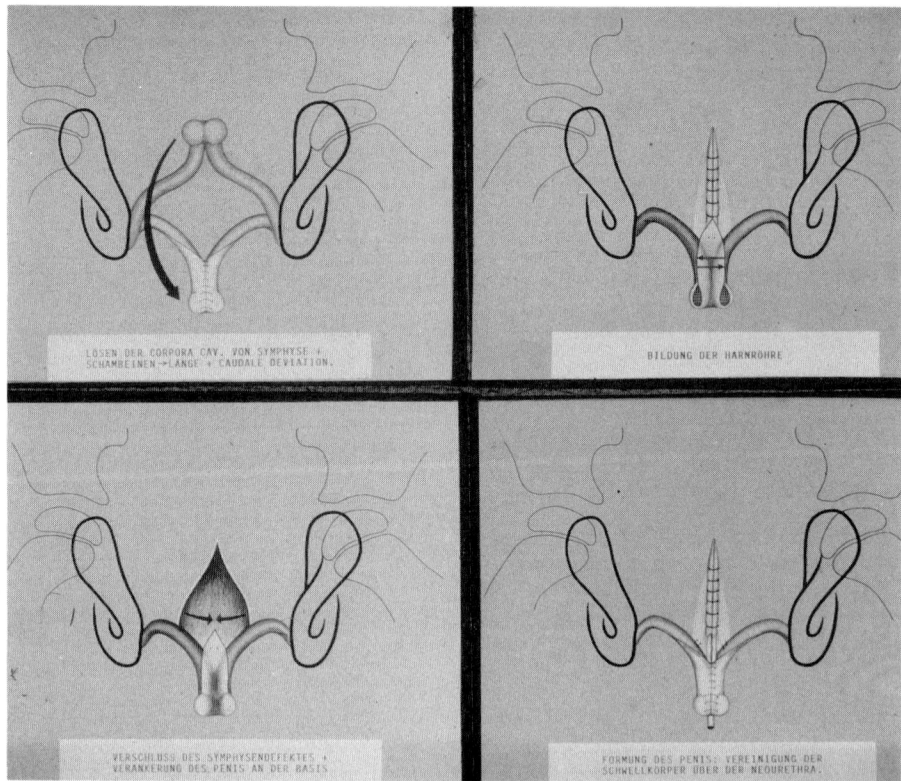

Abb. 1. Schematische Darstellung der einzelnen Operationsschritte einer Penisaufbauplastik bei Blasenekstrophie

lung ist daher eine sorgfältige Blutstillung bei ungestörter Blutzirkulation unerläß-
lich. Sowohl punktförmige als auch diffus flächenhafte Blutungen, wie sie z. B. an
den Corpora cavernosa auftreten, lassen sich durch direkte Applikation des *schnellen* Klebers auf das Wundgebiet plombieren. Ggf. kann Kollagenvlies als Trägersubstanz zu Hilfe genommen werden. Bei starker Blutung ist für die Versiegelung
der Gefäßlumina eine kurzfristige Blutleere erforderlich, da andernfalls der Kleber
vor der Polymerisation vom Blutstrom fortgeschwemmt wird. Es erübrigen sich
aber immer eine länger dauernde Ischämie und zeitraubende, meist ineffektive Um-
stechungen und Ligaturen. Ebenso kann man auf eine elektrochirurgische Blutstillung mit der Gefahr nachfolgender Verbrennungsnekrosen verzichten.

Nahtabdichtung

Jeder primär wasserdichte Verschluß erfordert bei herkömmlicher Technik engge-
setzte Nähte. Für die Harnröhrenplastik birgt dies neben der Möglichkeit der Ma-
terialverkürzung die Gefahr der Minderdurchblutung mit nachfolgender Nekrose –
und damit das Risiko einer Fistelbildung. Dagegen erlaubt das kombinierte Naht-
Klebeverfahren locker gelegte Suturen in Form der fortlaufenden oder Einzelnaht.
Operationstechnisch bedingte Schäden werden dadurch vermieden. Außerdem
kann auf eine Splintung der Neourethra verzichtet werden (Abb. 2).

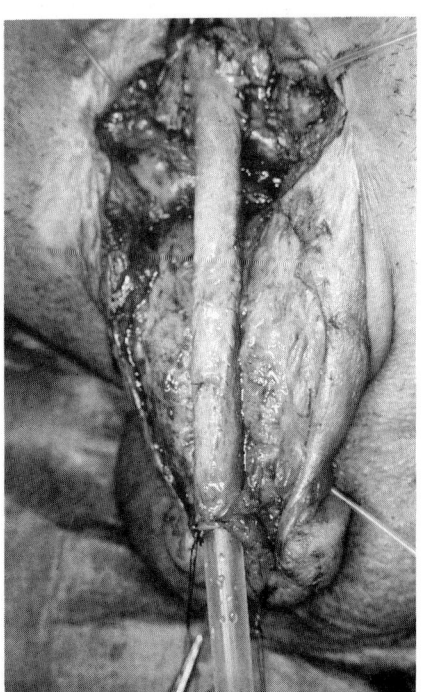

Abb. 2. Aus einem freien Spalthauttransplantat gebildete Neourethra, die den langen Defekt nach Schaftaufrichtung überbrückt

Gewebeklebung, Hautfixierung

Ausgedehnte Gewebe- und Hautmobilisationen, wie sie bei diesen Eingriffen erforderlich sind, hinterlassen große Wundflächen. Hier kann Fibrinkleber zur flächenhaften Verschweißung von Haut oder Transplantaten mit dem Penisschaft eingesetzt werden. Seine dünnflüssige Beschaffenheit gewährleistet die Versiegelung selbst kleinster Gewebsspalten und bedeutet somit eine zusätzliche Prophylaxe gegen das Auftreten von Fisteln. Des weiteren erlaubt die zuverlässige Verklebung der Haut mit dem darunterliegenden Gewebe die Einsparung von Hautnähten, da kein Zug mehr auf den Wundrändern lastet. Wir beschränken uns daher bei Harnröhrenplastiken auf eine fortlaufende wundrandnahe Subcutan- oder Intracutan-Naht. Generell verzichten wir auf Wunddrainagen, da bei Fibrinklebung keine Spalträume zwischen den einzelnen Gewebsschichten zurückbleiben.

An dieser Stelle sei noch einmal darauf hingewiesen, daß der Fibrinkleber sparsam aufgetragen werden muß, so daß die Schicht nur einem kapillaren Spalt entspricht. Ein dünnes Fasernetz induziert die Kapillareinsprossung und die Bildung von Granulationsgewebe; ein dicker Fibrinteppich hingegen beeinträchtigt diesen Vaskularisierungsprozeß im Sinne einer Barriere, wie die Untersuchungen an Kaninchenohren von Edinger et al. ergeben haben. Darüber hinaus wird durch die längere Fibrinolysedauer die Möglichkeit einer Infektion erhöht. Eine zu dicke Schicht kann auch unbemerkt durch Summation der verschiedenen Klebevorgänge entstehen. Um dieser Möglichkeit vorzubeugen, befürworten wir die „abschließende Wundklebung", bei der die verschiedenen Eigenschaften des Fibrinklebers in

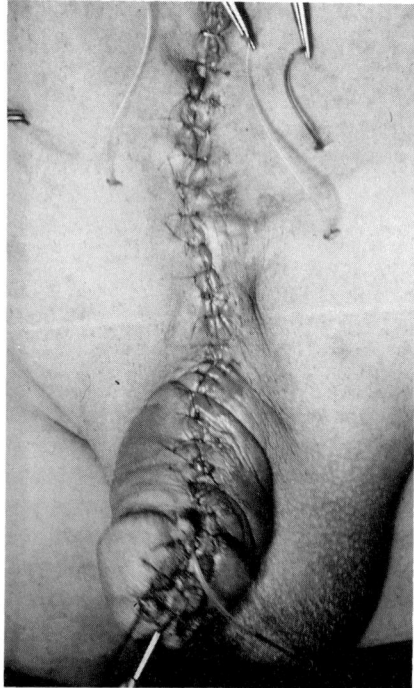

Abb. 3. Fibrinklebung
über feine Silikonschienchen

einem Arbeitsgang genutzt werden. Vor dem Wundverschluß wird in den zu versiegelnden Bereich ein dünner Schlauch eingelegt. Bei mehrschichtigen Verfahren werden die einzelnen Kulissen jeweils mit Schläuchen versehen. Nach beendeter Hautnaht wird über diese nacheinander der Kleber appliziert, während man die kleinen Schienen langsam herauszieht (Abb. 3). Der noch dünnflüssige Klebstoff wird durch mäßige Kompression gleichmäßig verteilt und erreicht dadurch auch feinste Gewebsspalten. Weitere Vorteile dieses Verfahrens bestehen darin, daß der Fibrinkleber erst an der endgültig ausgespannten Haut seine Wirkung entfaltet und nur sparsam mit den Hautschnitträndern in Berührung kommt. Auf diese Weise wird eine Einkrempelung der freien Wundränder und deren ungenaue Adaptation vermieden. Dies ist auch bei der Verwendung von Spalt- oder Vollhauttransplantaten von großer Bedeutung. Auf einem bewegungsarmen Wundbett genügt die Fixation des exakt vorgeschnittenen und gut ausgespannten Hauttransplantats allein durch Fibrinkleber. Bei der Defektdeckung am Penis ist es jedoch ratsam, den Patch mit einigen Situationsnähten am Schaft anzuheften und zusätzlich die Wundränder maßgerecht einzunähen. Auch hier hat sich wieder die abschließende Klebung über ein dünnes Schienchen sehr bewährt.

Ergebnisse

Seit 1977 haben wir bei 154 Kindern bei der Korrektur von Genitalmißbildungen Fibrinkleber eingesetzt. Es handelte sich um 107 Knaben mit einer Hypospadie, in 6 Fällen bestand eine Epispadie und 30mal lag eine Blasenekstrophie vor. Bei 11 weiteren Patienten bestanden verschiedene seltene Fehlbildungen (Tabelle 1).

In 143 Fällen war eine Harnröhrenrekonstruktion angeschlossen. Danach trat – ohne erkennbare Ursache – bei 4 Knaben mit einer Hypospadie und einem Patienten mit Epispadie eine Harnröhrenfistel auf. Allerdings bestanden bei diesen Kindern ungünstige Hautverhältnisse auf Grund vorausgegangener Operationen (Tabelle 2).

Tabelle 1

Patientengut	n = 154
Hypospadie	107
Blasenekstrophie	30
Epispadie	6
Sonstige	11

Tabelle 2. Komplikationen (154 Genital-Korrekturen mit Harnröhrenplastik)

Fisteln	5
Wundinfektion	3
Narbenkorrektur	9

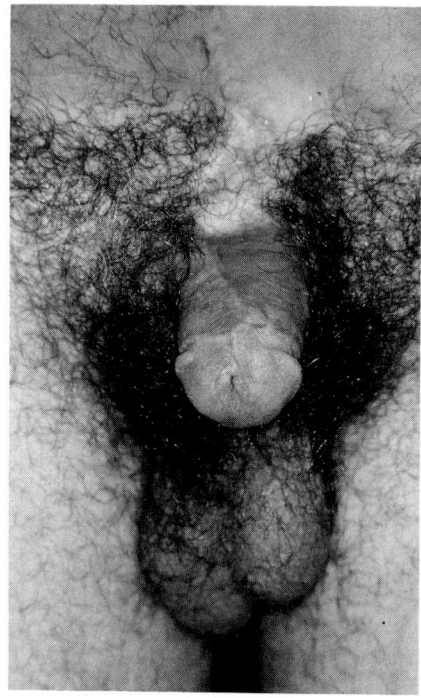

Abb. 4. Operationsergebnis ½ Jahr
nach Penisaufbauplastik

Bei 3 Patienten mit einer Blasenekstrophie kam es zur Wundinfektion – möglicherweise auf Grund einer zu großzügigen Verwendung von Fibrinkleber im Bereich der Symphysenspalte. Es ist daher zur Sicherung einer störungsfreien Wundheilung angebracht, den Kleber in dünner Schicht aufzutragen. Er eignet sich keinesfalls zum Auffüllen von Hohlräumen. Bei 9 Kindern mit Blasenekstrophie war nach Penisaufbauplastik eine Narbenkorrektur auf dem Penisrücken erforderlich (Abb. 4). Man muß aber berücksichtigen, daß bei diesen langen Eingriffen die Wundränder durch Austrocknung geschädigt werden können. Sonst ist es unsere Erfahrung, daß nach Fibrinklebung auch dann weiche, dehnungsfähige Narben entstehen, wenn bei der Schnittführung die Haut-Spalt-Linien nicht berücksichtigt werden konnten.

Schlußfolgerung

Ohne Zweifel bedeutet die Fibrinklebung eine große Hilfe für den Chirurgen. Sie stellt ein technisch einfaches, zeitsparendes Verfahren dar, welches nur eine kurze Einarbeitungsphase erfordert. Sie entläßt den Operateur aber nicht aus der Verpflichtung zu einer atraumatischen, subtilen Operationstechnik. Unter diesen Voraussetzungen jedoch verbessert und sichert Fibrinkleber das Ergebnis eines jeden chirurgischen Eingriffs.

Literatur

1. Clodius L (1973) Die Praxis der Chirurgie der Narben. Chir Prax 17:455
2. Edinger D, Mühling J, Schröder F, Willi Ch, Herne WD (1982) Experimentelle Klebung von Vollhauttransplantaten. Buchtitel: Fibrinkleber in Orthopädie und Traumatologie. 4. Heidelberger Orthopädie-Symposium S 210–217. Thieme, Stuttgart
3. Holle J, Freilinger G, Frey M, Mandl H (1979) Fibrinklebung in der rekonstruktiven Chirurgie. 3. Deutsch-österreichisch-schweizerische Unfalltagung in Wien, 3.–6. Okt. 1979 (Hefte zur Unfallheilkunde 148:828–831
4. Matras H (1981) Erfahrungen mit „Fibrinkleber" im Gesichtsbereich. Symposium „Anwendung von Fibrinkleber in operativen Fächern" Graz 1981, Verlag Immuno, Wien, S 83–86
5. Rupp G (1983) Klinische Applikationsmöglichkeiten der Fibrinklebung im Bereich der Haut. Haemostaseologie 1:40–43
6. Schargus G, Neckel C, Mühling J (1982) Klinische Anwendung des Fibrinklebesystems bei der Klebung von Hauttransplantaten. Dtsch Z Mund-Kiefer-Gesichts-Chir 6:296–298
7. Spängler HP (1976) Gewebeklebung und lokale Blutstillung mit Fibrinogen, Thrombin und Blutgerinnungsfaktor XIII (Experimentelle Untersuchungen und klinische Erfahrungen) Wiener Klin Wschr 88:1–18 Suppl 49
8. Spehr Ch (1985) Anwendung von Fibrinkleber bei plastisch rekonstruktiven Eingriffen am kindlichen Genitale. Buchtitel: Fibrinklebung in der Urologie. Springer, Berlin Heidelberg New York, S 65–70
9. Spehr Ch (1986) Fibrin Sealant in Reconstruction of the Infantile Urethra. Buchtitel: Gynaecology and Obstetrics-Urology. Springer, Berlin Heidelberg New York, S 136–140
10. Staindl O (1977) Die Gewebeklebung mit hochkonzentriertem humanem Fibrinogen am Beispiel der freien, autologen Hauttransplantation. Arch Oto-Rhino-Laryngologie 217:219–228
11. Staindl O (1979) Spalthautklebung in der Kopf-Hals-Chirurgie. Dtsch Z Mund-Kiefer-Gesichts-Chir 3:38–42
12. Staindl O, Chemlicek-Feuerstein C (1983) Narben und Narbenkorrekturen. HNO 31:183–192

Klinische Anwendung von Fibrinkleber – Fibrinklebung bei Hauttransplantationen

D. Neukam

Seit ca. 10 Jahren wird in der Hautklinik Linden – Medizinische Hochschule Hannover – mit dem Human-Fibrinkleber gearbeitet. Er wird vorwiegend bei der Defektdeckung großzügig exzidierter Hauttumoren eingesetzt. Hierzu gehören die Basaliome, Spinalzellkarzinome und die Malignen Melanome. Ferner bei Meshgrafttransplantationen nach operativer Entfernung von kongenitalen Riesennaevi und plastischer Deckung des Ulcus cruris, als Wundversiegelung nach der Dermabrasio des Rhinophyms (Staindl 1986) und gelegentlich bei der Fixation von Nahlappenplastiken. Der Hauptanwendungsbereich erstreckt sich jedoch auf die freien Vollhaut- und Spalthauttransplantate nach radikaler Exzision Maligner Melanome.

Seit einigen Jahren wird zunehmend zur Erzielung eines kosmetisch günstigeren Ergebnisses, wenn ein primärer Wundverschluß nicht möglich ist, zur zweizeitigen Defektdeckung tendiert. Je nach Lokalisation erfordert die Konditionierung des Defektes einen Zeitraum von zwei bis sechs Wochen.

Die Konditionierung beinhaltet desinfizierende und granulationsfördernde Maßnahmen. Zum Beispiel Desinfektion mit wässrigen Externa wie Polyvidon-Jod-Lösung, enzymatische Reinigung sowie Einsatz granulationsfördernder Materialien wie Polyurethanschaumstoffe. Unter Durchführung dieser Maßnahmen kommt es zur Bildung einer frischen Wundgrundgranulation annähernd Hautniveau; im Idealfall, aber das ist von der Lokalisation des Defektes abhängig, bis zum Hautniveau. Im Rahmen der Konditionierung kann es je nach „Lockerheit" des umgebenden Gewebes zu einer Defektschrumpfung bis zu 60% des Ausgangsbefundes kommen (Stegman 1982, Zoltan 1984). Das bewirkt nicht nur eine Verkleinerung des Ausgangsdefektes, sondern auch die Wahl eines kleinen Transplantatlappens (Vollhaut, Spalthaut). Der entscheidende Vorteil ist jedoch der durch Granulation erzielte Niveauausgleich mit zugleich einhergehender Umgehung von unschönen Taschenbildungen. Als besonders vorteilhaft hat sich das Prozedere in bewegungsexponierten Arealen herausgestellt. Und gerade in diesen Bereichen ist auch die Anwendung des Human-Fibrinklebers von besonderem Vorteil.

Nach Entfernung der störenden Randepithelisation mit Skalpell oder Schere und Abtragung überschießenden Granulationsgewebes mit dem scharfen Löffel oder durch Dermabrasio, wird das Transplantat dem Defekt angepaßt. Je nach Lokalisation erfolgt die Fixation mit langbelassenen Einzelknopfnähten für den später notwendigen Überknüpfdruckverband oder mit Metallklammern (Wierich 1982, Neukam 1984). Metallklammern können überall dort eingesetzt werden, wo die Möglichkeit eines zirkulären Druckverbandes wie an den Extremitäten, gegeben ist. Metallklammern eignen sich speziell bei größeren Defekten, wo der Einsatz einer Meshgraft notwendig ist.

Ch. Gebhardt (Hrsg.)
Fibrinklebung in der Allgemein- und Unfallchirurgie,
Orthopädie, Kinder- und Thoraxchirurgie
© Springer-Verlag Berlin Heidelberg 1992

Ist das Transplantat fixiert und in seine physiologische Eigenspannung zurück-gebracht, sowie darunter befindliches, die Klebung beeinträchtigendes Sekret durch Ausdrücken entfernt worden, wird es mit Fibrinkleber unterspritzt. Dies erfolgt durch die simultane Unterspritzung mit dem Duploject.

Es wird ein weniger konzentriertes klebeaktives Gemisch eingesetzt (Tissucol Kit, Thrombin 4, die Verfestigung beginnt nach 30–60 sec), das eine langsame Po-lymerisation des Fibrinklebers bewirkt und genug Zeit läßt, eine zufriedenstellende Wundrandadaptation zu erlangen.

Der Gefahrenmoment dieser Methode besteht im Auftragen einer zu dicken Fibrinkleberschicht. Nach tierexperimentellen Untersuchungen am Kaninchen (Edinger 1980) wird während der ersten beiden Tage das Transplantat durch Plas-

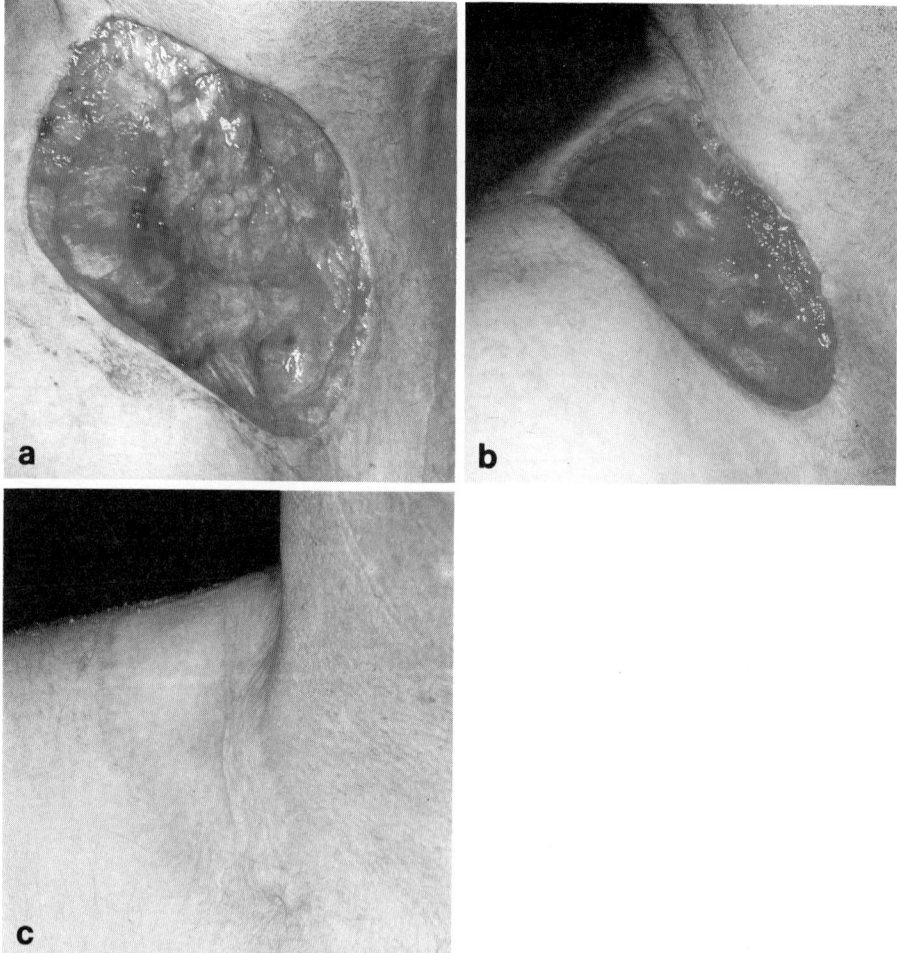

Abb. 1.a Zustand nach radikaler operativer Entfernung eines Malignen Melanoms, **b** Lokalbe-fund nach 3wöchiger Konditionierung des Defektes, **c** Postoperativer Befund, 2 Wochen nach Spalthauttransplantation

maexsudation aus der Wundfläche ernährt. Erst dann sprossen Kapillaren in das Transplantat ein und vaskularisieren es endgültig. Eine zu dicke Fibrinschicht behindert diesen Diffusionsvorgang, worin die Ursache der zeitweise auftretenden Nekrosen zu sehen ist.

Histologisch wird auf Grund der Resorption des vorhandenen Fibrins länger ein entzündliches Infiltrat nachgewiesen.

Das histologische Bild einer 14 Tage postoperativ entnommenen Probebiopsie nach zu dickem Auftragen von Fibrinkleber zeigt uns eine leukozytär markierte Nekrose, die oft als subkorneale Blasenbildung imponiert. Der darunter liegende Lederhautanteil ist unauffällig und weist schon eine deutliche Revascularisierung auf.

Die Resorption des Fibrinklebers geht mit den histologischen Entzündungsäquivalenten einher. Aus diesem Grund sollte strikt auf ein dünnes, gleichmäßiges Auftragen des Klebegemisches geachtet werden. Bei versehentlich zu großzügiger Applikation läßt sich der überflüssige Kleber durch Ausrollen des Transplantates mit Mullkompressen leicht entfernen. Auf diese Weise erreicht man zusätzlich eine gleichmäßige Verteilung.

Empirisch hat sich an unserer Klinik eine sofortige Druckanwendung von 5 Minuten zur Vermeidung störender Blasenbildungen unter dem Transplantat und zur Optimierung der Transplantateinheilung herausgestellt. In der Regel wird das Transplantat dann 5 Tage mit einem Druckverband oder einem Schaumstoffüberknüpfverband versehen und der Operationsbereich durch Schienung oder festen Verband für insgesamt 10 Tage ruhiggestellt.

Die Abb. 1 a–c demonstriert ein klinisches Beispiel und postoperatives Ergebnis.

Literatur

Edinger D (1980) Die Vollhautklebung mit hochkonzentriertem Fibrinogen im Tierexperiment. Klinik u. Poliklinik f. Kieferchir. Pleicherwall 2, 8700 Würzburg

Edinger D (1980) Pathohistologie der Wundrandvereinigung mit dem Fibrinkleber (eine tierexperimentelle Studie). Klinik u. Poliklinik f. Kieferchir. Pleicherwall 2, 8700 Würzburg

Neukam D (1984) Fehler und Komplikationen bei freien Hauttransplantaten unter Anwendung von Fibrinkleber. In: Konz B, Braun-Falco O (Hrsg) Komplikationen in der operativen Dermatologie. Springer, Berlin Heidelberg New York, S 87–91

Staindl O (1986) Gewebeklebung mit Fibrin am Beispiel plastisch rekonstruktiver Operationen im kraniofazialen Bereich. In: Eckert P, Häring R, Satter P, Zwank L (Hrsg) Fibrinklebung, Indikation und Anwendung. Urban & Schwarzenberg, München, S 59–67

Stegman SI, Tromovitch ThA, Glogau RG (1982) Basics of Dermatologic Surgery. Year Book Medical Publishers, Chicago

Wierich W (1982) Tierexperimentelle histomorphologische und klinische Untersuchungen über die Einheilung von Vollhauttransplantaten nach Fixation durch chirurgische Naht und nach Anwendung eines Fibrinklebers. In: Pfeifer G, Schwenzer N (Hrsg) Fortschritte der Kiefer- und Gesichtschirurgie, Bd. 27. Thieme, Stuttgart, S 107–112

Zoltan I (1984) Atlas der Hautersatzverfahren. Karger, Basel

V. Fibrinklebung
in der Thoraxchirurgie

Chirurgische Behandlung des Chylothorax

G. ROTH, T. SCHAPPERT, K. HAKIM-MEIBODI und H.-R. ZERKOWSKI

Auch wenn der Chylothorax (uni- wie bilateral) unter den chylösen Ergüssen die häufigste Entität darstellt, ist er in der Thorax- und kardiovaskulären Chirurgie eine Rarität, die den individuellen (meist an anderem schweren Grundleiden erkrankten) Patienten vital bedrohen und den behandelnden Arzt vor erhebliche therapeutische Probleme stellen kann (16, 22, 23, 24). Das noch seltenere Chyloperikard tritt nur sporadisch auf und wurde bisher in der Weltliteratur in 25 Fällen beschrieben (23). Die morphologische Ursache jedes Chylothorax ist in einer Lekkage des Ductus thoracicus selbst oder einer seiner Kollateralen zu finden.

Der Ductus thoracicus entspringt subdiaphragmal retroperitoneal in der Cysterna chylii in Höhe des 2. Lendenwirbelkörpers. Er tritt fast immer im rechten dorsolateralen Anteil des medial der Wirbelsäule gelegenen Hiatus aortae in den rechten Hemithorax ein. In seinem unteren Anteil verläuft er dann weiter zwischen Aorta und V. azygos retroösophageal und quert im allgemeinen in Höhe des 4. Brustwirbelkörpers nach links. Er nimmt dann seinen weiteren Verlauf schräg nach links-cranial, das Ligamentum arteriosum Botalli unterquerend zum linken supraclaviculären Venenwinkel (1, 12, 18).

Der Ductus thoracicus hat einen glatt-muskulären Wandaufbau, Klappen, die Rückfluß verhindern können und ist autonom innerviert.

Der Lymphstrom wird durch die enterale Aufnahme fetthaltiger Speisen gesteigert, im wesentlichen durch die Druckdifferenz zwischen dem positiven intraabdominellen und dem negativen intrathorakalen Druck aufrechterhalten, kann jedoch auch durch unwillkürliche muskuläre Kontraktionen beschleunigt werden. Die physiologischen Druckwerte von 10–25 cm H_2O können bis auf über 50 cm H_2O ansteigen, wenn eine mechanische Abflußbehinderung vorliegt (12). Die gesamte vom Ductus thoracicus geförderte Lymphmenge beträgt pro Tag bis zu 2500 ml in Abhängigkeit von der Kostzusammensetzung.

Von pathogenetischer Bedeutung für den Chylothorax und seine Therapie ist, daß sich gerade im thorakalen Bereich neben hoher Variabilität (40–60% atypischer Verlauf des D. thoracicus) (28, 30) eine ausgeprägte Kollateralisierung des Ductus thoracicus, sowie eine Vielzahl lymphaticovenöser Anastomosen finden (1, 18, 24).

Ch. Gebhardt (Hrsg.)
Fibrinklebung in der Allgemein- und Unfallchirurgie,
Orthopädie, Kinder- und Thoraxchirurgie
© Springer-Verlag Berlin Heidelberg 1992

Ätiologie und Diagnostik

Ätiologisch kommen für das Auftreten eines Chylothorax im wesentlichen zwei Ursachengruppen in Betracht:

1. traumatische bzw. iatrogene Ursachen, d. h. direkte lokale Läsionen des Ductus thoracicus, traumatische Zerreißungen, operative Schnitt- oder Punktionsverletzung oder Ruptur infolge „benigner" Staudruckerhöhung (wie bei Venenthrombose der linksseitigen V. subclavia, Cava-superior-Syndrom),
2. neoplastisch bedingte Chylothoraces, die entweder durch direkte Tumorarrosion des Ductus bzw. einer der o. a. Kollateralen auftreten oder durch Rupturen der Kollateralen bzw. intrathorakalen lymphaticovenösen Anastomosen infolge „maligner" Staudruckerhöhung durch Abflußbehinderung aufgrund von Tumorinfiltration des Ductus thoracicus bzw. Kompression an der Einmündung im Venenwinkel der V. subclavia links (2, 17)

Traumatische Genese
Die häufigsten Ursachen „traumatischer" Verletzungen des D. thoracicus sind operative Eingriffe an den herznahen Gefäßen (0,2–1% bei Ductus Botalli-Ligatur, Korrektur einer Aortenisthmusstenose, Korrektur angeborener Herzfehler oder Präparation der A. thoracica interna bei Myokardrevaskularisation) (4, 5, 6, 20). Seltener ist der Chylothorax Folge von Thorakoplastik oder Eingriffen am thorakalen Ösophagus (6).

Paraneoplastische Genese
Hier sind die extrinsische oder intrinsische Verlegung mit konsekutiver Druckerhöhung und Ruptur oder Transsudation, sowie die erosive Läsion des D. Thoracicus als hauptsächliche Ursachen anzusehen (27). Als Rarität wird ein obstruktionsbedingter Lymphrückstau in die Lunge und daraus resultierender Lymphexsudation über die Lungenoberfläche beschrieben (9).

Entzündliche Genese
Abgelaufene entzündliche Prozesse können zur Fixation (durch Adhäsion, Striktur, u. a.) des D. thoracicus führen und so einer Ruptur durch Scherkräfte benachbarter Strukturen, wie sie bei der Atemexkursion oder Herzkontraktion vorkommen, Vorschub leisten. Eine entzündliche Arrosion im floriden Stadium ist ebenfalls möglich (22, 27).

Die absolute Häufigkeit des Chylothorax ist niedrig; so berichtete die Mayo-Clinic-Gruppe aus einem Zeitraum von 20 Jahren nur 53 Fälle (23); wir haben an unserer Klinik in den letzten 10 Jahren insgesamt 9 Fälle behandelt.

Die Inzidenz des operationsbedingten Chylothorax wird in den letzten Jahren gleichbleibend mit 0,2 bis 0,6% angegeben (4, 14, 24); andere sehen eine Zunahme dieser Entität (10). Nach wie vor haben jedoch die Angaben von Roy, Carr und Payne Gültigkeit, nach denen der tumorbedingte Chylothorax etwa 50% aller Chylothoraces ausmacht (23).

Der die Therapie beeinflussende entscheidende pathogenetische Unterschied zwischen traumatischem/chirurgischem einerseits und neoplastisch bedingtem Chylothorax andererseits ist u. E. wie folgt zu sehen:

Beim „traumatischen" Chylothorax handelt es sich um ein umschriebenes Leck bei sonst ungestörten Abflußverhältnissen (2, 3).

Der „neoplastisch" bedingte Chylothorax hingegen beruht meist auf einer flächigen Leckageregion bedingt durch Ductus und/oder Lymphgefäßrupturen infolge Staudruckerhöhung bzw. (sehr viel seltener) multiplen direkten Tumorarrosionen (z.B. durch Pleurakarzinose) bei oft zusätzlich gestörten Abflußverhältnissen infolge tumoröser Veränderungen im Bereich der Einmündung des Ductus in den linken Venenwinkel.

Die Diagnose eines Chylothorax ist in aller Regel zweifelsfrei zu stellen (10, 24, 28); das typische Aussehen der Drainageflüssigkeit, der hohe Gehalt an freien Fetten, sein Lymphozytenreichtum bei relativer Lymphozytopenie des Blutes (Mitbegründung der Immunsuppression!) und die typische laborchemische Zusammensetzung machen eine Verwechslung mit anderen Pleuraergüssen praktisch unmöglich (21, 28).

Diagnostische Maßnahmen

1. Die Thorax-Übersichtsaufnahme zeigt das Bild einer meist einseitigen Erguß-Bildung.
2. Die diagnostische Punktion und Untersuchung des Punktates führt zur Artdiagnose „Chylothorax" (Differentialdiagnose Pseudochylothorax) (11).
3. Die Computertomographie hat sich zur Differenzierung der kausalen Ursachen des Chylothorax bewährt (11).
4. Die Lymphographie ist nach wie vor das einzige bildgebende Verfahren zur Lokalisation des Defektes, insbesondere präoperativ (1, 7, 8, 16).

Behandlung

Die Primärbehandlung besteht zunächst in einem konservativen Therapie-Versuch mit parenteraler, fettfreier Ernährung bei enteraler „Ruhigstellung" durch Magensonde (!) und Buelau-Drainage mit mildem Sog (6, 7, 29, 30). Diese Behandlung ist beim traumatisch- bzw. chirurgisch-bedingten Chylothorax fast immer erfolgreich (2, 3). Bei tumorbedingten Lecks hingegen führt sie in den seltensten Fällen zum Ziel (21, 23).

Eine „blinde" Pleurodese mittels Tetrazyklin oder Talkum hat eine niedrige Erfolgsrate (11, 14, 28). Die komplette Pleurektomie oder die „scarification", die Radiatio oder Chemotherapie sind als historisch zu betrachten (7, 10, 16, 26). In modernen Therapiekonzepten haben sie keine Bedeutung.

Das in der Literatur beschriebene Versiegen einer Chylusfistel im zeitlichen Zusammenhang mit Lymphographie (2, 15, 25) erscheint von zufälliger Koinzidenz oder gar (als Nebeneffekt) in der Art des verwendeten Kontrastmittels begründet. Alle publizierten Fälle sind vom Beginn der sechziger Jahre und traumatisch-chirurgischer Ätiologie (mit der dann bekannten Spontan-Heilungstendenz).

Bereits 1948 stellte Lampson erstmals die Methode der supradiaphragmalen Ductusligatur vor (12, 13). Diese Methode ist in der Regel bei chirurgisch/traumatischer Genese immer erfolgreich.

Beim tumorbedingten Chylothorax kommt es aufgrund der oben näher erläuterten pathophysiologischen und anatomischen Überlegungen (30) oftmals nicht zum Sistieren des Ergusses. Infolge der hohen anatomischen Variabilität und Kollateralen führt der erhöhte Staudruck zu Rezidiven im thorakalen Leckagebereich. Aus diesem Grunde sollte bei Anwendung dieses Verfahrens der Ductus möglichst caudal legiert werden (21). Die Ligatur des Ductus führt in der Regel nicht zur Entstehung eines Chylaskos, da der Hauptlymphabflußweg aus dem Abdomen durch abdominothorakale Nebenschlüsse umgangen werden kann (16).

Die Indikation zur operativen Therapie des Chylothorax – unabhängig von der Ätiologie – sehen wir unter immunologischen Erwägungen bei Verlust von über 500 ml Chylus täglich über (höchstens) 14 Tage ohne drastische Abnahme der Fördermenge.

Dieses therapeutische Konzept basiert auf der von Niblack und Richie (19) nachgewiesenen, innerhalb von 2 Wochen relevant werdenden endogenen Immunsuppression, da aus Antikörperverlust und Lymphopenie Abwehrschwäche resultiert, die besonders bakterielle Infekte begünstigt.

Aufgrund der in den letzten 10 Jahren akkumulierten anatomischen und pathophysiologischen Erkenntnissen zum Chylothorax haben wir uns zu folgendem Behandlungskonzept des Chylothorax, der durch 10–14tägige konservative Drainagebehandlung nicht zum Versiegen zu bringen ist, entschlossen:

1. Beim traumatischen oder operativ-iatrogenen Chylothorax kann nach wie vor die direkte Naht oder supradiaphragmale Ligatur nach Lampson angewendet werden, wenn beachtet wird, daß die klassische Unterbindung des Ductus thoracicus nach Lampson nur praktikabel ist, weil präformierte Kollateralen existieren, die sich bei abnormer Druckerhöhung im Ductus thoracicus oder bei Störungen des venösen Abflusses öffnen und den Lymphabfluß zum venösen System gewährleisten.
   Existieren diese Kollateralen nicht, kann es sehr wohl zur Komplikation des Chylaskos kommen (16).
   Wird die Ligatur jedoch bei cranial lokalisierter Abflußbehinderung, z. B. infolge Tumorwachstum, durchgeführt, kommt es entweder konsekutiv zur Staudruckerhöhung in den Kollateralen, die selbst bersten und zum Rezidiv führen, oder die Leckageregion sezerniert weiterhin Chylus, der bereits vor Unterbindung nicht durch den Ductus, sondern durch die druckabhängig-eröffneten Kollateralen an die Leckagestelle gelangt ist.
2. Hieraus leiten wir ab, daß es in diesen Fällen besser ist, eine direkte Deckung mit autologem (oder xenogenem?) Material unter Abdichtung mit Fibrinkleber vorzunehmen (26, 29).
   Die Verwendung von Fibrinkleber als Adjuvans bei der plastischen Deckung erscheint uns wesentlich, um für die ersten 1–2 Tage absolute Dichtigkeit für fetthaltige Flüssigkeit im Leckagebereich zu erreichen, bis die beginnende Vernarbung dieser Region durch Umbau- und Heilungsvorgänge eintritt, die ohne Fibrinklebung durch den stetigen Chylusfluß behindert würde.

Die konservative oder chirurgische Therapie muß also ebenso wie die Verfahrenswahl bei operativer Intervention der Pathogenese des Einzelfalls entsprechen.

In unserem Konzept sehen wir eine erfolgversprechende Ergänzung der operativen Möglichkeiten, die insbesondere bei tumorös bedingtem Chylothorax mit breitflächiger Sezernierungsquelle die Komplikationsrate senken kann.

Literatur

1. Boyd A (1986) Chylothorax. In: Hood RM (ed) Surgical diseases of the pleura and chest wall. Saunders, Philadelphia
2. Brobmann GF, Kaiser D, Schäfer H, Rau (1982) Klinik und Therapie des traumatischen Chylothorax. Langenbecks Arch Chir 358
3. Chavez CM, Conn JH (1965) Thoracic duct laceration. J Thor Cardiovasc Surg 51:724–725
4. Cooper P, Paes ML (1991) Bilateral Chylothorax. Brit J Anaesth 66:387–390
5. Di Lello F, Werener PH, Kleinman LH, Mullen DC, Flemma RJ (1987) Life-threatening chylothorax after left internal mammary artery dissection: therapeutic considerations. Ann Thorac Surg 44:660–661
6. Fairfax AJ, Mc Nabb WR, Spiro SG (1986) Chylothorax: a review of 18 cases. Thorax 41:880–885
7. Ferguson MK, Little AG, Skinner DB (1985) Current concepts in the management of postoperative chylothorax. Ann Thorac Surg 40:542–545
8. Freundlich IM (1975) The role of lymphangiography in chylothorax. Am J Roentgenol Radium Ther Nucl Med 125:617–627
9. Glenn WW (1981) The lymphatic system. Arch Surg 116:989–995
10. Hamm H, Fabel H (1989) Chylothorax und Pseudochylothorax. Dtsch med Wschr 114:2017–2022
11. Hughes LR, Mintzer RA, Freinkel RK, Cugel DW (1979) The management of chylothorax. Chest 76:212–218
12. Kinmonth JB (1982) The lymphatics. Arnold, London
13. Lampson RS (1948) Traumatic chylothorax: a review of the literature and report of a case treated by mediastinal ligation of the thoracic duct. J Thorac Surg 17:778–791
14. Le Coultre C, Oberhänsli I, Mossaz A, Bugmann P, Faidutti B, Belli DC (1991) Postoperative Chylothorax in Children: Differences Between Vascular and Traumatic Origin. J Ped Surg 26:519–523
15. Laumonier P, Lachapele AP, Couraud L, Hugues A, Lagarde CI, Mage J (1962) Une application de la lymphographie au diagnostic et au traitment du chylothorax. Press Med 54:2630–2631
16. Mask WK, Penido JR, Printup C (1990) Primary idiopathic chylopericardium. J Thorac Cardiovasc Surg 99:569–571
17. MacFarlane JR, Holman CW (1972) Chylothorax. Am Rev of Respirat Disease 105:287–291
18. McVay CB (1984) The thorax. In: Anson and McVay (eds). Surgical Anatomy. Saunders, Philadelphia, pp 340–476
19. Niblack GD, Richie RE (1983) Thoracic duct drainage: an overview. J Heart Transplant 2:197
20. Plate H, Demischew M (1989) Der Chylothorax nach Pneumonektomie. Zentbl Chir 114:1290–1292
21. Robinson CLN (1985) The management of chylothorax. Ann Thorac Surg 39:90
22. Roschek H, Lenz J (1986) Beitrag zum spontanen Chyloperikard. Akt Chir 21:219–222
23. Roy PH, Carr DT, Payne WS (1967) The problem of chylothorax. Mayo Clin Proc 42:457–467
24. Sasson CS, Light RW (1985) Chylothorax and Pseudochylothorax. Clinics in Chest Med 6:163–171
25. Schaberg T, Kaiser D (1988) Chylothorax bei bilateralem Spontanpneumothorax. Falldarstellung mit Übersicht über Anatomie, Physiologie, Pathogenese, Diagnostik und Therapie. Herz-, Thorax-, Gefäßchir 2:98–102

26. Stenzl W, Rigler B, Tscheliessnigg KH, Beitzke A, Metzler H (1983) Treatment of postsurgical chylothorax with fibrin glue. Thorac cardiovasc Surgeon 31:35–36
27. Strausser JL, Flye MW (1980) Management of nontraumatic chylothorax. Ann Thorac Surg 31:520–526
28. Teba L, Dedhia HV, Bowen R, Alexander JC (1985) Chylothorax review. Crit Care Med 13:49–52
29. Zerkowski H-R, Rohm N, Reidemeister JC (1983) Neues Behandlungskonzept des tumorbedingten Chylothorax unter Anwendung von Fibrinkleber. Chirurg 54:335–337
30. Zerkowski H-R, Doetsch N, Rohm N, Wolfhard U, Reidemeister JC (1987) Operative Behandlung des Chylothorax unter Verwendung von Fibrinkleber. Z Herz Thorax Gefäßchir 1 [Suppl 1]:70–73

Fibrinklebung zur Abdichtung von Lungenparenchym und Parenchymnähten

O. THETTER

Einleitung

Die Chirurgie des Lungenparenchyms wird von 2 Problemen bestimmt: Die diffuse Blutung und die Luftleckage. Können diese nicht ausreichend beherrscht werden, so ist mit einer erhöhten Morbidität und verlängerten Hospitalisation zu rechnen.

Operationsmethoden

In den meisten Fällen ist man mittels einer einfachen chirurgischen Naht in der Lage, eine suffiziente Abdichtung des Lungenparenchyms zu erreichen.

Zusätzlich besteht die Möglichkeit, mit Hilfe der modernen Klammernahtgeräte große und dicke Parenchymbrücken zu klammern und damit sofort zu einem luftdichten und blutungsfreien Parenchymschnittrand zu kommen (4).

Bei bestimmten Eingriffen ist jedoch die Verwendung von Klammernahtgeräten nicht möglich, so z.B. im Rahmen einer Dekortikation, bei der es oft zu großflächigen Pleuraläsionen und zu tiefen Parenchymdefekten kommt, oder bei der Resektion von breitbasigen Zysten bzw. bei zystischen Prozessen der Lunge. Prinzipiell ist die chirurgische Naht auch bei großflächigen Verletzungen der Pleura visceralis und des Parenchyms durchführbar, jedoch führt diese zu einer nicht erwünschten Raffung und erheblichen Verkleinerung der Lunge und damit zur Einschränkung der Diffusionsfläche. Zusätzlich steht die Nahtreihe bei diesem Vorgehen unter erheblicher Spannung, so daß es beim Blähen der Lunge zum Einreißen der Nahteinstichstellen und somit zu erneuten Luftfisteln kommt.

Adjuvante Fibrinklebung

Diesen Problemen kann durch den Einsatz des Fibrinklebers wirkungsvoll begegnet werden (1, 2, 3, 5, 6, 7, 8). Problematische Nahtreihen in leicht zerreißlichem emphysematösen Gewebe, die durch die konventionelle Technik oft nicht dicht zu bekommen sind, können durch zusätzliches Auftragen des Fibrinklebers auf die Nahtein- und -ausstichstellen in kurzer Zeit suffizient abgedichtet werden. Dabei hat es sich als vorteilhaft erwiesen, bis zur Verfestigung des Fibrinclots, den zu behandelnden Lungenbezirk entweder kurzfristig auszuklemmen oder durch Kompression des umliegenden Lungengewebes von der vollständigen Beatmung auszuschalten und ruhigzustellen. Damit wird ein Versprühen oder Ablaufen der Kleberkomponenten verhindert.

Ch. Gebhardt (Hrsg.)
Fibrinklebung in der Allgemein- und Unfallchirurgie,
Orthopädie, Kinder- und Thoraxchirurgie
© Springer-Verlag Berlin Heidelberg 1992

Weitere Indikationen für die Anwendung des Fibrinklebers sind großflächige Defekte der Pleura visceralis oder Parenchymdefekte, die aus verschiedensten Gründen nicht vernäht werden können. In diesen Fällen werden lediglich größere eröffnete Subsegmentbronchien und blutende Gefäße umstochen, da die Parenchymfläche für die Fibrinklebung möglichst trocken und frei von stark blasenden Leckagen sein muß. Die auf die Fläche aufgetragenen oder aufgesprühten Kleberkomponenten würden sonst abgespült oder weggeblasen werden, bevor es zum Gewebekontakt oder zur Verfestigung des Klebers gekommen ist. Auch bei diesem Vorgehen ist eine Ruhigstellung des umgebenden Parenchyms vorteilhaft.

Schwierigkeiten kann die Klebung an überhängenden Lungenabschnitten und an der dorsalen Lungenoberfläche bereiten, da der Kleber möglichst auf eine waagerechte Oberfläche aufgebracht werden muß, um ein Abrinnen zu vermeiden. Daher ist in solchen Situationen die Verwendung eines biokompatiblen Trägers für den Fibrinkleber erforderlich. Hierzu eignet sich das in verschiedenen Größen zur Verfügung stehende Kollagenvlies, das einseitig mit dem Fibrinkleber beschichtet wird. Sobald die ersten Clots im Entstehen begriffen sind, wird dieser Patch auf den zu behandelnden Defekt aufgebracht und dort 3 Minuten lang mit einem feuchten Stieltupfer angedrückt und fixiert gehalten, bis der Klebevorgang abgeschlossen ist.

Der Defekt ist danach sofort bluttrocken und luftdicht. Durch die hohe Elastizität, sowohl des Kollagenvlies' wie auch des Fibrinklebers, wird die Lunge in ihrer Exkursion nicht behindert, so daß eine Verminderung der Diffusionsfläche, wie sie etwa nach einer raffenden Naht von ausgedehnten Parenchymdefekten zu erwarten ist, nicht beobachtet wird. Kollagenvlies alleine hat an blutenden und fistelnden Lungenoberflächen keine ausreichend haftende Eigenschaft, in der Kombination mit dem Fibrinkleber zeigt es jedoch eine suffizient abdichtende Wirkung.

Experimentelle Untersuchungen

Die Wirksamkeit der Fibrinklebung am Lungenparenchym wurde anhand tierexperimenteller Untersuchungen überprüft. Dabei konnte festgestellt werden, daß nach einer 5 cm langen und 1 cm tiefen Inzision am Mittellappen von 6 Bastardhunden durch den Fibrinkleber eine vollständige Abdichtung des Parenchymdefektes erzielt wurde, die über 15 Minuten einem Beatmungsdruck von 30 cm H_2O und einem PEEP von 5 cm H_2O standhielt. Anschließend konnte der Druck auf 50 cm H_2O und der PEEP auf 15 cm H_2O erhöht und in dieser Respiratoreinstellung 30 Minuten weiter beatmet werden, ohne daß es zu einem erneuten Luftaustritt gekommen wäre.

Klinische Ergebnisse

Um unsere klinischen Ergebnisse nach Einsatz des Fibrinklebers zu objektivieren, haben wir in einem Patientenkollektiv bei allen operativen Eingriffen zur Behebung eines persistierenden oder rezidivierenden Pneumothorax sowie prophylaktisch bei großen Parenchymdefekten zusätzlich zu den entsprechenden operativen Maßnahmen die Gewebeklebung mit humanem Fibrinkleber durchgeführt.

Wir haben den Fibrinkleber bei diesen Patienten ausschließlich am offenen Thorax und unter Sicht eingesetzt. Die Klebung diente – wie schon erwähnt – zur Sicherung von Nähten im Bereich der Pleura und des Lungenparenchyms sowie zum Verkleben von Parenchymdefekten, wobei auch Kollagenvlies eingesetzt wurde.

Tabelle 1 zeigt das Patientengut, das für die retrospektive Untersuchung herangezogen wurde und gibt einen Überblick über die vielfältigen Anwendungsmöglichkeiten der Fibrinklebung in der Thoraxchirurgie.

Von insgesamt 49 intraoperativen Fibrinklebungen bei thorax-chirurgischen Eingriffen wurden 21 zur Versorgung des rezidivierenden Spontanpneumothorax durchgeführt. 7mal wurde dabei lediglich die Pleuranaht durch Aufbringen von Fibrinogen und thrombinhaltiger Lösung gesichert. 14mal wurde jedoch zusätzlich zur Abrasio der Pleura die lokale Pleurodese mit dem Kleber angeschlossen.

In weiteren 20 Fällen versiegelten wir nach Resektion von großen Zysten sowie nach Lappen- und Segmentresektionen mit ausgedehnten Leckagen die Septierungs- und Resektionsflächen mit einem Fibrinfilm. 4mal wurde zusätzlich Kollagenvlies aufgeklebt.

In beiden Gruppen haben wir kein einziges Mal postoperativ ein Rezidiv eines Pneumothorax feststellen können.

Um die Behandlungsergebnisse dieser mit dem Fibrinkleber behandelten Gruppe mit 15 operativ versorgten Spontanpneumothoraces ohne Klebung besser vergleichen zu können, haben wir die Pleuraläsionen entsprechend ihrer Größe in 3 Gruppen eingeteilt (Tabelle 2).

Tabelle 1. Anwendung des Fibrinklebers in der Thoraxchirurgie

Rezidivierender Pneumothorax	21
Lungenresektionen	20
Traumatische Lungenzerreißung	3
Trachealruptur	2
Zwerchfell- und Leberruptur	1
Ductus-thoracicus-Läsion	2

Tabelle 2. Therapeutische Resultate in der operativen Behandlung des spontanen Pneumothorax mit und ohne Fibrinkleber

	Spontanpneu mit Klebung	Spontanpneu ohne Klebung	Signifikanz Niveau
N	21	15	
Alter	46,1	29,5	1%
s	17,9	14,7	
Läsionsgröße	2,0	2,0	—
s	0,2	0,3	
Drainagezeit	3,5 Tage	4,1 Tage	—
s	2,5 Tage	3,0 Tage	

Pleuraläsionsgröße: 1.: bis   2 mm ∅
                     2.: bis   20 mm ∅
                     3.: bis 100 mm ∅

Tabelle 3. Therapeutische Resultate in der chirurgischen Behandlung ausgedehnter Pleuraläsionen nach Lungenresektionen mit und ohne Fibrinklebung

	Lungen-Resektion mit Klebung	Lungen-Resektion ohne Klebung	Signifikanz Niveau
N	20	11	
Alter	49,9	55,2	sehr schwach
s	6,1	8,6	signifikant 10%)
Läsionsgröße	2,4	2,3	—
s	0,4	0,3	
Drainagezeit	5,6 Tage	13,3 Tage	0,1%
s	3,0 Tage	5,6 Tage	

Pleuraläsionsgröße: 1.: bis   2 mm ∅
2.: bis   20 mm ∅
3.: bis 100 mm ∅

Es zeigt sich, daß diese beiden Patientengruppen diesbezüglich als vergleichbar anzusehen sind. Die mittleren Drainagenliegezeiten sind nach Klebung etwas kürzer. Auffallend ist jedoch, daß sich in dieser Statistik ein signifikant höheres Lebensalter bei den Patienten mit Klebung findet. Wenn man davon ausgeht, daß die Pleurodese bei älteren Patienten längere Zeit in Anspruch nimmt, so ist diese Tatsache sicher ein Argument für die Klebemethode. Die Behandlungsergebnisse von 20 mit Klebstoff behandelten ausgedehnten Pleuraläsionen nach Segment- oder Lappenresektionen zeigen hingegen eine signifikant geringere Drainagenliegedauer, als 11 in ihrer Ausdehnung vergleichbare Defekte ohne Klebung (Tabelle 3).

Wenn zuletzt noch diese 20 Patienten mit geklebten großen Pleuradefekten mit 140 Standardlungenresektionen ohne Fibrinklebung verglichen werden, so zeigt sich, daß die geklebten Fälle – trotz der ausgedehnten Läsionen, die eine lange Dauersogbehandlung hätten erwarten lassen – dieselbe mittlere Drainagenliegezeit aufweisen wie der Durchschnitt der übrigen Lungenresektionen.

Zusammenfassung

Unsere retrospektive Beobachtung zeigt, daß die adjuvante Fibrinklebung in der Thoraxchirurgie sicherlich eine deutliche Bereicherung unseres Rüstzeuges darstellt. Die Hauptindikation stellen die großflächigen Pleura- und Parenchymdefekte mit ausgeprägter Leckage dar. Der Fibrinkleber vermag in solchen Fällen die Dauer der Drainagebehandlung deutlich zu verkürzen und damit die Gefahr von Pleurainfektionen zu verhindern.

Literatur

1. Greschuchna D (1972) Spontanpneumothorax – Richtlinien der konservativen Behandlung (einschließlich Pleuradrainage). Thoraxchirurgie 20:298
2. Maaßen W (1974) Spontanpneumothorax – Chirurgische Therapie. Therapiewoche 24:214

3. Scheele J, Mühe E, Wopfner F (1978) Fibrinklebung. Eine neue Behandlungsmethode beim persistierenden und rezidivierenden Spontanpneumothorax. Chirurg 49:236–243
4. Schmölder A, Thetter O, Rolle A (1989) Einsatz des Klammernahtgerätes in der Thoraxchirurgie. Z Herz-, Thorax-, Gefäßchir 3 (Suppl 1):95–96
5. Schott H, Viereck HJ (1972) Klinik und rationelle Therapie des Spontanpneumothorax. Dtsch med Wschr 97:491–496
6. Spängler HP (1976) Gewebeklebung und lokale Blutstillung mit Fibrinogen, Thrombin und Blutgerinnungsfaktor XIII. Wien klin Wschr 88, Suppl 48:1–18
7. Thetter O (1981) Fibrin Adhesive and its Application in Thoracic Surgery. Thorac cardiovasc. Surgeon 29:290–292
8. Thetter O (1986) Fibrin Sealant as an Adjunct in the Operative Care of Recurrent Pneumothorax. Fibrin Sealant in Operative Medicine. Thoracic Surgery – Cardiovascular Surgery – Vol 5, 102–106. Edited by Schlag G, Redl H. Springer, Berlin Heidelberg

Palliative Behandlung der oesophago-trachealen und oesophago-bronchialen Tumorfistel

P. G. FRIEDL

Einleitung

Die Ziele der Behandlung beim inoperablen fortgeschrittenen stenosierten Oesophagus-Kardia-Karzinom bestehen einmal in der Sicherstellung der oralen Flüssigkeits- und Nahrungszufuhr, weiterhin in der Beseitigung der Stenosesymptomatik und bei bestehender Fistel zum Tracheobronchialbaum den Versuch eines Fistelverschlusses herbeizuführen. Das therapeutische Vorgehen sollte eine niedrige Morbidität und niedrige Letalität aufweisen, zudem sollte ebenfalls eine kurze Hospitalisationsdauer vorrangig sein. Palliative Bypassoperationen sowie die operative oder endoskopische Einlage von Endoprothesen vermögen die genannten Forderungen weitgehend zu erfüllen. Auf der anderen Seite jedoch, sind sowohl Bypassoperationen als auch die operativen Tubuseinlagen mit einer Letalität bis 45% behaftet und deshalb nur noch in Ausnahmefällen vertretbar (2, 6).

Das Vorliegen einer oesophago-trachealen oder oesophago-bronchialen Fistel beim Oesophaguskarzinom spricht für ein fortgeschrittenes Stadium dieser Erkrankung. Wegen der drohenden Pneumonie oder Mediastinitis ist ein rascher Verschluß der malignen Fistel anzustreben. Dies ist mit einer endoskopisch plazierten Prothese am ehesten gewährleistet (1, 2, 6). Kasuistische Beispiele einer erfolgreichen alleinigen Fistelklebung durch endoskopische Fibrinapplikation bzw. Applikation anorganischer Klebstoffe sind berichtet worden (3, 7, 8).

Material und Methodik (Tabelle 1)

In Intubationsnarkose wird durch den stenosierenden Tumor ein Führungsdraht eingeführt. Die Lage des Führungsdrahtes wird radiologisch kontrolliert. Die vorliegende Tumorstenose wird mit Dilatatoren (Eder-Puestow Instrumentarium, Savary Guillard Dilatator oder Buess Dilatator) adäquat aufbougiert. Die Bougierung

Tabelle 1. Palliative Therapie beim Oesophagus/Kardia Karzinom

Ösophagus Karzinom:

davon mit Fistel — primär 12/65
— sekundär 2/14

3 × Ösophago – mediastinal
11 × Ösophago – tracheal bzw. bronchial

Ch. Gebhardt (Hrsg.)
Fibrinklebung in der Allgemein- und Unfallchirurgie,
Orthopädie, Kinder- und Thoraxchirurgie
© Springer-Verlag Berlin Heidelberg 1992

sollte bis 45 Charriere erfolgen. Nach adäquater Tumorbougierung wird die zu überbrückende Tumorlänge endoskopisch genau ausgemessen. Ein ausgewählter Tubus wird über eine Leitschiene entweder durch den Führungsdraht oder über ein Endoskop mittels eines Pushers in die exakte Position geschoben. Beim Vorliegen einer oesophagotrachealen Fistel muß vor der Positionierung des Tubus eine Tracheobronchoskopie durchgeführt werden, um die mögliche Stenosierung im Bereich des Tracheobronchialbaums durch den infiltrierenden Tumor genau zu klären. Dies ist auch nach der Positionierung und Platzierung des Tubus erforderlich, da eine Kompression der Trachea durch den Tubus möglich ist. Bei einer Trachealkompression bzw. Bronchusokklusion ist eine sofortige Tubusextraktion durchzuführen, da ein Verbleiben in dieser Position unwillkürlich zu einer Atelektase bzw. zu einer schweren respiratorischen Insuffizienz führt. Ob in diesen Fällen eine Stenteinlage zur inneren Schienung der Trachea bzw. des Bronchus eine Abhilfe schafft kann erst nach größerer Erfahrung mit dieser neuen interventionellen Methode beantwortet werden.

Die Tubusform ist mitentscheidend für den Erfolg der Abdichtung bei Vorliegen einer oesophago-trachealen Fistel. Dabei ist die elypsoide Tulpenform des proximalen Tubusanteils, nach unserer Erfahrung der runden Form vorzuziehen, da diese mehr der anatomischen Form des Oesophagus entspricht und die Ausspannung der Oesophaguswand optimal gewährleistet. Desweiteren liegen mittlerweile endoskopische Prothesenimplantate vor, die zusätzlich einen Schaumvakuummantel aufweisen. Diese Form der Prothese kann zur besseren Abdichtung der Fistelregion führen (Abb. 1 u. Abb. 2).

Trotz einer Deepithelialisierung mittels Biopsiezange oder Elektrokoagulation hat eine alleinige Fibrinklebung beim Vorliegen einer malignen Fistel keine Chance

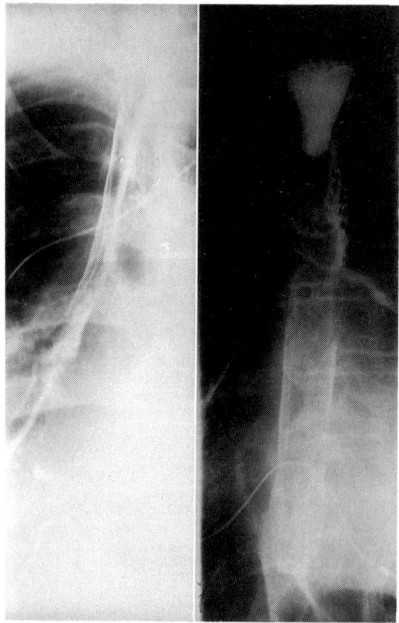

Abb. 1. Breite oesophago-tracheale Fistel bei ausgedehntem Oesophaguskarzinom im mittleren Oesophagusdrittel

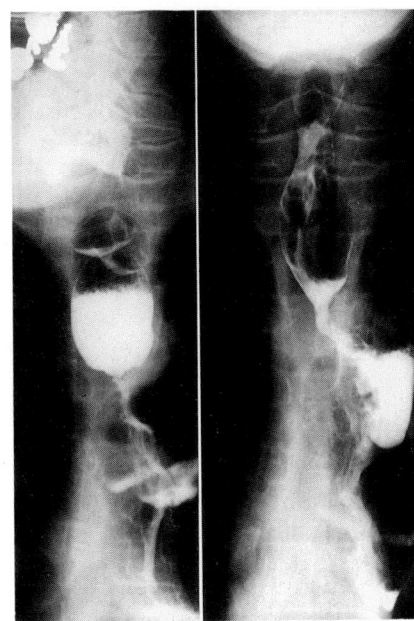

Abb. 2. Zustand nach endoskopischer Pertubation des perforierenden Karzinoms mittels Endotubus mit Schaummantel (Fa. Mandel u. Rupp Cook Med.)

zum Erfolg (4, 5). Im Tumorgewebe vermißt man die Grundelemente einer regelrechten Wundheilung, so daß der Fibrinklot wenn nicht gleich, dann nach wenigen Tagen spontan abgeht (5).

Ergebnisse

Im Zeitraum von 7 Jahren (08/82–04/90) wurden insgesamt 93 Patienten wegen einem fortgeschrittenen Oesophagus/Kardiakarzinom endoskopisch behandelt. 34 Patienten mit schlechtem Allgemeinzustand, hohen Alter und einer Tumorfistel wurden der endoskopischen Tubusimplantation unterzogen. 12 Patienten von 65 mit einem Oesophaguskarzinom wiesen primär eine oesophago-tracheale bzw. oesophago-bronchiale Fistel auf. Eine oesophago-tracheale Fistel trat zusätzlich bei 2 Patienten infolge einer Strahlentherapie auf. Insgesamt lagen bei 14 Patienten in 11 Fällen eine oesophago-tracheale Fistel und in 3 Fällen eine oesophago-mediastinale Fistel vor (Tabelle 2).

Tabelle 2. Methodisches Vorgehen bei der endoskopischen Tubusimplantation

1. Sedierung, Intubationsnarkose
2. Führungsdraht, Durchleuchtungskontrolle
3. Tumorbougierung (Savary – Guillard o. Bueß Dilatator)
4. Pulsionstubus
5. Tracheo-Bronchoskopie, Röntgenkontrolle

Ein primärer Fistelverschluß mittels Pertubation gelang bei 9 von 14 Patienten mit einer oesophago-trachealen Fistel. Bei 4 Patienten wurde der Versuch einer alleinigen endoskopischen Fibrinklebung unternommen. Lediglich bei einem Patienten mit einer oesophago-mediastinalen Fistel war der Fistelverschluß erfolgreich.

Eine percutane endoskopische Gastrostomie wurde bei 3 Patienten durchgeführt.

Diskussion

Die oesophago-tracheale bzw. die oesophago-bronchiale Fistel beim fortgeschrittenen stenosierenden Oesophaguskarzinom führt neben der Stenosesymptomatik zu einer erheblichen Beeinträchtigung der Lebensqualität des Patienten durch quälende Hustenanfälle (2, 8). Eine Endoprothesenimplantation kann sowohl die Stenose überbrücken, als auch eine Fistel zum Tracheobronchialbaum oder zum Mediastinum abdichten. Neue Formen der proximalen Tubustulpe bzw. der Tubusummantelung erlauben eine dichte Anpassung des Fremdmaterials an die Oesophaguswand ohne eine zusätzliche Klebstoff-Fixation (4). Die alleinige endoskopische Klebung mit organischen oder anorganischen Klebstoffen führt nur in seltenen Fällen zum Erfolg (7, 8, 9). Auch nach unserer Erfahrung konnte lediglich bei einem von vier Patienten ein Fistelverschluß durch Fibrinapplikation erreicht werden. In diesem Fall handelt es sich um eine oesophago-mediastinale Fistel, also um einen Hohlraum. Da Tumorgewebe sowie bestrahltes Gewebe eine äußerst ungünstige Umgebung zur Granulationsbildung ermöglichen, ist eine endoskopische Klebung dieser Region primär zum Scheitern verurteilt (4, 5). Die optimierte Tubusform sowie die Verwendung eines Schaummanteltubus führt zu einer erfolgversprechenden und risikoarmen Therapiemöglichkeit der Patienten mit einer oesophago-trachealen Fistel maligner Genese.

Zusammenfassung (Tabelle 3)

Eine endoskopische Fibrinapplikation ist beim Vorliegen einer oesophago-trachealen Fistel maligner Genese nicht indiziert.

Die Fistel zwischen Trachea/Bronchus und Oesophagus läßt sich durch eine ausgewählte Tubusform adäquat und suffizient verschließen.

Bei der Anwendung expandierbarer Endotuben ist eine bronchoskopische Kontrolluntersuchung sinnvoll um frühzeitig nach der Pertubation eine Trachealkompression auszuschließen.

Tabelle 3. Zusammenfassung

---

1. Bei Tumorfisteln keine Indikation zu end. Fibrinklebung (1 von 4 Patienten)
2. Ausgewählter Tubus (Tulpenform, Schaum-Cuff)
3. Bronchoskopie nach Pertubation erforderlich

Literatur

1. Atkinson M, Ferguson R (1977) Fiberoptic endoscopic palliative intubation of inoperable oesophagogastric neoplasmas. Br Med J 1:266–267
2. Barbier P, Joss R, Scheurer U, Aeberhard P (1982) Das Oesophaguskarzinom heute. Schweiz Med Wochenschrift 112:1026
3. Groitl H, Schele J (1987) Erste Erfahrungen mit der endoskopischen Anwendung eines Fibrinklebers am oberen Gastrointestinaltrakt. Z. Herz-, Thorax-, Gefäßchirurgisches Suppl 1:74–78
4. Jung M (1988) Verklebung der Fisteln am Oesophagus. In: Fibrinklebung in der Endoskopie. Manegold BC (Hrsg). Springer, Berlin Heidelberg
5. Jung M, Brands W, Manegold BC (1988) Endoskopische Fisteltherapie mit Fibrinkleber. Schweiz Rundschau (Med Praxis) 77:3–5
6. Lishman AH, Dellipiani AW, Deolin HB (1980) The insertion of esophago-gastric tubes in malignant esophageal strictures: Endoscopy or Surgery? Br J Surg 67:257
7. Riemann JF, Ell Ch (1985) Endoskopischer Verschluß einer tumorbedingten ösophago-mediastinalen Fistel mit einer schnell härtenden Aminosäure-Lösung. DMW 110:396
8. Rolfs HC, Bülzebruck A (1988) Kombinierter therapeutischer Einsatz von Fibrinkleber und Tubusimplantation bei oesophago-bronchialen Tumorfisteln. In: Fibrinklebung in der Endoskopie, 66–68 BC Manegold (Hrsg) Springer, Berlin Heidelberg New York Tokyo
9. Straumann A (1988) Behandlung einer malignen oesophago-bronchialen Fistel durch Tubusimplantation mit Klebstoff-Fixation. In: Fibrinklebung in der Endoskopie, 59–65, BC Manegold (Hrsg) Springer, Berlin Heidelberg New York Tokyo

Subpleurale Applikation von Fibrinkleber in der thorakoskopischen Behandlung des Spontanpneumothorax

P. L. Bölcskei, M. Wagner, G. Wellhöfer, P. Klüpfel, G. Havasi, V. Trapp und J. Dugonitsch

Einleitung

Die Tatsache, daß mit alleiniger Thoraxsaugdrainage bei Primärmanifestation eines Spontanpneumothorax in etwa 70% der Fälle dauerhaft gute Resultate erreicht werden, verbietet nach Meinung der meisten Autoren eine primäre Thorakotomie ohne vorherige diagnostische Differenzierung. Eine Optimierung der Behandlung des Spontanpneumothorax setzt voraus, daß mit einer in den ersten Tagen des stationären Aufenthaltes durchgeführten Diagnostik Klarheit über die pulmonalen und pleuralen Verhältnisse gewonnen wird.

Bei der Analyse von 209 Fällen von Spontanpneumothoraces konnten wir in den Jahren von 1981 bis 1988 unter Anwendung der klassischen Methoden Anamnese, körperliche Untersuchung und Röntgenaufnahme des Thorax in zwei Ebenen in 52,5% der Fälle keine Ursache für den Spontanpneumothorax finden (9). Der Anteil der sogenannten idiopathischen Spontanpneumothoraces verringerte sich unter Einbeziehung von Pleurographie (4, 5), Computertomographie des Thorax und gegebenenfalls Thorakoskopie auf 26,4% der Fälle (9). Die Aussage der Patienten hinsichtlich bereits durchgemachter Lungenrisse läßt sich durch genaue Befragung präzisieren: Es handelt sich in einem Drittel der erstdiagnostizierten Fälle bereits um Rezidive (9).

In unserem Patientengut zeigte sich in 70% der Fälle lediglich eine solitäre subpleurale oder intrapulmonale Blase oder ein kleineres Blasenkonvolut mit oder ohne pleuropleurale Verwachsungen als wahrscheinliche Ursache des Spontanpneumothorax (9). Diese Ergebnisse decken sich weitgehend mit den Erkenntnissen von Babischew (1), Sukhanovski (21) und Swieringa (22), die ebenfalls in etwa 70% nur lokalisierte pathologische Befunde thorakoskopisch nachweisen konnten. Bei 10% unserer Patienten waren pathologische Veränderungen auch auf der Gegenseite nachweisbar (7).

Derzeitiger Kenntnisstand

Auf die Dringlichkeit zur Thorakoskopie beim Vorliegen eines Spontanpneumothorax wurde bereits 1937 erstmals hingewiesen (17).

Als häufige Ursachen für einen Spontanpneumothorax gelten subpleural oder intrapulmonal gelegene solitäre Blasen oder Blasenkonvolute. Diese befinden sich nicht selten am Fußpunkt pleuropleuraler Verwachsungen.

Bisherige Behandlungsverfahren hatten meist eine Pleurodese zum Ziel: Durch direkte Verklebung oder durch die Erzeugung einer aseptischen Pleuritis sollte bei

Ch. Gebhardt (Hrsg.)
Fibrinklebung in der Allgemein- und Unfallchirurgie,
Orthopädie, Kinder- und Thoraxchirurgie
© Springer-Verlag Berlin Heidelberg 1992

Anliegen beider Pleurablätter eine bindegewebige flächenhafte Verbindung entstehen, die ein erneutes Kollabieren der Lunge verhindert. Häufig verwendete Substanzen, wie Gormenolöl, Olivenöl, jod- oder silberhaltige Tinkturen, hochprozentige Zuckerlösungen, Tetracycline mit niedrigem pH-Wert, das Malariamittel Quinacrine und die Silikate Talkum oder Kaolin führten zudem gelegentlich zu überschießender Schwartenbildung (20). Flüssigkeiten – sofern sie nicht unmittelbar wirksam werden – haben zudem den Nachteil, daß sie sich am tiefsten Punkt des Pleuraraumes ansammeln.

Puder dagegen ermöglichen eine lokale Applikation und entfalten dort ihre Wirkung.

Tierversuche mit jungen Schweinen zeigten eine Herabsetzung der Compliance nach Pleurodesen mit Talkum (15).

Literaturangaben über die Ergebnisse der einzelnen Pleurodeseverfahren sind nur schwer zu vergleichen, da sowohl die Fallzahlen wie auch die Beobachtungszeiträume außerordentlich große Unterschiede aufweisen. Als Beispiele seien genannt:

Talkum-Pleurodesen:

Schott et al., 1972 (19): n = 106, Rezidivrate 4,7%, Hospitalisationsdauer sieben Tage;

Swieringer et al., 1974 (22): n = 104, Rezidivrate 7,7% innerhalb von 5 Jahren;

Wesentlich bessere Resultate konnten bisher nur durch chirurgische Verfahren und operativer Beseitigung der Risikoquellen erreicht werden (9).

Ziel der Studie

Therapeutische Verfahren bei Patienten mit Spontanpneumothorax sollen neben dem Verschluß von möglicherweise vorhandenen Fisteln vor allem Rezidive verhüten. Diesem Ziel kommt mit Zunahme der Mobilität der meist jungen Menschen mit immer häufigeren Fernreisen oft in Regionen mit extremen Bedingungen wachsende Bedeutung zu.

Ziel dieses von unserer Arbeitsgruppe entwickelten Verfahrens ist es, die viszerale Pleura möglichst wenig in ihrer Unversehrtheit zu verletzen, dadurch die Gefahr des Entstehens neuer pleuropleuraler Verwachsungsstränge oder persistierender bronchopleuraler Fisteln gering zu halten und die Blasen als häufige Ursachen des Spontanpneumothorax zu „entschärfen".

Patientengut und Methode

Im Zeitraum zwischen August 1986 und Juli 1991 haben wir bei 40 Patienten, darunter 29 Männer und 11 Frauen, blasige Gebilde unter Benützung einer modifizierten Schiessle-Nadel unterspritzt mit Fibrinkleber (Tissucol, Immuno). Das Alter der Patienten lag zwischen 17 und 80 Jahren; das Durchschnittsalter betrug 33,9 Jahre.

Bei jedem Patienten werden in den ersten Tagen des stationären Aufenthaltes eine Pleurographie sowie eine Computertomographie (CT) des Thorax durchgeführt. Das CT wird in den cranialen Abschnitten beider Lungen oberhalb der Hili

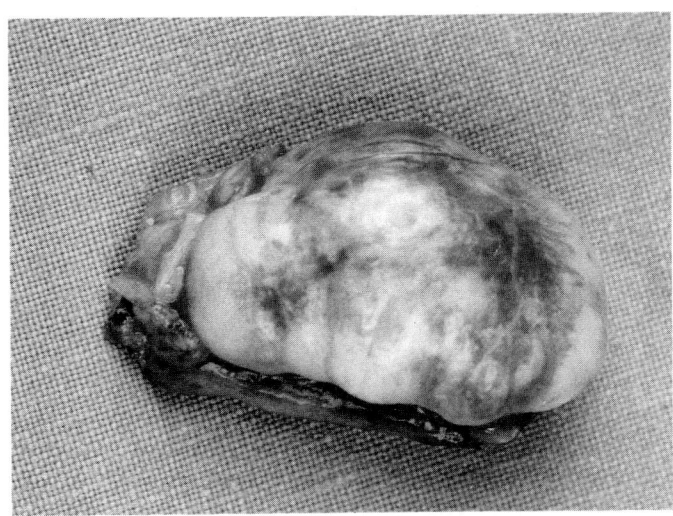

Abb. 1. Resektat eines mit Fibrinkleber behandelten subpleuralen Bereichs

in Schichtdicken von 4 mm gefahren, die Gabe von Kontrastmittel ist ebensowenig erforderlich wie die Darstellung von Weichteilen im sogenannten Mediastinalfenster. Ergeben sich aufgrund dieser Untersuchungen keine oder nur geringfügige pathologische Veränderungen, so wird eine therapeutische Thorakoskopie durchgeführt mit dem Ziel, mögliche Ursachen des Spontanpneumothorax endoskopisch zu beseitigen und so eine Thorakotomie zu vermeiden.

Auch bei unauffälligem CT ohne Nachweis von subpleuralen Blasen können sich thorakoskopisch Blasen darstellen lassen. Der Grund dafür liegt darin, daß sich besonders dünnwandige Blasen nur bei kollabierter Lunge füllen und erst durch Valsalva-Manöver oder Überdruckatmung darstellen lassen. Die Überdruckatmung führen wir mit nasalem CPAP-Gerät (Sleep-Easy, Stimotron) durch. Wird die Thorakoskopie in Narkose durchgeführt, so überblähen wir die kollabierte Lunge für kurze Zeit über den doppelläufigen Tubus. Der Nachweis von pleuropleuralen Verwachsungen im CT ist schwierig, gelingt jedoch häufig bei der Pleurographie, deren eigentliche Domäne Nachweis, Lokalisation und quantitative Abschätzung von bronchopleuralen Fisteln ist. Bei der Thorakoskopie sind diese Verwachsungen direkt sichtbar. Der therapeutische Ansatz unserer Methode liegt im perpleuralen Auffüllen von subpleuralen Blasen mit Fibrinkleber. Wir injizieren in der Regel pro Blase eine Dosis von 2 ml Tissucol Duo S (Immuno) und können damit Blasen bis zu einem Durchmesser von 2,5 cm füllen. Idealerweise soll ein kleiner Rest des Klebers zum Verschluß der Einstichstelle dienen. Größere Blasen lassen sich bei dieser Methode nur mit größeren Mengen von Fibrinkleber vollständig auffüllen und beherbergen das Risiko einer zusätzlichen iatrogenen bronchopleuralen Fistelbildung durch den Einstich.

Ungünstige Erfahrungen haben wir mit der Elektro- bzw. Laserkoagulation solcher Blasen gemacht: Nach Abstoßung der nekrotischen Pleuraanteile kam es wiederholt zu therapieresistenten bronchopleuralen Fisteln.

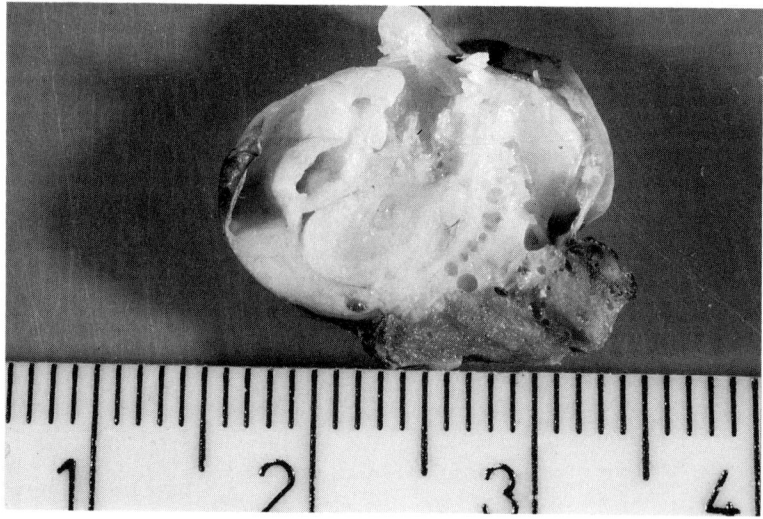

Abb. 2. Resektat im Querschnitt

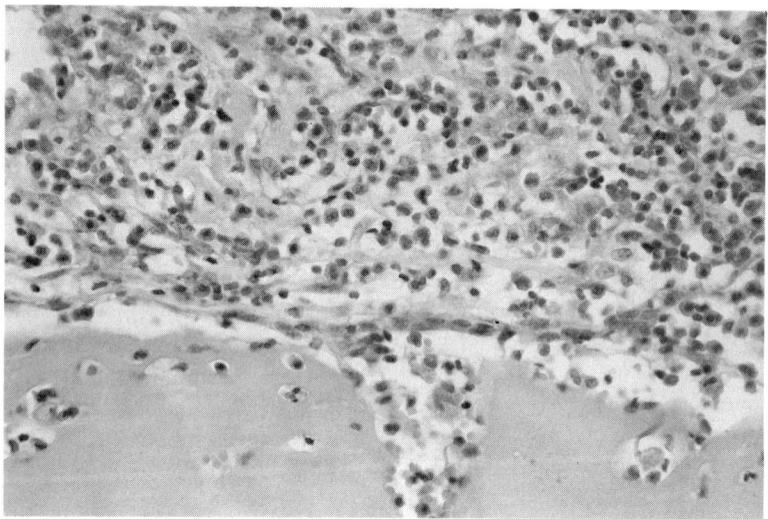

Abb. 3. Granulationsgewebe mit beginnender Fibroblastenbildung im Randsaum des Fibrinbezirkes

Ergebnisse

Sechs unserer 40 Patienten wurden ein bis sieben Tage später einer Thorakotomie unterzogen. Der Grund dafür war in sechs Fällen das zusätzliche Vorhandensein von gefäßreichen pleuropleuralen Verwachsungen, die damals thorakoskopisch nicht saniert werden konnten. Einmal mußte eine bronchopleurale Fistel operativ verschlossen werden nach der Behandlung einer Blase, deren Durchmesser 2,5 cm überschritt. Bei der Thorakotomie erfolgte eine Resektion der mit Fibrinkleber behandelten subpleuralen Bereiche (Abb. 1 und 2). Die histologische Aufarbeitung zeigte eine beginnende und fortschreitende Einwanderung von zellulären Elementen wie Fibroblasten als Ausdruck der bindegewebigen Umwandlung dieser Zonen (Abb. 3).

Die nichtoperierten durch subpleurale Fibringabe behandelten Patienten sind seit nunmehr zwischen einem und 60 Monaten rezidivfrei.

In einer computertomographischen Nachuntersuchung des Thorax bei einem dieser Patienten wurde ein sogenannter peripherer Rundherd mit einer Dichte von maximal + 7 HE an der Stelle der mit Fibrinkleber behandelten Blase festgestellt. Diese Erkenntnis ist für die Patienten bei späteren aus anderen Gründen durchzuführenden Untersuchungen der Lunge mit bildgebenden Verfahren von Bedeutung. Deshalb werden unsere Patienten einer Nachuntersuchung unterzogen und erhalten eine schriftliche Mitteilung.

Ausblick

Die geschilderte Methode könnte sich auch gut eignen, um solitäre blasige Gebilde bei Spontanpneumothoraxpatienten auf der kontralateralen Seite perkutan, z. B. unter CT-Kontrolle mit Fibrinkleber aufzufüllen und dadurch der Entstehung eines Spontanpneumothorax an dieser Stelle vorzubeugen.

Weitere Verbesserungen wird die Entwicklung neuer endoskopisch-operativer Verfahren bringen. Die Durchtrennung von gefäßreichen pleuropleuralen Verwachsungssträngen mittels Elektrokauter oder Laser war bisher immer mit erheblichen Risiken der Nachblutung verbunden.

Mit neu entwickelten Klammerapparaten, die durch das Endoskop eingeführt werden, kann der Blutfluß durch Clips vor einer Durchtrennung des Gefäßes unterbrochen und so das Blutungsrisiko deutlich gesenkt werden. Ähnlich wie bei abdominellen Eingriffen muß die Optik über ein zweites Thorakoskop an anderer Stelle eingeführt werden.

Für die Zukunft sind Geräte in Entwicklung, welche die Abtragung von blasig verändertem Lungengewebe ermöglichen sollen. Diese endoskopischen Verfahren sollen vermeiden, daß die meist jungen und ansonsten gesunden Patienten mit relativ kleinen pathologischen Veränderungen sich einer traditionellen Thorakotomie mit erheblicher Traumatisierung von Muskulatur und Weichteilen unterziehen müssen.

Zusammenfassung

Die thorakoskopische Applikation von Fibrinkleber in solitäre subpleurale Blasen, deren Durchmesser bis zu 2,5 cm beträgt, zeigte eine erfolgreiche Behandlung und Rezidivfreiheit bis zu 60 Monaten bei 40 Patienten mit Spontanpneumothorax.

Diese Methode setzt eine difficile Diagnostik der Lungenstruktur und Pleurabeschaffenheit voraus.

Literatur

1. Babisch SI, Chudkovski J, Katkovski GB (1968) The use of thorakoscopy in spontaneous nonspecific pneumothorax. VestnChir 101.50
2. Bauer Ch, Schimmer P (1987) Die Fibrinpleurodese beim rezidivierenden Spontanpneumothorax mit dem Sprühkatheter. Z Herz- Thorax- Gefäßchir [Suppl 1] 1:33–35
3. Bölcskei PL, Haberstumpf H, Trapp VEE, Wellhöfer G (1988) Pleurography as a new method for diagnosis of pleural findings in patients with pneumothorax. The European Respiratory J [Suppl 2] 1:291
4. Bölcskei PL, Gill E, Haberstumpf H, Lessnau KD, Wellhöfer G Pleurodese mittels eines Acrylatklebers in der Behandlung therapieresistenter symptomatischer Pneumothoraces. Pneumologie, [Suppl 1] 44:293–4
5. Bölcskei PL, Haberstumpf H, Trapp VEE, Wellhöfer G (1989) Anwendung und Nutzen der Pleurographie bei Patienten mit Spontanpneumothorax. Pneumologie 43
6. Bölcskei PL Subpleurale Applikation eines Fibrinklebers Workshop zur Fibrinpleurodese, Heidelberg 21. 4. 89
7. Bölcskei PL, Wagner M, Haberstumpf H, Wellhöfer G, Havasi G, Trapp VEE, Klüpfel P Subpleurale Applikation eines Fibrinklebers: Ein neues Therapieprinzip in der Behandlung und Prävention des Spontanpneumothorax. 34. Kongreß der Deutschen Gesellschaft für Pneumologie, Bochum, 21. 9. 90
8. Branscheid D (1988) Behandlungsergebnisse des Spontanpneumothorax. Langenbecks Arch Chir Suppl II:505–9
9. Gebhardt C, Bölcskei PL, Wilkening H, Havsi G, Juckenat R Die Behandlung des Spontanpneumothorax. Langenbecks Arch Chir 374 (3):156–63
10. Hansen MK, Kruse-Andersen S, Watt-Boolsen S, Andersen K Spontaneous pneumothorax and fibrin glue sealant during thorakoscopy. Eur J Cardiothorac Surg 3 (6):512–4
11. Hauck H, Bull PG, Pridun N Complicated Pneumothorax: short and lond term results of endoscopic fibrin pleurodesis. World J Surg 15 (1):146–9
12. Heine R (1958) Die Behandlung des Spontanpneumothorax. Beitr Klin Tuberk 119:181–205
13. Kaiser D (1989) Fibrinklebung beim Spontanpneumothorax. Pneumologie 43 (2):101–4
14. Maaßen W (1975) Über die Entwicklung der endoskopischen und bioptischen Methoden in der Thoraxdiagnostik. Prax Pneumol 29:716–22
15. McGahren ED, Teague WG, Flanagan T, White B, Rodgers BM (1990) The effect of talc pleurodesis on growing swine. J Pediatr Surg 25 (11):1147–51
16. Pridun N, Heindl W (1987) Die endoskopische Fibrinpleurodese beim komplizierten Pleumothorax. Z Herz- Thorax- Gefäßchir 1 (suppl 1):42–45
17. Sattler A (1937) Zur Behandlung des Spontanpneumothorax mit besonderer Berücksichtigung der Thorakoskopie. Beitr Klin Tuberk 89:395–408
18. Sattler A (1970) Warum ist die Thorakoskopie zur Durchführung einer kausalen Therapie schwerer Fälle von Spontanpneumothorax indiziert? Kongr Ber Wiss Tag Norddtsch Ges Tbk Lungenkrht 11:253–8
19. Schott H, Viereck HJ (1972) Klinik und rationelle Therapie des Spontanpneumothorax. Dtsch Med Wochenschr 97:491–6
20. Schulz V (1988) Thorakoskopische Diagnostik und Therapie des Spontanpneumothorax. Langenbecks Arch Chir Suppl II:493–7
21. Sukhanovski IVP, Konstantinova GD (1969) Thoracoscopy in spontaneous Pneumothorax. Vstn Khir 103:21–35
22. Swieringa J, Wagenaar JPM, Bergstein BGM (1974) The value of thoracoscopy in the diagnosis and treatment of disease affecting the pleura and the lung. Pneumologie 151:11–19
23. Thetter O, Rolle A, Schmölder A, Steckmeier B (1987) Additive Fibrinklebung in der operativen Versorgung des rezidivierenden Pneumothorax. Z Herz- Thorax- Gefäßchir 1 (Suppl 1):50–2

Thorakoskopische Behandlung des Spontanpneumothorax mittels Fibrinpleurodese

P. SCHLIMMER, F. EICH und D. SCHNABEL

Einleitung

Beim Pneumothorax handelt es sich um eine Luftansammlung im Pleuraraum durch vielfältige Ursachen: Meistens liegen Rupturen subpleuraler Blasen vor, die sich vorwiegend im Lungenspitzenbereich befinden (Maßhoff et al. 1973). Hinzu kommt eine Beobachtung von Radomsky et al. 1989, welche Pleuraporositäten ohne Rupturen als Ursache des sog. idiopathischen Pneumothorax nachwiesen. Unter der Bezeichnung „Spontanpneumothorax" läßt sich grob eine Patientengruppe abgrenzen, die nach klinischen Gesichtspunkten eine Entität darstellt: Der Pneumothorax tritt entweder bei schwerer körperlicher Betätigung oder „ohne äußeren Anlaß" auf und präsentiert sich nur selten als Spannungspneumothorax. Die Rezidivhäufigkeit nach erfolgloser erstmaliger Drainagetherapie kann proportional zur Anzahl der nachfolgenden Rezidive über 50% betragen. Daher ist die chirurgische Pleurodese beim erneuten Wiederauftreten eines Pneumothorax die Therapie der Wahl (Maaßen 1974).

Da sich Pleuraleckagen im Rahmen einer Thorakoskopie in Lokalanästhesie häufig lokalisieren lassen, stellt sich die Frage, inwieweit eine thorakoskopische Intervention in Verbindung mit der Fibrin-Pleurodese unter Anwendung eines speziellen Sprühverfahrens das chirurgische Vorgehen ersetzen kann (Kaiser et al. 1983, Spiegel et al. 1983). Unter diesem Aspekt führten wir eine prospektive klinische Untersuchung über die Effektivität der thorakoskopischen Fibrinpleurodese beim rezidivierenden Pneumothorax durch.

Patienten und Methode

Von 1986 bis 1989 wurden 33 Patienten, 19 Männer und 14 Frauen im Alter von 15 bis 80 Jahren (m = 47 Jahre) wegen eines rezidivierenden Pneumothorax einer thorakoskopischen Fibrinpleurodese zugeführt. 11 Patienten hatten das erste Rezidiv, 12 Patienten bereits 2 Rezidive und 10 Patienten bis zu 5 Rezidive. Allen Patienten wurde primär die thoraxchirurgische Intervention vorgeschlagen und bei deren Ablehnung die thorakoskopische Pleurodese durchgeführt. Der Beobachtungszeitraum nach erfolgter Pleurodese betrug 4 bis 48 Monate, im Mittel 20 Monate.

In Rückenlage und nach Lokalanästhesie im 4. oder 5. Interkostalraum in der mittleren/vorderen Axillarlinie wurde nach Hautinzision und stumpfer Präparation der Thoraxwand ein Trokar mit 9 mm Durchmesser in den Pleuraraum eingeführt. Die Inspektion der Pleura visceralis ergab bei 16 Patienten (48%) keinen pathologi-

Ch. Gebhardt (Hrsg.)
Fibrinklebung in der Allgemein- und Unfallchirurgie, Orthopädie, Kinder- und Thoraxchirurgie
© Springer-Verlag Berlin Heidelberg 1992

schen Befund. Bei 11 Patienten (33%) konnten pleurale Adhäsionen verifiziert werden. In 8 Fällen wurden Blasen gesehen, deren Größe in 4 Fällen 2 cm überschritten. Verwachsungen wurden gelöst und Blasen unter 2 cm Durchmesser mit der Biopsiezange oder mit dem Elektrokauter abgetragen. In allen Fällen wurde die Pleurodese mit Fibrinkleber angeschlossen.

Die Fibrinpleurodese wurde mit dem Duploject Sprühkatheter 150 durchgeführt (1 = 150 cm; Ø 2 mm; Fa. Immuno). Das Lumen des Katheters ist in 4 Kompartimente aufgeteilt, von denen zwei zum simultanen Transport der Kleberkomponenten Tissucol (Fa. Immuno) dienen. Ein weiterer Kanal führt die zur Zerstäubung und Mischung der Kleberkomponenten erforderliche sterile Druckluft an die Katheterspitze heran. Das proximale Ende des Sprühkatheters wurde mit einer Duploject-Spritzenhalterung (Fa. Immuno) konnektiert. Im Gegensatz zu der früher von uns angewandten schnellen Klebeform mit 500 IE Thrombin/ml (Bauer et al. 1987) haben wir jetzt die sog. langsame Klebeform mit einer Thrombinkonzentration von 4 IE/ml eingesetzt. Der zur Druckluft-Insufflation vorgesehene dritte Katheterkanal wurde über einen Verbindungsschlauch mit Sterilfilter an das Drucksteuerungsgerät (Tissomat, Fa. Immuno) angeschlossen. Das Drucksteuerungsgerät wird mit Druckluft aus einem Wandanschluß versorgt (Seelich et al. 1984). Mit einem Maschinendruck von 3 bar wurden die simultan transportierten Kleberkomponenten unter Sicht auf die Pleura visceralis aufgesprüht. Der zweite Arbeitskanal des Thorakoskops muß während des Sprühvorgangs offen sein, um den erforderlichen Druckausgleich im Pleuraraum zu gewährleisten!

Sichtbare Lecks oder Leckagen nach Blasenabtragung wurden aus einem Abstand von etwa 2 cm direkt mit 2 ml Tissucol besprüht. Ließ sich das Leck nicht verifizieren, dann wurden 5 ml des Fibrinklebers auf die gesamte Pleura visceralis aufgetragen, unter Bevorzugung der Oberlappenregionen. Beim Sprühen im geschlossenen Pleuraraum erreicht das Klebergemisch auch Anteile der nicht einsehbaren Pleura visceralis.

Sofort nach Applikation der Kleberkomponenten wurden Optik und Trokar entfernt und eine Drainage in die vorhandene Thoraxwandöffnung eingeführt. Unter sofortigem Sog von 20 cm Wassersäule erfolgte die Fixation der Drainage mit zwei tiefgreifenden Rückstichnähten. Nach röntgenologischer Überprüfung auf komplette Ausdehnung der Lunge wurde der Patient unter Dauersog auf Station gebracht. Die Saugung wurde 6 Tage fortgesetzt. Nach Abklemmen der Drainage und röntgenologischer Kontrolle erfolgte die Entfernung des Drains. Trat ein erneutes Rezidiv auf, wurde der Patient als Therapieversager der chirurgischen Pleurodese zugeführt.

Ergebnisse

Bei 33 Patienten ergaben sich während eines Beobachtungszeitraums von maximal 4 Jahren 13 Therapieversager (39%). In 6 Fällen konnten die Verwachsungen nicht vollständig gelöst bzw. die Blasen nicht komplett abgetragen werden, da sie sich als zu groß erwiesen. In weiteren 4 Fällen war ein technisches Versagen, wie z. B. ineffiziente Saugung nachzuweisen. In 3 Fällen ließ sich keine Ursache ermitteln (Tabelle 1).

Tabelle 1. Pleurodese-Versager

Pat.-Nr.	Ursache
1, 2, 14	keine Ursache eruierbar
10, 13, 24, 31	technisches Versagen (Saugung, Klebung)
3, 4, 19, 27	Blasen unvollständig abgetragen (>2 cm)
12, 32	Verwachsungen unvollständig gelöst

Tabelle 2. Ergebnisse der Fibrinpleurodese

33 Patienten:	
13 Pleurodese-Versager	Erfolgsrate 61%
3 Thorakotomie-Versager	Erfolgsrate 77%
* 27 Patienten:	
* 7 Pleurodese-Versager	* Erfolgsrate 74%

Die Erfolgsrate bei der thorakoskopischen Fibrin-Pleurodese liegt unter Einbeziehung aller Therapieversager (n = 13) bei 61%.

Alle Therapieversager (n = 13) wurden einer chirurgischen Pleurodese zugeführt. Von den operierten Patienten erlitten 3 ein erneutes Pneumothorax-Rezidiv. Die Erfolgsrate der chirurgischen Pleurodese liegt in diesem Kollektiv somit bei 77%.

Diskussion

Bei insgesamt 39% der Patienten mit bisher bis zu 5 gleichseitigen Pneumothorax-Rezidiven kam es nach der thorakoskopischen Pleurodese mit dem Fibrinkleber Tissucol zu einem erneuten Auftreten eines Pneumothorax. Die Rate der Therapie-Versager ließe sich vermutlich auf ein Viertel senken, wenn man sich bereits aufgrund des thorakoskopischen Befundes primär zur chirurgischen Pleurodese entscheidet: Würden die 6 Patienten mit thorakoskopisch nicht korrigierbaren pathologischen Pleurabefunden (große Bullae, Verwachsungen) primär ohne Fibrinpleurodese einer Operation zugeführt, so verblieben 27 Patienten. Für dieses Patientengut errechnet sich dann bei 7 Therapie-Versagern eine Erfolgsrate von 74% [Tabelle 2 (*)].

Aus weiteren allerdings aufgrund der unterschiedlichen Methodik und der ungleich langen Beobachtungszeiträumen nicht vergleichbaren Untersuchungen (Kaiser et al. 1986; Pridun 1988; Spiegel et al. 1983) lassen sich Rezidivraten von 4% bis 29% entnehmen (Tabelle 3). Allerdings wurde in vielen Fällen bei nicht erfolgversprechender thorakoskopischer Intervention sofort die Thorakotomie mit chirurgischer Pleurodese angeschlossen, oder es wurde primär mit einem Mediastinoskop nach Weerda in Allgemeinanästhesie operiert (Kaiser et al. 1983).

Obwohl die bisherigen Untersuchungen über die Behandlung des Pneumothorax mittels Fibrinpleurodese große Schwankungen der Rezidivraten erkennen las-

Tabelle 3. Fibrinpleurodese beim Rezidiv-Pneumothorax

Autor	Jahr	n	Rezidiv-quote	Beobachtungs-zeitraum	Verfahren
Spiegel	1986	14	29%	3 Jahre	Narkose ($\varnothing$ Op)
Prindun	1987	44	4%	3 Jahre	Narkose (+ Op)
Kaiser	1987	29	17%	4 Jahre	Narkose (+ Op)
Eig. Unt.	1989	$\begin{cases} 27 \\ 33 \end{cases}$	$\begin{cases} 26\% \\ 39\% \end{cases}$	4 Jahre	Lokalanästhesie

sen, ergibt sich vor allem für das Pneumothorax-Rezidiv im Vergleich zur alleinigen Drainagetherapie eine höhere Erfolgsrate: In Abhängigkeit von der Anzahl der vorausgegangenen Rezidive ist für die alleinige Drainagetherapie eine Rezidivquote von über 50% anzusetzen (Andersen et al. 1968).

Im Hinblick auf den hohen Anteil an Pleurodese-Versagern nach chirurgischer Intervention (in unserem Kollektiv 23%) und auf die zum Teil hohen Rezidivraten bei den kombinierten Verfahren von Thorakoskopie und Thorakotomie in Allgemeinanästhesie, stellt die thorakoskopische Fibrinpleurodese in Lokalanästhesie beim Rezidivpneumothorax eine Alternative zum thoraxchirurgischen Eingriff dar: Die Traumatisierung ist minimal, das Narkoserisiko fehlt, und der technische Aufwand ist im Vergleich zur Thorakotomie gering. Allerdings werden nur prospektive randomisierte Studien in der Lage sein, die tatsächliche Effektivität einer thorakoskopischen Fibrinpleurodese zu ermitteln. Dabei wird es schwierig werden, eine genügend hohe auswertbare Fallzahl zu erreichen.

Zusammenfassung

Bei 33 Patienten mit einem bis fünf Rezidiven eines Spontanpneumothorax wurde eine thorakoskopische Pleurodese mittels Fibrinkleber in Lokalanästhesie durchgeführt. In einem Beobachtungszeitraum von 4 Jahren trat in 13 Fällen (39%) ein Pneumothorax-Rezidiv auf. Diese Patienten wurden einer chirurgischen Pleurodese zugeführt, wobei in 3 Fällen (23%) wiederum Therapieversager auftraten. Wird bereits bei der Thorakoskopie derart selektiert, daß Patienten mit großen Bullae oder ausgedehnten Verwachsungen primär der chirurgischen Pleurodese zugeführt werden, so kann sich die Rezidivquote auf ein Viertel reduzieren. Unter diesem Gesichtspunkt stellt die thorakoskopische Fibrinpleurodese in Lokalanästhesie eine Alternative zum thoraxchirurgischen Eingriff dar.

Literatur

Andersen I, Nissen H (1968) Results of silvernitrate pleurodesis in spontaneous pneumothorax. Dis Chest 54:230–233

Bauer Ch, Schlimmer P (1987) Die Fibrinpleurodese beim rezidivierenden Spontanpneumothorax mit dem Sprühkatheter. Z Herz-, Thorax-, Gefäßchir 1:Suppl 1 33–35

Kaiser D, Wolfart W (1983) Therapeutische Prinzipien zur Behandlung des Spontanpneumothorax unter besonderer Berücksichtigung der thorakoskopischen Emphysemblasenabtragung und Fibrinverklebung. Prax Klin Pneumol 37:399–1104

Kaiser D, Schildge J (1986) Thoracoscopic treatment with fibrin sealant of ruptured emphysema and recurring pneumothorax. In: Schlag G, Redl H (Hrsg) Fibrin sealant in operative medicine – Thoracic Surgery – Cardiovascular Surgery Vol 5. Springer

Maaßen W (1974) Spontanpneumothorax – Chirurgische Therapie Therapiewoche 24:214–218

Maßhoff W, Höfer W (1973) Zur Pathologie des sogenannten idiopathischen Spontanpneumothorax. Dtsch Med Wschr 98:801–805

Pridun N (1988) Verschluß bronchopleuraler Fisteln mit Fibrinkleber. In: Manegold BC, Jung M (Hrsg) Fibrinklebung in der Endoskopie. Springer, Berlin Heidelberg, S 23–27

Radomsky J, Becker HP, Hartel W (1989) Pleuraporosität beim idiopathischen Spontanpneumothorax. Pneumologie 43:250–253

Seelich T, Redl H (1984) Applikationstechniken. In: Scheele J (Hrsg) Fibrinklebung. Springer, 11–16

Spiegel M, Benesch J, Siebenmann R (1983) Thorakoskopische Pleurodese bei Spontanpneumothorax Prax Klin Pneumol 37:88–90

Endobronchiale Klebung von Lungenparenchymfisteln nach Lungenresektionen

D. J. M. FREY

Einleitung

Operative Eingriffe an der Lunge sind häufig verbunden mit postoperativem Luftaustritt durch die verletzte Pleura visceralis, da eine luftdichte Naht des Lungenparenchyms kaum möglich ist. Deshalb ist bei Thoraxoperationen das Einlegen von suffizienten Drainagen obligat, wobei unter kontinuierlicher Ableitung der Luft die Fistelung im Normalfall innerhalb kurzer Zeit zum Stillstand kommt und die Lungen dann ausgedehnt der Thoraxwand anliegen. Gelegentlich ist eine anhaltende Luftfistelung Grund für überlange Drainagezeiten mit dem Risiko der Infektion des Pleuraraumes entweder durch die innere Fistel oder aszendierend entlang der Drainagen. Sowohl hinsichtlich der Prognose wie auch der notwendigen und möglichen Maßnahmen sind einerseits bronchopleurale Fisteln bei Bronchusstumpfinsuffizienz nach anatomiegerechter Lungenresektion, andrerseits periphere Parenchymfisteln als Folge der Präparation oder bei Pleuradefekten nach atypischen Resektionen zu unterscheiden. Während zentrale Bronchusfisteln aufgrund verbesserter Operationstechniken seltener geworden sind, kommen periphere Fisteln mit Erweiterung der Operationsindikation z. B. bei multiplen Keilresektionen in der Metastasenchirurgie oder mit Operationen bei älteren Patienten mit fortgeschrittenem Emphysem eher häufiger vor. Neben der Infektgefahr komplizieren sie durch lange Drainagezeiten den postoperativen Verlauf, behindern oder verzögern die Remobilisierung, verhindern eventuell zeitgerechte, adjuvante Anschlußbehandlungen, erfordern letztlich immer wieder operative Reinterventionen zum Verschluß der Fistel und bedingen so neben gesteigerten Folgekosten eine deutlich erhöhte Operationsmorbidität und auch -mortalität, wenngleich sie nach unserer Erfahrung bei konsequenter Behandlung eigentlich nur selten Grund für einen letalen Ausgang sein dürften. Dies war Grund genug für die Anwendung und die Weiterentwicklung der Bronchoskopie zum endoskopischen Fistelverschluß, da sie ohnehin zum Ausschluß einer zentralen Bronchusinsuffizienz häufig indiziert ist. Sie ist bei Durchführung in Lokalanaesthesie mit flexibler Optik wenig belastend, kann so auch bei Patienten mit reduziertem Allgemeinzustand eingesetzt werden und ist vergleichsweise kostengünstig.

Generell sind die zentralen bronchopleuralen Fisteln – ob als frühe postoperative Stumpfdehiszenz oder als spätere Heilungsstörung mit Bronchusstumpfinsuffizienz meist in Verbindung mit einem pleuralen Infekt – von den peripheren Parenchymfisteln zu unterscheiden, da diese nicht direkt bronchoskopisch erkennbar und behandelbar sind. In diesem Fall ist zunächst eine Lokalisation des fisteltragenden (Sub-)Segmentbronchus nötig, da sich sonst ein endoskopischer Verschluß verbie-

Ch. Gebhardt (Hrsg.)
Fibrinklebung in der Allgemein- und Unfallchirurgie,
Orthopädie, Kinder- und Thoraxchirurgie
© Springer-Verlag Berlin Heidelberg 1992

Tabelle 1. Endobronchiale Fibrinklebung; Parenchym-Fistel-Lokalisation

Hilfsmittel:
- Bronchoskop (flexibel) mit Saugung
- „Bülau-System" (Wasserschloß-Drainage)
- Unterdruck-Saugung
- Ballon-Katheter (Fogarty; Swan-Ganz) Größe F 5/F 6
- Sauerstoff-Zuleitung mit Dosier-Ventil

tet. Die Lokalisation über systematische Blockierung zentraler Bronchialäste über einen Ballonkatheter ist verschiedentlich kasuistisch beschrieben (5, 6) oder bei Übersichten über Behandlungsmöglichkeiten dieser Komplikation erwähnt (1, 8). Das Scheitern dieser Methode oder auftretende Schwierigkeiten werden dabei nicht abgehandelt; anhand der beiläufigen Erwähnung der Tatsache, konservative Methoden seien gescheitert und hätten eingreifendere Maßnahmen nötig gemacht, ist auf diesbezügliche Probleme zu schließen (4, 11). Tatsächlich ist auch in unserer Erfahrung die Bronchialokklusion, auch in Form einer an anderer Stelle beschriebenen Sondierung und Verlegung der Bronchien mit dem Fiber-Bronchoskop selbst (2), nicht immer erfolgreich. Die Erfolgsquote läßt sich deutlich steigern durch Anwendung einer gezielten Luft-/Sauerstoff-Insufflation über das Bronchoskop vor allem im Wechsel oder kombiniert mit der Okklusion.

Methodik

Fistellokalisation; Hilfsmittel (Tabelle 1)

Zunächst ist nötig, die Luftfistelung unmittelbar wahrnehmbar zu machen, um Änderungen durch Manipulation erkennen zu können. Neben dem flexiblen Bronchoskop ist hierfür ein „Bülau-System" mit problemlos einsehbarem Wasserschloß nötig. Dies wird mit der luftfördernden Pleuradrainage verbunden, so daß die Fistelmenge durch Luftblasen im Wasserschloß mit hinreichender Genauigkeit abschätzbar ist. An der Druckausgleichsöffnung des Wasserschlosses wird für die Zeit der Lokalisation eine Unterdruck-Saugung mit definiertem Sog (-50 bis max. -100 cm H_2O) angeschlossen. Damit wird eine Änderung des kontinuierlich drainierten Fistelvolumens weitgehend unabhängig von der Atemtätigkeit des Patienten und den daraus resultierenden, intrathorakalen Druckschwankungen erkennbar. Für die eigentliche Lokalisation ist einerseits ein geeigneter Ballonkatheter, andererseits eine Sauerstoff-/Druckluft-Zuleitung mit dosierbarem Druckreduzierventil nötig.

Endobronchialer Fistelverschluß; Hilfsmittel (Tabelle 2)

Die Applikation von handelsüblichem Fibrinkleber sollte über einen doppellumigen Applikationskatheter erfolgen. Dies gewährleistet bei gleichzeitiger Injektion der beiden Komponenten (Fibrinogen/Thrombin) eine homogene Durchmischung mit

Tabelle 2. Endobronchiale Fibrinklebung; Klebung

Hilfsmittel:
- Bronchoskop (flexibel)
- Fibrinkleber (z. B. Tissucol® Fa. Immuno) 1 ml/2 ml
- Applikations-Katheter (z. B. Duploject® 150 Fa. Immuno)

Tabelle 3. Endobronchiale Fibrinklebung; Methodik

1. Bronchoskopie (flexibel; Lokalanaesthesie)
2. Fistellokalisation:
   - evtl. Segment-Sondierung mit Bronchoskop u. Saugung
   - Sondierung u. Verschluß der Segmentbronchien mit Ballonkatheter
   - ggf. genaue Lokalisation (Sub-/Sub-Sub-Segmente)
   - Sauerstoff-Insufflation evtl. mit Ballonkath.-Verschluß distal
3. Endobronchiale Fibrin-Klebung
   - Kleber-Applikation mit spez. Katheter in „fisteltragenden" Bronchus möglichst distal
4. Husten-Sedativa (prophylaktisch)

relativ schneller Verfestigung zum Fibrin-Clot an Ort und Stelle, also im (Sub-)
Segment-Bronchus. Für Sonderfälle (z.B. bei maschineller Beatmung des Patienten) ist die Applikation über das einfache zentrale Lumen eines doppellumigen Ballonkatheters möglich, wobei hier allerdings bereits im Katheter selbst die Verfestigung beginnt und eine zügige Injektion nötig macht, da der Katheter selbst schnell verstopfen kann.

Durchführung (Tabelle 3)

Die Bronchoskopie kann üblicherweise in Lokalanaesthesie nach Praemedikation (Atropin/Dicodid in individueller Dosierung) und eventuell unter leichter Sedierung (z.B. Benzodiazepine) ausgeführt werden. Zur Ausschaltung des Hustenreizes wird nach Lokalanaesthesie im Kehlkopfbereich durch das eingeführte Bronchoskop die Trachea und das betroffene Bronchialsystem gründlich durch Injektion eines Lokalanaesthetikums (Lidocain, 4%) vorbereitet. Vorhandenes Bronchialsekret muß abgesaugt werden, besonders auch aus dem betroffenen Bronchus vor Einbringen des Klebers.

Beginnend von der wahrscheinlichsten Fistellokalisation werden nun systematisch alle Segmentbronchien eingestellt und der Effekt der endobronchialen Maßnahmen durch Beobachtung des Wasserschlosses kontrolliert, wobei eine Verminderung der Blasenbildung bei Blockierung mit Bronchoskop oder Ballon bzw. eine Steigerung des Fistelvolumens bei Insufflation den fisteltragenden Bronchus anzeigt, während bei Manipulation an unbeteiligten Bronchien keine Änderung im Wasserschloß eintritt. Orientierend kann die Okklusion, besonders bei starkem Fistelvolumen wirksam, mit dem Bronchoskop bei gleichzeitiger mäßiger Saugung durch den Absaugkanal erfolgen (Abb. 1a). Der gleiche Effekt ist durch den über den Arbeitskanal des Bronchoskops eingeführten Ballonkatheter nach Aufblasen

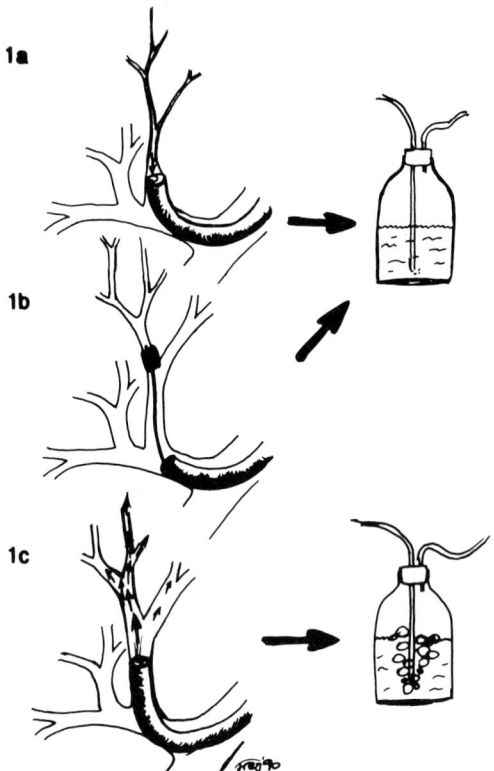

1a

1b

1c

Abb. 1a–c. Parenchymfistel-Lokalisation: **a** Bronchusokklusion durch Bronchoskop mit Saugung, **b** Bronchusokklusion mit Ballon-Katheter, **c** Insufflation von Luft/Sauerstoff nach Sondierung des Bronchus mit dem Bronchoskop

des Ballons im sondierten Segment zu erreichen. Es sollte in jedem Fall versucht werden, im betroffenen Bronchus durch weitere Blockade distaler Äste höherer Ordnung die kleinstmögliche Versorgungseinheit festzustellen (Abb. 1b). Vor allem bei sehr geringem Fistelvolumen hat sich statt der kaum wirksamen Blockierung eine Insufflation von Luft oder Sauerstoff (3–5 l./min.) durch den Absaugkanal des Bronchoskops in die sondierten Segmentbronchien bewährt (Abb. 1c). Es resultiert eine deutliche Zunahme der Blasenbildung. Dies kann ggf. durch zusätzliche Ballonblockade distaler Bronchusäste über verminderte oder sistierende Fistelung verifiziert werden. Da alle Effekte in Abhängigkeit vom vorhandenen intrathorakalen Luftvolumen bei Pneumothorax manchmal sehr verzögert eintreten können, ist eine ausreichend lang ausgeführte Blockierung nötig. Die Insufflation zeigt normalerweise die Änderung schneller an, darf jedoch zur Vermeidung von Parenchymschäden durch Überblähung (Barotrauma) jeweils nur kurz ausgeführt werden, wobei durch Freigabe des „Saug"-Ventils intermittierend ein Druckausgleich erfolgen sollte.

Nach gelungener Lokalisation wird über einen doppellumigen Katheter der im Applikations-Set gelieferte Fibrinkleber möglichst distal in den Bronchus instilliert und der Katheter bei weiterer Injektion langsam zurückgezogen. Ein langstreckiger, baumartiger Fibrinausguß des zu verklebenden Bronchus ist erwünscht, da dieser eine schnelle Dislokation verhindert (Abb. 2). Die pleurale Saugung am Wasser-

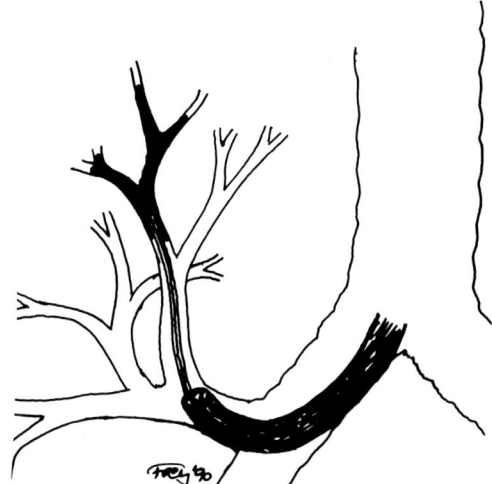

Abb. 2. Endobronchiale Fibrinklebung; Instillation des Fibrinklebers
über doppellumigen Spezialkatheter

schloß sollte für die Zeit der Kleber-Instillation ausgesetzt werden, um die Ausbildung eines homogenen Clots zu erreichen. Unter maschineller Beatmung ist dies
nur über eine Abdichtung des Bronchus proximal möglich, da die inspiratorisch
einströmende Luft durch Weitertreiben der noch flüssigen Klebermasse entlang der
Bronchialwände in die Peripherie eine verschließende Clot-Bildung verhindert. Die
proximale Abdichtung kann man über einen blockierten Swan-Ganz-Katheter erreichen, wobei der Kleber durch das Zentrallumen distal des Ballons injiziert werden
muß. Nachteilig ist dabei naturgemäß, daß keine Sichtkontrolle möglich ist und der
Kleber in einer kontinuierlichen, zügigen Injektion appliziert werden muß, damit
ein Ausguß des Bronchus mit Adhäsion an der Wand erfolgt und ein Verstopfen
des Katheterlumens vermieden wird.

Nach Applikation einer ausreichenden Klebermenge zum Verschluß des Bronchus muß der Katheter unmittelbar aus der Klebermasse ohne weitere Injektion
zurückgezogen werden, damit es nicht zu einer fadenförmigen, später flottierenden
Ausziehung des Kleber-Clots kommt, die nach Abklingen der Lokalanaesthesie zu
anhaltendem Reizhusten und damit zur vorzeitigen Exspektoration des Clots füh
ren kann. Ein dennoch verbleibender, fadenförmiger Überstand sollte nach Clot-
Verfestigung ohne wesentlichen Zug mit einer Biopsiezange abgetragen werden.
Prophylaktisch sollten potente Hustensedativa einige Tage lang gegeben werden.

Ergebnisse (Tabelle 4)

Die Ergebnisse der ersten 10 behandelten Patienten sind in Tabelle 4 wiedergegeben. In 7 Fällen gelang die Lokalisation zweifelsfrei und machte die Klebung möglich; sie wurde auch in einem Fall mit unsicherer Lokalisation ausgeführt, blieb hier
jedoch erfolglos. In zwei Fällen war keine segmentale Zuordnung der Fistelung
möglich und damit keine Klebung indiziert. Unmittelbar nach Instillation des Fibrinklebers sistierte die Fistelung nach zweifelsfreier Lokalisation in 6 Fällen sofort.

Tabelle 4. Endobronchiale Fibrinklebung; Ergebnisse

Pat.	Klebung	Lokalis.	prim.	spät	weit. Maßnahmen
S. E.	10. p. o.	+	+	+	
R. L.	16. p. o.	+	+	+	
R. H.	10. p. o.	0			Drain 35 Tage
D. H.	9. p. o.	+	+	+	
W. H.	15. p. o.	+	(+)	+	
R. E.	50. p. o.	+	+	+	vorbesteh. Empyem
S. W.	13. p. o.	0			Op. (Empyem)
H. W.	22. p. o.	(+)	(+)	0	Re-op.
S. W.	7. p. o.	+	+	0	Re-op.
K. A.	10. p. o.	+	+	+	

Tabelle 5. Endobronchiale Fibrinklebung; Mißerfolge

Ursachen:
- Fistellokalisation nicht möglich
  - bei minimaler Fistelmenge
  - bei starkem intersegmentalem Luftaustausch
- Fibrinkleber-Instillation insuffizient
  - inkompl. Bronchus-Verschluß (starke Fistelung)
  - Kleber-Dislokation unter masch. Beatmung
- frühe Clot-Abstoßung (spontan/Reizhusten)

Bei einem Patienten war nur eine Verminderung des Fistelvolumens feststellbar, die bis zum nächsten Tag dann doch zu einem anhaltenden Sistieren führte, so daß die Drainagen nach 3 Tagen entfernt werden konnten. Während ein Patient nach anfänglich gutem Ergebnis nach Abhusten des Fibrin-Clots ein Fistelrezidiv zeigte und deswegen früh reoperiert und saniert wurde, war die endobronchiale Fibrinklebung in diesem Kollektiv in 6 Fällen erfolgreich; die Drainagen konnten nach 3–5 Tagen entfernt werden. Patienten, bei denen der erste Klebeversuch erfolglos blieb, wurden zum operativen Fistelverschluß rethorakotomiert; wegen stark reduziertem Allgemeinzustand und deutlich erhöhtem Risiko unterblieb dies bei einem Patienten. Die Ausheilung erforderte hier eine 35-tägige Drainagezeit.

Analyse der Misserfolge (Tabelle 5)

Bei nur minimalem Fistelvolumen oder bei starkem intersegmentalem Luftaustausch über Kohn'sche Poren bzw. bei ausgeprägtem bullösem oder substantiellem Emphysem ist eine Lokalisation des fistelnden Segments meist nicht möglich. Nach Einführung der beschriebenen Luft-/Sauerstoff-Insufflation war trotz minimalem Fistelvolumen in 2 Fällen eine Lokalisation doch noch möglich. Bei extrem starker Fistelung kann die suffiziente Clot-Bildung gestört werden; dies begründet die Empfehlung des Aussetzens der Saugung während der Kleber-Applikation. Die Kleber-Dislokation unter maschineller Beatmung kann wahrscheinlich durch die beschriebene Instillation durch einen geblockten, doppellumigen Ballonkatheter vermieden werden.

Ein vorzeitiges Abhusten des Fibrin-Clots kann zum Rezidiv der Fistelung führen, während die – nach unserer Erfahrung obligate – Abstoßung des Clots nach einigen Tagen folgenlos bleibt, da bis zu diesem Zeitpunkt die Parenchymfistel verklebt oder die ausgedehnte Lunge an der Brustwand adhärent sein dürfte. Der Clot wird wahrscheinlich durch Schleimsekretion der fibringedeckten Bronchialwand mobilisiert und abgehustet; dies ist durchaus willkommen, da so die ungestörte Belüftung des nachgeschalteten Lungenareals wieder gewährleistet ist und die Entwicklung von theoretisch möglichen retrostenotischen Pneumonien vermieden wird.

Komplikationen (Tabelle 6)

Die theoretisch möglichen Komplikationen von Dystelektasen oder Atelektasen oder retrostenotische Pneumonien haben wir bei den beschriebenen 10 Patienten nie gesehen. Reizhusten mit evt. verfrühter Clot-Exspektoration ist nicht immer zu verhindern. Eine ernsthafte Komplikation sahen wir mit einer akuten Verlegung eines nasotrachealen Beatmungstubus, der zwei Tage nach erfolgreicher endobronchialer Klebung wegen kardio-respiratorischer Insuffizienz eines funktionell grenzwertigen Patienten zur maschinellen Beatmung gelegt werden mußte. Am dritten Beatmungstag verstopfte ein nicht absaugbarer, zäher Schleimpfropf den relativ engen Tubus subtotal, so daß eine schnelle Umintubation nötig wurde. Wir interpretierten dies als wahrscheinliche Clotabstoßung mit spontaner Tubus-Obstruktion. Wir sehen seither eine relative Kontraindikation für die beschriebene endobronchiale Fibrinklebung bei nasotracheal mit relativ engem Tubus intubierten Patienten.

Diskussion

Es dürfte unbestreitbar sein, daß eine schnelle und wirkungsvolle Maßnahme zur Behebung einer persistierenden, peripheren Parenchymfistel den betroffenen Patienten nützt. Die Kombination des endobronchialen Fistelverschlusses mit einer oft ohnehin zum Ausschluß einer zentralen Bronchusstumpfinsuffizienz nötigen Bronchoskopie ist dabei sinnvoll. In der neueren Literatur wird die Fistellokalisation mittels Ballonkatheter mehrfach anhand von Fallbeschreibungen erwähnt. Die ergänzend mögliche, und in Kombination mit der Ballonmethode mehrheitlich zum Erfolg führende Luft-/Sauerstoff-Insufflation mit Steigerung des Fistelvolumens im betroffenen Segment ist bisher – unseres Wissens nach – nicht beschrieben. Die-

Tabelle 6. Endobronchiale Fibrinklebung; Komplikationen

- Dystelektase/Atelektase d. Lunge
- Reizhusten ggf. mit früher Clot-Exspektoration
- akute Atemwegs-Obstruktion (!! Tracheal-Tubus !!) bei Clot-Abstoßung

se Prüfung hat sich uns inzwischen als wertvoll erwiesen und in einigen Fällen die zweifelsfreie Lokalisation erst möglich gemacht.

Für den Verschluß von bronchopleuralen Fisteln sind verschiedene Materialien beschrieben, wobei der Verschluß zentraler Bronchusfisteln hier nicht vergleichbar ist und unberücksichtigt bleiben soll (3, 9, 10). Periphere Fisteln wurden erfolgreich mit einer Bleiplombe (8), mit einem Doxycyclin-Eigenblut-Gemisch (6), mit Gelfoam (5) und mit Fibrinkleber (2) behandelt. Dabei scheint uns der Fibrinkleber am einfachsten zu applizieren, er ist in den meisten Fällen definitiv wirksam, wird spontan nach einigen Tagen abgestoßen, ist nebenwirkungsarm und vor dem Hintergrund vielfacher Kosten einer Reoperation, der Behandlung von Komplikationen und eines zwangsläufig verlängerten Krankenhausaufenthaltes sind die Kosten dieser Behandlung zu vernachlässigen.

Sicher ist die Mortalität bei peripheren Parenchymfisteln weit weniger hoch als sie für alle Formen bronchopleuraler Fisteln inklusive der Bronchusstupfinsuffizienz nach Pneumonektomie mit bis zu 23% beschrieben ist (7). Die Morbidität und die drohende Komplikation einer Infektion des Pleuraraumes mit konsekutivem Pleuraempyem – die wir bei 2 Patienten der beschriebenen Gruppe (Tabelle 4) gesehen haben – wie auch die Beeinträchtigungen dieser Patienten sind sicher Grund genug, dieses einfache Verfahren zu empfehlen. Bessere Ergebnisse mit zunehmender Erfahrung und nach Weiterentwicklung der beschriebenen Methode veranlassen uns inzwischen, den Versuch der endobronchialen Fibrinklebung schon frühzeitig, d.h. etwa nach dem 7. Drainagetag bei starker, anhaltender Fistelung zu unternehmen und bei erstmaligem Mißerfolg zu wiederholen, da die Alternativen wesentlich ungünstiger sind, weitere, eingreifendere Maßnahmen jedoch durch diesen Behandlungsversuch nicht unmöglich gemacht werden.

Zusammenfassung

Ein bronchoskopischer Verschluß peripherer Lungenparenchymfisteln nach Operationen an der Lunge ist durch Instillation von Fibrinkleber möglich und in den meisten Fällen erfolgreich, wenn es gelingt, den fisteltragenden Segmentbronchus zu identifizieren. Dies gelingt häufig durch systematische Sondierung der Bronchien der betroffenen Seite mit Okklusion entweder mit dem Bronchoskop selbst oder mittels eines Ballonkatheters; besonders bei kleinem Fistelvolumen ist die Insufflation von Luft oder Sauerstoff zur Lokalisation geeignet. Unter Berücksichtigung der Morbidität und Mortalität dieser Komplikation wie auch der zur Verfügung stehenden Behandlungsalternativen sind diese Maßnahmen bei persistierender, starker Fistelung etwa vom 7. Tag einer suffizienten Drainagebehandlung an zu empfehlen.

Literatur

1. Baumann MH, Sahn SA (1990) Medical Management and Therapy of Bronchopleural Fistulas in the Mechanically Ventilated Patient. Chest 97:721–728
2. Elfeldt R, Schröder D, Beske C (1988) Bronchopleurale Parenchymfisteln nach Lungenresektionen. Dt Ärztebl 85:B-1530–B-1531

3. Glover W, Chavis TV, Daniel TM, Kron IL, Spotnitz WD (1987) Fibrin Glue Application through the Flexible Fiberoptic Bronchoscope: Closure of Bronchopleural Fistulas. J Thorac Cardiovasc Surg 93:470–472

4. Hankins JR, Miller JE, Attar S, Satterfield JR, McLaughlin JS (1978) Bronchopleural Fistula. Thirteen-year Experience with 77 Cases. J Thorac Cardiovasc Surg 76:755–762

5. Jones DP, David I (1986) Gelfoam Occlusion of Peripheral Bronchopleural Fistulas. Ann Thorac Surg 42:334–335

6. Lan RS, Lee CH, Tsai YH, Wang WJ, Chang CH (1987) Fiberoptic Bronchial Blockade in a Small Bronchopleural Fistula. Chest 92:944–946

7. Malave G, Foster ED, Wilson JA, Munro DD (1971) Bronchopleural Fistula. Present-day Study of an Old Problem. Ann Thorac Surg 11:1–10

8. McManigle JE, Fletcher GL, Tenholder MF (1990) Bronchoscopy in the Management of Bronchopleural Fistula. Chest 97:1235–1238

9. Roksvaag H, Skalleberg L, Nordberg C, Solheim K, Høivik B (1983) Endoscopic Closure of Bronchial Fistula. Thorax 38:696–697

10. Torre M, Chiesa G, Ravini M, Vercelloni M, Belloni PA (1987) Endoscopic Gluing of Bronchopleural Fistula. Ann Thorac Surg 43:295–297

11. Yasuda Y, Mori A, Kato H, Fujino S, Asakura S (1991) Intrathoracic Fibrin Glue for Postoperative Pleuropulmonary Fistula. Ann Thorac Surg 51:242–244

Endoskopische Klebung von Bronchusstumpffisteln

H. D. BECKER

Einleitung

Die Bronchusstumpffistel nach Lobektomie und Pneumonektomie sowie die Fistel an Anastomosen nach Manschettenresektionen stellen ernste Komplikationen dar, die nicht nur das Ergebnis der Operation infrage stellen, sondern auch das Leben des Patienten bedrohen können. Da eine operative Korrektur nach vorangegangenen großen Eingriffen für den Patienten häufig ebenfalls eine kritische Belastung darstellt, sucht man in dieser Situation möglichst nach konservativen Lösungswegen (5). Hier hat sich in den letzten Jahren in vielen Fällen die endoskopische Fistelklebung mit Fibrinklebern bewährt (3). Über unsere ersten Erfahrungen hatten wir bereits berichtet (1). An dieser Stelle wollen wir nun erneut nach zwischenzeitlichem Erfahrungszuwachs über die unterschiedlichen postoperativen Bronchusfisteln und die Möglichkeiten der Behandlung mit dem Fibrinkleber berichten.

Formen und Ursachen postoperativer Bronchusfisteln

Nach der Form können wir in der Regel drei therapeutisch unterschiedlich anzugehende Fistelarten am Bronchusstumpf unterscheiden:

Formen
1. Fistelgang
2. Nahtdehiszenz
3. Bronchusnekrose

Fistelgänge entstehen meist dadurch, daß einzelne Fäden der Bronchusnaht durchschneiden und sich lösen oder einzelne Klammern automatischer Nähte sich querstellen. Hierdurch entstehen umschriebene kleine Defekte an der Naht. Ist der Bronchusstumpf intraoperativ mit Gewebe gedeckt oder hat sich am Mediastinum bereits ein Fibrinpannus entwickelt, dann können diese Fisteln entweder blind enden oder nach längerem Verlauf in die Pleurahöhle münden. Nur im letzteren Fall wird sich Flüssigkeit aus der Höhle ins Bronchialsystem entleeren. Seltener führt ein primär in der Pleurahöhle angegangener Infekt durch Drainage ins Bronchialsystem zu dieser Fistelform.

Weit häufiger ist das die Ursache von *Nahtdehiszenzen,* bei denen größere Teile der Naht oder gar die gesamte Naht auseinandertreten. Es ist ersichtlich, daß unter dem Druck des Empyems und bei der Größe der Öffnung die Gefährdung des Pa-

Ch. Gebhardt (Hrsg.)
Fibrinklebung in der Allgemein- und Unfallchirurgie,
Orthopädie, Kinder- und Thoraxchirurgie
© Springer-Verlag Berlin Heidelberg 1992

tienten durch eine Überflutung gesunder Lungenabschnitte erheblich gravierender ist als bei kleinen Fisteln.

Die *Bronchusstumpfnekrose* hat ihre Ursache in einer Mangelernährung der Bronchuswand. Insbesondere im Rahmen der Tumorchirurgie kann durch die radikale Ausräumung der regionären parabronchial gelegenen Lymphknoten die arterielle Gefäßversorgung der Bronchien zerstört werden. Dann reicht in den ersten ca. 8 Tagen die Ernährung per diffusionem von der Umgebung noch aus, bevor die Bronchuswand nekrotisch wird. Da sich der Rand zum gesunden Gewebe erst allmählich nach proximal hin demarkiert, neigen diese Nekrosen zur Progression.

Das Tumorrezidiv an der Absetzungsstelle stellt in aller Regel ebenfalls ein für den Verschluß minderwertiges Gewebe dar, das genauso zur Fistelbildung neigt.

Ursachen
1. prim. Nahtinsuffizienz
2. Empyemdrainage
3. Bronchusstumpfnekrose
4. Tumorrezidiv

Therapie der verschiedenen Fistelformen

Für die Überlegungen hinsichtlich des therapeutischen Vorgehens spielt die Form der Bronchusstumpffistel eine entscheidende Rolle.

Fistelgang

Da die Fistelgänge in aller Regel dünne Röhren darstellen, die den intrathorakalen Druckschwankungen entsprechend meist auch nur intermittierend offen sind, lassen sie sich eigentlich immer durch Instillation des Fibrinklebers verschließen.

Es wird hierzu der Mehrlumen – Katheter nach vorheriger radiologischer Fisteldarstellung mit wasserlöslichem Kontrastmittel bis zu einigen Zentimetern in die Fistel eingeführt. Je nach dem Grad der eingetretenen Epithelialisierung kann das Ostium zuvor mechanisch (z.B. mit einer Zytologiebürste) angefrischt werden. Dann wird der Fistelgang im Zurückziehen allmählich mit dem Kleber „ausgemauert" und zum Abschluß ein kleiner „Deckel" am Bronchusstumpf daraufgesetzt (2).

Auf diese Weise lassen sich solche Fistelgänge eigentlich immer endoskopisch verschließen. Eine wesentliche Voraussetzung ist allerdings, daß die Pleurahöhle zuvor drainiert wird. Ansonsten wird der Kleber noch vor der fibrösen Durchbauung vom nachlaufenden Sekret fortgespült. Das ist nach unserer Erfahrung die häufigste Ursache von Mißerfolgen bei der Klebung dieser Art der Bronchusstumpffistel (1, 2).

Nahtdehiszenz

Der Defekt bei größeren Nahtdehiszenzen ist in der Regel zu groß, als daß der Kleber alleine hier Halt finden könnte (Abb. 1). Selbst bei adäquater vorheriger

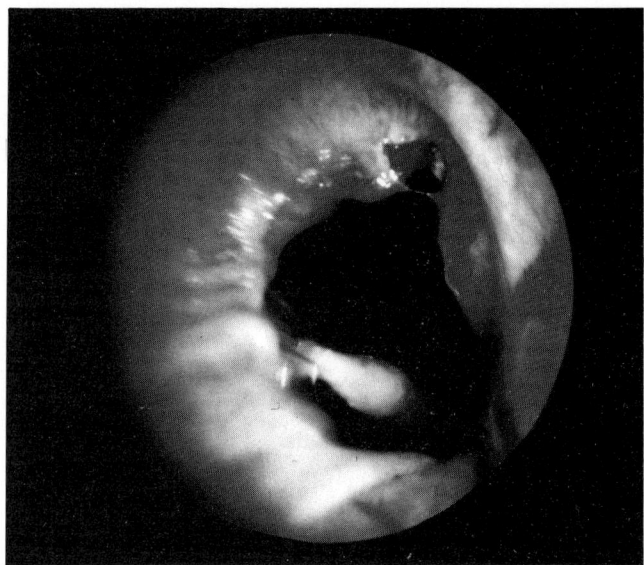

Abb. 1. Nahtdehiszenz
nach Pneumonektomie

Pleuradrainage reicht die Stabilität, insbesondere wegen der erheblichen intrathorakalen Druckschwankungen, nicht aus: der Kleber geht entweder in der Pleurahöhle verloren oder löst sich und wird abgehustet. Es muß bei diesen Fisteln zunächst ein Träger zur Lumenabdichtung in die Fistel eingebracht werden. Hierzu eignen sich die von Pridun erstmals vorgestellten dekalzifizierten Spongiosablocks in besonderem Maße (4). Sie bilden eine individuell anzupassende formbare Matrix die, mit dem Fibrinkleber getränkt, eine ideale Schiene für die Fibroblasteneinsprossung darstellt.

Auch bei dieser Art der Klebung müssen bestimmte Grundregeln beachtet werden, um den Erfolg zu gewährleisten:

Der Spongiosablock muß durch Zuschneiden individuell der jeweiligen Fistel angepaßt werden. Das gelingt mit einem scharfen Skalpell am trockenen Block, oder, noch besser, nach vorheriger Tränkung im Aktivatorkomplex. Ein zu großer, am Ende klobiger Block läßt sich nur schwer in die Fistel einbringen. Ein zu kleiner Block wird rasch hindurchrutschen. Gelegentlich haben wir uns bei konischen Fisteln durch Einschneiden einer Nut geholfen, um eine Dislokation zu vermeiden (Abb. 2). Beim Einlegen „klickt" der Block dann richtiggehend in die Fistelöffnung ein und verschiebt sich anschließend nicht mehr (Abb. 3).

Für die Einsprossung von Fibroblasten durch einen guten Gewebekontakt ist die komplette Durchtränkung mit dem Kleber entscheidend. Wird es versäumt, den Spongiosablock zunächst mit dem Aktivatorkomplex wie einen Schwamm zu tränken und anschließend erst den Fibrinogenkomplex hinzuzugeben, dann bildet sich beim Auftrag des Klebers lediglich eine oberflächliche Fibrinkappe, die binnen kurzer Zeit wieder abgelöst wird. Der Block bleibt dann völlig reaktionslos in der Fistel liegen und kann langsam zerbröckeln. Eine nachträgliche Durchtränkung ist nach unserer Erfahrung in situ nicht mehr möglich.

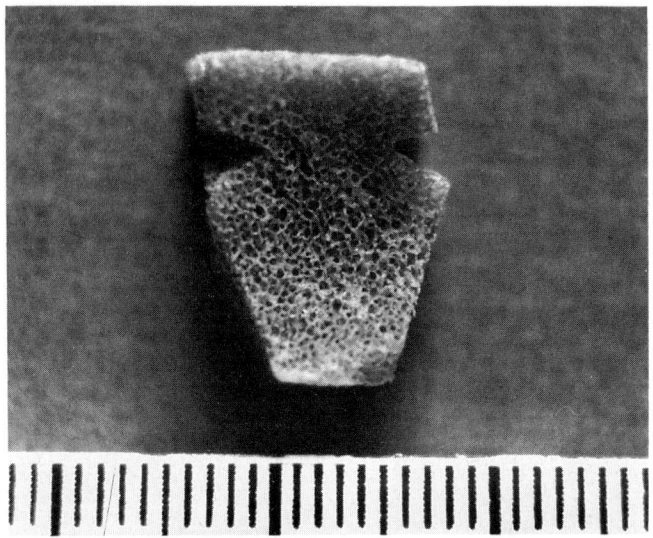

Abb. 2. Der Spongiosablock kann konisch zugeschnitten und zum Halt mit einer Nut versehen werden

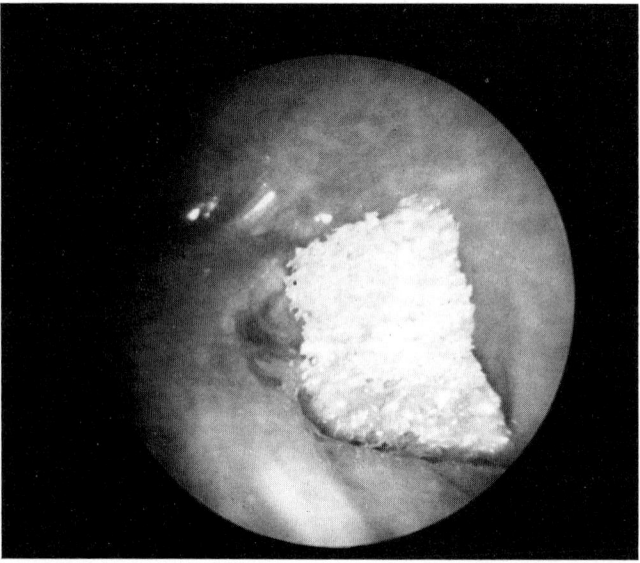

Abb. 3. Der Block ist zum Verschluß in die Fistel eingesetzt

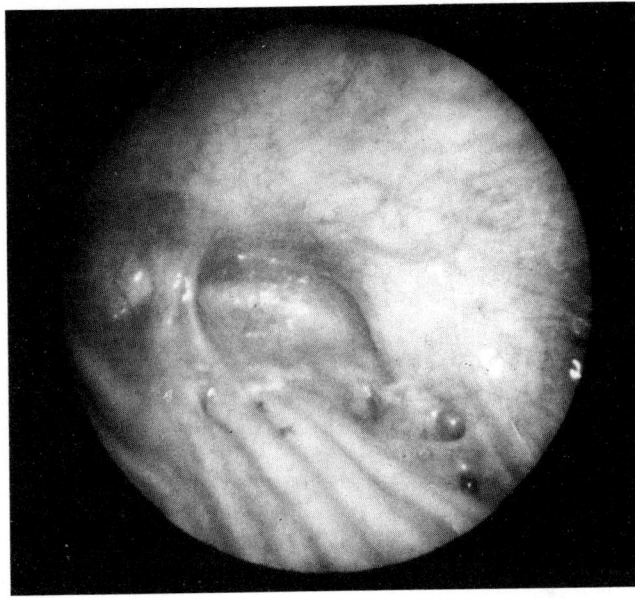

Abb. 4. Narbiger Fistelverschluß nach Einlage eines Spongiosablocks und Fibrinklebung

Ist der Spongiosablock lege artis eingebracht und verklebt, dann gewinnt er Kontakt mit der Bronchuswand und binnen 10 bis 14 Tagen beginnen Fibroblasten und Makrophagen einzusprossen. Während die letzteren das Kollagengerüst langsam abbauen, bildet sich gleichzeitig eine stabile Narbe und die Fistel wird sicher verschlossen (Abb. 4).

Bronchusnekrose

Aus der Natur dieser Komplikation wird klar, daß hier in der Regel weder eine Klebung mit Fibrin alleine, noch mit einem Träger möglich ist. Da diese Nekrosen fortschreiten, werden Block und Kleber auf einen schwindenden Grund gesetzt und schwimmen bei fehlendem Halt davon.

Im günstigsten Falle fällt der Block in die Pleurahöhle. Wird er allerdings ins Bronchuslumen abgehustet, dann kann er leicht auf die Gegenseite aspiriert werden und im Falle der Pneumonektomie so zur lebensbedrohlichen Asphyxie führen. Eine dauerhafte bronchoskopische Fibrinklebung dieser Fisteln ist nach unserer Erfahrung nicht möglich. Ähnlich verhält es sich mit Fisteln in nekrotischen Tumoren. Auch hier schreitet die Leckage unaufhaltsam voran, so daß der Kleber keinen Halt findet. Einen zusätzlichen Vorteil der Kleberanwendung zur Abdichtung nach Einlage von Endoprothesen bei ösophagotrachealen oder -bronchialen Fisteln konnten wir bislang nicht feststellen.

Fehlschläge bei der Fibrinklebung

Es gibt einige typische Fehler bei der Klebung von Bronchusfisteln, die zum Mißerfolg oder zu Komplikationen führen können:

Wird die Fistel verschlossen, ohne eine Entlastung der Pleurahöhle herbeizuführen, gerät das Sekret – häufig ein Empyem – unter Druck und sucht sich einen Weg zur Entleerung. Dieser kann erneut über die Fistel führen, so daß der Kleber davongeschwemmt wird. In ungünstigeren Fällen entleert sich das Empyem allerdings über die Thoraxwand direkt nach außen – als empyema necessitatis – oder drainiert sich gar in den Ösophagus, einen kaum mehr dauerhaft zu behebenden Schaden. Deshalb ist die Einlage einer adäquaten Thoraxdrainage Grundvoraussetzung vor jeder Bronchusfistelklebung. Die Nichtbeachtung dieser Grundregel ist nach unserer Erfahrung die häufigste Ursache für Fehlschläge.

Eine ungenügende Füllung von Fistelgängen ist hingegen unter endoskopischer Sicht zu vermeiden, bzw. kann durch sofortige weitere Klebergabe komplettiert werden. Falls sich die Fistel hierfür als zu groß herausstellt, kann in derselben Sitzung ein Träger (Spongiosablock) eingesetzt werden.

Wird bei der Verwendung von Spongiosablocks nach Implantation der Kleber lediglich kappenförmig aufgebracht, dann ist das Einsprossen von Fibroblasten nicht gewährleistet. Der Kleber wird dann leicht abgestoßen und der Block kann allmählich abbröckeln.

Überschüssiger, weit ins Lumen ragender Kleber verursacht eine Behinderung des Sekrettransports mit nachfolgender Ausbildung von Atelekatasen oder postobstruktiven Pneumonien. Zur Korrektur kann der überschüssige Kleber nach Härtung mit der optischen Schere zurechtgeschnitten und mit der Zange das überschüssige Material dann entfernt werden, bis eine optimale Anmodellierung mit adäquater Sekretpassage erreicht ist.

Obwohl die Klebung von Bronchusfisteln in vielen Fällen eine schonende Alternative für die Behandlung bedeutet, müssen die Grenzen wohl beachtet werden: wird z. B. übersehen daß eine Leckage ein großes Gefäß – meistens ist es die Pulmonalarterie – zu arrodieren droht und dadurch eine rechtzeitige operative Korrektur verpaßt, dann ist der Ausgang unweigerlich deletär.

Fehler bei der Klebung
1. keine Drainage
2. ungenügende Fistelfüllung
3. ungenügende Bindung mit dem Block
4. überschüssiger Kleber
5. Klebung statt Operation

Zusammenfassung

Die endoskopische Klebung von Bronchusstumpffisteln mit Fibrinkleber stellt eine wesentliche Bereicherung der interventionellen Bronchologie dar. Voraussetzung ist allerdings eine genaue Kenntnis der Indikationen und der Technik um Mißerfolge zu vermeiden. Bei der Wahl des Verfahrens ist sowohl die Art der Fistel zu beachten als auch ihre Ursache. So lassen sich nach unseren Erfahrungen Fistelgänge eigentlich fast immer, umschriebene Dehiszenzen unter Zuhilfenahme von Trägern (Spongiosablock) in der Mehrzahl der Fälle verschließen. Ausgedehnte Bronchusstumpfnekrosen sind hingegen, wenn überhaupt, dann nur durch einen chirurgischen Eingriff zu behandeln.

Voraussetzung für den Erfolg sind die Beachtung unterschiedlicher technischer Details bei den verschiedenen Klebemaßnahmen sowie das rechtzeitige Erkennen sich anbahnender gravierender Komplikationen, um den Patienten nicht durch Verschleppung einer rettenden Therapie zu gefährden.

Wir danken Herrn Prof. Pridun und Herrn Dr. Redl vom Ludwig-Boltzmann-Institut, Wien, für das Spongiosa-Material.

Literatur

1. Becker HD, Bauer HG, Vogt-Moykopf I (1987) Erste Erfahrungen mit der Anwendung von Fibrinkleber beim endoskopischen Verschluß von Bronchusfisteln. Z Herz-, Thorax-, Gefäßchir 1:[Suppl 1] 57–59
2. Becker HD, Kayser K, Schulz V, Tuengerthal S, Vollhaber H-H (1990) Atlas der Bronchoskopie. Technik-Diagnose-Differentialdiagnose-Therapie. Schattauer, Stuttgart New York
3. Manegold BC, Jung M (1988) Fibrinklebung in der Endoskopie. Springer, Berlin Heidelberg New York London Paris Tokyo
4. Pridun N, Redel H, Schlag G (1987) Ein neues biologisches Implantat zum Verschluß bronchopleuraler Fisteln. Z Herz-, Thorax-, Gefäßchir 1:[Suppl 1] 60–62
5. Waclawiczek HW (1987) Endoskopischer Verschluß infizierter Bronchusstumpffisteln nach Lungenresektionen mit der Fibrinklebung (FK) – Klinische und experimentelle Ergebnisse. Z Herz-, Thorax-, Gefäßchir 1:[Suppl 1] 63–66

Fibrinpleurodese beim malignen Pleuraerguß

E. MEISSNER und H. FABEL

Klinische Symptome, hervorgerufen durch maligne Pleuraergüsse, stellen die behandelnden Ärzte vor Probleme. Einerseits haben die Patienten Beschwerden – i.d.R. Luftnot. Therapeutisch kann eine Besserung der Symptomatik mittels Pleurapunktion herbeigeführt werden. Wiederholte Punktionen führen bei rasch nachlaufenden Ergüssen zu Belastungen durch die Punktion sowie einem Eiweißverlust.

Andererseits handelt es sich um schwerkranke Patienten, die eine geringe Lebenserwartung haben. Die Therapie soll wenig invasiv und belastend sein, aber trotzdem in einer hohen Rate zum Erfolg führen. Therapieziel bei diesen Patienten ist eine Verklebung des Pleuraspaltes, um ein Nachlaufen des Pleuraergusses zu vermeiden.

Vor der Indikationsstellung zur Pleurodese sind einige Punkte zu bedenken. Eine Pleurodese sollte grundsätzlich nur durchgeführt werden, wenn die Pleuraergüsse Symptome – in der Regel Dyspnoe – hervorrufen (Tabelle 1). Nach Entlastung der Ergüsse durch eine Punktion muß eine Besserung der Symptome eintreten. Patienten mit Dyspnoe z.B. durch eine Lymphangiosis carcinomatosa werden von der Pleurodese eines begleitenden Ergusses nicht profitieren, sondern eher zusätzliche Beschwerden haben.

Eine Pleurodese sollte nicht durchgeführt werden bei Pleuraergüssen, die durch eine systemische Therapie – Chemotherapie oder Hormontherapie – beeinflußt werden können. Bleiben symptomatische Pleuraergüsse trotz systemischer Therapie bestehen, kann die Indikation zur Pleurodese neu überdacht werden. Auch die Lebenserwartung des Patienten muß in die Überlegung einfließen. Präfinale Patienten sollten wegen der kurzen Lebenserwartung von einer Pleurodese ausgeschlossen werden, da sie durch die Therapie nur weiter belastet würden.

Tabelle 1. Überlegungen bei der Indikationsstellung zur Pleurodese von malignen Pleuraergüssen

– nur bei maglinen Ergüssen
– nur bei Symptomen (i. d. R. Dyspnoe) durch den Pleuraerguß und Besserung der Symptomatik durch die Entlastung mittels Punktion
– nur Pleuraergüsse, die nicht anders behandelt werden können (Erfolgskontrolle der Chemotherapie!)
oder die
trotz systemischer Therapie Symptome verursachen
– Lebenserwartung des Patienten mindestens 2 Monate

Ch. Gebhardt (Hrsg.)
Fibrinklebung in der Allgemein- und Unfallchirurgie,
Orthopädie, Kinder- und Thoraxchirurgie
© Springer-Verlag Berlin Heidelberg 1992

Tabelle 2. Verschiedene Pleurodeseverfahren und ihre Erfolgsraten (modifiziert nach 1, 4, 7)

Methode	Zahl		Erfolgsrate	
	Studien (n)	Patienten (n)	Mittelwert (%)	Streuung (%)
Fibrinkleber	3	61	84	77– 90
Tetrazyklin	9	161	73	50–100
Bleomycin	4	227	73	62– 85
Talkum	10	164	91	76–100
Quinacrin	9	128	80	57–100
Mitoxantron	1	44	81	—
Stickstofflost	10	338	52	28– 87
Radioisotope	25	980	55	25–100
Pleurektomie	2	147	99	98–100
Pleuradrainage	4	69	55	0–100

Tabelle 3. Durchführung der Fibrinpleurodese

- Pleuradrainage, meist in der mittleren Axillarlinie
  (Pleurocath® nach Matthys (∅ 2,7 mm, 50 cm Länge) oder Trokarkatheter (16 Ch, 25 cm)
- Dauersaugdrainage: -20 cm H_2O über 12–16 Stunden
- radiologische und sonographische Kontrolle
  - vollständige Entleerung des Pleuraraumes
  - komplette Entfaltung der Lunge
- Manuelle Saugung mit Perfusorspritze, ggf. unter Änderung der Katheterlage
- Fibrinkleber:
  - 12 (10) ml Fibrinogenlösung (mit 1000 E Aprotinin pro ml)
    12 (10) ml Thrombinlösung (Thrombinaktivität ca. 500 IE/ml, $CaCl_2$ 40 µmol/ml)
  - in 4 verschiedenen Lagen
    (Rücken, rechts, links, Sitzen; alle 2 Minuten Wechsel der Körperlage)
    je 3 (2,5) ml Fibrinogenlösung und unmittelbar anschließend
    je 3 (2,5) ml Thrombinlösung,
- Nach Instillation: Reinigung des Pleurakatheters mit einmalig 5 ml NaCl 0,9%
- Nach 30 Minuten: erneute maschinelle Saugung mit -20 cm H_2O für 12–18 h

Es gibt eine Reihe von Verfahren, um eine Obliteration des Pleuraspaltes zu induzieren (Tabelle 2). Die Tetrazyklinpleurodese galt eine Zeit lang als Methode der Wahl. Mit der Entwicklung der Fibrinkleber ist jedoch die Fibrinpleurodese in den Vordergrund des Interesses gerückt (5, 6, 8, 9). Erste Ergebnisse zeigten eine Erfolgsrate von 83% (10/12 Patienten) (5).

Erfahrungen mit der Fibrinpleurodese sowie technisches Vorgehen und Untersuchungsergebnisse in unserer Klinik wurden an anderer Stelle bereits ausführlich dargestellt (2, 3). Eine Zusammenfassung der Durchführung der Fibrinpleurodese wird in Tabelle 3 gegeben.

Die Fibrinpleurodese führte in unserer Untersuchung zu einem besseren Ergebnis als die Tetrazyklinpleurodese (Tabelle 4). Ein Monat nach der Pleurodese zeigten 90% der mit Fibrin-, dagegen nur 60% der mit Tetrazyklin-behandelten Patienten eine komplette Remission. Weitere 20% der Patienten aus der Tetrazyklin-

Tabelle 4. Gegenüberstellung Fibrinkleber-/Tetrazyklinpleurodese hinsichtlich Patientencharakteristika sowie Erfolgsquote und Nebenwirkungsrate (modifiziert nach 3)

	Fibrinkleber-pleurodese	Tetrazyklin-pleurodese	Statistik $p < 0,05$
Patientenzahl (n)	20	20	—
Patientenalter (Jahre) (im Mittel)	59,2	62,0	n.s.
Weiblich/Männlich (%)	75/25	55/45	n.s.
Karnofsky-Index (%) (im Mittel)	73,0	74,5	n.s.
Überlebenszeit (Monate)	7,8	7,5	n.s.
Komplette Remission nach 1 Monat (%)[1]	90	60	n.s.
Partielle Remission nach 1 Monat (%)	—	20	n.s.
Rezidiv nach 1 Monat (%)	10	20	n.s.
Gesamt-Rezidive nach 3 Monaten (%)	10	30	$p = 0,016$
Gesamt-Rezidive nach 6 Monaten (%)	10	30	$p = 0,016$
Fieber ($> 38\,^\circ$C) (%)	55	40	n.s.
Schmerzen (%)	5	30	n.s.
Drainageliegezeit (Tage) (im Mittel)	2,4	4,7	$p = 0,0001$

[1] Anmerkung: *Kriterien für die Beurteilung des Erfolges*
 - Komplette Remission (CR) – kein Pleuraerguß (geringe abgekapselte Ergußmengen erlaubt)
 - Partielle Remission (PR) – deutlicher, aber nicht punktionswürdiger Erguß (meist teilorganisiert)
 - Rezidiv – erneute Ergußpunktion notwendig

behandelten Gruppe wiesen eine partielle Remission auf. Nach 3 Monaten war es in der Tetrazyklin-behandelten Gruppe bei 2 Patienten zu Rezidiven gekommen. Die Unterschiede nach 3 und 6 Monaten zwischen den beiden Gruppen waren statistisch signifikant.

Vorteil der Fibrinpleurodese – für die Patienten subjektiv am wichtigsten – war die deutlich geringere thorakale Schmerzentwicklung (Tabelle 4). Schmerzen traten in der Fibrin-behandelten Gruppe bei weniger Patienten auf und waren leichter zu therapieren als in der Tetrazyklingruppe. Weiterer Vorteil ist die signifikant kürzere Drainageliegezeit.

Nachteilig waren die Fieberreaktionen, die in der Fibrinkleber-Gruppe häufiger auftraten. Wesentlicher Nachteil der Fibrinpleurodese sind die entstehenden Kosten, die circa 10–12fach höher liegen als die der Tetrazyklinpleurodese.

Aufgrund der Studienergebnisse wurde die Fibrinpleurodese in unserer Abteilung „Therapie der Wahl" in der Behandlung maligner Pleuraergüsse. Eine retrospektive Aufarbeitung der im Jahr 1989 durchgeführten Pleurodesen (Tabelle 5) läßt jedoch ein schlechteres Ergebnis erkennen. Von den in diesem Jahr mit einer Pleurodese behandelten Patienten ließ sich – entsprechend dem Vorgehen in der Studie – der Verlauf bei 14 Patienten über ein halbes Jahr nachkontrollieren.

Nur bei 10 der 14 Patienten ($\triangleq 71,4\%$) war eine Remission nachweisbar. Der Anteil der partiellen Remissionen war mit 7 von 14 Patienten ($\triangleq 50,0\%$) deutlich höher als bei den ersten Ergebnissen. Bei 4 der 14 Patienten ($\triangleq 28,6\%$) zeigten sich Rezidive.

Tabelle 5. Ergebnisse der Fibrinpleurodese im Jahr 1989

– Kollektiv: 14 Patienten	

– Remissionsrate	
– Komplette Remission (CR):	3/14 Patienten = 21,4%
– Partielle Remission (PR):	7/14 Patienten = 50,0%
– Rezidive:	4/14 Patienten = 28,6%
– CR + PR:	10/14 Patienten = 71,4%

Tabelle 6. Beeinflussende Faktoren für den Erfolg einer Fibrinpleurodese

- freie/septierte Pleuraergüsse
- Lager des Pleurakatheters (möglichst basal)
- Freisaugen des Pleuraraumes (sonographische Kontrolle!)
- Entfaltung der Lunge (radiologische Kontrolle!)

Bei der Analyse der einzelnen Verläufe waren folgende Punkte erkennbar (Tabelle 6). Die Pleurodesen wurden von verschiedenen Ärzten durchgeführt. Nicht in jedem Fall wurde sichergestellt, daß der Pleuraraum vor der Pleurodese völlig entleert wurde. Daneben scheint die Lage des Pleurakatheters Einfluß zu haben. Es sollte eine möglichst basale Lage der Katheterspitze erreicht werden.

Auch wurde die Indikation zur Fibrinpleurodese großzügiger gestellt. Teilweise wurde bei Patienten, bei denen die Lunge auf der radiologischen Kontrollaufnahme nicht vollständig entfaltet war, ein Pleurodeseversuch mit Fibrinkleber unternommen. In einigen Fällen sind dadurch Rezidive bzw. nur partielle Remissionen zu erklären.

Nicht untersucht ist bisher, ob in dieser Situation der Versuch mit einer anderen Pleurodesetechnik wie z.B. Tetrazyklinen, die über die Entzündung der Pleura eine Verklebung hervorrufen, bessere Ergebnisse liefert.

Zusammenfassung

Maligne Pleuraergüsse können mit der Fibrinkleberpleurodese wirkungsvoll behandelt werden. Nach den Zahlen aus der Literatur sowie den eigenen Ergebnissen kann unter optimalen Voraussetzungen mit dieser Technik bei 80% bis 90% der Patienten eine Obliteration des Pleuraspaltes erreicht werden. Faktoren, die den Erfolg beeinflussen, sind sorgfältiges Freisaugen des Pleuraraumes, vollständige Lungenentfaltung und eine möglichst basale Lage der Spitze des Pleurakatheters.

Literatur

1. Austin EH, Flye MW (1979) The treatment of recurrent malignant pleural effusion. Ann Thorac Surg 28:190–203
2. Gust R, Kleine P, Schmoll HJ (1987) Pleurodesis using fibrin glue in the treatment of recurrent malignant pleural effusions. J Cancer Res Clin Oncol 111:67–69
3. Gust R, Kleine P, Fabel H (1990) Fibrinkleber- und Tetracyclinpleurodese bei rezidivierenden malignen Pleuraergüssen: eine randomisierte Vergleichsuntersuchung. Med Klinik 85:18–23
4. Hausherr FH, Yarbro JW (1985) Diagnosis and treatment of malignant pleural effusion. Semin Oncol 12:54–75
5. Kreuser ED, Seifried E, Hartmann R, Schreml W, Rasche H (1984) Behandlung maligner Pleuraergüsse durch Fibrinklebung. TumorDiagnostik & Therapie 5:39–76
6. Kreuser ED, Seifried E, Harsch U, Brass B, Schreml W, Heimpl H (1985) Fibrinpleurodese bei malignen Pleuraergüssen. Dtsch med Wschr 110:1365–1368
7. Musch E, Paar WD, Hoffmann B, Seitzer D, Chemaissani A, Bode U, Werner A, Peiss J, Mackes KG, Hartlapp HJ, Eberhard K (1989) Intrapleurale Instillation von Mitoxantron zur Palliativ-Therapie maligner Pleuraergüsse. TumorDiagnostik und Therapie 10:64–71
8. Seifried E, Kreuser ED (1987) Fibrinpleurodese: ein neues Therapieverfahren zur Behandlung maligner Pleuraergüsse. Z Herz Thorax Gefäßchir 1 (Suppl 1):25–29
9. Seipel M, Benesch J, Siebenmann R (1987) Fibrinpleurodese-Technik und histologische Befunde. Z Herz Thorax Gefäßchir 1 (Suppl 1):46–49

Einsatzmöglichkeiten des Fibrinklebers bei der Behandlung von Lungenabszessen

R. J. ELFELDT und D. SCHRÖDER

Einleitung

Lungenabszesse sind gekennzeichnet durch Einschmelzungen des Lungenparenchyms im Rahmen von Mischinfektionen mit Staphylokokken, Pneumokokken, Enterokokken, Anaerobiern und Pilzen. Häufige Ursachen für diese Erkrankung sind abszedierende Pneumonien sowie Absiedelungen von Bakterien, die auf hämatogenem oder bronchogenem Wege in das Lungenparenchym gelangen. Die Mehrheit der Patienten läßt sich durch die Gabe von hochdosierten Antibiotika sowie wiederholte bronchoskopische Absaugungen ausreichend behandeln (4). Erst nach Versagen dieser Maßnahmen muß in der Regel die Indikation zur Operation gestellt werden.

Das operative Vorgehen besteht in einer Lappen- oder Segmentresektion (4). Die Thorakotomie ist jedoch bei den häufig abwehrgeschwächten Patienten in schlechtem Allgemeinzustand mit einem erheblichen Risiko verbunden. Vorgestellt werden soll ein wenig invasives Behandlungsverfahren, mit dem es möglich ist, zumindestens einem Teil dieser Patienten eine Operation ersparen zu können.

Material und Methoden

Grundlage dieses Verfahrens ist die in den letzten Jahren entwickelte Methode, bronchopleurale Fisteln nach Lungenresektionen auf endoskopischem Wege mittels Fibrinkleber zu verschließen (2, 3). Bei diesem Verfahren erfolgt die Lokalisation des fistelnden Bronchus entweder auf bronchographischem Wege oder – viel einfacher – durch Okklusion der in Frage kommenden Segmentbronchien mit der Bronchoskopspitze oder einem Forgaty-Katheter. Das Sistieren des Luftaustritts aus der Thoraxdrainage läßt den fistelnden Segment- oder Subsegmentbronchus erkennen. Der Verschluß der Fistel erfolgt dann durch Instillation von Fibrinkleber über einen doppellumigen Katheter, der durch das Endoskop in den betroffenen Bronchus vorgeschoben wird. Der Erfolg der Verklebung läßt sich meistens an einem sofortigen Sistieren oder einem zumindestens deutlich geringer gewordenen Luftaustritt aus der Thoraxdrainage erkennen. Mehrfache Wiederholungen dieses Verfahrens bis zum vollständigen Verschluß der Fistel sind möglich.

Lungenabszesse enthalten ebenfalls bronchopleurale Fisteln, wenn ein oder mehrere Bronchien mit der Abszeßhöhle in Verbindung stehen. Es ist naheliegend, die bei dem endoskopischen Verschluß bronchopleuraler Fisteln nach Lungenresektionen gewonnenen Erfahrungen auch in diesen Fällen zu nutzen. Anhand von zwei

Ch. Gebhardt (Hrsg.)
Fibrinklebung in der Allgemein- und Unfallchirurgie,
Orthopädie, Kinder- und Thoraxchirurgie
© Springer-Verlag Berlin Heidelberg 1992

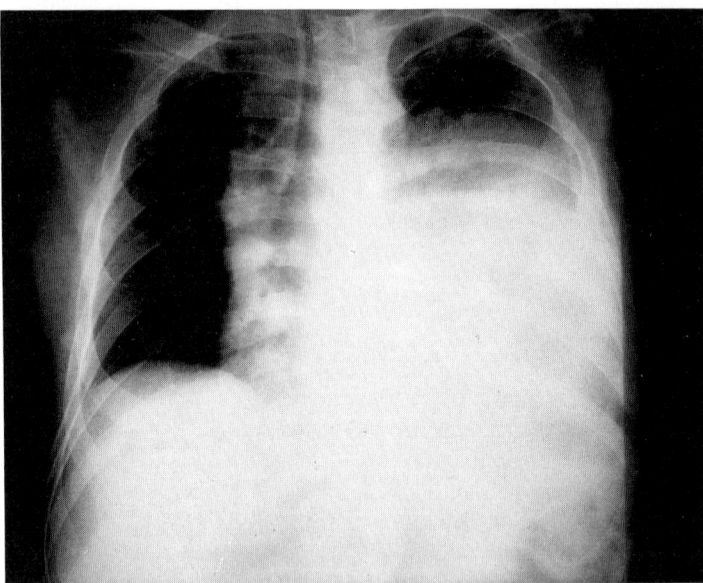

Abb. 1. 79jähriger Patient mit einem rezidivierenden linksseitigen Pleuraempyem. Röntgenbefund zum Zeitpunkt der stationären Aufnahme

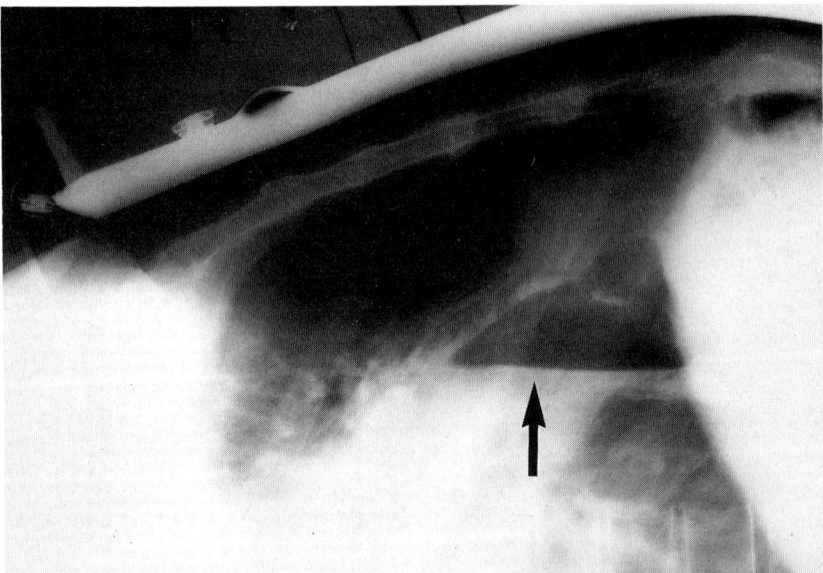

Abb. 2. Gleicher Patient wie in Abb. 1. Im seitlichen Strahlengang stellt sich beim liegenden Patienten der Flüssigkeitsspiegel in der Abszeßhöhle dar (Pfeil)

Fallbeispielen soll die erfolgreiche endoskopische Behandlung perforierter Lungen-abszesse mit einem Pleuraempyem bei Vorliegen einer größeren bronchopleuralen Fistel dargestellt werden.

Fall 1: Ein 79jähriger Patient wurde wegen eines rezidivierenden Pleuraempyems mit Abszedierung im Bereich des Unterlappens linksseitig überwiesen (Abb. 1, 2). In einer auswärtigen Klinik waren bereits mehrfach Thoraxdrainagen gelegt wor-den, jedoch traten immer wieder neue Pleuraempyeme auf. Eine Operabilität des Patienten bestand wegen des Alters sowie der zahlreichen Begleiterkrankungen nicht (dialysepflichtige Niereninsuffizienz, insulinpflichtiger Diabetes mellitus mit zahlreichen Folgeschäden).

Zunächst wurde eine Thorakoskopie durchgeführt, bei der sich ein fistelnder De-fekt im oberen Anteil des Abszesses zeigte. Unter thorakoskopischer Sicht erfolgte eine sorgfältige Spülung der Thoraxhöhle und anschließend die Einlage von zwei Thoraxdrainagen, einer in die Pleura-, einer zweiten in die Abszeßhöhle (Abb. 3).

In den folgenden Tagen erholte sich der Patient recht gut von dem Eingriff, die Drainage in der Pleurahöhle konnte bald entfernt werden. Die Abszeßdrainage för-derte jedoch unverändert große Mengen Luft. Ein spontaner Verschluß der Fistel war schließlich nicht mehr zu erwarten. Nach vier Wochen wurde ein bronchosko-pischer Fistelverschluß mit Fibrinkleber in der oben beschriebenen Weise durchge-führt. Die Abszeßdrainage konnte einige Tage später entfernt und der Patient in relativem Wohlbefinden zwei Wochen später nach Hause entlassen werden. Die letzte Röntgenkontrolle (Abb. 4) zeigte eine vollständig ausgedehnte Lunge mit ei-ner kleinen Schwarte links basal.

Fall 2: Eine 63jährige Patientin wurde wegen eines rezidivierenden Pleuraempyems mit ausgedehnter Abszedierung im Bereich des rechten Unterlappens von einer aus-wärtigen Klinik überwiesen. Eine Operation wäre wegen der Begleiterkrankungen

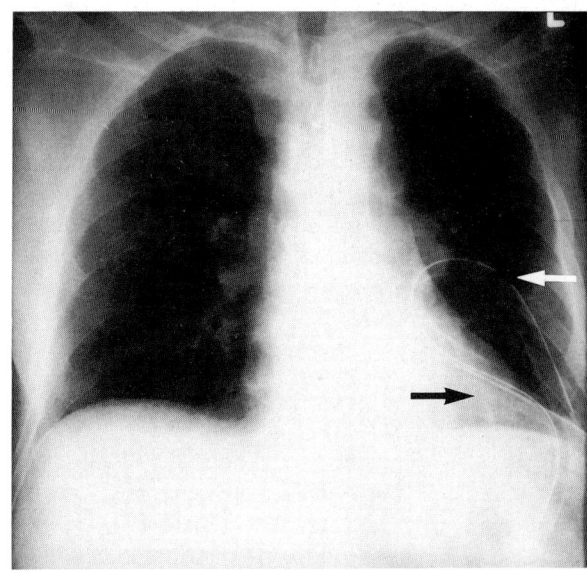

Abb. 3. Gleicher Patient wie in Abb. 1. Zustand nach Ein-lage einer Drainage in die Pleurahöhle (weißer Pfeil) und einer weiteren in die Ab-szeßhöhle (schwarzer Pfeil) unter thorakoskopischer Sicht

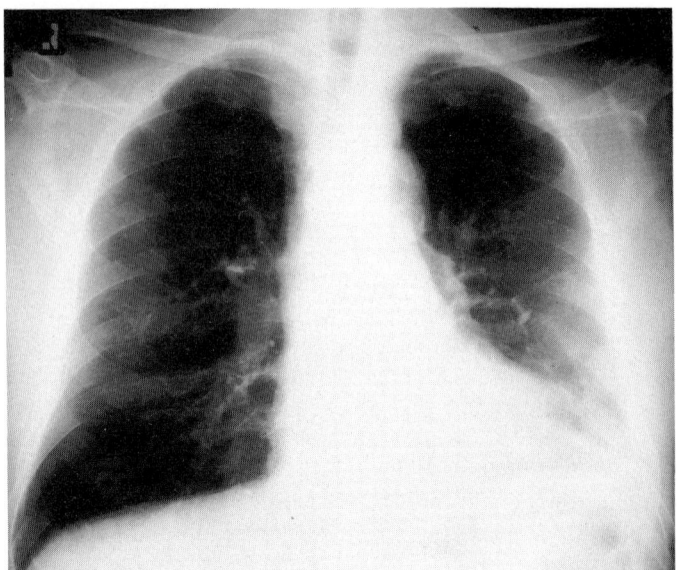

Abb. 4. Gleicher Patient wie in Abb. 1. Röntgenbefund zum Entlassungszeitpunkt zwei Wochen nach endoskopischem Verschluß einer bronchopleuralen Fistel im Bereich des Abszesses

mit einem erheblichen Risiko verbunden gewesen (Zustand nach tiefer Beinvenenthrombose rechts, Frontalhirnsyndrom bei Zustand nach apoplektischem Insult). Auch hier erfolgte unter thorakoskopischer Sicht eine ausgiebige Spülung der Pleurahöhle und anschließend die Einlage einer Abszeßdrainage unter Sicht. Diese förderte in den folgenden Wochen unverändert große Mengen Luft, so daß auch hier nach vier Wochen eine bronchoskopische Fistelverklebung durchgeführt werden mußte. Die Abszeßdrainage konnte wenige Tage später entfernt, die Patientin nach zwei Wochen in relativem Wohlbefinden und vollständig ausgedehnten Lungen nach Hause entlassen werden.

Ergebnisse: Insgesamt wurden auf diese Weise mittlerweile fünf Patienten behandelt, vier davon erfolgreich, nur ein Patient mußte wegen eines Fistelrezidivs operiert werden. In diesem Fall wurde die Fistel lediglich übernäht, eine Resektion kam wegen des schlechten Allgemeinzustandes des Patienten nicht mehr in Frage.

Die Nachuntersuchungen der endoskopisch behandelten Patienten frühestens ein halbes Jahr nach Entlassung zeigten, daß in keinem Fall ein erneutes Pleuraempyem aufgetreten war.

Diskussion

Die optimale Therapie des Lungenabszesses wird teilweise in der Literatur unterschiedlich beurteilt. Unbestritten ist, daß unkomplizierte Verläufe primär konservativ durch Gabe von hochdosierten Antibiotika sowie bronchoskopische Absaugungen behandelt werden sollten und erst nach Versagen dieser Maßnahmen aggressivere Verfahren zum Einsatz kommen müssen (1).

Strittig ist dagegen der Wert der transthorakalen perkutanen Abszeßdrainage, die in der Literatur sehr unterschiedlich beurteilt wird (6). Die Anwendung dieses Verfahrens setzt jedoch voraus, daß die Pleurablätter über dem Abszeß verklebt sind, so daß sich kein Pleuraempyem entwickeln kann.

Das hier vorgestellte Verfahren ist wenig invasiv und stellt eine Erweiterung der transthorakalen perkutanen Abszeßdrainage dar. Es wurde bei solchen Patienten erfolgreich eingesetzt, die normalerweise hätten operiert werden müssen, da sowohl das Pleuraempyem als auch die bronchopleurale Fistel eine Operationsindikation darstellen (5). Die zunächst durchgeführte Thorakoskopie ermöglicht die Beurteilung und Spülung der Thoraxhöhle sowie die gezielte Einlage von Thoraxdrainagen in die Abszeßhöhle. Erst im zweiten Schritt erfolgt der bronchoskopische Verschluß der Fistel, wobei die Abszeßdrainage eine wertvolle Hilfe bei der Lokalisation der Fistel sein kann. Da sowohl die Thorakoskopie als auch die Bronchoskopie in Lokalanästhesie durchgeführt werden können, ist dieses Verfahren auch bei solchen Patienten einsetzbar, bei denen ein erhöhtes Narkoserisiko besteht. Darüberhinaus bietet es den Vorteil, daß hierbei im Gegensatz zur Resektion kein funktionstüchtiges Lungenparenchym verlorengeht. Die Indikation zum Einsatz dieses Verfahrens sollte vor allem bei Patienten mit einem hohen Operationsrisiko gestellt werden. Grundsätzlich kommt jedoch auch jeder andere Patient in Frage, um in möglichst vielen Fällen eine Operation vermeiden zu können.

Zusammenfassung

Der in die Pleurahöhle perforierte Lungenabszeß mit Entwicklung eines Pleuraempyems bei gleichzeitigem Vorliegen einer bronchopleuralen Fistel stellt normalerweise eine Indikation zur Resektion der betroffenen Lungenareale dar. Die Operation ist jedoch bei den häufig abwehrgeschwächten Patienten in schlechtem Allgemeinzustand mit großen Risiken verbunden. Vorgestellt werden soll ein alternatives Therapieverfahren, um solchen Patienten eine Thorakotomie ersparen zu können.

Bei diesem Verfahren erfolgt zunächst die Spülung der Thoraxhöhle unter thorakoskopischer Sicht und die gezielte Einlage von Drainagen in die Abszeßhöhle. Der zweite Schritt besteht in einem endoskopischen Verschluß der bronchopleuralen Fistel mittels Fibrinkleber. Dieser wird nach vorheriger endoskopischer Lokalisation der Fistel über einen doppellumigen Katheter durch das Bronchoskop in den fistelnden Bronchus appliziert. In vier von fünf Fällen wurde dieses Verfahren bisher erfolgreich eingesetzt, so daß den Patienten, die sich alle in einem schlechten Allgemeinzustand befanden, eine Operation erspart werden konnte.

Literatur

1. Bethge H (1981) Spezifische und unspezifische Entzündungen und Eiterungen der Lunge und der Pleurahöhle. In: Herberer G, Schweiberer L (Hrsg) Indikation zur Operation, 1. Aufl. Springer, Berlin Heidelberg New York, S 245–248
2. Elfeldt RJ, Schröder D, Beske Ch (1988) Behandlung mit dem Endoskop. Bronchopleurale Fisteln nach Lungenresektionen. Deutsches Ärzteblatt 85:2221–2222

3. Elfeldt RJ, Schröder D, Beske Ch (1988) Behandlung bronchopleuraler Fisteln nach Lungenresektionen mittels endoskopischer Applikation von Fibrinkleber. In: Manegold BC, Jung M (Hrsg) Fibrinklebung in der Endoskopie, 1. Aufl. Springer, Berlin Heidelberg New York, S 40–43

4. Häring R, Karavias TH (1987) Lunge. In: Berchtold R, Hamelmann H, Peiper HJ (Hrsg) Lehrbuch der Allgemeinen und Speziellen Chirurgie, 1. Aufl. Urban & Schwarzenberg, München Wien Baltimore, S 451–454

5. Junginger TH (1987) Eingriffe an der Lunge und am Tracheo-Bronchialsystem. In: Pichlmaier H, Schildberg FW (Hrsg) Thoraxchirurgie, 3. Aufl. Springer, Berlin Heidelberg New York, S 189–190

6. Lambiase RE (1991) Percutaneous Abscess and Fluid Drainage: A Critical Review. Cardiovasc. Intervent. Radiol 14:143–157

Sachverzeichnis

Springer-Verlag und Umwelt

Als internationaler wissenschaftlicher Verlag sind wir uns unserer besonderen Verpflichtung der Umwelt gegenüber bewußt und beziehen umweltorientierte Grundsätze in Unternehmensentscheidungen mit ein.

Von unseren Geschäftspartnern (Druckereien, Papierfabriken, Verpackungsherstellern usw.) verlangen wir, daß sie sowohl beim Herstellungsprozeß selbst als auch beim Einsatz der zur Verwendung kommenden Materialien ökologische Gesichtspunkte berücksichtigen.

Das für dieses Buch verwendete Papier ist aus chlorfrei bzw. chlorarm hergestelltem Zellstoff gefertigt und im ph-Wert neutral.

Druck: Mercedesdruck, Berlin
Verarbeitung: Buchbinderei Lüderitz & Bauer, Berlin